中医经典名方

主审 孙光荣
主编 何清湖
胡宗仁

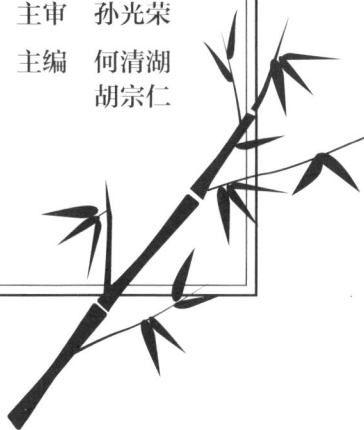

全国百佳图书出版单位
中国中医药出版社
·北京·

图书在版编目（CIP）数据

中医经典名方 / 何清湖 , 胡宗仁主编 . –– 北京：
中国中医药出版社 , 2025.6
ISBN 978-7-5132-9502-4

Ⅰ . R289.2

中国国家版本馆 CIP 数据核字第 2025BQ2951 号

中国中医药出版社出版

北京经济技术开发区科创十三街 31 号院二区 8 号楼

邮政编码　100176

传真　010-64405721

廊坊市佳艺印务有限公司印刷

各地新华书店经销

开本 710×1000　1/16　印张 33.75　字数 640 千字

2025 年 6 月第 1 版　2025 年 6 月第 1 次印刷

书号　ISBN 978 – 7 – 5132 – 9502 – 4

定价　118.00 元

网址　www.cptcm.com

服 务 热 线　010-64405510

购 书 热 线　010-89535836

维 权 打 假　010-64405753

微信服务号　zgzyycbs

微商城网址　https://kdt.im/LIdUGr

官 方 微 博　http://e.weibo.com/cptcm

天猫旗舰店网址　https://zgzyycbs.tmall.com

如有印装质量问题请与本社出版部联系（010-64405510）

版权专有　侵权必究

中医经典名方
编委会

主　　审　孙光荣

主　　编　何清湖　胡宗仁

副 主 编　封　敏　肖碧跃　易亚乔　尹周安　焦祺森

编　　委　（以姓氏笔画为序）

王丽萍　叶培汉　白金凤　冯　雪　刘建新

刘露梅　江雨洁　李　伦　李　芳　李仲文

李荣慧　肖　璠　何　飘　张仕娜　张梦珍

张媛婷　邵好青　武青庭　罗梦洁　孟志君

赵莎彤　胡以仁　姚　叶　夏中颖　党海涛

郭　振　席秀利　谈运良　盛　文　梁　莎

彭　琴　曾　云　曾令烽　谢　菁　颜　容

学术秘书　肖　璠　彭　琴　李荣慧

序

"传承精华，守正创新"！2019年习近平总书记对中医药事业的这一重要指示，如明灯照亮了中医药发展的前行之路。没有传承的所谓"创新"，其结果只能是歪瓜裂枣；没有创新的所谓"传承"，其结果只能是枯藤老树。所以，传承、创新是互为因果的辩证统一关系。唯有传承固本、创新赋能、发展增效，才能真正推动中医药事业高质量发展。

中医药学，这一承载着中华民族数千年智慧的瑰宝，蕴含着丰富的中华民族文化精髓，深刻体现了中华民族独特的认知方式与价值取向，已然成为我国文化软实力的重要象征。在时代的浪潮中，传承创新发展中医药事业，不仅是历史赋予我们的使命，更是时代发展的必然要求。

传承固本，是中医药的命脉所在。中医药学之所以能历经数千年岁月而生生不息，传承无疑是其泉源不竭的关键所在。在漫长的历史长河中，中医药学术的发展主要依赖师徒之间的口传心授。古代经典名方作为中医方剂中的精华，更是传承的核心内容。以张仲景的经方学术思想为例，从王叔和、孙思邈，到朱肱、许叔微，再到郭雍、成无己、林亿、赵开美、方有执、喻嘉言、柯韵伯、尤在泾、徐大椿、陈修园、唐容川、恽铁樵、陆渊雷、曹颖甫、张锡纯、刘渡舟、胡希恕等，一代代中医人如同传递接力棒般，将这一思想不断传承和发扬。历经千年的时光洗礼，中医药学依然熠熠生辉，璀璨夺目。历代医家传承至今的，不仅仅是《伤寒杂病论》中的理论与经方，更是那份铭刻在中医人骨子里的初心与使命。他们用自己的智慧和汗水守护着中医药的火种，使其在岁月的风雨中永不熄灭。

创新赋能，是中医药的活力之源。中医学并不是故步自封、一成不变的，而是在历史的进程中不断革新、演化的。中医药学既承载着厚重的传统，又能与时俱进。传承成就了它的底蕴深厚，而创新则赋予了它无限的生机与活力。然而，创新绝非无源之水、无本之木，中医药学历代的创新都是厚积薄发、由博返约的过程。在高举创新大旗引领学科进步之前，必须以"守正"为基准，如此方能在时代的浪潮中迎风展旗而屹立不倒。回首中医药学发展史，用药方式的革新与进步从未停歇。从早期主要使用单味药和鲜药，到商代汤剂的出现，再到宋代开创成药之先河。历朝历代创制了数以万计的名方及膏、丹、丸、散、酒、锭、软膏等多种剂型。发展至今，在现代科技赋能的推动下，不仅研发出中药配方颗粒、中药超微（破壁）饮片、冻干饮片、流动性饮片、直接口服中药饮片、纳米中药等多种新型饮片，还开发出片剂、冲剂、袋泡剂、口服液剂、胶囊剂、滴丸剂、合剂、酊剂、气雾剂、灌肠剂、针剂等多种新型制剂，为护卫人民大众健康提供了更加优质、便捷的中医药服务。

发展增效，关键在于"破局"。目前及今后相当长的一段时期，中医药事业的发展必须直面挑战与机遇并存的大势，其发展增效的关键在于"破局"，而经典名方又是破局的关键。随着现代科学技术的飞速发展，中医药事业的发展也面临着前所未有的巨大挑战。现代疾病谱的改变、诊断方式的更新、用药方式的变革以及人群体质特征的变化等，都给中医药临床疗效的提升带来了瓶颈。在这关键时刻，古代经典名方成为"破局"的重器。如何充分挖掘和利用古代经典名方，将中华民族几千年来积累的医疗保健经验和理论发扬光大，促进中医药学的进步，使其更好地服务于经济社会发展，这是当代中医人必须回答的时代之问。

湖湘中医药文化源远流长、底蕴深厚。湖湘大地是中医药文化的重要发祥地之一。马王堆汉墓医书为我们揭开了湖湘中医药文化源头的神秘面纱。医圣张仲景、药王孙思邈等古代名医大家在此行医，留下了千古不朽的传世经典。从长沙马王堆汉墓出土的古医书《五十二病方》，到长沙太守张仲景坐堂行医及其所著的《伤寒杂病论》，这些举世无双、光辉璀璨的中医药文化遗产与经典著作，都与湖湘大地结下了不解之缘，充分彰显了古代名方的独特魅力。

正是这片土地源远流长、深邃厚重的中医药文化底蕴，滋养并启迪了后世中医药学的蓬勃发展。传承至近现代，湖湘更是名医名家辈出，名方名药汇聚一堂。何清湖教授及其团队编著的《中医经典名方》，无疑是传承古代经典名方精华、助力其守正创新的典型实例。该书既做到了"探源中医，不忘本来"，深入挖掘了中医经典名方的历史渊源和文化内涵；又坚持了"创新发展，面向未来"，结合现代科学技术和临床实践，为经典名方的传承与发展注入了新的活力。相信《中医经典名方》的出版，将为中医药事业的发展提供新的思路和方法，为传承和弘扬中医药文化作出重要贡献。

有幸阅览全书，深感蕴含传承创新发展之意，遂乐为之序。

国医大师 孙光荣

2025 年 1 月

注：孙光荣，男，85 岁。第二届国医大师，第五届中央保健专家组成员，中国中医科学院学部委员、执行委员；首届"全国中医药杰出贡献奖"获得者，第十八届"世界杰出华人奖"获得者；北京中医药大学教授，中国中医药远程教育主要创始人，国家中医药管理局全国中医临床优秀人才中医药经典培训班班主任。

编写说明

古代经典名方是历代医家创制的数以万计的方剂中的精华，在中医药事业发展中居于非常关键的位置。2018 年 4 月 13 日，为贯彻落实《中华人民共和国中医药法》，推动来源于古代经典名方的中药复方制剂稳步发展，为人民群众健康提供更好保障，国家中医药管理局会同国家药品监督管理局制定《古代经典名方目录（第一批）》，共包含 100 个经典名方。2022 年 9 月 14 日，国家中医药管理局发布《古代经典名方目录（第二批儿科部分）》，新增 7 个儿科经典名方。2023 年 8 月 23 日，为推进来源于古代经典名方的中药复方制剂研发和简化注册审批，国家中医药管理局会同国家药品监督管理局制定《古代经典名方目录（第二批）》，该目录包含汉族医药 93 个方、藏医药 34 个方、蒙医药 34 个方、维医药 38 个方和傣医药 18 个方。截至目前，汉族医药经典名方共 200 个。本书所述经典名方为《古代经典名方目录》中的 200 个汉族医药经典名方。

为进一步传承古代经典名方精华，促进古代经典名方的临床运用、科学研究以及中药新药、保健品、创新制剂等的开发，我们组织行业内权威专家学者编撰出版《中医经典名方》。本书主要包括总论、各论两部分内容：总论主要介绍方剂的起源、发展、内涵、外延、分类方法、组成与变化、剂型与用法、现代研究方法以及经典名方的应用方法等内容；各论主要介绍 200 个经典名方的方名（异名）、方源及原文、组成、用法、功用、主治、方解、配伍特点、使用注意、方论选录、附方、临床应用、基础研究、研发现状等内容。书后附录国家支持经典名方应用、研发和注册审批等相关文件。

本书定位在方剂学领域，在编写过程中，特别注重以下三个方面的原则：一是坚持全面性。作为一本专门论述古代经典名方的书籍，本书把 200 个经典名方全部列入编写范围并按照功效进行分类，内容系统全面，包括方剂的基本知识、临床应用、基础研究及研发现状等多个方面的内容，重点突出经典名方的配伍组方特点及应用价值。二是坚持学术性。本书不仅要传承精华，体现"原汁原味"的经典名方，又要重视内容的时代性、先进性与科学性，紧跟现代医学发展潮流，整合最新研究成果与临床实践经验，展示古代经典名方的最新研究成果。三是坚持实用性。本书既可以作为方剂教学以及临床遣方用药的参考书，又能够为方剂研发提供基础与方向。本书的一个重要任务是服务中医药产业，面向从事中药新药、保健品、功能食品等开发的相关研发人员，助力他们在经典中找到灵感与思路。

国医大师孙光荣教授倾心指导了本书的编撰工作，并且认真审定了书稿。广州中医药大学、湖南中医药大学、江西中医药大学、湖南医药学院等高校的专家学者参与了编撰工作。本书在编写过程中得到了互联网（中西协同）健康服务湖南省工程研究中心以及启迪药业集团股份公司的大力支持，在此一并表示感谢。由于编写时间较仓促，加之编者水平有限，本书还存在不足之处，恳请广大读者提出宝贵的意见和建议，以便有机会再版时更正。

湖南中医药大学教授、湖南医药学院院长　何清湖

2025 年 1 月

目　录

—— 总　论 ——

—— 各　论 ——

总论

第一章

方剂的起源与发展

方剂的发展，按历史分期，可以分为先秦、两汉、晋隋唐、宋金元、明代、清代（前中期）、近代、现代八个阶段。每个时期皆有代表性的医家、著作及其创制的名方传世，这些名方代表着各个时期方剂的发展水平。

第一节　先秦（？—公元前221年）

方剂的历史源远流长。方以药成，方剂的出现首先是基于本草药物的发现与运用。早在原始社会，我们的祖先在生活实践中就发现了具有治疗疾病作用的动植物，并通过世代相传不断积累，最后总结出能够防治疾病的药物，即本草。传说中的"神农尝百草，一日而遇七十毒"就是当时先民们发现药物的真实写照。

单味药作用局限，特别是在应对复杂疾病时存在明显不足，随着时代的进步及人们实践探索的深入，人们开始尝试使用几味中药配合在一起，煎煮之后来治病，明显地提高了临床疗效。相传汤药的创始人就是商代的伊尹，《史记·殷本纪》有"伊尹以滋味说汤"的记载。晋·皇甫谧在《针灸甲乙经·序》中说："伊尹以亚圣之才，撰用神农本草，以为汤液。"后世多以此为方剂之始萌。由单味药应用过渡到两味及以上中药（复方）的配合使用，是方剂学发展史上的一次飞跃，方剂逐渐成为中医防病治病的主要手段和方法。

就目前所发现的为数不多的传世文献和出土文物来看，先秦时期是方剂萌芽和方剂学发展的重要时期。在现存医书中，最早记载方剂的是1973年长沙马王堆3号汉墓中出土的《五十二病方》。在本书能够辨认的197首方剂中，两味中药以上组成者计43首，治疗范围涉及的内、外、妇、儿各科疾病达52种，剂型有汤、丸、膏、散之分，部分方还附有随症加减、煎服方法、使用禁忌等。《五十二病方》代表了战国时期方剂学术的最初水平，被后世认为是现存最古老的一部医方著作。

《黄帝内经》约成书于春秋战国时期，是现存医籍中最早的中医药理论经典著作。全书虽只载13首方剂，但在剂型上已有汤、丸、散、丹、膏、酒之分，并总结了辨证、治法与组方原则、组方体例等理论，为方剂学的形成与发展奠定了理论基础。

第二节　两汉（公元前 221—公元 220 年）

先秦之后，方剂的运用达到了空前的水平，为方剂学术基本框架的构建奠定了基础。《汉书·艺文志》曾记载"经方十一家"，共计274卷，其中包括《五脏六腑痹十二病方》《五脏六腑疝十六病方》《五脏六腑瘅十二病方》《风寒热十六病方》《秦始皇帝扁鹊俞拊方》《五脏伤中十一病方》《客疾五脏癫狂病方》《金疮瘛疭方》《妇人婴儿方》《汤液经法》《神农黄帝食禁》等，说明方剂在汉代已经积累了丰富的资料，并按疾病进行归类，编为专书。《汉书·艺文志》言："经方者，本草石之寒温，量疾病之深浅，假药味之滋，因气感之宜，辨五苦六辛，致水火之齐，以通闭解结，反之于平。"这是对方剂的最早解释，也是后世称汉以前的方剂为"经方"的来源。这些方书虽已亡佚，但在汉代曾广为流传。

《汤液经法》，相传为伊尹所作，《汉书·艺文志》收载《汤液经法》32卷。敦煌存世医书《辅行诀脏腑用药法要》亦保存了《汤液经法》的部分内容，其中包括60首医方（现传本仅存56首）。本书以五行统领脏腑，结合天人相应之理念，对后世张仲景《伤寒杂病论》的撰写以及后世诸家遣药组方皆有重大影响。

《神农本草经》虽是最早的中药学专著，但其中有关七情合和、制剂用量及服药法度等论述，均为方剂学的重要内容，尤其为《伤寒杂病论》的成书提供了丰富的本草学基础。

东汉·张仲景著《伤寒杂病论》（约成书于公元205年），后经晋·王叔和整理编次、宋·林亿等校正刊印，分为《伤寒论》与《金匮要略》。全书创造性地融理、法、方、药于一体，系统论述了外感与内伤的病因、病机、病证、诊治、方剂，《伤寒论》载方113首，《金匮要略》载方262首，去其重复者，共载方314首。书中绝大多数方剂配伍严谨，用药精当，对煎服方法及药后反应、注意事项等做了详尽的说明，临床疗效卓著，该书被后世誉为"方书之祖"（《伤寒论集注》），其所载方剂被称为"经方"。

《伤寒杂病论》继承发扬了汉以前的中医药理论，凝聚了丰富的实践经验，开创了六经辨证理论体系，是辨证论治的典范，张仲景亦被后人尊称为"医圣"。系统凝练仲景精神的内涵，具体包括以人为本、生命至上，坚韧不拔、勇攀高峰，传承精华、守正创新，客观唯实、科学求是，医风严谨、临证审慎的医学精神。仲景精神的当代价值显著，是推进文化自信自强、铸就中华文化辉煌的特色方式；是坚持以人民为中心、推进中国式现代化的重要体现；是传承仲景学术思想、促进中医守正创新的关键举措；是挖掘经方产业价值、推动健康产业发展的必然要求。张仲景的学术和精神是中医学重要的内核和支柱，是中医现代化的重要支撑，是中医事业发展的强大动力，值得不断挖掘和传承。

第三节　晋隋唐（公元 265—907 年）

这个时期包括魏晋南北朝、隋唐时期，南北文化交融促进了中医学的不断发展，涌现出了一大批名医及著作，医方书籍大量问世，其中《肘后备急方》《小品方》《刘涓子鬼遗方》《外台秘要》《备急千金要方》《千金翼方》等影响巨大，大量的传世经典名方皆出自上述古籍。

东晋·葛洪著《肘后备急方》（约成书于公元 3 世纪末），现存版本共 8 卷，共载方约 1060 首，反映了晋以前的医药成就和民间疗法，书中所辑之方，多为价廉、易得、简便、有效的单方、验方，其中黄连解毒汤、青蒿治疟方等流传至今。东晋·陈延之所撰《小品方》（原书已于北宋末年亡佚，内容主要保存于后世的《外台秘要》和《医心方》中），是晋代的一部重要方书，全书理、法、方、药俱备，对临床有重要的指导意义，该书尤其重视伤寒和天行瘟疫等病的防治，芍药地黄汤（即后世之犀角地黄汤）、茅根汤、葛根橘皮汤等方药对后世温病学的发展产生了较大的影响。由晋末刘涓子所传，南齐龚庆宣整理而成的《刘涓子鬼遗方》（约成书于公元 483 年），为我国现存最早的外科专著，该书较为系统地总结了晋以前外科方面的经验和成就，颇具临床实际应用价值，对后世金疮、痈疽、疥癣、烫火伤等外科方剂的发展有很大影响。

唐代著名医家孙思邈编撰了《备急千金要方》及《千金翼方》。孙氏在序中云："人命至重，有贵千金；一方济之，德逾于此。"故以"千金"名之。两书共收载方 7500 余首，"囊括海内，远及异域"，宋代高保衡、林亿等盛赞该书"上极文字之初，下迄有隋之世，或经或方，无不采摭。集诸家之所秘要，去众说之所未至"，足证孙氏治学之严谨。该书对唐以前的医学成就进行了系统总结，可谓集唐以前方剂之大成，许多医籍通过该书得以传世。书中所收方剂大多立方平正，遣药组方"务在简易"，如当归建中汤治疗产后虚羸，苇茎汤治疗肺痈，独活寄生汤治疗痹证，温脾汤治疗冷积，温胆汤治疗"虚烦不得眠"，开心散治疗"好忘"，小续命汤治疗"卒中风"，生姜甘草汤治疗"肺痿吐涎沫"等经验广为流传。

唐代另一巨著《外台秘要》是王焘取其数十年搜集且视为"秘密枢要"的医书编著而成（撰于公元752年），全书共40卷，论述内、外、妇、儿、五官各科病证，收载医方6800余首。该书保存了《深师》《集验》《小品方》等众多方书的部分内容，是研究唐以前医学成就的重要文献。

此外，陈藏器在《本草拾遗》中首创中药"十种"分类，为方剂"十剂"分类法之滥觞。唐代蔺道人的《仙授理伤续断秘方》集前人理伤经验之大成，是我国最早的骨伤科专著，该书收方50首，特别整理出针对外伤不同阶段的治方用药经验。孟诜的《食疗本草》、昝殷的《食医心鉴》则为食疗方面的专著。

第四节　宋金元（公元960—1368年）

宋代印刷术普及，新儒学兴起，医学教育发达。北宋设立了我国历史上首个专门负责医药书籍整理出版的机构"校正医书局"，并多次组织编撰大型医方书。《太平圣惠方》由宋代医官王怀隐等校勘类编，共100卷，收方16834首，各科兼备，内容广博。该书总结了方剂配伍和剂型应用原则等理论，是当时最有影响的方书之一。《太平惠民和剂局方》始于元丰年间《太医局方》，后经多次订正、增删而成通行的南宋订本。全书共10卷，分为14门，载方788首。每方之后详列主治和药物，对药物配制和制剂做了详细说明。该书成为当时的配方手册和用药指南，也是我国由政府颁行的第一部成药药典，书中收载的著名方剂如四君子汤、四物汤、逍遥散、藿香正气散、参苓白术散等，至今仍为临床广泛应用。《圣济总录》是由宋徽宗诏令，政府组织医家广征药方，历时7年编成的又一本医学巨著，编为200卷，收方20000余首，将汉代以后的方剂几乎搜罗殆尽，反映了北宋时期医学发展的水平。

宋代除了官修大型方书外，民间医家编撰的医方书籍也大量涌现，或整理家藏秘方，或收集民间秘方，使大量新制方剂及其制方思路、应用经验得以保存，为后世方剂学研究提供了宝贵资料。其中较为著名的有苏轼、沈括的《苏沈良方》、许叔微的《普济本事方》、张锐的《鸡峰普济方》、洪遵的《洪氏集验方》、陈无择的《三因极一病证方论》、王硕的《易简方》、严用和的《济生方》、杨士瀛的《仁斋直指方论》、王璆的《是斋百一选方》等，这些著作在成方化裁、辨证审因、治法用药等方面多有创新。

这一时期的内外妇儿等专科方书发展也较快，呈现百花齐放的局面，如儿科钱乙的《小儿药证直诀》，是现存最早的儿科专著，其收载的小儿名方颇多，如"六味地黄丸""导赤散""泻白散"等成为临床常用的经典名方。再如陈自明著《妇人大全良方》24卷，是现存最早的妇科专书；许叔微著《伤寒百证歌》，是最早用诗歌体裁编写的医学著作，后来的方剂歌诀无疑是受此书影响。其他如外科的《卫济宝书》《外科精要》，妇科的《产育保庆集》，儿科阎孝忠的《阎氏小儿方论》、刘昉的《幼幼新书》，伤寒名家庞安时的《伤寒总病论》、朱肱的《活人书》等多种医学著作对于方剂学的发展，都起到了一定的推动作用。

金元时期（公元1115—1368年）：此时期民族纷争，战火不断，社会动荡。特殊的社会政治背景在为医家提供更多的医疗实践机会的同时，也促进了其大胆创新。"格物致知"的理学思想对中医学的影响巨大，进一步促进了医家深究医理，探索制方理论及创制新方，推动了临证经验组方向理论制方的转化。

成无己在《伤寒明理论·药方论》中，首次运用《黄帝内经》中的四气五味和君臣佐使的组方理论，虽然仅对《伤寒论》中20首方剂的制方原理进行了分析，但也具有开创性意义，被誉为"开方论之先河"，即所谓"方之有解，始于成无己"（《医方集解》）。"方论"的正式出现标志着对方剂的认识和使用开始从经验上升为理论，促使方剂学从临床各科中分化出来，成为一门独立的沟通基础与临床的学科。成无己在《伤寒明理论·药方论》中还首次对"七方"和"十剂"进行阐发，其后刘完素、张子和、李东垣等医家也分别对其概念内涵进行了深入探讨，对方剂内涵的认识及之后的方剂分类均有较大的影响。

金元时期，医学争鸣催生了不同的学术流派。金元四大家遵经而不泥古，在学术上敢于标新立异，分别从泻火、攻邪、补土、滋阴等方面立新论、创新方，极大丰富发展了治法及制方用药的理论。其中易水学派的开山之祖张元素著《医学启源》（刊于公元1186年），全书共3卷，倡脏腑辨证，创四气五味、升降浮沉以及归经等药性理论，创制了九味羌活汤、枳术丸等名方而传世。刘完素著《黄帝素问宣明论方》（简称《宣明论方》，刊于公元1172年）及《素问玄机原病式》《素问病机气宜保命集》（均刊于公元1186年），提出"六气皆从火化"，倡导以辛凉解表和泻热养阴为治疗热病的治则，充分体现了偏重寒凉的治疗大法，被后世称为"寒凉派"，创制双解散、防风通圣散、益元散、桂苓甘露散、三化汤、大秦艽汤、地黄饮子、芍药汤等名方。张从正著《儒门事亲》（刊于公元1228年），全书共15卷，详细记述汗、吐、下三法的应用，主张"治病应着重在祛邪，邪去则正安，不可畏攻而养病"。张从正用药偏攻慎补，自成"攻下派"，创制禹功散、握宣丸等方。李杲著《内外伤辨惑论》《脾胃论》《兰室秘藏》等，重点论述了饮食劳倦所致的脾胃疾病，强调"人以胃气为本"及"内伤脾胃，百病由生"，主张补脾胃、升阳气等，被后世称为"补土派"，创立补中益气汤、升阳益胃汤、益气聪明汤、普济消毒饮、门冬清肺饮等方。朱震亨著《格致余论》（刊于公元 1347 年）、《丹溪心法》（刊于公元 1381 年），主要论述"阳常有余，阴常不足"之说，独重滋阴降火，故被后人称为"滋阴派"，代表方如大补阴丸、固经丸、虎潜丸等，其论述"六郁"，气郁为先，朱震亨创制的越鞠丸成为治疗六郁之名方。

第五节　明代（公元 1368—1644 年）

明代社会稳定，经济发展，科技文化成就突出，方剂学得到了全面和深入的发展，方剂的分类体系初步成熟，组方配伍理论、通治方及特色新方的创制皆为明代方剂学发展的新亮点。

其中师沛《祖剂》载方 843 首，列主方 75 首，附方 768 首，以《黄帝内经》《伤寒论》《金匮要略》中的方剂为首，按方剂出现先后和药味组成相近来分类方剂，以推其演变，溯其源流，探求用药变化法度。张景岳著《景岳全书》，有"新方八阵""古方八阵"，其将所收古方和自制方按"补、和、攻、散、寒、热、固、因"八阵进行排列，是按功效或治法分类方剂之探索，其中桑白皮汤、金水六君煎、暖肝煎、玉女煎、保阴煎、化肝煎等经典名方皆出自张景岳之手，成为临床常用之方。

在"方论"方面，明代吴崑的《医方考》全书 6 卷，分 72 门，选辑各科常用方剂 700 余首（实 564 首），"考其方药，考其见证，考其名义，考其变通，考其得失，考其所以然之故"，该书涉及方剂命名、组成、功效、适应证、方义、加减应用、禁忌，特别对方剂配伍进行了重点分析和阐述，成为继成无己《注解伤寒论》后，我国历史上第一部综论各家名方的方论专著。

明代医家对"君臣佐使"的界定及运用等进行了更加深入的探讨，并结合金元时期的药性理论，发展了气味相合、寒温并用、升降同用、散收兼施、补泻同用、刚柔互济、引经报使等配伍理论，同时创制了大量特色新方。如《医学正传》的连附六一汤和九仙散。又如《外科正宗》的玄参解毒汤、消风散及玉真散，尤其是书中收载的托里消毒散，"治痈疽已成不得内消者，宜服此药以托之，未成者可消，已成者即溃"，成为外科"托法"的代表方剂。再如《韩氏医通》的交泰丸、《摄生众妙方》的定喘汤等名方，亦是明代医家创制新方的代表。

　　明代不仅在制方理论方面取得了重大突破，而且在方书整理的广度、深度上达到空前的水平。朱橚等编纂的《普济方》载方 61739 首，内容丰富，编次详尽，几乎将明以前的方剂收罗殆尽，是古代载方量最多的一部方书。王肯堂的《证治准绳》收集临床各科证治之方，"博而不杂，详而有要，于寒温攻补，无所偏主"，其代表名方有养胃汤、清骨散等。李时珍所著《本草纲目》（刊于公元 1578 年），为本草学之大成，亦附方 11096 首。

　　除此之外，明代医家著述的临床方书亦是繁多。如陶华精于治伤寒，善用仲景方而有发挥，著有《伤寒六书》，创制了再造散、黄龙汤、回阳救急汤等，遣药组方确有独到之处。吴又可精于瘟疫之论治，著有《温疫论》，创制了达原饮、三消饮等名方，为后世疫病论治作出了巨大贡献。《医学统旨》是明代叶文龄撰写的综合性医书，该书卷五至卷七为治疗方剂，收录了大量方剂，这些方剂涵盖了各种病症的治疗，为临床治疗提供了丰富的方剂选择，书中收载的清金化痰汤为痰热咳喘之常用方，被广泛使用。《万病回春》及《寿世保元》皆为明代著名医学家龚廷贤所撰，书中收载的清上蠲痛汤为治疗头痛之专方，清肺汤为治疗痰热咳嗽的常用方剂，临床疗效确切而被世人广泛认可。《简明医彀》乃明代著名医家孙志宏所著，该书所载保元汤"治元气虚弱"之证，成为传世名方。《审视瑶函》是明代著名眼科医家傅仁宇纂辑的一部眼科专著，对五轮八廓学说进行了详细阐述，并配有定位图。该书是明清以来集眼科之大成的专著，为后世眼科学的发展奠定了基础，书中所列的滋阴降火汤、清胃汤、石斛夜光丸、滋阴地黄丸等均为眼科名方，临床至今仍在沿用。

　　明代其他著作包括《济阴纲目》《口齿类要》《明医杂著》《摄生众妙方》《金镜内台方议》《医学入门》《古今医统大全》《医学纲目》《赤水玄珠》等，皆为这一时期较有影响的著述，是研究方药的重要参考资料。

第六节　清代前中期（公元 1616—1840 年）

　　清代在方剂学方面尤其重视理论性著述及探讨。随着官修巨著《古今图书集成》和《四库全书》问世，方药理论的研究更加深入。《医宗金鉴》是由清代太医吴谦负责编修的一部中医丛书，乃清代学习中医的教科书。全书共分 90 卷，15 个分册，按病证列方，且以歌诀形式呈现，其中柴胡清肝汤、四物消风饮、地黄饮、凉血四物汤、除湿胃苓汤等皆为临床常用名方，沿用至今。

　　清代的方论著作相继出版，方剂分类方法有所创新，制方原理研究进一步发展。《医方集解》在治法分类的基础上，结合临床科别，创立了以治法为主的综合分类方法。书中选收代表性方剂893首，理法方药兼备，并运用君臣佐使理论对制方原理进行分析阐述，精穷奥蕴，博采硕论，成为近现代方剂教材之蓝本。罗美《古今名医方论》、王子接《绛雪园古方选注》、吴谦《删补名医方论》、吴仪洛《成方切用》等著作，分别从不同角度对历代名方的证治机制、组方原理、加减宜忌等进行了深入阐发，颇有见解。方剂分类法和方论研究的发展，使方剂学理论体系不断完善。汪昂《汤头歌诀》、方仁渊《新编汤头歌诀》、陈修园《时方歌括》和《长沙方歌括》等通俗读本，可谓最早的方剂学科普宣传读物。

清代对方剂理论的研究及运用的探讨广泛而深入。程钟龄在《医学心悟》中明确提出"汗、吐、下、和、温、清、消、补"治疗八法，此八法也成为方剂学治则治法的基本内容。《医学心悟》中附方百余首，多为程氏"苦心揣摩所得，效者极多"，如止嗽散、茵陈术附汤、消瘰丸、陶氏柴葛解肌汤等疗效确切，至今仍在临床中广泛使用。

徐大椿在《医学源流论》中对方剂配伍、组方、服法、古今方药剂量的考证等诸多问题进行了较为详尽的论述。柯琴在《伤寒论翼·制方大法》中对伤寒方的制方、禁忌等进行了阐释。严西亭等人合著的《得配本草》则在论述药物性味、主治及功效的基础上，特别阐述了药物之间的相互作用，总结出得、配、佐、合等配伍经验。沈金鳌《要药分剂》专门整理了药物"归经"。孙震元《疡科荟萃》将"诸经向导药"的概念引申用于"方剂归经"，提出按六经分类及病变部位用方的思路。吴鞠通在《温病条辨》中基于药性和《黄帝内经》六气淫胜的制方原则，对方剂的用药特点进行了概括。

温病学派崛起，使一大批温病的治法和新方得以涌现。叶天士创立卫气营血辨证与汗解、清气、透营、凉血的治法；余师愚以大剂量清热解毒方药治疗疫疹；吴鞠通创立三焦辨证，强调存津液、保胃气，这些论述都成为治疗温病重要的治则与治法，并创制了一大批特色新方。如《温病条辨》中的银翘散、桑菊饮、清营汤、新加香薷饮、沙参麦冬汤、桑杏汤、益胃汤、宣痹汤、增液承气汤、三甲复脉汤、大定风珠等，《疫疹一得》中的清瘟败毒饮，《伤寒瘟疫条辨》中的升降散，《松峰说疫》中的雄黄丸，薛生白《湿热病篇》中的连苏饮等，皆为治疗温病的经典名方。

杂病方面，叶天士的《叶案存真》中载有甘润养胃、滋阴潜阳、养血息风、辛香搜络、通补奇经等治法方药。《医原》乃清代医家石寿棠所著，该医家对外感病的认识不拘泥于传统的伤寒、温病之分，创制藿朴夏苓汤，该方成为治疗湿温初期湿重于热证的常用之方。清代钱敏捷的《医方絜度》收载一贯煎，该方成为后世滋阴疏肝的名方。清代陈士铎著《辨证录》，该书是一部综合性医书，书中收载之散偏汤成为治疗偏头痛的专病专方，被历代医家所赏识。

专科方面，王清任在《医林改错》中创制了血府逐瘀汤、补阳还五汤、身痛逐瘀汤、通窍活血汤、膈下逐瘀汤、会厌逐瘀汤等一系列活血化瘀方剂。傅山在《傅青主女科》中创制的固本止崩汤、养精种玉汤、调肝汤、宣郁通经汤、定经汤、清经散、清肝止淋汤、两地汤、解郁汤等成为妇科常用经典名方。《妇科冰鉴》是清代医家柴得华所撰的妇科医学著作，书中记载了大量的方剂，桃红四物汤即出自该书，乃养血活血化瘀的代表方。王维德的《外科证治全生集》创制的阳和汤、犀黄丸等一直为外科常用名方。《外科大成》是清代祁坤所著，按肿疡、溃疡两大类阐述外科疾病，包括肿疡敷贴、洗涤、膏药、麻药、去腐、生肌六大类方剂，凉血地黄汤即出自该书，成为"治痔肿痛出血"常用方。郑梅涧著《重楼玉钥》，创制养阴清肺汤，该方为治疗白喉之专方。《医门法律》为清代喻昌所著，重点论述外感燥证，喻昌根据燥邪致病的特点，创制清燥救肺汤，该方成为治疗温燥伤肺重症的代表方。

这一时期，验方的收集整理也颇具特色。如赵学敏《串雅内外编》收集了民间铃医的方药经验，涉及临床各科，简洁实用；华岫云《种福堂公选良方》专门整理收载叶天士的方药经验；《太医院秘藏膏丹丸散方剂》专门收载清代宫廷方及其用药经验。

第七节　近代（公元1840—1949年）

近代是中国内忧外患的特殊时期。外敌入侵，疫病、灾害及战火四起；社会变革，新旧对峙；西学东渐，中西争鸣，中西汇通。中医学的发展历经坎坷，方剂学在艰难中继承与创新。这一时期，医家在温热疫病和内伤杂病的治疗方面多有探索和建树，极大地丰富了中医学的治法与方药。医家们科学探索，推动方药剂型与用法的改进与创新，在方理探讨上衷中参西。近代中医教育的建立促进了方剂学课程的创立和方剂学专业教材的编纂和使用，大量方书刊印出版，验方整理也出现热潮。

针对当时流行的霍乱、鼠疫、白喉、烂喉痧等疫病的防治，涌现出一批专门著述和新方。如治疗白喉有丁甘仁《喉痧证治概要》加减滋阴清肺汤、张绍修《时疫白喉捷要》除瘟化毒散；治疗烂喉痧有陈耕道《疫痧草》加减葛根汤、四虎饮等方，丁甘仁《喉痧证治概要》解肌透痧汤等方；治疗鼠疫有郑肖岩《鼠疫约编》加减解毒活血汤，李健颐《鼠疫治疗全书》二一解毒汤；治疗霍乱有王孟英《随息居重订霍乱论》蚕矢汤和连朴饮，张锡纯《医学衷中参西录》急救回生丹等。

这一时期方书出版方面也有较大的发展，蔡陆仙主编的《中国医药汇海》和吴克潜编撰的《古今医方集成》都是大型方书的代表。《中国医药汇海》第5篇为方剂部分，较为全面地总结了近代及之前的方剂学成就，在方剂理论、方剂学史、组方原理、施用法度、古今剂量考证等方面，都做了较为详尽的论述，可谓集近代方剂学之大成。另有一些具有较高价值的实用方书，如费伯雄的《医方论》与《怪疾医方》、张秉成的《成方便读》、徐大椿的《洄溪秘方》、徐士銮的《医方丛话》等书，不仅收方实用，且多有理论探讨。验方整理方面，以鲍相璈的《验方新编》为代表，该书将古今医籍、验方、偏方汇集成书，涉猎疾病范围广泛，包括内科杂病、妇儿、外科、急救、食疗及时疫等，总计120多个门类病证，收方3240首，且方药简便廉效，便于推广使用，在民间广为流传并被多次翻印。《验方新编》收载方剂中，以四神煎治疗鹤膝风、四妙勇安汤治疗脱疽知名度最高。中西医汇通的方药著作有丁福保的《中西医方汇通》、陈继武的《中西验方新编》及唐容川的《六经方证中西通解》等。

随着近代中医教育及中医药专门学校的出现，方剂学成为专业的必修课程及中医必考科目，这促进了方剂学教材的建设。继1927年广东中医药专门学校卢朋著编写我国第一部方剂学教材《方剂学讲义》后，时逸人的《中医处方学讲义》、王润民的《方剂学》、盛心如的《方剂学》、钱公玄的《时方讲义》等具有较高水平的教材陆续问世，为现代方剂学教材的编写起到重要的借鉴作用。

第八节　现代（1949 年至今）

中华人民共和国成立以来，随着中医药高等教育的发展和对中医药古医籍的系统整理，方剂学在理论研究和教材建设方面成绩斐然。与此同时，中西医结合临床医学的发展、中药新药的研究也大大促进了古方运用、新方涌现及新药研发。20 世纪 50 年代，方剂作为中医学的一门基础课程，在全国范围内被正式统一命名为"方剂学"。方剂学在 20 世纪 80 年代被国务院学位委员会列为中医学二级学科，在"十五"期间还被教育部列为国家重点建设学科，进一步加快了学科建设的步伐。

近几十年来，方剂学的研究取得了令人瞩目的成就。首先，在文献整理研究方面，大批古籍方书经点校或重印而广为人知，其中由彭怀仁主编的《中医方剂大辞典》载方约 10 万首，是现代方书的突出代表。由全国多位方剂学专家合作完成的《中医方剂现代研究》，汇集了方剂现代研究截至 20 世纪末所取得的主要成果。由朱建平领衔主编的《中医方剂学发展史》基于历代文献，在整理不同历史时期方剂成就的基础上，较为系统地梳理了方剂学术发展的脉络，成为首部研究方剂学科发展史的专著。

在教学研究方面，随着方剂学的课程建设与改革，先后编写出版了面向不同层次的各类《方剂学》教材与专著，促进了方剂学理论的不断完善，为培养中医药高级人才发挥了积极作用。

在临床研究方面，通过系统观察评价，不仅发现了一些古方的临床新用途，如补中益气汤治疗慢性肾病、生脉散防治心血管系统疾病、阳和汤治疗呼吸系统疾病、六神丸及砷制剂治疗白血病等，同时还涌现了星蒌承气汤、复方大柴胡汤、清胰汤、乌贝散、固本丸、二仙汤等大批疗效确切的新方。新冠肺炎流行时，当代一大批杰出的中医专家在继承前人治疗肺系疫病经验的基础上，结合该病的病因、病机、传变规律及临床表现，创制了清肺排毒汤、化湿败毒方、宣肺败毒方等方剂，这些方剂被广泛运用于新冠肺炎的防治，为抗疫的最后胜利作出了巨大贡献。

近年来中医经典经方的研究与运用蔚然成风，古代经典名方是指至今仍广泛应用、疗效确切、具有明显特色与优势的古代中医典籍所记载的方剂。推进古代经典名方制剂研发，将中医药经典理论和实践经验转化为中药新药，有利于更好地发挥中医药特色优势，保障人民健康，助力"健康中国"建设。2018年4月，国家中医药管理局发布的《古代经典名方目录（第一批）》收录了100首古代经典名方。为进一步贯彻落实《中华人民共和国中医药法》《中共中央 国务院关于促进中医药传承创新发展的意见》，2023年8月，国家中医药管理局会同国家药品监督管理局联合发布《古代经典名方目录（第二批）》，共包含217首方剂（其中汉族医药方剂93首）。这两个经典名方目录文件重点在方名、出处、组成、剂量、治法及用法等方面作出明确规定，并加快推进了关键信息考证工作，以便更好地促进古代经典名方研发，推动中药产业高质量发展，为古代经典名方的传承、创新和发展提供了重要的基础和依据。

随着学科理论的不断深化和现代多学科技术方法的介入，越来越多的科技工作者加入了方剂学研究队伍，尤其是古代经典名方的研究已经成为跨学科研究、中医 AI 智能研究的热点领域，方剂学的现代研究不仅对中医药学术发展与现代化进程产生重要影响，也将对我国医疗卫生事业的发展产生积极的促进作用，必将为"健康中国"及全人类健康作出更大的贡献。

第二章

方剂的内涵、外延与分类方法

第一节　方剂的内涵

　　"方"一词，指的是药方、处方或医方，它是方剂的简称。在《辞源》中，"方"被解释为"药方，单方"，引庄子《逍遥游》的"客闻之，请买其方百金"。而"处方"，《辞源》定义为"医师所开具的药方"。《隋书·经籍志》说："医方者，所以除疾疢保性命之术也。"这表明方剂是由药物组成的，并且这些药物的组合是有方法和规则的。例如，《左传·昭公二十九年》说："夫物，物有其官，官修其方。"杜预注解为："方，法术。"《周礼·考工记》中的"圆者中规，方者中矩"，以及《孟子·离娄上》中的"不以规矩，不能成方圆"，都强调了规则和方法的重要性。

　　"方剂"这个术语最早出现在南北朝时期的《梁书·陆襄传》中："襄母尝卒患心痛，医方须三升粟浆……忽有老人诣门货浆，量如方剂。"《说文解字》中对"方"的解释是"併船也"，段玉裁注解为："併船者，并两船为一。"对于"剂"，《说文解字》中说："齐也。释言。剂，剪齐也。"段玉裁进一步解释说："按《周礼》或言质剂，或言约剂……是剂所以齐物也。《周礼》又多用齐字……今人药剂字，乃《周礼》之齐字也。"这表明"剂"有整齐的含义。金代张从正在《儒门事亲》中说："剂者，和也。方者，合也。故方如瓦之合，剂犹羹之和也。"这里的"剂"有调剂之义，如《汉书·艺文志》中提到的"调和之所宜"。因此，"方"作为方剂的简称，在《中医大辞典》中被解释为组方和调剂的简称。《中医药学名词》定义方剂为："在辨证、辨病，确定立法的基础上，根据组方原则和结构，选择适宜药物组合而成的药方和制剂。"现代"十四五"规划教材谓方剂，是"在辨证审因、确定治法后，依据组方理论，选择适宜的药物，明确用量，并酌定剂型、用法而成的药物配伍组合"。而经典名方是目前仍广泛应用、疗效确切、具有明显特色与优势的清代及清代以前医籍所记载的方剂，是历代医家创制的数以万计的方剂中的精华，在中医药事业发展中居于非常关键的位置。

第二节　方剂的外延

"方剂"的外延是指方剂所反映的事物对象的范围，即具有"方剂"所反映的属性的事物或对象。应用方剂是创造方剂的最终目的。当方剂的构成和其产生的效能与特定病证的治法相吻合时，这表明使用该方剂治疗相应病证能够取得确切的疗效。方剂与病证之间存在一种必然的联系，而疗效的优劣是衡量方剂与病证关联程度的关键标准。

中医学起初是基于经验用药和以药治病的思维方式，但在其悠久的历史发展过程中，随着时代的进步和社会的需求，历代医家通过不懈的努力积累了丰富的临床经验。这些医家勇于探索，发现了某些疾病的发病机制和方剂的作用原理，从而使得方病（或症）对应的思维模式逐渐显露出其局限性。随着中医学理论的不断丰富，开始出现了一些针对疾病共同靶点的方剂。因此，现代中医临床使用方剂大致可以分为三类：针对疾病的方、针对证候的方和针对症状的方。因此，在探讨"方剂"的外延时，需要分别讨论方剂与疾病、症状、证候及治法之间的关系。

一、方剂与疾病的关系

中医学认为，当人体遭受邪气伤害，超过人体正气的防御和调节能力时，平衡有序的生命活动将被打破，此时人体即处于疾病状态。如感受时邪或饮食不节，损伤脾胃与肠腑，可导致"痢疾"的发生，临床表现为腹痛，里急后重，大便赤白脓血等；当热结下焦，膀胱气化不利，可导致"血淋"的发生，临床表现为尿中带血，小便频数，赤涩热痛，舌红，脉数等。若要恢复被打破的平衡，治疗痢疾可选用芍药汤，治疗血淋证可选用小蓟饮子，能取得预期疗效。从辨病施治过程不难看出，方剂与具体病之间虽然存在着一定关联，但不甚紧密。疗效的取得则说明方剂对应病之内容，如芍药汤治疗痢疾、小蓟饮子治疗血淋等。

二、方剂与证候的关系

在追溯中医方剂与证候之间相关性的形成与发展的历程时，我们可以清晰地观察到，这种相关性经历了从无到有、从简单的经验归纳到拥有坚实的理论基础的演变过程。这一过程的深化与时代的进步、社会的需求、医家临床经验的积累与丰富及理论认识的深化紧密相连。从整体上来看，方剂与证候之间的相关性是随着中医理论体系的不断完善而逐渐形成和发展的。但具体而言，这种相关性的起源可以追溯到唐代医学家孙思邈提出的"方证同条，比类相附"的概念。正如刘渡舟所说，"证"即证候，它反映了疾病在不同阶段的病理状态。疾病的认识依赖于对证候的理解，而疾病的治疗则依赖于方剂的应用。

在中医治疗中，同病异证，则同病异方；异病同证，既可异病同方，又可异病异方。相对于方剂与疾病的关系，方剂与证候的关联显然更为紧密。因方从法出，法随证立，亦可表述为方随证出，故有方证相应（方证对应、方证相关）之说。方证相应强调方与证之间的相对稳定状态，是应用方剂时必须遵循的准则。方证相应理论将疾病作为一个重要的参考因素，因此这里的"病"不再仅仅局限于中医的范畴，也可以是西医的疾病概念，如慢性支气管炎、急性胰腺炎等。这样的理解使得中医的治疗原则能够更加灵活地应用于现代医学的疾病治疗中。如小陷胸汤，有学者通过对现代文献初步统计，发现其临床可以治疗呼吸系统、心血管系统、消化系统疾病、内分泌系统疾病等，具体病症包括慢性阻塞性肺疾病、慢性支气管炎、胸膜炎、冠心病、胸痹心痛、胃脘痛、胃食管反流、急慢性胆囊炎、2型糖尿病及其并发症等；又如六磨汤（出自《世医得效方》），有学者统计其可以治疗消化系统、泌尿系统疾病，多用于治疗便秘型肠易激综合征、胆汁反流性胃炎、功能性便秘及慢传输型便秘等病证。

方剂是在辨证论治后，按特定的规律配伍而成的，所以从方剂入手研究其临床治病的客观规律，揭示方剂临床治疗多系统、多种疾病的内外环境共同的中心靶点，这样的研究结果在临床使用更直接、更具体。

三、方剂与症状的关系

症即症状，是病、证最直观的表现形式和构成单位。显然，方剂与症的内容，实已包含在方病、方证之中。如芍药汤方所主治的腹痛、痢下赤白脓血、小便短赤、苔黄腻、脉滑数等症，皆为湿热痢疾的体现。另外，与西医学相比，中医学病名的规范化程度较低，病名与症名相同的现象较为常见，若稍有不慎，极易产生歧义。在很多时候，所谓的方症相关其实是方病相关，如实脾散之"水肿"、瓜蒌薤白半夏汤之"胸痹"、茵陈蒿汤之"黄疸"等。

四、方剂与治法的关系

治法，指的是在治疗过程中，依据患者的具体临床表现，通过辨证求因、审因论治，为某一类具有相同病机或病性的疾病或病证而确立的治疗方法。例如，"病痰饮者，当以温药和之"，"诸病黄家，但利其小便"，以及《素问·至真要大论》所述："寒者热之，热者寒之，微者逆之，甚者从之……薄者劫之，开之发之。"这些记载都体现了治法的精髓。《伤寒杂病论》中，治法的应用达到了高度的概括，以八法为用，即汗、吐、下、和、温、清、消、补，每一种方法都具有其独特的代表性和灵活性，体现了法中有法的深刻内涵。如眩晕、肝阳上亢证是肝肾不足、肝阳偏亢、生风化热所致，因此采用平肝息风、清热活血、补益肝肾的治疗方法，以取得平肝潜阳、息风定眩的治疗效果。

从方剂的起源来看，治法是在方剂发展到一定阶段之后形成的。随着方剂数量的积累，人们为了深入探索方剂的奥秘，掌握组方的规律，开始总结众多方剂的共性和个性，从而归纳出在治疗原则指导下的各种治法，并研究组方的理论，治法便成为认识、改造和创造方剂的有力武器。

当方剂被应用于具体病证而起效时，治法必然显现其中。如用升阳益胃汤治疗脾胃虚弱、怠惰嗜卧、食不知味等病症，表明升阳益胃法已得到具体实施。所以，治法是研究方剂时必须加以重视的内容。方剂原为某一具体病证而设，但产生后的方剂其主治范围可以超出原有的具体病证。半夏泻心汤是由张仲景所创，为治疗"呕而肠鸣，心下痞者"的经典名方。有学者通过分析历代记载半夏泻心汤的医籍，发现该方除用于治疗痞证等脾胃系疾病外，还广泛应用于治疗暑证、疟疾、消瘅、噎膈、黄疸、霍乱、胃痛、吐蛔等20余种不同脏腑系统疾病。

方剂与治法之间存在着密切而复杂的关系。方剂虽然隶属于治法，但同时也具体体现了治法的内涵。治法是使用方剂的依据，方剂的选用可以灵活多变，但治法必须明确无误。在辨证施治的过程中，往往有一定之法而无一定之方，法定之后，才可拟方。"治法"作为立方的指导原则和依据，占据着主导地位，"方剂"则是治法的具体体现和实践验证，处于从属地位。我们应当辩证地认识到，一法并不能统概一方的全部意义。总体而言，方剂与治法之间的关系是辩证统一、相辅相成、密不可分的。治法是组方的前提，它决定了方剂作用的方向。治法与方剂的关系可以从以下四个方面来理解。

依法立方：法是方的依据，方是法的体现。虽然"方以药成"，但我们同样强调"方从法出"，所以说法乃方之精髓，方乃法之形体。

依法遣方：方剂学的教学目的之一是临床应用。在临床实践中，如果能够依法用方，就无需过多地苦思冥想，也无需匆忙地组方。

依法释方：方以药成，乃据法而成，通过治法来解释方剂，更能帮助学习者理解组方的原理和方法。

依法类方：这种方法不仅便于书籍的编写和检索，而且能够揭示同类治法下方剂的组方规律，起到了提纲挈领的作用。通过这种方式，我们可以更系统地理解和掌握方剂的应用。

第三节　方剂的分类

方剂分类方法随着方剂学科的发展而不断演进和完善。历代方剂学文献中，分类方法多样，包括病证分类、组成分类、治法分类、笔画分类等，这些分类方法反映了历代医学家对方剂学的深入理解和临床应用的需要，亦为现代方剂学的研究和教学提供了参考。随着科学技术的进步和新方法的应用，方剂分类方法将继续发展和完善，以更好地服务于中医药现代化和国际化。

一、按病证分类

病证分类在中医历史中占据着重要位置，其起源可追溯至《五十二病方》，该书详细记载了52类不同的病证，覆盖了内科、外科、妇科、儿科、五官科等。此后，《伤寒杂病论》《外台秘要》《太平圣惠方》《普济方》《医宗金鉴》等历代古籍均沿袭了按病证分类方剂的传统，极大地便利了临床医生根据具体疾病选择合适的治疗方案。

脏腑分类也是病证分类的一个重要分支，它首先列出脏腑，然后进一步细分具体的病证。例如唐代孙思邈《备急千金要方》以及清代《古今图书集成医部全录》中的"脏腑身形"部分，都是按照脏腑进行病证分类的经典著作。此外，病因分类同样属于病证分类的范畴，它以病因作为分类的主要依据，将不同的疾病和相应的治疗方法进行分类，如《张氏医通》涵盖了伤寒、伤暑、伤湿、伤燥、伤火、伤饮食、劳倦等多种病因。

二、按组成分类

方剂学的组成分类可以追溯到《黄帝内经》，其中《素问·至真要大论》提出了根据君臣佐使的药物配比来区分方剂的大、中、小三种类型，还提出了奇方和偶方的概念。金代成无己在《伤寒明理药方论·序》中首次明确提出"七方"的概念，即大方、小方、缓方、急方、奇方、偶方和复方，这一分类法以病邪的轻重、病位的上下、病势的缓急、病体的强弱为依据。大方用于治疗病邪强盛的重症，小方用于治疗病邪较轻的轻症，缓方适用于慢性病或长期治疗，急方适用于病情急重的患者，奇方由单数药味组成，偶方由双数药味组成，复方则是两方或数方组合使用。《祖剂》是第一部按照药物组成对方剂进行分类的方剂学著作，书中收录了历代名方788首，其中包括主方70余首和附方700余首。《张氏医通》中的"祖方"一卷，选录了36首古方作为主方，并附有391首衍化方。

三、按治法分类

治法分类又谓功用分类，其起源可以追溯到北齐时期徐之才的《药对》。虽然《药对》原书已经失传，但根据《本草纲目·序例》记载，徐之才提出了药物的十种不同功用，即宣、通、补、泄、轻、重、涩、滑、燥、湿，并在每种功用下列举了相应的药物。宋代赵佶的《圣济经》在每种治法后面加上"剂"字，如宣剂用于散除壅塞。金代成无己在《伤寒明理药方论》中明确提出了"十剂"的名称，至此，方书中开始使用"十剂"这一分类法。

后世在"十剂"基础上进行了扩展，如宋代寇宗奭在《本草衍义》中加入了寒、热之剂；明代缪仲淳增加了升、降二剂；徐思鹤在《医家全书》中在原"十剂"基础上增加了调、和、解、利、寒、温、暑、火、平、夺、安、缓、淡、清，形成了"二十四剂"。然而，除了清代的陈修园在《时方歌括》中按照十二种治法将方剂分为"十二剂"外，很少有方书按照此法分类。明代张介宾在《景岳全书·新方八略引》中提出了"八阵"分类法，即补、和、攻、散、寒、热、固、因，共选1516首古方，自制186首新方，并按照"八阵"进行分类，分别称之为"古方八阵"和"新方八阵"。清代汪昂在《医方集解》中开创了新的功用分类法，该书选正方300余首，附方之数更多，分为补养、发表、涌吐、攻里、表里、和解、理气、理血、祛风、祛寒、清暑、利湿、润燥、泻火、除痰、消导、收涩、杀虫、明目、痈疡、经产及救急良方共22剂。这种分类法概念明确，切合临床实际需要，因此《成方切用》《成方便读》等著作均仿照此法并有所增改。

四、按笔画分类

现代大型方剂书籍，如《中医方剂大辞典》，以方剂名称首字的笔画数为纲进行分类，将古今96592首方剂依次排列。这种分类方法便于检索和使用，方便学者通过笔画索引查找方剂。然而，这种方法要求学者已经知道方剂的名称，否则难以从辞典中找到治疗特定疾病的方剂，这给不知方名的学者带来了不便。此外，这种分类方法的专业性相对较低，且不能反映方剂之间的有机联系。因此，学者在实际应用中可能需要结合病症、组成等分类方法，以更全面、深入地理解和使用方剂。

五、其他分类

方剂还有一些比较笼统的分类方法，有的比较公认，如把张仲景《伤寒杂病论》所载方剂称之为经方；有的可能还未统一，如对时方的理解各有不同；有的可能偏于口语，如有验方、偏方、单方、秘方之谓，理解上大多可以"顾名思义"；有的是官方认可，如本书所述经典名方为目前已经发布的《古代经典名方目录》中的200个汉族医药经典名方。

本书遵循以法统方的原则，采用治法分类，将各论所辑之方分为解表剂、泻下剂、和解剂、清热剂、祛暑剂、温里剂、表里双解剂、补益剂、固涩剂、理气剂、理血剂、治风剂、治燥剂、祛湿剂、祛痰剂、消食剂、治痈疡剂等，每章分若干小节，使之纲目清晰，便于学习和掌握。

第三章

方剂的组成与变化

第一节　方剂的组成

一、方剂的组成原则

　　方剂组成应遵循特定原则。组方要基于辨证立法，针对病因病机，依据药物的性味、归经、功用，运用药物间相辅相成、相反相成的配伍原理，有主次、分轻重地选择药物组合，使方中药物及其配伍与病证的病机精准契合，让药物配伍后的效用和所立治法高度一致。方剂组成原则可概括为"依法选药，主从有序，辅反成制，方证相合"。遣药组方需在治法指引下挑选药物，依据病机和立法要点，有重点地安排方中药物角色，注重药物间的配伍关系，确保方中药物及其配伍对病证之病机有很强的针对性，从而取得最佳疗效。

二、方剂的组成结构

　　方剂是由多味中药构成的有机整体，方中具有相对独立效能的药物或药群则是方剂构成的部分，各部分之间通过相互作用构成一个整体。通常一首方剂的结构包括"君、臣、佐、使"四个部分。"君臣佐使"的概念最早由《黄帝内经》提出，《素问·至真要大论》载："主病之谓君，佐君之谓臣，应臣之谓使。""君一臣二，制之小也；君二臣三佐五，制之中也；君一臣三佐九，制之大也。"即通过借喻封建国家体制中君、臣、佐、使的等级设置，以说明药物在方中的主次地位与从属关系。此后，历代医家在实践中不断丰富和完善这一理论，使之成为中医方剂学的核心原则之一。

　　"力大者为君"（《本草纲目》）。《医学启源·用药各定分两》则更具体地指出："为君最多，臣次之，佐使又次之。药之于证，所主停者，则各等分也。"元代李杲在《脾胃论》中说："君药分量最多，臣药次之，使药又次之。不可令臣过于君，君臣有序，相与宣摄，则可以御邪除病矣。"明代何柏斋在《医学管见》中进一步阐明了君臣佐使的具体职能："大抵药之治病，各有所主。主治者，君也。辅治者，臣也。与君药相反而相助者，佐也。引经及治病之药至病所者，使也。"清代吴仪洛进一步解释说："主病者，对证之要药也，故谓之君，目者，味数少而分两重，赖之以为主也。佐君之谓臣，味数稍多，分两稍轻，所以匡君之不逮也。应臣者谓之使，数可出入而分两更轻，所以备通行向导之使也。此则君臣佐使之义也。"根据历代医家的论述，归纳如下。

君药，是方剂中针对主病或主证起主要治疗作用的药物，其药力居方中之首，用量较作为臣、佐药应用时要大。在一个方剂中，君药是首要的，是不可缺少的药物。

臣药，是辅助君药治疗主病或主证的药物，或针对兼病或兼证起治疗作用的药物，药力小于君药。

佐药，佐助药，即协助君、臣药加强治疗作用，或直接治疗次要兼证的药物；佐制药，即用以消除或减缓君、臣药的毒性或烈性的药物；反佐药，即根据病情需要，与君药性味相反而能在治疗中起相成作用的药物。佐药的药力小于臣药，一般用量较轻。

使药，引经药，即能引方中诸药抵达病灶的药物；调和药，即具有调和诸药作用的药物。使药的药力较小，用量亦轻。

为进一步说明君、臣、佐、使的含义及其具体运用，兹以桂枝汤为例，分析如下。

桂枝汤出自《伤寒论》，主治外感风寒表虚证，症见头痛发热，汗出恶风，鼻鸣干呕，苔白不渴，脉浮缓或浮弱。其病机为外感风寒，营卫不和。治法为解肌发表，调和营卫。其组成分析如下。

君药桂枝：辛、甘、温，解肌发表，散外感风寒，温通卫阳以解卫分之邪，针对主病、主证起主要治疗作用。

臣药芍药：酸、苦、微寒，益阴敛营，与桂枝相配，一散一收，调和营卫。

佐药生姜：辛、温，助桂枝辛散表邪；大枣：甘、平，益气补中，补脾生津。二者配伍，可助桂枝、芍药调和营卫，且生姜能和胃降逆止呕，大枣可补脾益气，均佐助君药、臣药治疗兼证。

使药炙甘草：甘、平，调和诸药，合桂枝、生姜辛甘化阳以实卫，合芍药、大枣酸甘化阴以和营。

在桂枝汤中，桂枝作为君药，是治疗外感风寒表虚证的核心药物。芍药为臣药，与桂枝相伍以调和营卫。生姜和大枣为佐药，佐助君药、臣药调和营卫、治疗兼证。炙甘草为使药，起到调和全方药物的作用。桂枝汤遵循君臣佐使的组方原则，依据外感风寒表虚证的病机进行组方配伍，具有解肌发表、调和营卫的功效。

第二节 方剂的变化

一、方剂组成的变化

方剂是针对某一特定证候而制定的。根据患者的个体差异（如体质、年龄、性别、生活习惯等）、外界环境（季节、气候）及病情的不同，需要对所选方剂进行必要的加减化裁，使方药与病证相吻合，以达到预期的治疗目的。谨守组方原则，强调成方的变化运用，反映了中医辨证论治中原则性与灵活性的统一。方剂的运用变化，归纳起来主要有以下三种形式。

二、药味的加减

药物是方剂功效的根本所在，方剂中药物的增加或减少都会使配伍关系与整体功效发生改变。通常来说，药味的调整是在主病、主证、基本病机及君药保持不变的基础上，改变方剂中的次要药物，使其适应病情的变化。在临床实践中，增减方剂中的某些药物，能够让方剂更契合患者当下病证的治疗需要，这体现了方剂应用的灵活性与针对性。

例如桂枝汤用于治疗外感风寒表虚证，症见头痛发热、汗出恶风等，根据患者的具体症状，可做如下加减。若项背强几几，加葛根以解肌舒筋；若喘者，加厚朴、杏仁以降气平喘；若兼见阳虚，加附子以温阳解表。大承气汤用于治疗阳明腑实证，症见大便不通、频转矢气等。若患者有热结旁流的情况，可去芒硝，加人参以益气生津；若腹胀满较甚，加莱菔子以行气消胀；若兼见瘀血征象，加桃仁、赤芍以活血化瘀。当归四逆汤主治血虚寒厥证，若患者兼有水湿内停，可加茯苓、泽泻以利水渗湿；若内有久寒者，加吴茱萸、生姜以温里散寒。但需注意，某些药味的增减可能改变方剂的君药或核心配伍，导致方剂功效发生明显变化，如麻黄汤与麻杏甘石汤仅一药之差，功效却从辛温解表转为辛凉宣肺。临床运用成方时，应严格对照原证与现证的契合度，在必要时对药物进行精准的加减调整，或另选更契合现证的方剂，确保治疗的有效性与安全性。

三、剂量加减的变化

方剂的剂量，是指组成方剂的药物用量。药量是调控药物在方中药力大小的直接因素。岳美中曰："中医不传之妙，就是量。"这揭示了药量在方剂中的重要地位。剂量是影响方剂组方结构和功效的重要因素，是方剂发挥疗效的基础。方剂用量主要包括组方剂量与使用剂量。

组方剂量是指方剂里每种药物的使用量。当医家明确病症的病机，确定相应治法之后，就会设定所选药物的具体用量，如小柴胡汤中柴胡、黄芩、人参、半夏、炙甘草、生姜、大枣的用量分别为半斤、三两、三两、半升、三两、三两、十二枚。药物的用量直接关系到方剂药力的强弱，从而对临床治疗效果产生影响，并且在一定范围内，药量与药效存在着关联。

例如白虎汤，其中石膏一斤、知母六两、甘草二两、粳米六合。白虎汤主治阳明气分热盛证。石膏用量为一斤，因其辛甘大寒，清热泻火，在方中起主要的清热作用，量大才能有效地清泻气分大热。知母六两，辅助石膏清热除烦，二者用量的搭配是为了取得较好的清热效果。甘草二两和粳米六合，用量相对较少，起到顾护脾胃、调和诸药的作用。

又如真武汤，茯苓三两、芍药三两、白术二两、生姜三两、附子一枚，用于治疗阳虚水泛证。附子一枚，其性大热，能温肾助阳，是回阳救逆的关键药物，但由于其毒性，用量需谨慎控制。茯苓三两利水渗湿，白术二两健脾燥湿，芍药三两利小便、缓急止痛，生姜三两温散水气，它们的用量比例是根据各自在方中的作用以及整体阳虚水泛的病机来确定的。

组方剂量对疗效的影响较为复杂。如麻杏甘石汤与麻黄汤都涉及麻黄这味药，但麻杏甘石汤主治肺热壅盛证，麻黄在麻杏甘石汤中的用量是四两，相比麻黄汤中的三两有所增加，因为要在肺热的情况下仍发挥一定的解表作用，但同时又不能像麻黄汤那样发汗太过，所以配伍石膏等药且调整了剂量。如果不根据病情盲目改变药物剂量，一旦超过合适范围，量效关系可能改变，药力或许不会按预期增加，甚至可能产生毒副作用。同时，方剂中各药物之间的用量比例也极为关键。不同的用量比例会使方剂的功效和主治病症发生变化。例如四逆汤中附子一枚、干姜一两半、炙甘草二两，是回阳救逆的方剂，如果改变附子、干姜、炙甘草的用量比例，其温阳的效力和主治的阳虚程度和范围都会有所不同。

药量加减会使原方药力增强或者减弱。例如，四逆汤和通脉四逆汤均由附子、干姜、炙甘草这三味药构成（表1），并且都以附子为君药，干姜为臣药，炙甘草为佐使药。不过，四逆汤中附子、干姜的用量相对较少，其功效为回阳救逆，主要用于治疗阴盛阳微导致的四肢厥逆、恶寒蜷卧、下利清谷、脉沉微细等症状。通脉四逆汤中，附子、干姜的用量较四逆汤有所增加，其温里回阳的功效也随之增强，能够回阳通脉，主要用于治疗阴盛格阳于外所导致的四肢厥逆、身反不恶寒、面色赤、下利清谷、脉微欲绝等症状。

表 1　四逆汤和通脉四逆汤的对比

方名	组成药物			功用	病机	主治证候
	君	臣	佐使			
	生附子	干姜	炙甘草			
四逆汤	一枚	一两五钱	二两	回阳救逆	阳衰阴盛	四肢厥逆、恶寒蜷卧，腹痛下利清谷，脉微沉细
通脉四逆汤	一枚（大枚）	三两	二两	回阳通脉	阴盛格阳	四肢厥逆，身反不恶寒，其人面色赤，下利清谷，脉微欲绝

药量增减会使原方功用与适应证出现一定变化，如《伤寒论》中的桂枝汤、桂枝加芍药汤、桂枝加桂汤（表2）。桂枝加芍药汤是桂枝汤中芍药加倍而成，有桂枝汤解肌散邪的功效，还兼具和里缓急的作用，主治太阳病误下伤脾阴，表证未解且兼腹满时痛证。桂枝加桂汤则是桂枝汤加二两桂枝，重用桂枝以平冲降逆，用于治疗表证误汗引发的奔豚证。

表 2　桂枝汤、桂枝加芍药汤、桂枝加桂汤的对比

方名	组成					功用	主治
	君	臣	佐		使		
	桂枝	芍药	生姜	大枣	甘草		
桂枝汤	三两	三两	三两	十二枚	二两	解肌发表，调和营卫	风寒表虚证，见头痛发热，汗出恶风，苔薄白，脉浮缓
桂枝加芍药汤	三两	六两	三两	十二枚	二两	解肌发表，缓急止痛	上证兼见腹满时痛
桂枝加桂汤	五两	三两	三两	十二枚	二两	温阳祛寒，平降冲逆	表证误汗，发为奔豚，气从少腹上冲心胸

药量的增减可导致原方配伍关系的改变，从而使其功用和适应证发生较大变化。小承气汤、厚朴三物汤、厚朴大黄汤三方同样是由大黄、厚朴、枳实三味药组成的（表3）。但小承气汤以大黄四钱为主药，枳实三钱、厚朴二钱为辅助药，目的是泻热通便，用于热结便秘，故以大黄为主。厚朴三物汤以厚朴八钱为主药，目的是除胀满，用于气滞腹部胀满，故以厚朴为主。厚朴大黄汤以厚朴五钱、大黄五钱为主药，枳实三钱为辅助药，目的在于开胸泄饮，用于治

疗水饮停于胸胁、咳引作痛的支饮证，故用厚朴、大黄二味为主。

表3　小承气汤、厚朴三物汤、厚朴大黄汤的对比

方名	组成药物			功用	病证	症状
	君	臣	佐使			
小承气汤	大黄四两	枳实三枚	厚朴二两	泻热通便	阳明腑实	大便秘结，潮热谵语，脘腹痞满
厚朴三物汤	厚朴八两	枳实五枚	大黄四两	行气通便	气滞便秘	腹满胀痛，大便秘结

从上述对比可见，四逆汤和通脉四逆汤的药量虽有轻重之异，但其剂量的改变并未影响原方的配伍关系，结果是其作用仅有强弱的差别，主治证候亦只是轻重之异。与桂枝汤相比，桂枝加芍药汤方中白芍用量虽有增加，但尚未影响原方的配伍关系，结果保留了原方功用，增添了新的功用，其主治证候范围有所扩大。小承气汤和厚朴三物汤则因为药量的增减导致了方中君药及其配伍关系的改变，两方的功用和主治都发生了较大的变化。因此，临证应注意方剂中药物用量的增减，可能引起原方结构、功用及主治范围不同程度的改变。当剂量变化超出了一定范围，会改变原方功效和适应证范围，甚至可以完全改变原方的主要功效和主治，如颠倒古方左金丸中黄连与吴茱萸（6∶1）的配伍比例，会使原方功效由清肝（胃）降逆转为温肝（胃）降逆，适应证由肝胃火逆证转为肝胃寒逆证。

四、剂型的变化

剂型变化，即同一方剂因病情所需或其他因素（如煎煮、携带不便等）而采用不同剂型。方剂有汤、丸、散、膏、丹等多种剂型，制作工艺的不同使各剂型特点各异。通常，丸、散剂型相比汤剂，用量少且作用和缓。传统观点认为，"汤者，荡也；丸者，缓也"，表明汤剂作用快且峻猛，丸剂作用慢且缓和，临床据此选用。剂型更换主要使方剂药力强弱、峻缓改变，主治病证性质不变但病情有轻重缓急的差异。

比如，理中丸用于脾胃虚寒证，改成汤剂内服，作用快而峻猛，适合证情急重者（表4）。证情较轻缓者，不急于求效，可改汤为丸。再如，桂枝茯苓丸在《金匮要略》中原主治妇人癥积漏下不止证，是利用丸剂渐消缓散的特点。《万病回春》催生汤将其改丸为汤，用于妇人临产腹痛、腰痛、久产不下，借助汤剂峻猛之力速下。

表 4　理中丸与人参汤的对比

方名	组成药物				主治病证	剂型及用法
	人参	干姜	白术	炙甘草		
理中丸	三两	三两	三两	三两	中焦虚寒，脘腹疼痛，自利不渴，病后喜唾	炼蜜为丸如鸡子黄大，每服一丸
人参汤	三两	三两	三两	三两	中焦虚寒，阴寒上乘，心胸痞闷，气从胁下上逆抢心	水煎，分三次服

方剂最终的剂型选择，很大程度上受组成、药材特性和给药方式的影响。由于不同剂型的生产工艺不同，所含药物活性成分及其生物利用度有明显差异，所以即便药物成分相同，剂型的改变也会给药物的疗效与安全性带来重大影响。随着传统剂型的革新和制剂技术的进步，除传统的丸、散、膏、丹、汤剂外，胶囊剂、栓剂等新剂型也不断出现，其中直肠给药的栓剂与口服剂型相比，药效差异较为显著，这体现了剂型对药物效能的深刻影响。

例如，某些解热镇痛药，直肠给药与口服给药相比，其起效速度更快，药效维持时间更长。口服给药时，药物需经过胃肠道的消化吸收过程，部分药物可能在胃肠道中被分解破坏或者吸收不完全，而栓剂直肠给药可避免肝脏首过效应，药物直接通过直肠黏膜进入血液循环，能更快地发挥药效，药效强度也更高。

再如，丹参中的有效成分丹参酮等制成口服剂时，在胃肠道的吸收有一定限度，生物利用度相对较低。如果制成注射剂进行静脉给药，药物能够迅速进入血液循环，在治疗心血管疾病方面，其改善心肌缺血、增加冠脉血流量等药效比口服剂型更为显著。但丹参注射剂在制备过程中需要进行严格的质量控制，以避免杂质等因素影响药效和安全性；丹参口服剂型相对更容易保存和使用，虽然药效发挥稍缓，但也能在较长时间内起到改善血液循环等作用。

除了常见成方的三种变化形式外，改变成方用法（煎煮方法、服药时间、给药频次等）也可能引起原方效用的变化。在成方运用中，改变制方要素的任何一方面都可能使原方功用和主治发生变化，认识这些变化对临证用方很重要。临床上可根据治疗需求单独或合并运用这些变法，使变化后的方剂更契合当前证情，以获得最佳疗效。学习方剂旨在运用，用好成方不易，需要医者具备方剂学理论基础，且经反复临证实践，深入理解名方立法制方思路，明晰君臣佐使配伍关系，掌握方剂变化运用规律，才能师古不泥古，变化不离宗，知常达变且机圆法活。

第四章

方剂的剂型与用法

第一节　方剂的剂型

剂型，是在方剂组成之后，根据病情的需要和药物的不同性能，加工制成的一定形态的制剂形式。方剂的剂型历史悠久，早在《五十二病方》中，就已出现饼剂、补牙剂、搽剂、丹剂、膏剂、胶剂、浸剂、散剂、汤剂、丸剂、洗剂、熏剂、浴剂和熨剂等多种剂型，其制剂工艺虽然相对简单，但为后世方剂剂型的发展奠定了坚实的基础。在此基础上，后世发展出了锭剂、线剂、条剂、露剂等更多样化的剂型，不仅丰富了药剂的种类，也改进了工艺技术。随着现代制药工业的进一步发展，胶囊剂、冲剂、注射剂等新剂型应运而生，这些剂型的研制和应用，进一步推动了中医药剂型的现代化进程，提高了药物的治疗效果和便利性。

一、液体剂型

汤剂又称煎剂或汤液，通过将药物饮片与水或酒混合浸泡后煎煮，去渣取汁制成。汤剂主要供内服，也可外用，如洗浴、熏蒸和含漱。汤剂能迅速发挥药效，适应个性化治疗，尤其适合病证复杂或病情不稳定的患者。然而，汤剂的制备和携带相对不便，口感也较差。

酒剂亦称药酒，是一种将药物浸泡在白酒或黄酒中，或者加温隔水炖煮后去渣取液制成的药物剂型。酒剂能够活血通络，易于发散，并能助长药力，因此常被用于制作祛风通络剂和补益剂，例如延年薯蓣酒。这种剂型可以内服也可以外用，外用酒剂常用来祛风活血、止痛消肿。但是酒剂含有酒精，使用时需要考虑个体的酒精耐受性，因此存在一定的局限性。酒剂的使用需要谨慎，尤其是对酒精过敏或有特定健康问题的人群。

酊剂是一种利用不同浓度的乙醇作为溶媒，提取中药有效成分而制成的液体剂型，通常外用。一般而言，酊剂的浓度为20%，而对于有毒药物，则通常制备成10%的浓度。酊剂的特点是用量相对较少，作用发挥迅速，且不易腐败。

露剂是一种通过蒸馏法制成的含有挥发性成分的新鲜药物制剂，具有芳香气味，并且呈现出澄明的水溶液状态。露剂通常用作饮料和清凉解暑剂，其气味清淡，口感适宜，不仅可以提供治疗效果，还可作为一种日常饮品。

糖浆剂是一种将药物经过煎煮、去渣取汁、浓缩后，加入蔗糖溶解制成的浓蔗糖水溶液，具有味道甘甜、剂量较小、便于服用、吸收较快等特点。糖浆剂的甜味能够掩盖药物的不良味道，使其更易于被儿童接受。同时，其浓缩的形式也有助于药效的发挥。糖浆剂在儿科用药中应用广泛，用于治疗感冒、咳嗽、腹泻等多种疾病。

口服液是一种将药物用水或其他溶剂提取、精制而成的内服液体制剂，因其吸收速度较快，能够迅速发挥药效，特别适合儿童和老年患者服用。此外，口服液便于携带和储存，提高了患者的用药便利性。

注射液也称针剂，是药物经过提取、精制、配制等步骤制成的灭菌溶液、无菌混悬液或供配制成液体的无菌粉末，供皮下、肌内、静脉注射。注射液不改变药物的基本性质，能迅速发挥药效，适用于需要快速给药的情况。

二、固体剂型

散剂是一种将药材粉碎并混合均匀后制成的粉末状制剂，可以分为内服和外用两种形式。内服散剂通常是将药物研磨成细粉，用温开水冲服，对于剂量较小的散剂，患者也可以直接吞服，例如常用的金铃子散、升降散、牵正散。此外，还有将药材制成粗末，通过水煎取汁服用者，这种方法被称为煮散，如清胃散、实脾散、普济消毒饮、苏子降气汤等。散剂的特点在于制备过程简便快捷，药物吸收较快，能够有效利用药材，同时也便于患者服用和携带。正如李杲所言："散者散也，去急病用之。"外用散剂则主要用于外敷，可以掺撒于疮面或患处，也可用于点眼、吹喉等特定用途。

丸剂是一种将药物加工成细粉或药材提取物，并与适宜的黏合剂混合制成的球形固体剂型。与汤剂相比，丸剂的吸收过程较为缓慢，但药效持久，能有效节省药材，并且便于患者服用和携带。李杲指出："丸者缓也，舒缓而治之也。"因此，丸剂特别适合用于治疗慢性、虚损性疾病。此外，一些药性较为峻烈或含有毒性成分的药物，通常不采用汤剂形式煎煮，而是直接制成丸剂服用。丸剂的种类繁多，常见的有蜜丸、水丸、糊丸、浓缩丸等。

蜜丸是使用炼制过的蜂蜜作为黏合剂制成的丸剂，分为大蜜丸和小蜜丸。蜜丸性质柔润，作用缓和持久，具有补益和治疗作用，常用于需要长期服用的慢性病和虚损性疾病，如温脾丸、消瘰丸、驻景丸等。

　　水丸也称为水泛丸，是以水（冷开水或蒸馏水）或其他液体（如酒、醋、蜜水或药汁）作为黏合剂制成的小丸。水丸的崩解、溶散、吸收和起效速度都比蜜丸快，便于吞服，适用于多种疾病，如寿胎丸等。

　　糊丸是使用米糊、面糊、曲糊等作为黏合剂制成的丸剂。糊丸黏合力强，质地坚硬，崩解和溶散速度相对较慢，内服可以延长药效，减轻剧毒药的不良反应和对胃肠的刺激。

　　浓缩丸是通过将药物或方中部分药物煎汁浓缩成膏，再与其他药物细粉混合、干燥、粉碎后，用水、蜂蜜或药汁制成的丸剂，其体积小、有效成分含量高，服用剂量小，适用于治疗多种疾病。

　　丸剂因其独特的制备方法和应用特点，在中医药治疗中占有重要地位，为患者提供了多样化的治疗选择。

　　茶剂是将药物粉碎加工制成的粗末状制品，或加入适当的黏合剂制成的方块状制剂。茶剂在使用时，通常以沸水泡汁或煎汁，不定时饮用，多用于治疗食积、腹泻等病证。

　　条剂是一种通过将药物黏附在桑皮纸上并搓捻成细条，或者将桑皮纸捻成细条后粘上药粉而制成的剂型。这种剂型在使用时插入疮口或瘘管内，能有效化腐拔毒、生肌收口，常用于外科治疗。此外，艾叶与药物粗末混合后，用纸包裹成圆条，也用于灸治，这种方法结合了药物与艾灸的双重功效，增强了治疗效果。

　　线剂是一种特殊的外用制剂，它是将丝线或棉线浸泡在药液中，经过干燥处理后制成的。这种制剂主要用于治疗瘘管、痔疮、赘生物等病症。线剂的作用机制包括药物的轻度腐蚀作用和药线的机械紧扎作用，这些作用可促进引流通畅或促使病变组织萎缩、脱落，从而达到治疗目的。线剂使用简便，且能够针对性地作用于病变部位，发挥局部治疗作用。

　　丹剂分为内服和外用两种。内服丹剂没有统一的剂型，通常包括丸剂和散剂。外用丹剂也称为丹药，是通过高温烧炼某些矿物类药物制成的不同结晶形状的产品，通常研粉后涂撒疮面，用于治疗疮疡、痈疽等皮肤病变。此外，外用丹剂也可以制成药条、药线或膏剂形式。

　　锭剂是一种将药物加工成细粉，并加入适当的黏合剂制成特定形状的固体剂型。锭剂的形状多样，包括纺锤形、圆柱形、条形等，既适用于外用，也适用于内服。内服时，锭剂可以研磨成粉末后调服，或磨成汁液后服用；外用时，则将锭剂研磨成汁液后涂抹于患处。

　　片剂是一种将药物细粉或药材提取物与辅料混合后压制成的片状制剂，其特点包括剂量准确、体积小巧、携带方便、异味较少，并且易于服用和储存。

对于需要在肠道中发挥药效的药物，片剂还可以采用包肠溶衣技术，使其在肠道中崩解，从而提高药物的生物利用度。此外，还有口含片、泡腾片等其他类型的片剂，口含片通常用于治疗口腔疾病或需要药物缓慢释放的情况，泡腾片则能在水中迅速崩解，便于快速吸收。

冲剂是将药材提取物加入适量的赋形剂或部分药物细粉制成的干燥颗粒状或块状制剂，使用时以开水冲服。冲剂体积小、服用方便，同时能够快速溶解，便于迅速发挥药效。

栓剂又称坐药或塞药，是将药物细粉与基质混合制成的一定形状的固体制剂，用于腔道并在其间融化或溶解而发挥药效，具有杀虫止痒、润滑、收敛等作用。栓剂便于婴幼儿直肠给药。

硬胶囊剂是将药材提取物与药粉或辅料混合，制成均匀的粉末或颗粒，然后填充到空心胶囊壳中的制剂。此外，也可以直接将药材粉末分装于空心胶囊中。硬胶囊剂不仅用于口服，也可用于腔道给药，便于患者服用和携带。软胶囊剂则是将药材提取物密封在球形或椭圆形的软质囊材中，通过滴制法或压制法制备而成。软胶囊因其易于服用，并能有效掩盖药物的不良气味，而受到患者的青睐。

三、半固体剂型

膏剂是将药物用水或植物油煎熬去渣而制成的剂型，分为内服和外用两种。内服膏剂包括流浸膏、浸膏、煎膏等，外用膏剂分为软膏和硬膏。流浸膏与浸膏通常用于调配其他制剂，如合剂、糖浆剂、冲剂、片剂等。下面详细介绍煎膏与外用膏剂的特点和应用。

煎膏是一种半液体的中药剂型，是将药物与水一起煎煮，反复提取后去渣浓缩，最终加入炼蜜或炼糖而制成的。这种剂型体积较小、浓度较高，便于患者服用，且口味甜美，具有滋润补益的功效。煎膏适用于治疗慢性虚弱性疾病，特别适合需要长期服药的患者。这种剂型使药物的有效成分得以保留，同时便于患者长期坚持服用，可达到调养身体、增强体力的目的。

软膏是一种半固体的外用制剂，由药物细粉与适宜的基质混合而成，具有一定的黏稠度。当使用乳剂型基质时，这种软膏也被称为乳膏剂，它主要用于皮肤、黏膜或创面的治疗。软膏的黏稠性使其在涂抹后能够逐渐软化或溶解，从而使药物得以缓慢吸收，并持久地发挥疗效。这种剂型特别适用于治疗外科疮疡、烧烫伤等，能够有效地缓解症状并促进伤口愈合。

硬膏是将药物与植物油一同加热，直至药物被煎至一定程度后去渣，再继续加热，使药物水分减少至滴水成珠的状态，同时加入黄丹等药物搅拌均匀，待其冷却后即制成硬膏。用时需将硬膏加温，使其软化，然后涂在布或纸上，待其冷却后贴于患处或穴位上。硬膏主要用于治疗局部疾病和全身性疾病，例如疮疡、跌打损伤、风湿痹证等。硬膏能使药物直接作用于治疗部位，从而发挥其治疗作用。

现代制药技术的发展推动了新剂型的不断涌现，如滴丸剂、灌肠剂、气雾剂等。这些新剂型的研制和应用，进一步丰富了中药的给药途径，提高了药物的治疗效果和便利性。随着科学技术的进步和新方法的应用，中药剂型的现代化进程将继续发展，以更好地满足临床使用的需求。

国家中医药管理局发布的《古代经典名方目录》（第一批和第二批）共收录了 193 首汉族医药方剂，这些方剂涵盖了 6 种传统剂型。在这些方剂中，汤剂最为常见，共有 142 首，煮散剂 36 首、丸剂 4 首、散剂 9 首、酒剂 1 首、膏剂 1 首。其中有 2 首方剂使用了两种以上的剂型。一首为可使用汤剂或散剂的剂型，另一首为可选择煮散剂或散剂的剂型。在藏医药目录中，传统剂型包括散剂、丸剂和汤剂，共计 3 种，具体分布为散剂 13 首、丸剂 11 首、汤剂 10 首。蒙医药目录中，传统剂型主要有汤剂和散剂，共 2 种。其中，汤剂（包括外用者）共有 23 首，散剂有 11 首。维医药目录涉及的传统剂型有蜜膏剂、丸剂、汤剂、散剂、醋合剂，分别有 17 首、10 首、6 首、4 首、1 首。傣医药目录涉及的传统剂型共有 4 种，分别为散剂 9 首、丸剂 7 首、汤剂 1 首、外用洗剂 1 首。综合来看，古代经典名方目录包含汤剂、散剂、酒剂、膏剂等剂型，剂型的多样性反映了中医药在剂型选择上的丰富经验，以及根据不同病症特点及患者个体差异进行个性化治疗的临床思维。

第二节　方剂的用法

方剂的用法是否恰当，对疗效有一定的影响，具体包括服药时间、服用方法以及药后调护等。

一、服药时间

服药时间与临床疗效密切相关，可根据病情和发病部位来决定。《神农本草经》云："病在胸膈以上者，先食后服药。病在心腹以下者，先服药而后食。病在四肢血脉者，宜空腹而在旦。病在骨髓者，宜饱满而在夜。"一般而言，如果疾病位于上焦，应在饭后服用药物；如果疾病位于下焦，则应在饭前服用药物；补益药和泻下药，宜在空腹时服用；对胃肠有刺激的药物，则应在饭后服用。

急性病服药不拘泥于时间，慢性病应按时服药，治疗疟疾的药物应在发作前两小时服用。此外，某些方剂对服药时间有特殊要求。

二、服用方法

汤剂通常每日一剂，分 2 ～ 3 次温服。根据病情的不同，也可以调整服用频率，如一天只服一次，或一天数次，甚至煎汤代替茶饮，或一天连续服用两剂。散剂和丸剂一般根据病情和药物剂量，每日服用 2 ～ 3 次。"病在上者，不厌频而少；病在下者，不厌顿而多"。此外，还有热服、冷服等不同的服用方法。例如，治疗热证时可冷服寒药，治疗寒证时可热服热药，以辅助药力。对于病情严重的患者，服药后可能出现呕吐等拒药反应，此时应采用冷服热药或热服寒药，以防止药物与人体相互排斥。《素问·五常政大论》说："治温以清，冷而行之；治清以温，热而行之。"对于服药后呕吐的患者，可以先服用少量姜汁或嚼少许陈皮，然后再服药；也可以采用冷服、少量频服等方法。对于昏迷或吞咽困难的患者，可以通过鼻饲法给药。在使用峻烈药和毒性药时，应从少量开始，逐渐加量，见效即止，切勿过量，以免中毒或损伤正气。总之，选择合适的服用方法，应根据病情、病位、病性和药物特点来决定。

三、药后调护

服药后的调养和护理对药效的发挥和患者的康复至关重要。如《伤寒论》中桂枝汤方后建议服用热稀粥一升余，以助药力，并温覆一时许，以遍身微似有汗为佳，不可使汗出如水流漓，否则病必不除。五苓散服后宜多饮暖水，以助汗出。服解表药，通常应取微汗，不宜大汗，但也不宜汗出不彻。服泻下剂后，应注意饮食，避免进食生冷及不易消化的食物，以免影响脾胃健康。

《本草纲目》在"服药食忌"中提到："凡服药，不可杂食肥猪犬肉、油腻羹鲙、腥臊陈臭诸物。凡服药，不可多食生蒜、胡荽、生葱、诸果、诸滑滞之物。"服药后的饮食宜忌主要有两方面：一是疾病对饮食的宜忌，如水肿病患者宜少食盐、下利者慎油腻、寒证者禁生冷等；二是药物对饮食的宜忌，如服地黄者忌萝卜、服土茯苓者忌茶叶等。

第五章

方剂的现代研究方法

复方是中医临床治疗的主要形式和手段，可作为以现代科学技术解读中医药学原理的重要突破口之一。复方的组成、成分、作用靶点和机制复杂，而人体的生理、病理机制更为复杂。因此，揭示复方的物质实体与人体生命活动的交互规律，解析中药复杂体系的作用模式，是中药现代化发展亟待解决的关键科学问题。针对复方多成分、多途径整合调节的作用特点，围绕物质基础、作用机制、安全性等问题，学者们提出了不同的研究方法。

第一节　复方研究策略

针对复方与机体两个复杂系统，罗国安团队提出了"系统 – 系统"的方剂研究模式。在复方研究过程中，往往存在"碎片化"的情况，难以全面揭示中药作用规律与特点。为此，研究者们着力于构建中药物质基础、体内过程、效应机制相关联的一体化研究策略。

王广基等结合药动学、药效学、代谢组学、化学信息学等多学科，构建了中药体内外物质组关联分析技术、中药同系成分定量构代研究技术和中药药动学参数拓展分析技术三大中药药动学关键技术，形成了中药药动学研究的技术新体系，促进了中药药动学的研究。刘昌孝等提出三维思路（中药活性物质基础 – 药物代谢体内过程 – 反映中药疗效和安全性的药物效应）和针对中药复方制剂配伍规律研究的"点 – 线 – 面 – 体"研究模式。果德安等提出并构建了针对中药复杂体系活性成分的"化学分析 – 体内代谢 – 生物机制"系统分析方法学体系，并在此基础上建立了中药现代质量控制标准模式。张卫东等提出基于整体观的中药方剂研究策略，通过整合多种现代分析技术，建立了"中药化学物质组解析 – 中药多成分药代动力学 – 药代 – 药效关联性分析"的中药方剂有效成分群辨识方法。王喜军等创新性地提出中医方证代谢组学，采用代谢组学方法，以中医病证为切入点，以中药方剂为研究对象，寻找与中医病证实质相关的生物标志物，评价中药的整体疗效，确定药效成分，深入剖析中药作用疗效及作用机制。在药效物质基础研究方面，李萍等提出"部分"对"整体"活性贡献的中药复方有效成分群发现新思路，从中药众多成分中发现一个能基本代表原方整体药效的成分群，可作为质量控制指标和组合药物发现的线索。

网络药理学、生物信息学及人工智能的发展，为方剂的复杂作用解析提供了新策略和新工具。李梢等提出的基于生物网络的"网络靶标"理论为中医药学原理的探索提供了新的视角。周雪忠等利用网络医学理论与方法，从复杂网络与系统角度提出了中药治疗原理的现代科学解释。杨洪军等提出"整合药理学"研究策略，并构建了"化学分析－体内过程－网络药理学"和"肠吸收－活性评价－数据挖掘"体外联用模型的具体技术路径。

通过"单味中药－成分－靶点－机制"的单线模式药理学研究，目前已经获得了较多常用中药的成分、靶点及其作用机制的信息，形成了 TCMSP、BATMAN–TCM 等中药数据库，基本实现了常用中药的现代化解析。但是，中药功效如宣肺、化湿、解毒等，以及中药药性如四气、五味、归经等的现代生物学基础仍不明确，目前仍然未实现系统的中药理论的现代化，也未能系统阐释方剂的作用原理。鉴于目前中医药现代化研究的难题，胡宗仁等首次提出"中药共性靶点组"概念，即通过"具有相同共性的多味中药－GO 功能/KEGG通路－中药共性靶点组－机制"的多线模式，系统研究中药功效和药性的生物学基础。"中药共性靶点组"基于多个中药在功效或药性上的共性，通过生物信息学及人工智能等技术手段，找到它们之间 GO 功能和 KEGG 信号通路的共性，再通过实验加以验证，从而揭示中药功效和药性的生物学基础，为系统的复方现代化研究奠定基础。

方剂的生物信息学数据是揭示复方功效本质的基础，是一个结构复杂、规模庞大、内容极其丰富的数据集。将方剂学与数学结合，创新适合分析方剂生物信息大数据的算法，提升算力，将这些算法集成为数学模型以及 AI 算法，可实现方剂生物信息大数据的定量分析和网络分析。通过 AI 的自动化自适应及机器学习进行活性及机制预测，可构建基于"中药共性靶点组"的全息方剂数字模型。

基于目前中药学与方剂学的研究基础，将方剂作用于人体的药理学、基因组学、蛋白质组学和代谢组学等生物信息学数据与大数据分析、人工智能等信息技术深度融合，构建全息方剂数字模型，以揭示方剂作用于人体的信息网络，系统解析方剂的作用机制，用生物信息技术和 AI 的自动化分析刻画方剂作用于分子、亚细胞结构、细胞、组织、器官、系统和整体的全过程。通过细分靶点、

GO 功能、KEGG 通路等研究中药之间的差异及联系，从而了解中药与中药之间的关系，实现节点与节点之间的精确对接，在成分 – 靶点层面实现方剂的精准配伍、精准治疗。总之，通过中药生物信息学大数据分析的方法找到"中药共性靶点组"，也许可以改变目前中药学和方剂学的研究模式，通过 AI 预测中药及复方的生物学基础，再进行实验验证。通过数据模型推演实验研究模型，或许可以在一定程度上减少前期的细胞实验和动物实验，从而提高科研目标的指向性与精确性，并创造新的中药及复方研究方法。

第二节　方剂药效物质研究方法

复方物质基础的阐明对中药作用机制研究、质量控制、新药研发等具有极为重要的意义。近年来，现代学者立足于中医药整体观，结合中医药理论，运用谱效关系和生物信息学阐明药效物质及其作用机制，实现了"化学成分→药效成分""单一药效物质成分→整体药效物质基础"的交互式、融合性转变。研究思路与方法主要包括：采用液质联用技术分析化合物及其代谢物、内源性代谢物变化，建立药动学 – 药效学结合模型，研究复方在靶器官的"时 – 量 – 效"关系，推导产生效应的药物浓度与经时曲线，明确药效物质；通过化学物质组学对中药复方的组成进行表征，借助代谢组学、肠道菌群宏基因组研究、网络药理学等手段对中药干预机体反应进行描述，建立"系统 – 系统"关系，阐释中药复方与机体的相互作用；通过化学垂钓、成分敲出 / 敲入方法、等效成分群发现、电化学等技术筛选、制备活性成分，再利用药理学方法进行作用机制研究。

一、药动学 – 药效学结合模型

药动学（pharmacokinetics，PK）定量分析药物在机体内吸收、分布、代谢和排泄的时量动态变化关系；药效学（pharmacodynamics，PD）研究药物对机体作用的量效关系，以阐明药物防治疾病的机制。Sheiner 等于 1979 年首次提出了将 PK 与 PD 相结合进行研究的模式，即 PK-PD 结合模型。该模型能整合 PK 和 PD 的各项数据，综合研究药物在体内的动态变化与其药效消长的关系，并借助数学定量阐明药物的量 – 时 – 效之间的三维关系。针对中药复方多成分、多靶点、多途径、多效应的复杂性特点，要选择药物效应成分和效应指标进行 PK 和 PD 研究，进而建立有中医药特色的 PK-PD 结合模型，具体涉及以下几个方面的研究设计。

1. PK 研究中效应成分的选取

建立中药复方 PK-PD 结合模型，首先应确定能够代表该药物的效应成分。中药复方成分较多，且大部分含量不高、结构不明，基于目前的科学技术水平，难以研究清楚其所有成分。当前中药复方 PK 效应成分的选取大多遵循"文献报道选取有效成分→建立适当定量分析方法测定入血成分→PK 分析效应成分"的思路。如对仙芎骨康颗粒开展 PK 研究，首先要开展文献调研，选取仙芎骨康颗粒治疗骨关节炎药效成分群，建立含药血浆多成分定量测定的超高效液相色谱－四级杆－线性离子阱质谱检测方法，再以仙芎骨康颗粒入血成分群为分析目标，开展其在病理状态动物中的 PK 研究。多成分协同作用是中药复方发挥药效的主要机制，复方中的单一成分或几个成分并不能代表整个复方的作用。因此，PK 研究中效应成分的选择是开展复方 PK-PD 模型研究的重要一步，不仅要在实验室做好基础研究，更要立足于人体、回归临床、与病证结合。

2. PD 研究中效应指标的选择

药效是衡量药物治疗作用的根本，为解决大多数药物效应在体内无法直接连续定量测量的问题，需要借助与疾病确实相关的作用靶标和生物标志物进行测量。传统的效应指标包括整体动物水平、组织器官水平、细胞及亚细胞水平及分子基因水平。如 Liu 等以血压、心率为效应指标建立了心绞痛患者人参皂苷 Rc 的 PK-PD 结合模型，该模型可有效预测血药浓度和疗效，以评价生脉注射液的有效成分。万嘉洋等以血浆中超氧化物歧化酶和过氧化氢酶的含量为效应指标，建立了 PK-PD 结合模型，发现养阴通脑颗粒主要有效成分配伍对模型大鼠体内 PK 行为和抗氧化指标具有一定影响，该模型可用于中药复方多成分 PK 与 PD 的相关评价与预测。

中药复方 PK-PD 结合模型研究的难点不仅在于如何选定足以代表全方 PK 特征的效应成分，也在于如何选取能够反映治疗作用的药效指标。目前大多数药效指标的选取还是基于整体动物水平，与疾病、证候直接相关。但对于部分发病机制不明、临床症状（表征）等难以量化的疾病，则需要探索一种能够灵敏、动态、全面评估中药药效作用的技术和方法，如目前兴起的代谢组学、肠道菌群等系统生物学分析技术，或许可为中药药效评价提供方法学支撑。

3. PK-PD 结合模型的建立

PK-PD 结合模型主要采用计算机建模，目前主流的应用程序包括国外的 NonLin 系列（NonLin、PCNonLin、WinNonLin）、KineticaTM、ADAPT Ⅱ以及国内的 DAS、PKSolver 等。PK 常用的计算模型有房室模型（线性和非线性）、非房室模型（统计矩阵），国内外大多数 PK 应用程序均采用加权非线性最小二乘法（NLS）进行曲线拟合计算 PK 参数。经典的 PD 模型包括线性模型、对数模型和 Sigmoid 模型。根据药物作用方式和机制的不同，PK–PD 结合模型的连接方式可分为 4 类：直接与间接连接模型、直接与间接反应模型、软与硬连接模型及时间依赖和时间非依赖模型。

4. 方剂 PK–PD 结合模型的实践

方剂是中医临床治疗疾病的主要手段，由多味中药（多种化学成分）组成。方剂的 PK–PD 结合模型研究对阐明中药药效物质基础、配伍理论及药理作用机制具有重要意义，可为中药开发、质量评估、合理配伍，以及确定给药途径、给药方案、合适剂型提供数据支撑。陈光玮等开展了麻黄汤有效组分配伍给药对发热大鼠解热作用的研究，通过测定给药后不同时间点大鼠的体温、血浆中白介素（IL）–6、IL–1β、肿瘤坏死因子 –α（TNF–α）含量，再结合麻黄汤中 7 种有效成分的 PK 数据，采用非房室模型的分析方法进行 PK–PD 数据拟合，进而计算 PD 参数并建立最佳结合模型——SigmoidEmax 模型，证实该模型拟合值与实测数据之间具有良好的相关性，可用于评价和预测麻黄汤 PK 与 PD 间的相关性。此外，有研究通过建立尪痹胶囊治疗佐剂诱导的关节炎大鼠的 PK–PD 结合模型，发现尪痹胶囊中对类风湿关节炎有治疗作用且安全系数较高的生物活性成分有蛇床子素、5–O– 甲基维斯阿米醇苷等 6 种，该模型不仅评估了尪痹胶囊单剂量给药的疗效，筛选出了关键成分，还可用于评价重复给药的效果。

总之，综合运用计算机智能、代谢组学等现代系统生物学技术和方法，建立合理的网络靶点效应指标体系，选取合理的效应成分、效应指标进行 PK 和 PD 的相关研究，再基于计算机程序建立 PK–PD 结合模型，并对数据参数进行拟合分析，有望阐明中药复方治疗疾病的作用机制和效应物质基础，但上述方法是否能准确反映中医药治疗疾病的整体观，尚待进一步证实。

二、化学物质组学

化学物质组是指在一定条件下输入生物体系的所有化学物质（化学成分）组成的复杂化学体系，例如药物、食物和从外部环境摄入的其他化学物质等。对中药方剂研究来说，则是将所研究的中药复方凝练提升为一个整体的化学物质组。

化学物质组学的研究是在复杂性科学理论的指导下，采用层次化、系统化及逐步优化的研究策略，首先要强调整体（整体化学物质组）有效（所谓有效或功效就是指能够产生预期的生物学响应，例如对疾病的治疗作用，包括西医的病和中医的证），然后从整体到部分（子化学物质组），厘清各部分之间的相互关系，在确认了有效部分（有效化学物质组）之后，再考虑进一步研究有效化学物质组中各成分的相互关系，发现和确定有效成分群。由于化学物质组的研究分为不同的层次，因此也可以采用不同的方法对它们的化学特征分别进行表征。

1. 整体化学物质组

整体化学物质组是所研究的外部化学体系的最复杂的表现形式，即输入到生物体系的所有化学物质和化学成分的集合。一个整体化学物质组可以分为多个子化学物质组。例如，一个复方由多味中药材组成，共同构成整个化学物质组。每味药材所包含的化学成分对于整个复方来说构成一个子化学物质组；或者一个复方整体按照一定的方法分成多个性质或功能不同的组分，则每个组分也可以看作整体化学物质组的子化学物质组。

2. 有效化学物质组

在整体化学物质组中，有的子化学物质组的保留与否对整体化学物质组所研究的功效影响不大，有的子化学物质组的存在对整体的功效反而具有抵消作用，而有的子化学物质组的去除则会使整体的功效显著降低。针对特定的功效进行系统的研究设计，并始终以整体化学物质组为对照，对各类子化学物质组进行筛选和取舍，最后仅保留必要的子化学物质组。这些被保留的子化学物质组形成新的集合且不降低其整体功效，因此被称为有效化学物质组或功能化学物质组。有效化学物质组可以采用有效组分指纹图谱结合多组分分析方法来表征。

3. 有效化学成分群

通过对有效化学物质组的进一步分离及成分活性相关性分析，有可能辨识其中关键的有效成分或有效化学成分群，即按照一定的功效要求进一步筛选得到的化学成分的最小集合。有效化学成分群一般可以采用多组分定量分析来表征。

化学物质组学研究的基本任务就是首先从整体化学物质组中找出有效化学物质组，进而确定有效化学成分群并揭示其相互关系。

4. 化学物质组学与方剂研究

化学物质组学应用于方剂的研究，需要在中医药理论和复杂性科学理论的指导下，确定一定的适应证（功能主治）并建立可行的评价模型和参数，实施层次化、系统化及逐步优化的研究策略。首先要保证全方确有疗效，然后按照药材或按照化学性质的不同将方剂分成若干组分（子化学物质组），通过适当的数学设计，研究不同子化学物质组各种配伍的化学信息与药效信息的相关性，弄清楚各组分之间的相互关系，在保效的原则下去除非必需的组分，保留必不可少的组分，重新配伍构成有效化学物质组。在此基础上，根据需要考虑进一步研究有效化学物质组中各成分的相互关系（组效关系），最终发现和确定有效成分群（图1）。

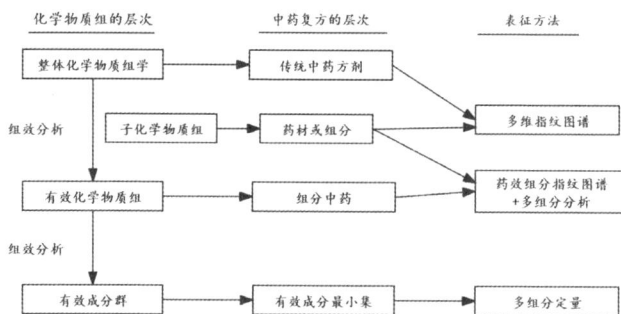

图1 方剂化学物质组研究示意图

中药复方作用机制和配伍评价的研究必须牢牢把握中药复方作用的整体性特征，这种整体性体现为中药与人体两个复杂系统相互作用并形成一个更高级的系统整体。只有在中医药理论指导下，结合现代科学技术深刻地揭示这两个系统间的相互作用关系，才能全面深入地阐明中药复方的配伍理论、作用机制及其药效物质基础。要达到这一目标，需要两方面的结合。一方面是对生物机体（应答性）在干预过程中的系统特征的整体刻画（系统生物学解决的问题），另一方面是对中药复方（干预系统）化学物质系统内在关系的系统揭示（化学物质组学解决的问题），将两个系统关联起来，才能够从整体层次上揭示其相互作用规律。中药复方的研究要求建立与其特点相适应的"系统－系统"的研究方法，以化学物质组学方法研究中药复方药材和组分的配伍规律和配伍评价，采用整合化学物质组学的整体系统生物学，并与整体动物、器官组织、细胞、亚细胞及分子水平的药理研究相结合，来研究中药复方的作用机制，探索建立包括系统生物学指标在内的中药药理药效评价体系（图 2）。

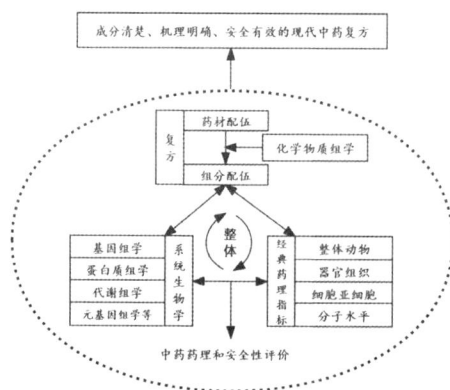

图2 "系统–系统"研究模式图

三、中药复方活性成分筛选

中药复方活性成分筛选是探索方剂药效物质基础的主要手段。中药复方活性成分筛选的目的是寻找中药复方中发挥治疗作用的化学成分群或明确中药复方药效的物质基础。

1. 中药血清药物化学

20世纪80年代，日本学者田代真一提出了"血清药理学"和"血清化学"的概念。在此基础上，我国学者王喜军在中药领域展开了深入研究，并建立了中药血清药物化学。

中药血清药物化学是以药物化学的研究手段和方法为基础，综合运用多种现代技术，分析鉴定中药口服后血清中移行成分，研究其药效相关性，确定中药药效物质基础并研究其体内过程的应用学科。运用液质联用技术及核磁共振技术鉴定血中移行成分，检测血清中的内源性或外源性活性物质，探索这些物质的作用和代谢规律，可阐明方、证、病三者之间的本质联系。

采用中药血清药物化学方法研究血清移行成分，已成为快速、准确研究中药药效物质基础的有效方式，并取得了许多卓越的成绩，在茵陈蒿汤、六味地黄丸、枳术丸、酸枣仁汤、生脉散、温心方等方剂的药效物质基础研究方面取得重大突破。但是，此方法仍存在一定不足：含量较低的成分及血药浓度偏低的组分，其富集、分离和测定存在一定的技术瓶颈；药物发挥药效的成分并不是所有的入血成分，对已明确的入血成分还需进一步深入研究，以明确药效物质基础及药效机制；由于实验对象是动物，因此影响因素较多，比如时间、采血量、个体差异等；代谢产物在体内会随着时间的推移而产生相应的代谢变化。

2. 代谢组学技术

代谢组学是由英国伦敦帝国理工大学的 Jeremy Nicholson 教授创立的，该技术从代谢出发，从整体宏观的角度阐释中药与生物体的相互作用关系。代谢组学以生物系统中的代谢产物为分析对象，以高通量、高灵敏度、高分辨率的现代仪器分析方法为手段，结合模式识别等化学计量学方法，分析生物体受刺激或扰动后，其代谢产物的变化及其随时间的变化规律，实验流程见图3。

中药在经生物系统代谢后，形成的体内代谢物质包括：药物中的原型成分、药物代谢产物及药物与系统内物质形成的新成分。体内微环境影响代谢通路中内源性物质的表达及其程度，从代谢水平决定机体健康或疾病状态。不同的代谢途径在许多层面上发散和汇聚，因此，不同代谢途径的改变或同一代谢途径的改变都意味着截然不同的代谢命运。不同代谢通路在代谢中间体的交互作用下，构成了复杂的代谢网，体内中药复方成分代谢组多靶点、多系统地综

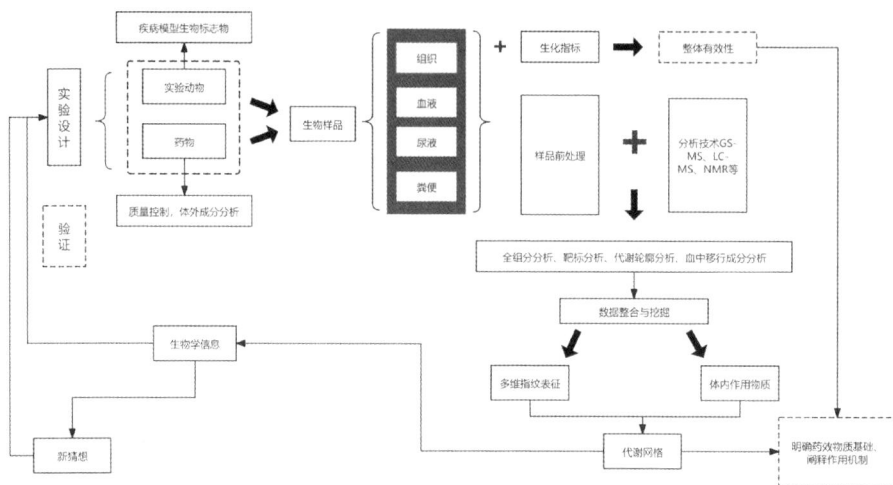

图3　代谢组学实验流程

合干预人体内源性代谢物组，从而发挥中药的疗效。同时，代谢组学方法能够通过特异性比较机体代谢图谱的变化情况，在中医药理论指导下多角度、多层次地研究中药及其复方，揭示产生药效的物质基础，并且提供有关细胞、组织和相关机制的信息，追溯其机制本源，为中药现代化研究与国际化发展提供关键技术手段。

王喜军教授团队基于中医方证代谢组学研究方法，分析给药后的疾病模型大鼠内源性代谢生物标志物的变化，探究代谢通路与核心生物标志物的相关性，最终发掘其发挥治疗作用的潜在药效物质基础。基于此项技术，已经发现水晶兰苷、没食子酸、鸡屎藤苷、莫诺苷葡萄糖醛酸化产物、甜菊苷C、甜菊双糖苷是男仕口服液治疗肾阳虚证的药效关键物质基础；五味子木质素类成分和人参皂苷类成分（如γ-五味子醇甲、五味子乙素、当归酰戈米辛H、五味子醇甲、人参皂苷Rk3和戈米辛D等）是生脉散预防阿尔茨海默病的药效物质基础。

但是，代谢组学与中医药的融合仍处于不断发展及完善的阶段，在模型标准化、代谢物全谱分析、检测仪器等方面存在一些问题，未来代谢组学技术在中医药研究领域进行深入研究时，应着眼于以下三个方面。①发展数字生物标志物，利用数学预测模型和人工智能技术开展模式识别分析，并建立标准化分析判断流程，阐明疾病生物标志物及其相关机制。②整合多种技术，如结合网络数据挖掘及分子对接、人工智能技术对中药成分的代谢通路、作用靶点等进行综合分析，再结合代谢组学实验中获得的数据进行双向验证，提高结论的准确性。同时进行多组学跨学科交叉研究，将代谢组学与蛋白质组学、基因组学及转录组学等进行整合，从而实现对中药有效性、药效物质基础和作用机制的深入研究。③多仪器联用技术是后续技术开发平台的核心，同时要发展和完善适用于不同样品的模式识别系统和数据提取分析系统，对数据库进行信息联合，构建信息网络超级数据库，逐步建立代谢组学综合型研究平台，深度挖掘中医药科学内涵，以加速推进中医药现代化进程。

3. 药物靶标

药物靶标是药物在体内发挥治疗作用的不可替代的起始点，中药小分子靶向作用于生物体内的靶标蛋白，调节生物学过程，从而发挥药效作用。从药物的作用靶标出发，基于化学、生物技术与计算机模拟筛选技术，已有多种研究方法被应用于实践并取得了可喜成果。

随着化学生物学和有机合成技术的迅速发展，中药活性成分与靶标蛋白质相互作用的研究方法层出不穷，研究人员采用多种技术快速筛选获得中药的活性成分，并对药理活性和药物作用机制进行系统研究，以发现新颖化学成分。常用的方法有亲和超滤质谱技术、分子生物色谱技术、磁珠富集技术、表面等离子共振技术和生物膜干涉技术。

计算机虚拟技术具有高效、便捷等优点，随着其理论技术的不断优化和升级，经过多年的发展，已被成功应用在多个领域。计算机虚拟药物筛选技术是在明确生物结构的基础上，借助计算机算法和软件模拟寻找新配体的技术，能够从众多候选化合物中快速识别与药物靶标特异性结合的潜在活性小分子，缩小人工方法筛选配体的研究范围，降低研究的盲目性。中药活性成分筛选使用的代表性技术主要有分子对接技术、药效团模型和机器学习三种。目前报道的各种研究方法均有其特有的优势和局限（表5）。

表 5　基于药物靶标识别中药活性成分的技术比较

技术分类	优势	局限
亲和超滤质谱技术	高效率，低成本，样品损耗少，样品溶液无需固定化	易受超滤膜材料、靶标蛋白和提取液浓度、解离液选择等因素的影响，产生非特异性吸附
分子生物色谱技术	模拟生物内部环境，分析速度快，重现性好，选择性高	固定相制备困难，色谱柱寿命短，耐用性有待提高
磁珠富集技术	设备简单，操作简便，样品处理量大	需开发具备高载酶能力和简单合成工艺技术的支撑材料以固定药物靶标

技术分类	优势	局限
等离子共振技术	样品消耗量少，无需对样品进行化学标记，能实时监测生物分子间的相互作用	对传感器平台和芯片要求较高，对温度、样品组成等因素敏感
生物膜干涉技术	耗时短，能同时检测多种样品，实时监控检测过程	需考虑蛋白溶液浓度、固定化方法等因素以优化组合与解离过程
分子对接	可模拟药物与靶标的相互作用并预测结合模式和亲和力	需明确受体和配体结构信息，计算量较大，筛选时间较长
药效团	受体结构未知情况下，可归纳活性化合物药效结构特征	药效团特征数较少时，筛选结果可能呈假阳性
机器学习	可通过学习不断优化模型，筛选准确率高	对训练模型所需训练集的化合物数量和结构信息要求较高

第三节 方剂功效研究方法

功效是对中药复方临床作用特点和范围的高度概括，是中药在中医学范畴内对人体治疗作用的特殊表达形式，体现了中医学的整体观念。长期以来，对于功效的认识多以中药及复方药效的特点部分体现，在疾病证候、病理、生理基础上的药理研究是探究功效的主要手段。此外，跨学科、多领域结合的系统性研究方法，如网络药理学，也是探讨中药及复方功效作用特点的有效途径之一。

一、证候表征生物学

证候表征生物学是在中医理论指导下，运用现代科学技术，研究与证候相关的多维生物学指标的技术、方法、规律及其应用的一门交叉学科。证候表征生物学既适用于临床证候的规范化诊断，又可用于证候及病证结合的基础研究，包括证候及病证结合动物模型的建立和客观化评价，还可用于中药复方功效的研究与评价，以保证中医证候研究的客观性、规范性及整体性（图4）。

以气虚血瘀证的证候表征生物学及复方调节机制的研究为例，刘建勋等首先通过临床、实验的系统研究，明确了气虚血瘀证的形成过程及生物学基础，再应用益气活血方（补阳还五汤）对气虚血瘀证患者和模型动物进行治疗，从证候表观评价、药效学评价、代谢组学研究、转录组学研究、蛋白质组学研究五个方面对益气活血方的功效进行评价。在经典药理学的基础上，临床研究与

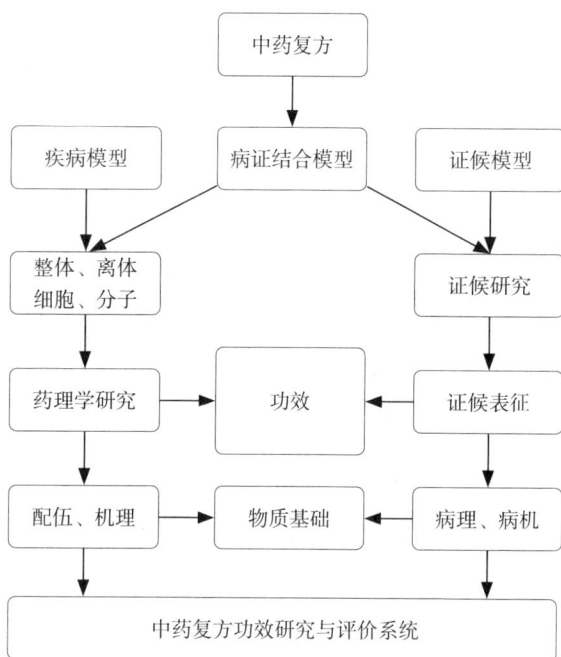

图4　中药复方功效研究与评价

基础研究相结合，综合运用系统生物学的技术与手段，从证候评价、药效指标、组学信息（基因组、蛋白组和代谢组等）、微生物谱等方面分析，明确证候相关的分子标志物群，是深入进行证候表征生物学研究的重要方法。在此基础上，采用生物信息学技术研究证候与药效学、证候与化学成分、证候与组学之间的关系，对于中医证候的研究、评价及科学内涵的阐释具有重要作用。

二、网络药理学

网络药理学从系统生物学和生物网络平衡的角度阐释疾病。2017年以后，网络药理学快速成为中医药研究的主流方法之一，相关研究呈爆发式增长。目前，网络药理学存在研究同质化与套路化、研究质量参差不齐、结果缺乏验证的缺点。网络药理学的优势在于，它能处理人工难以剖析的复杂分子网络关系，通过网络密集程度为功效研究探索潜在方向。因此，合理运用网络药理学分析工具，结合中医病证结合动物模型等评价手段，可能为探索中药及复方的功效特点提供新的思路和方法。部分研究开始以"成分－靶点－通路－药理－功效"的网络模式探究中药或复方的功效，一定程度上为功效研究拓展了新的空间。

目前，功效主要分为对证功效、对症功效和对病功效三类。许多功效的概念，如活血化瘀、补气、化痰等，难以直接从生物分子变化的角度认知，只能以"药效－功效"的方式间接地建立联系，即明确中药活性成分通过潜在靶点，参与的生物过程、信号通路而产生的药理作用，从而间接、具体地反映功效的特点。

一般来说，药效是指药物在使用后对机体产生的一定强度的药理效应，主要是单一成分对机体产生的作用，其治疗的表型较为单一。功效属于中医药基础理论范畴，一般是多成分、多靶点、多药效作用的有机总和，其治疗对应的表型较为复杂，最终体现为综合叠加效果。二者的核心差异在于中药及复方所产生的多种药理作用能否有效地代表相应的功效。通过网络药理学结果的整合分析可帮助揭示中药复方的功效特点，如清开灵口服制剂的"成分－靶标－功效"网络分析显示其可能通过作用于 IL-6、TNF 信号通路、前列腺素内过氧化物合酶 2（PTGS2）、花生四烯酸 5- 脂氧合酶（ALOX5）等关键蛋白靶点，干预了多个与炎症、免疫调节、发热、惊厥等相关的生物过程，从而发挥清热解毒、镇静安神的功效。

高通量组学数据分析、计算机模拟计算及人工智能技术的发展为系统研究中医药的科学性提供了支持。当前，众多数据库与分析平台为中药及复方功效的网络药理学研究提供丰富数据支持与分析方法，如活性成分与靶点功能获取、基于中药药性的基因挖掘工具与靶标预测工具等，有助于深入了解中药功效。通过多个数据库的交叉使用和优势互补，可以更好地满足中药功效研究的需求。中药数据库与研究平台相关信息见表 6。

表 6　中药数据库与研究平台汇总

分类	名称	功能
成分数据库	ETCM2.0/TCMIP/ TCMSP/HERB/ BATMAN-TCM/ TCM-ID/HIT	包含中药、成分、靶点、疾病等信息及相互关联的数据库，部分包含中药产地、指标成分定量等信息，如 ETCM2.0，此类数据库可用于获取中药成分对应的靶点信息。可通过多个数据库共同获取，结果需筛选使用
疾病数据库	OMIM/GeneCards/ HPO/NPACT	OMIM、GeneCards 是包含人类基因与遗传性状的数据库，用于疾病相关基因获取。HPO 是人类表型本体数据库，用于基于疾病表型的研究，如发热，结合中医症状产生的表型能使结果更符合中药治疗。NPACT 是癌基因数据库，可用于中药抗癌研究
中医证候相关数据库	SoFDA/SymMap	SoFDA 涵盖以《中医诊断学》为基础分类的中医证型基因信息，SymMap 是关注证候关联的中医药整合数据库，涵盖中医证候、症状等相关基因。二者适用于基于中医证型的网络药理学研究

分类	名称	功能
算法与平台	DIAMOnD/TMNP/BiCoN/BioGPS	DIAMOnD用于识别一组已知疾病蛋白质周围的完整疾病模块。TMNP是中药多尺度网络药理学在线平台，致力于研究中药在多种生物尺度中的作用。BiCoN能精确定位并最大化两个亚组患者之间的基因差异表达。BioGPS是基因注释和表达谱数据库，可在一定程度上探究中药归经

三、代谢组学

中药复方是在中医基础理论的"辨证论治"基础上，在"君臣佐使"的基本框架下，结合"去性存用""七情和合""升降相因"等配伍形式构建出的复杂"组方系统"，进而发挥多组分、多靶点协同增效的作用，是对机体生化网络的整体调控。代谢组学的整体性研究与中医药整体观一致，强调多成分、多靶点、多层次的整体调节，目前的研究着重运用代谢组学技术证实单味药及中药复方的有效性，包括产地及药用部位对单味药药效的影响、复方配伍规律研究、经典药对研究等。

代谢组学不仅可以与中医辨证论治及中医藏象理论结合，也可用于中药方剂的整体疗效评价，从分子层面揭示其特有体系，证明其有效性与安全性。尤心怡等运用血浆代谢组学技术对比补阳还五汤给药前后慢性炎症大鼠的内源性生物标志物群，发现补阳还五汤可使27个潜在生物标志物中的19个发生回调现象，并影响抗坏血酸和苦杏仁代谢、α-亚麻酸代谢、甘油酯代谢等13条代谢通路。杨洪军团队结合扩展的"定性-定量-定位"整合代谢组学、16S rDNA及宏基因测序技术，综合探究了葛根醇提物治疗心肌梗死及灯盏生脉胶囊治疗心力衰竭过程中肠道微生物的变化及相关分子机制。

第四节　方剂安全性研究方法

安全性是中药复方发挥治疗作用的前提。中药复方的安全性是目前国内外十分关注的问题，中药中毒谱研究和中药复方安全性评价研究是现代中药研究的重要内容，也是现代中药走向世界的必经之路。根据《药品注册管理办法》《中药注册分类及申报资料要求》等相关要求，古代经典名方中药复方制剂需进行非临床安全性研究/毒理学研究，在申报上市时提交资料。

中药毒性的研究技术和方法，从最初简单的急性毒性试验、长期毒性试验发展到血清药理（毒理）学、毒代动力学、分子毒理学、影像毒理学和组学等领域，使人们更全面、清晰地认识中药的安全性。不同于化学药物和生物制剂，中药毒性和安全性研究的难点主要在于其成分的复杂性和药物－机体相互作用的不可预测性。大多数具有总体疗效的中药均有多成分、多途径和多靶点的典型作用机制。考虑到中药毒性的渐进性和不可预测性、毒素和安全剂量的模糊性及长时间中药给药的个体差异，高月团队系统构建了针对中药毒性评价的关键技术平台，适用于中药毒性研究的诸多方面，如中药毒性的发现方法、中药毒理学研究的适用方法、中药相互作用的研究方法、中药减毒技术等。此平台支持使用最前沿的技术，包括基因组学、代谢组学、基于药物代谢酶和受体途径的快速筛选方法、计算毒理学及分子毒理学。

一、基于药物毒理基因组学和代谢组学的中药早期毒性发现技术

高月团队将毒理基因组学、宏基因组测序、质谱流式细胞技术、外泌体、模式生物和代谢组学等新兴的"组学"技术，与高通量测序、高内涵筛选、网络药理学等其他技术相结合，结合药物毒理基因组学和代谢组学，构建了早期毒性检测平台，接着利用这个平台研究了中药的早期安全性预测。

二、针对中药剂量－毒性研究的急性毒性评估方法

采用常见的毒理学和生物信息学相关方法，高月等首次提出了针对中药剂量－毒性关系研究的急性毒性评价方法。目前常用的毒性评价方法不适合中药剂量－毒性关系的研究。以"十八反"为研究对象，以小鼠死亡率为研究指标，分别以 1∶1 配伍、27 均匀设计和剂量固定的半数致死量（LD50）开展急性毒性实验。结果显示，1∶1 配伍实验提供的实用数据太少；与之相反，27 均匀设计实验产生了充足的配伍毒性数据，但这些数据过于庞大、分散，不适合分析和汇总。在不同配伍条件下，固定剂量的半数致死量实验不仅获得了与 1∶1 配伍和 27 均匀设计实验相同的数据，还提供了可用于增减毒性的配伍比例，所以高月等得出的实验结果最适合中药的剂量－毒性研究。

三、基于药物代谢酶和受体途径研究中药相互作用的快速筛选方法

利用相关的分子生物学方法，提出了基于孕烷 X 受体（PXR）–CYP3A4、组成型雄甾烷受体（CAR）3–CYP2B6 和芳香烃受体（AhR）–CYP1A1 途径研

究药物相互作用的快速筛选方法。这些方法主要涉及下列内容：构建双远端增强子和近端启动子线性串联的分泌型荧光素酶报告基因；构建体外筛选的细胞系；报告基因技术的可靠性试验；芳香烃受体（AhR）–CYP1A1 途径在快速筛选中药化学成分相互作用中的应用。利用这些体外筛选技术，高月团队筛查了人参皂苷和乌头碱等常见的中药成分，并获得了具有潜在 CYP450 抑制 / 诱导作用的靶向化合物。这些方法能提供一种重要的适用于中药配伍毒性研究和中药配伍毒性代谢产物分析的手段。

四、结合计算毒理学和分子毒理学的中药毒性机制研究技术

采用相关的生物信息学方法，建立了结合计算毒理学和分子毒理学研究中药毒性机制的技术。在 SuperCYP 和 HIT 等数据库的基础上，提出了基于药物配伍规律的计算毒性方法。由于 Cocktail 探针药物法能自发提供多种亚酶的探针药物，因此通过测量生物样本中每种探针代谢产物的代谢速率，可以同时获得多种代谢酶的表征。在逆转录聚合酶链反应（RT–PCR）和蛋白质印迹法的基础上，提出了一种测量大鼠体内细胞色素 P450 亚酶活性的方法，并建立了药物相互作用平台。

五、涉及多种成分配伍的优化减毒技术

高月团队利用相关的网络毒理学方法，建立了基于知识模型和网络调控的涉及多种成分配伍的优化减毒技术，系统地分析了基于分子结构的常见药物毒性预测（定量结构 – 毒性关系）方法，发现该方法的预测能力不太理想。定量结构 – 毒性关系方法的问题分为三类：已知毒性机制；未知毒性机制，但已知作用模式；未知毒性机制，未知作用模式。高月团队提出了基于毒性机制、毒性作用模式和统计模型的系统建模预测方法，这种方法提高了药物毒性预测的准确性；研究了基于支持向量机（SVM）、κ– 最近邻算法和最近质心的总和毒性预测方法，并开发了能快速计算和分析中药毒性的软件。通过这种方式，建立了优化的减毒技术。

六、中药制剂安全性评价的体外多参数细胞成像方法

美国食品药品监督管理局（FDA）建议，通过人类细胞模型进行早期安全性筛查以减少动物实验。为了在机制上理解中药制剂诱发的副作用，将具有高通量和低成本特点的体外多参数细胞成像方法作为动物实验的替代方案。高月团队通过对 HepG2 和 L02 细胞系进行高内涵分析（使用美国马萨诸塞州沃尔瑟姆市铂金埃尔默公司的 Operetta CLS 系统），分析了中药注射剂的上市后肝毒性

再评价（穿琥宁注射液、穿心莲注射液、香丹注射液、丹红注射液、苦参碱注射液），确定了线粒体膜电位、细胞膜完整性、细胞内和细胞外离子流强度、细胞膜渗透性及细胞活力。此外，高月团队还发现何首乌中的芦荟大黄素、大黄素、大黄酸和没食子酸分别在浓度为100μmol/L时将显著降低细胞活力。线粒体质量和线粒体膜电位明显增加，说明何首乌的肝毒性可能与经线粒体介导的细胞凋亡有关。

对于中药安全性的研究与评价，应基于全面、科学、客观的研究数据，不能夸大中药毒性，也不能忽视规范、全面的非临床安全性研究。通过非临床动物实验获取全面的、科学的数据，做好中药毒性风险（效益）评估，趋利避害，有利于在临床试验期间实施必要监测方案，早期识别毒性、防控不良反应。只有探索建立符合中药特点的技术评价体系，科学地制定中药非临床安全性监管与审评策略，规范中药安全性的研究与评价，才能促进中药的继承与创新发展，才能保障患者用药的安全有效。

第五节　方剂质量控制研究方法

中药质量是保障中药临床使用安全有效的前提。传统的中药质量控制与评价模式包括：①基于传统经验的质量控制与评价模式。②基于主要有效成分及指标成分的质量控制与评价模式。③基于"一测多评"的质量控制与评价模式。④基于指纹图谱技术的质量控制与评价模式。这些方法仅从化学成分角度对中药质量进行评价，难以客观反映中药"成分－质量－功效"之间的准确关系和中药功效的特异性。针对此局限性，研究人员提出了以"等效成分群"为核心的中药质量控制理念，并以复方丹参方为模板，探索建立了以临床药效为核心、"成分－药效－病证"有机串联的新型中药现代质量标准模式。近年来，刘昌孝等提出了质量标志物（Q-marker）的概念，并基于中药质量标志物构建了体现中药质量整体性和功效特异性的全方位质量评价体系。该体系通过融合传统的中药性状鉴别、多维物质基础分析、生物效应等多源信息，辨识对中药功效产生矢量贡献的质量标志物，量化其贡献度，从而评价和控制中药内在质量，体现出了整体评控、关联药效的特点。目前，该方法已广泛用于复方丹参滴丸、元胡止痛片、茵陈蒿汤等中药复方的质量控制和评价。

中药指纹（特征）图谱技术是一种多指标的质量控制模式，可以从整体上宏观地表征中药的主要化学成分，具有稳定性好、柱效高、应用范围广的特点。指纹图谱是基于图谱的整体信息，可用于中药质量的整体评价。特征图谱以图谱中的重要特征信息为中心，已成为中药质量控制的鉴别手段之一。如张辉等采用 UPLC 法对胡黄连药材、饮片、标准汤剂与配方颗粒的特征图谱和 4 个含量指标进行相关性研究，其建立的质量评价模式很好地反映了胡黄连配方颗粒生产全过程的量质传递规律。

中药生物效应检测作为一种符合中药多成分作用特点的质量控制手段，建立了"化学指纹 – 代谢指纹 – 网络靶点 – 生物效应 – 中医功效"的多维研究路径，能够反映一类或多类活性 / 毒性成分的生物效应，关联中药有效性与安全性，是目前具有前瞻性且处于探索阶段的研究方法。为鼓励新技术和新方法的应用，建立更符合中医药特点的中药质量控制体系，2020 年国家药品监督管理局药品审评中心发布了《中药生物效应检测研究技术指导原则（试行）》，对中药复方制剂的研发具有重要的指导意义。

第六章

经典名方的应用方法

国医大师孙光荣教授带领研究团队提出经典名方四大应用方法：一是传承名方精华，熟稔名方、方证对应、内外结合；二是不拘泥于名方，中和圆通、灵活化裁、三联组方；三是用药安全有效，清平轻灵、攻伐有度、适当补益；四是融合创新研发，医学融合、技术融合、跨界融合。

第一节 传承名方精华

一、熟稔名方

王冰说："且将升岱岳，非径奚为，欲诣扶桑，无舟莫适。"中医经典是成就大医的"径"与"舟"。

长沙马王堆汉墓出土的《五十二病方》成书于战国时期，是我国现存最早的医方著作，现存医方 283 首。东汉张仲景著《伤寒杂病论》，经后人整理成《伤寒论》和《金匮要略》，其中《伤寒论》载方 113 首，《金匮要略》载方 262 首，去除重复者共 269 首，是方剂学发展的一个巅峰。《伤寒杂病论》被誉为"方书之祖"，其方称之为"经方"。唐代孙思邈提出"人命至重，有贵千金，一方济之，德逾于此"，其著作《备急千金要方》收录妇科病、儿科病、五官科病、内科病、养生保健等方剂 5300 首。宋代是我国方剂学发展的一个重要时期，不仅出版了《太平圣惠方》（载方 16834 首）、《圣济总录》（载方近 2 万首）、《太平惠民和剂局方》（最早的国家药局方，载方 788 首）等官修方书，还涌现了《普济本事方》《三因极一病证方论》《济生方》等具有医家个人特色的专题方书。另一个突出进步是宋廷在京都汴梁开设第一所以制作和出售成药为主的官办药局"太医局熟药所"（后更名为"太平惠民局"），使宋代成药的研制达到空前水平。成药的出现无疑是中医药学发展的重要进步，相较于熬煮汤药，成药的便利性显而易见。明代朱橚主持编纂的《普济方》载方61739首，是我国古代最大的一部方书。当代，彭怀仁主编、孙光荣等副主编的《中医方剂大辞典》宗古开今，载方约10万首。

历代医家在长期的临床实践中，经过无数验证，创造、磨炼、总结出针对各种病证的方剂。可见中医从来不缺名方，关键是要用好名方，应用和研发名方的首要前提是熟稔名方，做到医圣张仲景诫勉之"勤求古训，博采众方"。

二、方证对应

孙光荣教授创新性阐释"辨证论治"的内涵，提出了具有中医临床思维特征的诊治范式，即"中医临床六步辨治程式"。第一步，四诊审证：打开病锁之钥；第二步，审证求因：寻求病门之枢；第三步，求因明机：探究疗病之径（完成此三步才是完成"辨证"）；第四步，明机立法：确立治疗之圭；第五步，立法组方：部署疗疾之阵；第六步，组方用药：派遣攻守之兵（完成此三步才是完成"论治"）。辨证遣方是临床施治最核心的环节，首先要辨证准确，辨证之后才能确立治法，再根据治法组方用药。治法上承"理"，由"理"而定治法；下启"方"，"方"据"法"而拟。当前，部分临床中医师忽视治法的重要性，把"病-证-法-方"思维简化成"病-证-方"，甚至形成固化的"病-方"思维。每一首方都有适应证以及禁忌证，医者应把握好用方指征，做到"观其脉证，知犯何逆，随证治之"。所以，方证对应是关键，方剂选择一定要精准，做到"有是证，用是方"。

三、内外结合

目前普遍将经典名方往内服药方向研发，忽视了外用剂型的研究。追本溯源，中医历来非常重视外治，注重内外同调。我国现存最早的方书《五十二病方》中不仅有内服方，还记载了多个适用于不同外治方法的药方和技术，如外敷、涂擦、膏摩、溶（腐）蚀、冲洗、熏蒸、点齿、药巾擦拭、阴道坐浴等外用方。《素问·至真要大论》就有"内者内治，外者外治"的记载，可见外治之法由来已久。《理瀹骈文》载："外治之理，即内治之理，外治之药，即内治之药，所异者法耳。"外治与内治的医理是相通的，二者是同等重要的治疗方式。经典名方除向片剂、丸剂、胶囊剂等内服剂型方向研发外，还应向外洗剂、气雾剂、敷剂、贴剂等外用剂型方向研发，亦可与现代治疗技术结合成为械字号产品。如中医药封包、体外反搏（注入药剂）等就是扩大经典名方应用范围和用药方法的一种技术，利用远红外线和复合磁场等现代医疗科技手段，将中药施于体表而达到治疗目的。

第二节　不拘泥于名方

一、中和圆通

师古不泥古，"中和圆通"是孙老组方用药经验的精髓。"中"为"尚中之道"（中正、中土、中庸），"和"为"贵和之理"（调和、协和、平和），"圆"为"三圆之法"（包容、循环、圆融），"通"为"通补结合"（以通为用、以通为补、以补开塞）。以阴阳为总纲，以气血为基础，以神形为主线，把握"失中失和"进行辨证，以"调平燮和""以平为期"为目的，以扶正祛邪、补偏救弊为总则，以"中医临床六步辨治程式"为范式，根据临证实际化裁经典名方。

二、灵活化裁

患者病情千差万别，临证切忌不知变通、千人一方，应做到"心中有大法，笔下无死方"。孙老提出经方应用的"三遵"原则：遵循经方之主旨、遵循经方之法度、遵循经方之结构。熟稔名方重在明思路，而不单是记住药方。社会在不断发展进步，环境在变化，疾病谱和人群体质特点也在变化。特别是面对人类新生疾病，中医要找到切入点和突破口，就必须灵活运用经典名方，方能以不变应万变。若只是"死记硬背""生搬硬套""照猫画虎"，不能做到灵活运用、方证对应，那必然是"守株待兔""刻舟求剑""缘木求鱼"，不得临证之要领。例如，我国医家面对突如其来的新冠病毒，将经典名方灵活化裁并研发了"三药三方"，及时向疫情"亮剑"，再次彰显了经方的永恒价值。诚如孙老所言："大疫即大敌，大战谋大计，大军需大器。"

三、三联组方

孙老善用对药、角药，提出"中和组方"原则，形成"三联组方"范式，从而取得燮理阴阳、扶正祛邪、标本兼治、致中达和之疗效。"三联组方"，即三药为一组、三组为一方。三药者，多为具有同类功效，或能产生协同功效、制约功效者。三组者，即按照君臣佐使设立各组，如"扶正组合""祛邪组合""辅助组合"等，每组药物2～3味，一首方一般3～5组。当然，此组方之法亦非绝对，具体应根据实际情况而定。如孙老用"三联组方"方法，将小柴胡汤化裁成"扶正祛邪中和汤"。

【君药】益气活血：生晒参10g，生北芪15g，紫丹参10g。

【臣药】疏肝解郁：北柴胡12g，广郁金12g，制香附12g。

【佐药】清热化痰：法半夏10g，广陈皮10g，淡黄芩10g。

【使药】补引纠和（补益、引导、纠偏、调和）：大红枣 10g，生姜片 10g，生甘草 5g。

【脉象】弦，弦细，弦滑，沉弦。

【舌象】舌质红、淡红，舌苔黄、微黄、黄白而稍腻。

【症状】发热，持续低热，寒热往来，心烦胸满，欲呕，呕吐，口苦，萎靡不振，懒言，不思饮食。

加减：治疗胆囊炎，去制香附、淡黄芩，加蒲公英 15g、海金沙 15g、金钱草 15g；治疗厌食症，去制香附、淡黄芩，加鸡内金 6g、谷麦芽 15g；治疗抑郁症，去制香附、淡黄芩，加炙远志 10g、石菖蒲 10g；舌苔白腻，再加佩兰叶 6g；治疗急性肝损伤，去制香附，加田基黄 15g、蒲公英 15g、隔山消 10g。

"用药如用兵"，对于经典名方的加减，每增减一味药都必须理由充分。孙老常用的"三联药组"有人参、黄芪、丹参；金银花、蒲公英、夏枯草；石决明、杜仲、牛膝；广陈皮、法半夏、淡黄芩；净水蛭、土鳖虫、肉桂；云茯神、炒枣仁、灯心草等。

第三节　用药安全有效

一、清平轻灵

目前医源性、药源性疾病发病率越来越高，容易对患者造成二次伤害。孙老注重用药安全以及药材质量、用药剂量，重用道地药材，根据治则治法将中药按照君臣佐使结构配伍，以期最大限度发挥方药效能，在保证疗效的前提下尽量减少药物数量及用量，组方用药清（君臣佐使结构清晰）、平（尽量使用平和之药，而不用奇、少、怪、贵之药）、轻（非必要，用量尽可能少）灵（力求方证对应效果彰显），做到安全有效、不偏不倚、调平燮和，一般不用奇方怪药，追求辨证精准、组方精准、用药精准。

二、攻伐有度

《素问·至真要大论》载："谨察阴阳所在而调之，以平为期。"临证应避免用药滥伐，不能在未固护正气的前提下，就施以大补大热、大寒大泻之剂。患者由于缺乏对中医药的认识，容易擅用、误用、滥用中成药。因此，中成药的安全性非常重要，在研发中成药时要特别注意攻伐药物的使用剂量，避免过度攻伐。用药要注重阴阳结合、动静结合、升降相应、收散兼容、寒热并用，并通过配伍制衡以减少或抵消部分药物的偏性，在保证用药安全的前提下，达到药到病除的目的。

三、适当补益

随着社会的发展，越来越多的人开始注重养生保健，部分人误认为养生就是要"补"，因而追求名贵中药，大量服用补药。事实上，很多情况下不宜用补药。特别是现代人喜食肥甘厚味，容易生湿、生痰、生火，更要避免过度滋腻之药。经典名方的研发忌崇珍尚贵，不能动辄用虫草、鹿茸、珍珠、人参、牛黄之"名"来迎合不正确的用药理念，增加医疗保健成本。

第四节　融合创新研发

一、医学融合

必须"坚持中西医并重"。中医临床思维注重整体、宏观、功能、动态，西医临床思维注重局部、微观、结构、静态，二者各有特色与优势。中西医学应摒弃成见、互相尊重、互相信任、协同发展，才能够不断攻克健康难题，共同为全人类健康提供高质量服务。"物之不齐，物之情也"，且"和实生物，同则不继"，因而需要求同存异、取长补短、融会贯通。国医大师张伯礼院士亦认为未来医学的发展方向是中医的理念加西医的技术，以中医之"道"驭西医之"术"。以微生物学和温病学为例，1665 年胡克用显微镜首次看到细胞，开启了人类医学走向微观的新征程。18 年后，列文虎克用光学显微镜发现细菌，建立微生物学。同一时期的吴又可创新性地提出"戾气"学说，从宏观整体角度解释温疫的发病原因，开温病学说之先河。研究微生物的多样性可以帮助我们精准判别感染性疾病、传染性疾病的发病原因并进行针对性治疗，然而时至今日，人类也无法真正"战胜"微生物，新冠病毒就是典型例子。中医宏生态理论强调人、微生物与自然的统一，把三者归为一个整体，从更宏观、更系统的维度研究三者的关系，更能反映其本质。

二、技术融合

今人不见古时景，古人未知今时情。中医药迫切需要创新，以应对现代诊疗环境"四变"（疾病谱改变、诊断方式改变、用药方式改变、人群体质特征改变）所带来的临床疗效瓶颈，因此需要重视用现代科学解读中医药学原理，推动传统中医药和现代科学相融合、相促进，使中医理论体系更符合现代医疗保健的需求。开发经典名方应积极融合现代医学诊疗手段、现代科研技术手段、生物信息智能手段、文化传扬创意手段等，通过技术融合驱动经典名方的应用和开发。如将中医药和红外线、磁场等现代技术结合而衍生出的中医药封包就是一个典型代表。又如通过生物信息学大数据找到"中药共性靶点组"，使用AI预测复方的药效机制，并利用虚拟仿真大模型生成"虚拟患者"进行"临床试验"，在分子和靶点层面实现精准配伍和精准治疗，从而在很大程度上减少细胞实验、动物实验及临床试验，为开发中药新药提供快捷高效的研究模式。

三、跨界融合

历代经典名方对于中医药事业有极其重要的价值，是中医药产业发展的切入点、增长点。中医药产业链长、融合度高、新业态多、拉动作用强，可以满足社会多样化、差异化、个性化的健康需求。按照行业现状，可以立项选点，吸纳多学科力量，运用"中医＋"思维进行跨界融合研发。对经典名方的研究和开发不仅可用于指导临床治病，还可用于青年保健、妇女保健、儿童保健、智力保健、视力保健、生殖保健、健康养老、美容健身、健康旅游、健康食品、医疗器械产品开发等诸多领域。

中医药作为我国独特的卫生资源、潜力巨大的经济资源、具有原创优势的科技资源、优秀的文化资源和重要的生态资源，在经济社会发展中发挥着重要作用，应进一步加快挖掘经典名方的临床应用价值和产业价值。理中丸、小柴胡汤、小青龙汤、小建中汤、肾气丸、酸枣仁汤、桂枝茯苓丸、乌梅丸、四逆汤等方是经典名方中的精华，临床普适性广、实用性强、研发潜力巨大。恽铁樵、刘渡舟、胡希恕、郝万山、冯世纶、黄煌、李赛美等伤寒学者善用经方治疗疑难杂症。目前有很多医院开设了经典病房，以发挥中医经典在临床应用中的作用。有学者对128品目日本汉方制剂的出典进行分析，结果显示：出典我国经典名方共计109个，占比为85%；出典日本本国验方19个，占比为15%。其中，61个名方出自《伤寒论》和《金匮要略》，占我国经典名方总数的56%。

当前，国家政策鼓励对经典名方进行研发，并提供相应制度保障。我们应该充分利用中医药学术历史悠久、药材资源丰富、市场需求广泛、国家政策支持的优势，在中药新药、创新制剂及保健诊疗技术方面进行重点研发，以满足人民对健康生活的追求。

各论

第七章

解表剂

第一节　辛温解表剂

麻黄汤

【来源】东汉张仲景著《伤寒论》。

1. 太阳病，头痛发热，身疼腰痛，骨节疼痛，恶风，无汗而喘者，麻黄汤主之。

2. 太阳病，脉浮紧，无汗，发热，身疼痛，八九日不解，表证仍在，此当复发汗。服汤已微除，其人发烦目瞑；剧者必衄，衄乃解。所以然者，阳气重故也。宜麻黄汤。

3. 脉浮而紧，浮则为风，紧则为寒，风则伤卫，寒则伤荣，荣卫俱病，骨节烦疼，可发其汗，宜麻黄汤。

【异名】麻黄解肌汤（《外台》卷一引《深师方》）。

【组成】麻黄去节，三两（9g）　桂枝去皮，二两（6g）　杏仁去皮尖，七十个（9g）　甘草炙，一两（3g）

【用法】上四味，以水九升，先煮麻黄，减二升，去上沫，内诸药，煮取二升半，去滓，温服八合。覆取微似汗，不须啜粥，余如桂枝法将息（现代用法：水煎服，温覆取微汗）。

【功用】发汗解表，宣肺平喘。

【主治】外感风寒表实证。恶寒发热，头身疼痛，无汗而喘，舌苔薄白，脉浮紧。

【方解】方中麻黄辛、微苦，性温，主入肺经，为发汗之峻剂，既开腠理、发汗，祛在表之风寒，又开宣肺气，宣散肺经风寒而平喘，为君药。桂枝辛温而甘，解肌发表，通达营卫，协助麻黄发汗解表，为臣药。杏仁降气平喘，与麻黄相伍，宣中有降，增加麻黄平喘之效，为佐药。炙甘草调和诸药，可缓和麻、桂峻烈之性，使汗出而不致耗伤正气，补中而固护汗源，为使药。四药相伍，使风寒得散，肺气得宣，诸症可愈。

【配伍特点】麻桂相须，开腠畅营；麻杏相使，宣降相宜。

【使用注意】本方为辛温发汗之峻剂，当中病即止，不可过服。正如柯琴指出："此乃纯阳之剂，过于发散，如单刀直入之将，投之恰当，一战成功，不当则不戢而招祸。故用之发表，可一而不可再。"(《伤寒来苏集》)此外，本方对于"疮家""淋家""衄家""亡血家"，以及外感表虚自汗、血虚而脉兼"尺中迟"、或误下而见"身重心悸"者，虽有表寒证，亦皆应禁用。

【方论选录】麻黄色青入肝，中空外直，宛如毛窍骨节状，故能旁通骨节，除身疼，直达皮毛，为卫分驱风散寒第一品药。然必藉桂枝入心通血脉，出营中汗，而卫分之邪乃得尽去而不留，故桂枝汤不必用麻黄，而麻黄汤不可无桂枝也。杏为心果，温能散寒，苦能下气，故为驱邪定喘之第一品药。桂枝汤发营中汗，须啜稀热粥者，以营行脉中，食入于胃，浊气归心，淫精于脉故尔。麻黄汤发卫中汗，不须啜稀热粥者，此汗是太阳寒水之气，在皮肤间，腠理开而汗自出，不须假谷气以生汗也。(柯琴《伤寒来苏集》)

【附方】

1. 麻黄加术汤 (《金匮要略》) 麻黄 去节，三两（9g） 桂枝 去皮，二两（6g） 甘草 炙，一两（3g） 杏仁 去皮尖，七十个（9g） 白术 四两（12g） 上五味，以水九升，先煮麻黄，减二升，去上沫，内诸药，煮取二升半，去滓，温服八合，覆取微似汗。功用：发汗解表，散寒祛湿。主治：风寒湿痹证。症见身体疼烦，无汗等。

2. 三拗汤 (《太平惠民和剂局方》) 甘草 不炙 麻黄 不去根节 杏仁 不去皮尖，各等分（各6g） 上㕮咀为粗末，每服五钱（15g），水一盏半，姜五片，同煎至一盏，去滓，通口服。以衣被盖覆睡，取微汗为度。功用：宣肺解表。主治：外感风寒，肺气不宣证。症见鼻塞声重，语音不出，咳嗽胸闷等。

【临床应用】

麻黄汤临床主要用于治疗上呼吸道感染、急慢性支气管炎、支气管哮喘等肺系疾病。对于慢性支气管炎合并肺气肿，麻黄汤有助于缓解患者临床症状，提高肺功能。对于慢性肺源性心脏病急性期，麻黄汤可有效降低患者并发症发生率，缩短住院治疗时间，提高患者生活质量。对于急性喘息性支气管炎，麻黄汤可以有效缓解患者的肺部湿啰音、哮鸣音及咳嗽、喘憋等症状。此外，麻黄汤还可用于治疗鼻炎、乳腺导管闭塞、继发性闭经、遗尿、阳痿、顽固性呃逆、特发性耳聋、小便不通、慢性湿疹、荨麻疹等多种疾病。

【基础研究】

现代研究发现，麻黄汤具有抗流感病毒、发汗、平喘、解热、抗过敏等作用。麻黄汤中的甲基麻黄碱、麻黄碱和伪麻黄碱对甲型流感病毒具有一定抑制作用，可能与下调 Toll 样受体 3、Toll 样受体 4 和 Toll 样受体 7 信号通路相关基因表达，调节炎症细胞因子分泌失衡，改善免疫功能有关。麻黄汤能在一定程度上抵抗急性冷应激对生理生化指标的影响，其治疗伤寒证的功效可能与舒张血管、促肾上腺素效应和促平滑肌收缩有关，其发汗作用与调节肾上腺素能受体和 M 受体有关。麻黄汤治疗哮喘可能通过抑制氧化应激和细胞凋亡过程、调节 Th1/Th2 比例以改善支气管炎症；调节 cAMP/cGMP 失衡，松弛支气管平滑肌，抑制介质释放以平喘；下调血管内皮生长因子、转化生长因子 β_1、内皮素 1、骨桥蛋白、碱性成纤维细胞生长因子含量以及 p38MAPK/NF-κB 信号通路上的关键基因表达，降低气道反应性，改善气道重塑等。麻黄汤可抑制致热因子的释放，以降低体温升高幅度。麻黄汤治疗变应性鼻炎的作用机制可能与调节水通道蛋白 5 表达及 cAMP/PKA-CREB 信号通路，减轻黏液分泌；抑制肥大细胞脱颗粒作用，减少组胺分泌等有关。

【研发现状】

根据麻黄汤的配伍、主治和功用特点，现已开发出表实感冒颗粒、风寒感冒颗粒、三拗片、桂枝颗粒等相关中成药。

1. 表实感冒颗粒

组成：紫苏叶、葛根、白芷、麻黄、防风、桔梗、苦杏仁（炒）、生姜、甘草、桂枝、陈皮。

功用：发汗解表，祛风散寒。

主治：感冒风寒表实证。症见恶寒重，发热轻，无汗，头项强痛，鼻流清涕，咳嗽，痰白稀。

2. 风寒感冒颗粒

组成：麻黄、葛根、紫苏叶、防风、桂枝、白芷、陈皮、苦杏仁、桔梗、甘草、干姜。辅料为蔗糖、糊精。

功用：解表发汗，疏风散寒。

主治：风寒感冒。发热，头痛，恶寒，无汗，咳嗽，鼻塞，流清涕。

3. 三拗片

组成：麻黄、苦杏仁、甘草、生姜。

功用：宣肺解表。

主治：风寒袭肺证。症见咳嗽声重，咳嗽痰多，痰白清稀；急性支气管炎见上述证候者。

4. 桂枝颗粒

组成：桂枝、白芍、甘草、生姜、大枣。

功用：解肌发表，调和营卫。

主治：用于外感风邪，头痛发热，鼻塞干呕，汗出恶风。

厚朴麻黄汤

【来源】东汉张仲景著《伤寒论》。

咳而脉浮者，厚朴麻黄汤主之。

【异名】厚朴石膏汤（《圣济总录》卷六十七）。

【组成】厚朴五两（15g）　麻黄四两（12g）　石膏如鸡子大（50g）　杏仁半升（15g）　半夏半升（12g）　干姜二两（6g）　细辛二两（6g）　小麦一升（20g）　五味子半升（10g）

【用法】上九味，以水一斗二升，先煮小麦熟，去滓，内诸药，煮取三升，温服一升，日三服（现代用法：水煎服）。

【功用】宣肺降逆，化饮止咳。

【主治】咳喘，胸满，倚息不能平卧，但头汗出，烦躁，脉浮苔滑。

【方解】方中厚朴宽胸理气，消痰平喘；麻黄宣肺利水，止咳平喘。二药共为君药。杏仁宣肺降逆，助麻黄平喘之力；细辛、干姜、半夏化饮止咳。四药共为臣药。五味子收敛肺气，可防麻黄等辛温药发散太过，耗气伤阴；石膏清热除烦，佐制麻黄、细辛、干姜之温燥。二药共为佐药。小麦安中护胃，为使药。诸药合用，共奏宣肺降逆，化饮止咳之效。

【配伍特点】宣肺利气之中伍以酸收，温化痰饮中伍以清化，使肺气得降，痰饮得化，郁热得除。

【方论选录】若咳而其脉亦浮，则外邪居多，全以外散为主，用法即于小青龙汤中去桂枝、芍药、甘草，加厚朴、石膏、小麦，仍从肺病起见。以故桂枝之热，芍药之收，甘草之缓，概示不用，而加厚朴以下气，石膏以清热，小麦引入胃中，助其升发之气，一举而表解脉和，于以置力于本病，然后破竹之势可成耳。一经裁酌，直若使小青龙载肺病腾空而去。（喻昌《医门法律》）

【临床应用】

厚朴麻黄汤临床主要用于治疗慢性阻塞性肺疾病、慢性支气管炎、支气管哮喘、肺源性心脏病、慢性心力衰竭、支原体肺炎等疾病。运用厚朴麻黄汤加减治疗慢性阻塞性肺疾病时，患者肺功能指标第一秒用力呼气容积（FEV1）、用力肺活量（FVC）和FEV1/FVC均得到改善。治疗慢性支气管炎急性加重期时，患者的咳嗽、喘息、水肿症状消失时间得以缩短。治疗支气管哮喘急性发作期时，患者发作性哮鸣音、呼吸困难及喘息、胸闷等症状也能够得到缓解。

【基础研究】

现代研究发现，厚朴麻黄汤具有抗炎、平喘等作用。厚朴麻黄汤能减少肺组织各级支气管周围炎症细胞浸润和黏液分泌，降低血清及肺泡灌洗液中炎症细胞、炎症因子及半胱氨酰白三烯水平，减轻气道炎症；通过抑制 NF-κB 信号通路及神经 – 免疫炎症过程，减轻哮喘气道炎症和气道损伤。厚朴麻黄汤可降低外周血一氧化氮和血浆内皮素 –1 水平，降低气道高反应，升高肺组织中 $β_2$-肾上腺素能受体水平，改善支气管收缩，降低气道阻力；调节 Th1/Th2 的失衡状态，在一定程度上抑制非受体酪氨酸激酶 –2 基因表达、下调其磷酸化水平，降低肺组织瞬时受体电位离子通道蛋白中 TRPA1/TRPV1 及相关神经因子水平，达到平喘目的。厚朴麻黄汤还可通过上调紧密连接蛋白的表达，保护肺组织上皮屏障。

【研发现状】

根据厚朴麻黄汤的主治和功用，现已开发出中成药止咳丸。

止咳丸

组成：川贝母、罂粟壳、防风、桔梗、葶苈子、紫苏子、法半夏（砂炒）、麻黄、白前、前胡、紫苏叶、厚朴（姜炙）、白果、桑叶、黄芩（酒炙）、硼砂、南沙参、薄荷、陈皮、枳壳（麸炒）、茯苓、甘草。

功用：降气化痰，止咳定喘。

主治：风寒入肺，肺气不宣引起的咳嗽痰多，喘促胸闷，周身酸痛或久咳不止，以及老年支气管炎咳嗽。

华盖散

【来源】宋代太平惠民和剂局著《太平惠民和剂局方》。

治肺感寒邪，咳嗽上气，胸膈烦满，项背拘急，声重鼻塞，头昏目眩，痰气不利，呀呷有声。

【组成】紫苏子炒　麻黄去根节　杏仁去皮尖　陈皮去白　桑白皮　赤茯苓去皮，各一两（各30g）　甘草炙，半两（15g）

【用法】七味同为末，每服二钱（6g），水一盏，煎至七分，去滓，食后温服（现代用法：水煎服）。

【功用】宣肺解表，止咳祛痰。

【主治】风寒袭肺证。咳嗽上气，痰气不利，呀呷有声，吐痰色白，胸膈痞满，鼻塞声重，苔白，脉浮紧。

【方解】华盖原指帝王的车盖，此指肺脏。肺居诸脏腑之上，有覆盖和保护诸脏、抵御外邪的作用，故称肺为五脏六腑之"华盖"。方中麻黄解表散寒，宣肺平喘为君；紫苏子解表散寒，杏仁止咳平喘，二药共为臣；陈皮理气化痰，桑白皮平喘利水，赤茯苓渗湿行水，行气消痰为佐；炙甘草调和诸药为使。

【配伍特点】解表药与祛痰药并用，以祛除风寒痰湿；宣肺药与降气药同施，以恢复肺宣发肃降功能。

【使用注意】本方药性偏温，故痰热咳喘者须加减应用。

【方论选录】麻黄为肺家专药，佐以紫苏子，则表散风寒而兼泻肺顺气。杏仁、橘皮化痰润肺，桑白皮清肺，赤茯苓利水，甘草和中。其因感风寒而致哮喘者，自可气平痰降矣。（李畴人《医方概要》）

【临床应用】

华盖散在临床中常用于治疗呼吸系统疾病，如各型肺炎、支气管哮喘、支气管肺炎、肺纤维化、过敏性鼻炎等。华盖散加减治疗小儿肺炎支气管炎，患儿咳嗽咳痰、发热、喘息、肺部湿啰音持续时间等都有所缓解，睡眠质量得到改善。华盖散合二陈汤加减治疗肺纤维化，患者的二氧化碳分压、血氧分压、肺总量、一氧化碳弥散量等肺功能相关指标经治疗后得到改善；喘息、咳嗽咳痰、气短及发绀等症状得以有效缓解。华盖散配合神阙穴隔姜灸治疗过敏性鼻炎，患者喷嚏、流涕、鼻痒、鼻塞等症状都能有所减轻，且3个月内的复发率也有所降低。

【基础研究】

目前华盖散的基础研究相对较少。蛋白质组学研究发现华盖散具有抗肺癌的作用，可抑制H1688和A549肺癌细胞增殖，诱导癌细胞凋亡，UHRF1、CRYAB、ING3和PAWR可能是其治疗肺癌的靶点。网络药理学分析表明，华盖散中的槲皮素、甘草酸、木犀草素、橙皮苷等多种活性成分可作用于ACE2、3CL、Spike、PLP、TNF等靶点，调节多条与炎症及免疫相关的信号通路，这可为后续基础研究提供思路和方向。

【研发现状】

根据华盖散的主治和功用，对其加减后开发出中成药通宣理肺丸。

通宣理肺丸

组成：紫苏叶、前胡、桔梗、苦杏仁、麻黄、甘草、陈皮、半夏（制）、茯苓、枳壳（炒）、黄芩。

功用：解表散寒，宣肺止嗽。

主治：感冒咳嗽，发热恶寒，鼻塞流涕，头痛无汗，肢体酸痛。

桂枝加厚朴杏子汤

【来源】东汉张仲景著《伤寒论》。

太阳病，下之微喘者，表未解故也，桂枝加厚朴杏子汤主之。

【异名】桂枝加厚朴杏仁汤（《医学纲目》卷三十二）、桂枝加朴杏汤（《医学入门》卷四）。

【组成】桂枝_{去皮，三两（9g）} 甘草_{炙，二两（6g）} 生姜_{切，三两（9g）} 芍药_{三两}（9g） 大枣_{擘，十二枚（3枚）} 厚朴_{炙，去皮，二两（6g）} 杏仁_{去皮尖，五十枚（6g）}

【用法】以水七升，微火煮取三升，去滓，温服一升，覆取微似汗（现代用法：水煎服）。

【功用】解肌祛风，降气定喘。

【主治】宿有喘病，又感风寒而见桂枝汤证者；或风寒表证误用下剂后，表证未解而微喘者。

【方解】本方为桂枝汤加厚朴、杏仁而成。方中桂枝解肌祛风，为君药。芍药补益阴血，与桂枝配伍能调和营卫；厚朴下气除满，降肺气之逆；杏仁降气平喘，与厚朴配伍，可增强降气平喘之力，三药共为臣药。生姜助桂枝解肌；大枣助芍药养阴，二者共为佐药。炙甘草调和诸药，合桂枝、生姜可辛甘化阳，合芍药可酸甘化阴，为使药。诸药合用，共奏解肌祛风、降气定喘之效。

【配伍特点】本方为妄下后，表证不解，腠理已疏。故以桂枝配杏仁，发散药配降气药，使表邪得解，逆气得降。

【方论选录】夫喘为麻黄症，方中治喘者，功在杏仁。桂枝本不治喘，此因妄下后，表虽不解，腠理已疏，则不当用麻黄而宜桂枝矣。所以宜桂枝者，以其中有芍药也，既有芍药之敛，若但加杏仁，则喘虽微，恐不能胜任，必加厚朴之辛温，佐桂以解肌，佐杏仁以降气。故凡喘家不当用麻黄汤，而作桂枝汤者，加厚朴、杏仁为佳法矣。（柯琴《伤寒论翼》）

【临床应用】

桂枝加厚朴杏子汤在临床中常用于治疗上呼吸道感染、支气管哮喘、支气管肺炎、过敏性鼻炎、支气管扩张等肺系疾病。桂枝加厚朴杏子汤合止嗽散加减治疗小儿感冒后咳嗽（风寒恋肺证），能改善患儿咳嗽、咳痰稀薄色白、自汗畏寒等临床症状，减轻炎症反应，同时增强患儿免疫功能，提高临床疗效。桂枝加厚朴杏子汤加减治疗儿童哮喘，可改善患儿胸闷气促、舌苔白、脉滑、咳喘痰多等临床症状，改善患儿各项肺功能指标，降低炎症因子水平。

【基础研究】

现代研究发现，桂枝加厚朴杏子汤有抗炎、镇咳、祛痰、平喘等作用。动物实验发现，桂枝加厚朴杏子汤可影响 Th17/Treg 细胞平衡，改善机体的促炎与抑炎失衡状态。临床基础研究证实桂枝加厚朴杏子汤提高患者肺功能和治疗效果的机制与减轻炎性损伤，如降低白细胞介素 -6、C 反应蛋白、肝素结合蛋白、降钙素原水平，调节白细胞介素 -1 水平，改善 Th17/Treg 平衡；增强免疫功能，如调节血清嗜酸性粒细胞水平、提升外周血免疫球蛋白及 T 淋巴细胞水平相关。

【研发现状】

根据桂枝加厚朴杏子汤的主治和功用，对其加减后开发出中成药外感风寒颗粒。

外感风寒颗粒

组成：桂枝、白芷、防风、柴胡、荆芥穗、羌活、白芍、葛根、桔梗、杏仁（炒）、甘草、生姜。

功用：解表散寒，退热止咳。

主治：风寒感冒。症见恶寒发热，头痛项强，全身酸痛，鼻塞流清涕，咳嗽，苔薄白，脉浮。

桂枝麻黄各半汤

【来源】东汉张仲景著《伤寒论》。

太阳病，得之八九日，如疟状，发热恶寒，热多寒少，其人不呕，清便欲自可，一日二三度发……面色反有热色者，未欲解也，以其不能得小汗出，身必痒，宜桂枝麻黄各半汤。

【异名】麻黄芍药汤（《内台方议》卷一）、桂麻各半汤（《医学入门》卷四）、麻黄桂枝合半汤（《伤寒来苏集》卷一）。

【组成】桂枝去皮，一两十六铢（5g） 芍药 生姜切 甘草炙 麻黄去节，各一两（各3g） 大枣擘，四枚 杏仁汤浸，去皮尖及两仁者，二十四枚（5g）

【用法】以水五升，先煮麻黄一二沸，去上沫，内诸药，煮取一升八合，去滓，温服六合。本云：桂枝汤三合，麻黄汤三合，并为六合，顿服。将息如上法（现代用法：水煎服）。

【功用】辛温解表，小发其汗。

【主治】表郁轻证。发热恶寒，热多寒少，如疟状，不呕，面赤，身痒，无汗，大小便可。

【方解】本方为麻黄汤与桂枝汤以1:1比例合方，或者两方各取1/3量合成。麻黄汤中麻黄发汗解表，宣肺平喘，为君药。桂枝解肌发表，温通经脉，可增强麻黄发汗散寒之力，为臣。杏仁降利肺气，止咳平喘，协同麻黄增强平喘之力，为佐药。炙甘草既能调和诸药，又可缓和麻黄、桂枝峻烈之性，为使药。桂枝汤中桂枝解肌发表，温通经脉，为君药。芍药益阴敛营，与桂枝一散一收，调和营卫，为臣药。生姜、大枣补脾和胃，调和营卫，为佐药。炙甘草调和药性，为使药。麻黄桂枝各半汤融合两方，剂量较小。诸药合用，共奏辛温解表，小发其汗之效。

【配伍特点】本方为发汗轻剂，调和营卫而不滞邪，发汗解表而不伤正。

【使用注意】本方不宜久服，见汗出者不必再服。风热表证者及阴虚火旺者不宜使用本方。

【方论选录】夫既不得汗出，则非桂枝所能解，而邪气又微，亦非麻黄所可发，故合两方为一方，变大制为小制。桂枝所以为汗液之地，麻黄所以为发散之用，且不使药过病，以伤其正也。（尤在泾《伤寒贯珠集》）

【附方】桂枝二麻黄一汤（《伤寒论》）桂枝去皮，一两十七铢（5.4g）　芍药一两六铢（3.7g）　麻黄去节，十六铢（2.1g）　生姜切，一两六铢（3.7g）　杏仁去皮尖，十六个（2.5g）　甘草一两二铢（3.2g）　大枣擘，五枚　上七味，以水五升，先煮麻黄一二沸，去上沫，内诸药，煮取二升，去滓，温服一升，日再服。功用：调和营卫，微发其汗。主治：太阳病，服桂枝汤，大汗出，脉洪大，形似疟，一日再发者。

【临床应用】

桂枝麻黄各半汤在临床上常用于治疗发热、产后上呼吸道感染、急性支气管炎、便秘、荨麻疹、过敏性疾病等属营卫不和、寒郁于表者。治疗寒冷性荨麻疹，桂枝麻黄各半汤可驱散体内寒湿，降低瘙痒程度，提高患者生活质量。桂枝麻黄各半汤加减联合穴位贴敷治疗咳嗽变异性哮喘（风寒闭肺型），能使患者咳嗽、咳痰、咽痒、鼻塞的发作频率及发作时间减少，肺功能得到改善，炎症因子水平较治疗前降低。

【基础研究】

现代研究发现，桂枝麻黄各半汤具有抗流感、抗炎、免疫调节等作用。桂枝麻黄各半汤可通过调节机体免疫、下调 Toll 样受体 7 和 RLH 信号通路的关键因子、降低感染后咳嗽患者气道炎症性介质水平，发挥抗流感作用。桂枝麻黄各半汤治疗瘙痒类疾病的研究发现，本方可能主要通过 STAT3、MAPK、AKT1 等靶点调节炎症因子、减轻水肿反应而治疗荨麻疹；在治疗尿毒症性瘙痒时呈现了相互影响、复杂关联的网络调控机制，AGE–RAGE 信号通路、流体剪切应力信号通路、TNF 信号通路、白细胞介素 –17 信号通路等多条途径可能参与其中；桂枝麻黄各半汤加味能缓解风寒束表型瘾疹临床症状，降低复发率，机制可能与降低血清白细胞介素 –6 水平相关。

【研发现状】

根据桂枝麻黄各半汤的主治和功用，对其加减后开发出中成药感冒疏风片。

感冒疏风片

组成：麻黄绒、桂枝、苦杏仁、白芍（酒炙）、防风、紫苏叶、独活、桔梗、谷芽（炒）、生姜（捣碎）、大枣（去核）、甘草。

功用：辛温解表，宣肺和中。

主治：风寒感冒。症见发热咳嗽，头痛怕冷，鼻流清涕，骨节酸痛，四肢疲倦等。

射干麻黄汤

【来源】东汉张仲景著《金匮要略》。

咳而上气，喉中水鸡声，射干麻黄汤主之。

【异名】紫菀散（《普济方》卷三八七）、麻黄射干汤（《不居集》上集卷十五）。

【组成】射干十三枚，一云三两（9g）　麻黄四两（9g）　生姜四两（6g）　细辛三两（6g）　紫菀三两（6g）　款冬花三两（6g）　五味子半升（3g）　大枣七枚（3枚）　半夏大者八枚（洗），一法半升（9g）

【用法】上九味，以水一斗二升，先煮麻黄两沸，去上沫，内诸药，煮取三升，分温三服（现代用法：水煎服）。

【功用】宣肺散寒，化饮降逆。

【主治】寒饮郁肺证。咳嗽，气喘，喉间痰鸣似水鸡声，或胸膈满闷，不能平卧，或吐痰涎，苔白腻或白滑，脉浮紧或浮弦。

【方解】方中麻黄发散风寒，宣肺平喘；射干消痰利咽，散结降逆，二药共为君药。细辛解表散寒，温肺化饮；款冬花、紫菀温肺化痰止咳，一宣一降，调理肺气；半夏降逆化痰；生姜走而不守，畅利胸膈，同时助半夏降逆化痰，共为臣药。五味子收敛肺气，与诸辛散之药同用，散中有收，防耗散肺气，为佐药。大枣补益中气，生化气血，滋荣肺气，为佐使药。诸药配伍，共奏宣肺散寒，化饮降逆之效。

【配伍特点】宣肺药与降肺药同用，以复肺气宣发肃降功能；收敛药配宣降药共使，宣散降泄而不伤肺气。

【使用注意】本方适用于寒饮哮喘的发作期，能很好地缓解症状，但不易根除，因此不宜长期服用，以免耗伤肺气。痰热壅肺者禁用。

【方论选录】上气而作水鸡声，乃是痰碍其气，气触其痰，风寒入肺之一验耳。故于小青龙方中，除桂心之热、芍药之收、甘草之缓，而加射干、紫菀、款冬、大枣。专以麻黄、细辛发表，射干、五味下气，款冬、紫菀润燥，半夏、生姜开痰，四法萃于一方，分解其邪，大枣运行脾津以和药性也。（张璐《千金方衍义》）

【附方】小青龙汤（《伤寒论》）　麻黄去节，三两（9g）　芍药三两（9g）　细辛三两（3g）　干姜三两（6g）　甘草炙，三两（6g）　桂枝去皮，三两（9g）　五味子半升（9g）　半夏洗，半升（9g）　上八味，以水一斗，先煮麻黄，减二升，去上沫，内诸药，煮取三升，去滓，温服一升。功用：解表散寒，温肺化饮。主治：外寒内饮证。恶寒发热，头身疼痛，无汗，喘咳，痰涎清稀而量多，胸痞，或干呕，或痰饮喘咳，不得平卧，或身体疼重，头面四肢浮肿，舌苔白滑，脉浮。

【临床应用】

射干麻黄汤在临床上常用于治疗上呼吸道感染、支气管哮喘、支气管肺炎等疾病。治疗支气管哮喘，射干麻黄汤可以使患者咳嗽、喘促等症状消失。射干麻黄汤联合布地奈德雾化吸入治疗急性气管支气管炎，可进一步改善患者咳嗽症状，促进肺功能恢复，提高患者生活质量。临床上还有应用射干麻黄汤加减治疗慢性阻塞性肺疾病合并肺癌的报道。

【基础研究】

现代研究发现，射干麻黄汤具有减轻气道炎症、改善气道重塑、调节免疫等作用。射干麻黄汤通过降低促炎因子水平、升高抗炎因子水平，维持 Th1/Th2 细胞和 Th17/Treg 细胞平衡，增加过氧化物酶体增殖物，激活受体 –γ 表达，减少嗜酸性粒细胞阳离子蛋白释放量，调节 TRPV1/NRF–1/mtTFA 信号通路相关因子，提高肺组织抗氧化能力等途径减轻气道炎症、降低支气管高反应性。此外，射干麻黄汤改善肺功能还与其减轻肺和肠的炎症反应、调节肠道短链脂肪酸含量有关。方中苦味药组能激活苦味受体 TAS2R14，调节肺、肠上皮细胞免疫炎症介质水平，其机制可能与辛味药抑制辛味相关辣椒素受体有关。射干麻黄汤通过维持基质金属蛋白酶 –2 及其抑制因子基质金属蛋白酶抑制因子 –1 的平衡，抑制气道重塑，且其效果与剂量呈正相关。射干麻黄汤化裁方通过促进白细胞介素 –2 产生，减少肥大细胞脱颗粒，降低血清免疫球蛋白 E 含量，提高机体免疫以预防 I 型变态反应。代谢组学研究发现，射干麻黄汤可能通过影响白三烯 B₄、组胺、L– 酪氨酸、5–L– 谷氨酰 – 牛磺酸等代谢产物，调节 Ednra、Pparg 等潜在靶点，干预鞘脂代谢、花生四烯酸代谢、酪氨酸代谢、牛磺酸和亚牛磺酸代谢，以及过氧化物酶体增殖物激活受体信号通路等对机体产生综合调控，发挥抗支气管哮喘的作用。

【研发现状】

根据射干麻黄汤的主治和功用，现已开发出中成药寒喘丸。

寒喘丸

组成：清半夏、大枣（去核）、麻黄、射干、细辛、款冬花、紫菀、五味子（酒制）、干姜。

功用：止嗽定喘，发散风寒。

主治：咳嗽痰盛，哮喘不止，咽喉不利，夜卧不宁等症。

麻黄杏仁薏苡甘草汤

【来源】东汉张仲景著《金匮要略》。

病者一身尽疼，发热，日晡所剧者，名风湿。此病伤于汗出当风，或久伤取冷所致也，可与麻黄杏仁薏苡甘草汤。

【异名】薏苡麻黄汤（《外台秘要》卷十九引《古今录验》）、杏仁薏苡汤（《伤寒总病论》卷三）、薏苡仁汤（《全生指迷方》卷二）、麻黄杏仁薏苡仁汤（《普济方》卷一一八）、麻黄杏仁甘草薏苡汤（《保命歌括》）、麻杏薏苡甘草汤（《证治宝鉴》卷十二）、麻黄杏子薏苡甘草汤（《医钞类编》卷三）、麻杏薏甘汤（《金匮要略释义》）。

【组成】麻黄去节，汤泡，半两（6g）　杏仁去皮尖，炒，十个（9g）　薏苡仁半两（12g）　甘草炙，一两（3g）

【用法】上锉麻豆大，每服四钱匕（12g），水盏半，煮八分，去滓，温服。有微汗，避风（现代用法：水煎服）。

【功用】发汗解表，祛风除湿。

【主治】风湿在表，湿郁化热证。一身尽痛，发热，日晡所剧者。

【方解】方中麻黄发汗解表，驱散在表的风湿之邪，为君药。杏仁宣利肺气，可增强麻黄祛湿解表之力，为臣药。薏苡仁祛湿除痹，健脾渗湿，既能清除肌肉关节间的风湿之邪，又能缓和麻黄的温燥之性，为佐药。炙甘草调和诸药，为使药。诸药合用，共奏发汗解表，祛风除湿之效。

【配伍特点】本方为麻黄汤易桂枝为薏苡仁而成，使辛温发汗之峻剂变为辛平发汗之轻剂。麻黄配杏仁，宣降相因，宣肺利湿之效甚著。

【方论选录】方中麻黄散寒；薏苡除湿；杏仁利气，助麻黄之力；甘草补中、给薏苡以胜湿之权。（权依经《古方新用》）

【临床应用】

麻黄杏仁薏苡甘草汤加减在临床上用于治疗类风湿关节炎、支气管哮喘、过敏性皮炎、湿疹、荨麻疹等多种疾病。治疗儿童湿热郁肺型咳嗽变异性哮喘，麻黄杏仁薏苡甘草汤可以改善患儿咳嗽咽痒、胸脘痞闷、神乏困倦、纳差等临床症状。治疗早期类风湿关节炎，麻黄杏仁薏苡甘草汤可以延缓患者病情进展，降低类风湿关节炎的致畸率，从而提高患者生活质量。

【基础研究】

目前关于麻黄杏仁薏苡甘草汤的基础研究还相对较少。采用网络药理学和分子对接法探寻本方治疗新型冠状病毒感染的活性化合物，发现本方可能通过与3CL水解酶和ACE2结合作用于PTGS2、ESR1、PCP4、PPARG、

HSP90AA1、NCOA2 等靶点，调节多条信号通路，从而发挥治疗作用。本方的配伍研究发现，麻黄可增加苦杏仁苷含量，而甘草能够降低苦杏仁苷含量，配伍使用麻黄与甘草可有效控制该方的苦杏仁苷含量，从而避免不良反应。

【研发现状】

根据麻黄杏仁薏苡甘草汤的主治和功用，现已开发出中成药宣肺败毒颗粒。

宣肺败毒颗粒

组成：麻黄、石膏、麸炒苍术、广藿香、青蒿、虎杖、马鞭草、薏苡仁、芦根、葶苈子、苦杏仁、化橘红、甘草。

功用：宣肺化湿，清热透邪，泻肺解毒。

主治：湿毒郁肺所致的疫病。症见发热，咳嗽，咽部不适，喘促气短，乏力，纳呆，大便不畅，舌质暗红，苔黄腻或黄燥，脉滑数或弦滑。

栝楼桂枝汤

【来源】东汉张仲景著《金匮要略》。

太阳病，其证备，身体强，几几然，脉反沉迟，此为痉，栝楼桂枝汤主之。

【异名】瓜蒌桂枝汤（《普济方》卷一三二）桂枝加瓜蒌汤（《中国医学大辞典》）。

【组成】栝楼根二两（6g）　桂枝三两（9g）　芍药三两（9g）　甘草二两（6g）　生姜三两（9g）　大枣十二枚（4枚）

【用法】上六味，以水九升，煮取三升，分温三服，取微汗。汗不出，食顷，啜热粥发之（现代用法：水煎服，温覆取微汗）。

【功用】生津滋液，疏风散邪。

【主治】外受风邪，兼津伤不足导致的柔痉。发热，汗出，恶风，颈项强，或身体强直，俯仰转侧不能自如，或手足搐搦。

【方解】本方为桂枝汤加栝楼根而成。方中桂枝解肌发表，温通经脉，祛除在表之邪气，为君药。芍药养血和营，敛阴止汗，与桂枝配伍能调和营卫；栝楼根清热生津，滋养筋脉。二药共为臣药。生姜助桂枝解表散寒；大枣补脾益气，养血安神。两者配伍可调和脾胃，调和营卫，为佐药。炙甘草调和诸药，合桂、姜辛甘化阳，合芍药酸甘化阴，为使药。诸药合用，则表证解，津液复，经脉濡，而痉自愈。

【配伍特点】辛散药与酸收药相伍，助阳与益阴兼顾，使得本方散中有收，发中有补，邪正兼顾。

【使用注意】热盛伤津耗液致痉者不宜使用。

【方论选录】其原由筋素失养而湿复夹风以燥之，故以桂枝汤为风伤卫主治，加栝楼根以清气分之热而大润其太阳经既耗之液，则经气流通，风邪自解，湿气自行，筋不燥而痉愈矣。（徐彬《金匮要略论注》）

【临床应用】

栝楼桂枝汤在临床上主要用于治疗颈椎病、腰椎病、肢体痉挛等病证。栝楼桂枝汤可以缓解颈椎病和腰椎病引起的肌肉痉挛和疼痛，对于肢体痉挛也有一定的疗效。临床上也有栝楼桂枝汤治疗脑梗死后偏瘫及脑卒中后上下肢痉挛的报道。栝楼桂枝汤还用于治疗风寒感冒，尤其是伴有肌肉酸痛和头痛者。

【基础研究】

现代研究发现，栝楼桂枝汤具有神经保护、抗炎作用。栝楼桂枝汤通过提高脑组织超氧化物歧化酶、谷胱甘肽过氧化物酶和过氧化氢酶活力，抑制丙二醛升高，减轻脑组织自由基损伤，发挥脑缺血保护作用。网络药理学分析发现，栝楼桂枝汤治疗脑卒中后炎性反应的作用机制涉及低氧诱导因子 –1、肿瘤坏死因子、NF–κB 等信号通路，为进一步研究提供了思路。栝楼桂枝汤通过抑制 C 反应蛋白、白细胞介素 –6 等炎症因子释放，减轻炎症反应，缓解类风湿关节炎患者的关节疼痛与僵硬症状。

香苏散

【来源】宋代太平惠民和剂局著《太平惠民和剂局方》。

治四时瘟疫、伤寒。

【异名】神授香苏散（《保命歌括》卷六）。

【组成】香附子 炒香，去毛　紫苏叶 各四两（各120g）　甘草 炙，一两（30g）　陈皮 不去白，二两（60g）

【用法】上为粗末，每服三钱（9g），水一盏，煎七分，去滓，热服，不拘时候，日三服。若作细末，只服二钱（6g），入盐点服（现代用法：作汤剂，水煎服，用量按原方比例酌减）。

【功用】疏风散寒，理气和中。

【主治】外感风寒，气郁不舒证。症见恶寒身热，头痛无汗，胸脘痞闷，不思饮食，舌苔薄白，脉浮。

【方解】方中紫苏叶解表散寒，理气宽中，为君药。香附行气解郁，为臣药。陈皮理气燥湿，既助君臣行气以畅气机，又可化湿以行津液，为佐药。炙甘草调和诸药，并能健脾和中，与香附、陈皮相合，则行气而不耗气，为佐使药。诸药合用，使表邪得解则寒热得除，气机畅通则痞闷消除。

【配伍特点】辛温疏表药与理气行滞药相伍，表里同治，重在解表。

【方论选录】紫苏辛温，补肝祛风发汗，亦表散风寒主药；香附辛温，行肝气于脾胃，以祛郁宣滞，此用治内也；陈皮辛，行肝气，苦理脾胃，去白则轻而能表，此以兼行内外；甘草缓肝和中；加姜、葱煎，以祛风表汗为主。此表里兼治，而用药有条理，亦良方也。此补肝而平胃也。（汪绂《医林纂要探源》）

【附方】加味香苏散《医学心悟》 紫苏叶一钱五分（5g） 陈皮 香附各一钱二分（各4g） 甘草炙、七分（2.5g） 荆芥 秦艽 防风 蔓荆子各一钱（各3g） 川芎五分（1.5g） 生姜三片 上锉一剂，水煎温服。微覆似汗。功用：发汗解表，理气解郁。主治：外感风寒，兼有气滞证。症见头痛项强，鼻塞流涕，身体疼痛，发热恶寒或恶风，无汗，胸脘痞闷，苔薄白，脉浮。

【临床应用】

香苏散临床常用于治疗呼吸系统和消化系统疾病，包括上呼吸道感染、慢性胃炎等。香苏散能够缓解风寒感冒症状，尤其适用于外感风寒且内有气滞的患者。香苏散治疗慢性胃炎时，能够恢复脾胃通降功能，缓解嗳气、恶心、反酸及胃脘烧灼感等临床症状。

【基础研究】

目前香苏散的基础研究相对较少，部分研究主要关注其抗抑郁作用机制。网络药理学、分子生物学、分子对接和代谢组学研究结果发现，香苏散中的香附、紫苏挥发油可能通过潜在靶点 CYP19A1 调节内源性雌激素合成，影响 ERβ/BDNF/TrkB 信号通路；通过潜在靶点 SLC6A4 和 SLC6A3 调节多巴胺能和 5- 羟色胺能突触，参与苯丙氨酸、酪氨酸和色氨酸生物合成途径的调节，参与酪氨酸代谢和色氨酸代谢的调节；通过对氨基酸代谢、亚油酸代谢、α- 亚麻酸代谢和甘油磷脂代谢的调节，改善机体代谢紊乱状态，发挥抗抑郁作用。香苏散还可通过抑制抑郁模型小鼠下丘脑 - 垂体 - 肾上腺轴的过度活动发挥抗抑郁作用。

【研发现状】

根据香苏散的主治和功用，现已开发出中成药胃苏颗粒。

胃苏颗粒

组成：紫苏梗、香附、陈皮、香橼、佛手、枳壳、槟榔、鸡内金（制）。

功用：理气消胀，和胃止痛。

主治：气滞型胃脘痛。症见胃脘胀痛，窜及两胁，得嗳气或矢气则舒，情绪郁怒则加重，胸闷食少，排便不畅；慢性胃炎见上述证候者。

第二节　辛凉解表剂

越婢汤

【来源】东汉张仲景著《金匮要略》。

风水恶风，一身悉肿，脉浮不渴，续自汗出，无大热，越婢汤主之。

【组成】麻黄六两（18g）　石膏半斤（24g）　生姜三两（9g）　大枣十五枚（5枚）　甘草二两（6g）

【用法】上五味，以水六升，先煮麻黄，去上沫，内诸药，煮取三升，分温三服（现代用法：水煎服）。

【功用】发汗利水。

【主治】风水夹热证。恶风，一身悉肿，脉浮不渴，续自汗出，无大热者。

【方解】方中麻黄发汗解表，宣肺行水，使风邪从表而解，为君药。石膏清解肺胃郁热，并能制约麻黄发汗之力，使麻黄发越水气而不助热，为臣药。生姜和胃化饮，助麻黄宣散水气；甘草调和药性，与大枣相伍，补益脾胃以和中。三药共为佐使药。诸药合用，共奏发汗利水之功。

【配伍特点】本方麻黄配伍石膏，麻黄辛温以散水气，石膏辛寒以清里热，表里同治，阴阳相济。

【使用注意】本方发越水气，兼清郁热，如果津液已伤，则不宜使用。

【方论选录】此足太阳药也，风水在肌肤之间，用麻黄之辛热以泻肺；石膏之甘寒以清胃；甘草佐之，使风水从毛孔中出；又以姜、枣为使，调和营卫，不使其太发散耗津液也。（汪昂《医方集解》）

【附方】越婢加术汤（《金匮要略》）　麻黄六两（12g）　石膏半斤（24g）　白术四两（12g）　生姜三两（9g）　大枣十五枚（5枚）　甘草二两（6g）　上六味，以水六升，先煮麻黄，去上沫，内诸药，煮取三升，分温三服。功用：发汗利水，清泻里热。主治：皮水夹热证。症见全身面目肿甚，小便不利，自汗出，口渴，便干，脉沉，舌边尖红。

【临床应用】

越婢汤加减在临床上用于治疗急性肾小球肾炎、慢性肾炎急性发作、特发性水肿、荨麻疹、急性支气管炎、支气管肺炎、水痘等证属风水夹热者，还可用于治疗慢性肾炎急性发作或肾病综合征导致的水肿，如周身浮肿或面目浮肿，尿少黄赤，恶寒发热，咳嗽气喘等症状。治疗成人水痘，证属外邪束表而内有郁热者，越婢汤能够使患者汗出热退，水疱消退，红斑颜色变淡，诸症缓解。

【基础研究】

现代研究发现，越婢汤具有消除水肿、保护肾功能、调节免疫等作用。越婢汤对肾病引起的水肿的治疗可能通过以下途径实现：调节 Cav-1/eNOS 信号通路，减轻血管内皮细胞损伤，促进细胞增殖和迁移；抑制 ASK1/p38 信号通路，提高细胞连接蛋白表达，调节 VEGF/ERK 信号通路，改善肾脏毛细血管通透性；降低肺组织水通道蛋白 4 水平，调节水液代谢。越婢汤的肾功能保护机制涉及改善肝、肾功能及血脂水平；改善肾小球超微结构，修复肾小球电荷屏障；升高肾组织磷酸酶张力蛋白基因和微管相关蛋白 1 轻链 3 的表达，影响肾组织中 NOD 样受体家族核苷酸结合寡聚化结构域样受体蛋白 3、半胱天冬酶 -1 及其下游炎症因子白细胞介素 -1β 的表达，减轻肾脏病理损害；降低微量白蛋白、$β_2$- 微球蛋白及血清胱抑素 C 水平，改善肾功能；调控瞬时受体电位离子通道 5 和瞬时受体电位离子通道 6，减轻足细胞损伤，降低蛋白尿，提高血清白蛋白水平。临床基础研究发现，越婢汤还能升高免疫球蛋白水平，调节免疫功能。在其他方面，越婢汤还可以抑制大鼠膀胱 Cajal 间质细胞的增殖，降低逼尿肌不稳定大鼠膀胱 Cajal 间质细胞及超极化激活环核苷酸门控阳离子通道蛋白含量，通过调节膀胱兴奋性改善膀胱逼尿肌的不稳定状态。加味越婢汤还可以增强慢性阻塞性肺疾病急性加重期患者的免疫功能，延缓或逆转气道重塑，改善症状。

【研发现状】

根据麻黄、石膏的配伍原理，现已开发出清肺消炎丸、小儿清肺化痰颗粒等中成药。

1. 清肺消炎丸

组成：麻黄、石膏、地龙、牛蒡子、葶苈子、人工牛黄、炒苦杏仁、羚羊角。

功用：清肺化痰，止咳平喘。

主治：用于痰热阻肺，症见咳嗽气喘，胸胁胀痛，吐痰黄稠；上呼吸道感染、急性支气管炎、慢性支气管炎急性发作见上述证候者。

2. 小儿清肺化痰颗粒

组成：麻黄、石膏、苦杏仁、前胡、黄芩、紫苏子（炒）、葶苈子、竹茹。

功用：清热化痰，止咳平喘。

主治：用于小儿肺热感冒引起的咳嗽痰喘。

升麻葛根汤

【来源】宋代太平惠民和剂局著《太平惠民和剂局方》。

治大人、小儿时气温疫，头痛发热，肢体烦疼，及疮疹已发及未发，疑贰之间，并宜服之。

【异名】升麻散（《斑疹备急》）、升麻汤（《活人书》卷十六）、四味升麻葛根汤（《小儿痘疹方论》）、平血饮（《观策方要补》卷八引《澹寮》）、解肌汤（《普济方》卷三六九）、葛根升麻汤（《玉机微义》卷五十）、葛根汤（《片玉痘疹》卷六）、升麻饮（《赤水玄珠》卷七）、干葛汤（《症因脉治》卷三）、四味升葛汤（《疡医大全》卷三十三）。

【组成】升麻　白芍药　甘草炙，各十两（各300g）　葛根十五两（450g）

【用法】上为粗末，每服三钱（9g），用水一盏半，煎取一盅盏，去滓，稍热服，不拘时候，日二三服，以病气去，身清凉为度。小儿量力服之（现代用法：作汤剂，水煎服，用量按原方比例酌减）。

【功用】解肌透疹。

【主治】麻疹初起。疹发不出，身热头痛，咳嗽，目赤流泪，口渴，舌红，苔薄而干，脉浮数。

【方解】方中升麻解肌透疹，清热解毒，乃透疹之要药，为君药。葛根解肌透疹，生津除热，为臣药。二药相配，轻扬升散，通行肌表内外，对疹毒欲透未透，病势向外者，能因势利导，为透达疹毒的常用组合。芍药清热凉血，益阴和营，为佐药。炙甘草调和药性，为使药。诸药合用，共奏辛凉解肌，透邪解毒之效。

【配伍特点】辛凉药物与酸甘药物同用，既能升散透疹，清解蕴热，又可酸敛益阴，防升麻、葛根升散太过。

【使用注意】麻疹已透，或疹毒内陷而见气急而粗、喘息抬肩、鼻翼扇动者，应当禁用。

【方论选录】此足阳明药也，阳明多气多血，寒邪伤人，则血气之壅滞，辛能达表，轻可去实，故以升、葛辛轻之品，发散阳明表邪。阳邪盛则阴气虚，故用芍药敛阴和血，又用甘草调其卫气也。升麻、甘草升阳解毒，故又治时疫。（汪昂《医方集解》）

【附方】竹叶柳蒡汤（《先醒斋医学广笔记》）　西河柳五钱（15g）　荆芥穗一钱（3g）　干葛一钱五分（4.5g）　蝉蜕一钱（3g）　薄荷叶一钱（3g）　鼠粘子炒，研，一钱五分（4.5g）　知母蜜炙，一钱（3g）　玄参二钱（6g）　甘草一钱（3g）　麦门冬去心，三钱（9g）　竹叶三十片（3g）（甚者加石膏五钱，冬米一撮）　水煎服。功用：透疹解表，清热生津。主治：痧疹初起，透发不出。症见喘嗽，鼻塞流涕，恶寒轻，发热重，烦闷躁乱，咽喉肿痛，唇干口渴，苔薄黄而干，脉浮数。

【临床应用】

升麻葛根汤在临床上常用于治疗慢性荨麻疹、带状疱疹、银屑病、慢性乙型肝炎、慢性咽炎、小儿麻疹等疾病。采用升麻葛根汤加减联合西药治疗幽门螺杆菌阳性的慢性荨麻疹，能减少患者皮损的风团数目、直径，缩短发作时间，缓解患者的临床症状，提高生活质量。治疗免疫清除期慢性乙型肝炎，升麻葛根汤可以改善患者的临床症状和肝功能相关指标，提高治疗效果，并且无明显的毒副作用。

【基础研究】

现代研究发现，升麻葛根汤具有抗炎、镇痛、抑菌及肝保护作用。动物研究发现，升麻葛根汤可减轻二甲苯致炎模型小鼠的耳肿胀，减轻冰醋酸致痛小鼠的扭体反应，表明本方具有一定的抗炎镇痛作用。升麻葛根汤对急性肝损伤具有保护作用，其机制可能与降低血清谷丙转氨酶和谷草转氨酶水平、减少肝组织中脂质过氧化产物丙二醛含量，以及增加总超氧化物歧化酶、谷胱甘肽过氧化物酶的活性，从而提高肝脏的抗氧化损伤能力有关。升麻葛根汤对金黄色葡萄球菌和大肠杆菌也显示出一定的体外抑菌作用。

五虎汤

【来源】宋代杨士瀛著《仁斋直指方》。

治喘急痰气。

【组成】麻黄七分（2.4g）　杏仁去皮尖，一钱（3g）　甘草四分（1.2g）　细茶炒，八分（2.4g）　白石膏一钱五分（4.5g）

【用法】上作一服，白水煎（现代用法：水煎服）。

【功用】清热宣肺，止咳平喘。

【主治】风热壅肺证。身热，咳喘痰多。

【方解】方中麻黄辛温，宣肺平喘，为君药。石膏辛甘大寒，清肺泻热，除烦止渴，并能制约麻黄之温燥，防止发汗太过而伤津；杏仁味苦，降气止咳，与麻黄相配，一宣一降，有助于恢复肺气宣降功能。二药共为臣药。细茶苦凉，清上降下，既可加强石膏清肺之效，又佐麻、杏平喘之力，为佐药。甘草调和诸药，为使药。诸药相配，共奏清热宣肺，止咳平喘之效。

【配伍特点】解表与清肺并用，以清为主；宣肺与降气相合，以降为主。

【使用注意】风寒咳嗽者不宜使用。

【方论选录】马脾风，俗传之名，即暴喘是也。因寒邪客于肺俞，寒化为热，闭于肺经，故胸高气促，肺胀喘满，两胁扇动，陷下作坑，鼻窍扇张，神气闷乱。初遇之急服五虎汤，继用一捻金下之，倘得气开，其喘自止。（吴谦

《医宗金鉴》)

【临床应用】

五虎汤在临床上多用于治疗支气管哮喘、支气管肺炎等呼吸系统疾病，尤其是小儿痰热壅肺型肺炎、支气管炎及哮喘急性发作期。对于成人社区获得性肺炎（痰热壅肺证），五虎汤可以改善患者咳嗽、咳痰、胸痛、发热等症状，控制病情进展，促进患者临床恢复。

【基础研究】

现代研究发现，五虎汤治疗支气管哮喘涉及抗炎、抗病毒、降低气道反应性、抑制气道重塑、舒张支气管平滑肌、重建免疫平衡等机制，不同机制之间还存在相互关联。五虎汤可以通过调控炎症介质表达、炎症反应记忆和细胞自噬，影响炎性因子分泌，发挥抗炎作用；可以抑制包括呼吸道合胞病毒在内的多种病原微生物增殖；可以通过改善支气管壁平滑肌增厚及上皮下胶原沉积，降低气道反应性，减少气道阻力，抑制气道重塑；通过解除气管平滑肌痉挛，舒张支气管平滑肌；通过降低气道黏液储备和胶原沉积指数以化痰；通过调控脾组织转录因子和炎症因子的表达，在树突状细胞表面差异表达协同刺激分子 CD40 和 HLA-DR，以调节失衡的 Th1/Th2、Th17/Treg 细胞，重塑免疫平衡。

【研发现状】

根据五虎汤的组成、主治和功用特点，现已研发出小儿肺热咳喘颗粒、小儿清肺化痰颗粒、小儿麻甘颗粒等中成药。

1. 小儿肺热咳喘颗粒

组成：麻黄、苦杏仁、生石膏、甘草、金银花、连翘、知母、黄芩、板蓝根、麦冬、鱼腥草。

功用：清热解毒，宣肺化痰。

主治：感冒、支气管炎属痰热壅肺证者。

2. 小儿清肺化痰颗粒

组成：麻黄、石膏、苦杏仁、前胡、黄芩、紫苏子（炒）、葶苈子、竹茹。辅料为蔗糖粉、糊精。

功用：清热化痰，止咳平喘。

主治：小儿肺热感冒引起的咳嗽痰喘。

3. 小儿麻甘颗粒

组成：石膏、麻黄、黄芩、桑白皮、紫苏子、苦杏仁、地骨皮、甘草。

功用：平喘止咳，利咽祛痰。

主治：用于小儿肺炎喘咳、咽喉炎症。

柴葛解肌汤

【来源】清代程国彭著《医学心悟》。

治春温、夏热之病。其症发热头痛，与正伤寒同；但不恶寒而口渴，与正伤寒异耳。本方主之。

【异名】葛根解肌汤（《古今医鉴》卷三）、柴胡解肌汤（《万病回春》卷二）。

【组成】柴胡—钱二分（6g）　干葛—钱五分（6g）　赤芍—钱（6g）　甘草五分（3g）　黄芩—钱五分（6g）　知母—钱（5g）　生地二钱（9g）　丹皮—钱五分（3g）　贝母—钱（6g）

【用法】水煎服。

【功用】解肌清热。

【主治】外感风热，里热亦盛证。症见不恶寒而口渴，舌苔黄，脉浮散。

【方解】方中葛根解肌退热；柴胡解表退热，助葛根外透郁热，二药共为君药。黄芩、知母、牡丹皮清解里热，三药俱为臣药。佐以赤芍、贝母，加强清热之力；生地黄清热凉血，养阴生津，防热邪伤阴。甘草调和药性，为使药。诸药相配，共奏解肌清热之效。

【配伍特点】表里同治，温清并用，重在疏泄透散。

【使用注意】若太阳表邪未入里者，不宜使用本方，恐其引邪入里；若里热而见阳明腑实（大便秘结不通）者，亦不宜使用。

【方论选录】治三阳合病，风邪外客，表不解而里有热者。故以柴胡解少阳之表，葛根、白芷解阳明之表，羌活解太阳之表，如是则表邪无容足之地矣。然表邪盛者，内必郁而为热，热则必伤阴，故以石膏、黄芩清其热，芍药、甘草护其阴，桔梗能升能降，可导可宣，使内外不留余蕴耳。用姜、枣者，亦不过藉其和营卫，致津液，通表里，而邪去正安也。（张秉成《成方便读》）

【附方】柴葛解肌汤（《伤寒六书》）　柴胡（6g）　干葛（9g）　黄芩（6g）　芍药（6g）　羌活（3g）　白芷（3g）　桔梗（3g）（原著本方无用量）　水二盅，加生姜三片，大枣二枚，槌法，加石膏末一钱（3g），煎之热服。功用：解肌清热。主治：外感风寒，郁而化热证。恶寒渐轻，身热增盛，无汗头痛，目疼鼻干，心烦不眠，咽干耳聋，眼眶痛，舌苔薄黄，脉浮微洪。

【临床应用】

柴葛解肌汤临床上常用于治疗过敏性鼻炎、流行性感冒、肩周炎、上呼吸道感染等病症。治疗流行性感冒，柴葛解肌汤能缩短患者高热、咽痛、头痛、咳嗽等症状的持续时间。治疗肩周炎，柴葛解肌汤可减轻患者疼痛症状，改善肩关节功能，提高患者生活质量。治疗小儿呼吸道感染高热，柴葛解肌汤能缩短患儿退热起效时间、平均退热时间及住院时间，提高患儿机体免疫力。

【基础研究】

现代研究发现，柴葛解肌汤的解热作用与抗炎和免疫调节有关。柴葛解肌汤能降低血清炎症反应指标白细胞介素 −1β、白细胞介素 −10、降钙素原、超敏 C 反应蛋白、细胞间黏附因子、血管细胞黏附因子的含量，抑制上呼吸道感染高热患儿的炎症反应，并升高免疫应答标志物含量，提高免疫力；柴葛解肌汤可能通过降低脑内上升的环磷酸腺苷含量，抑制家兔白细胞致热原引起的发热反应；代谢组学研究发现柴葛解肌汤可能通过神经递质、糖脂代谢、氨基酸及能量代谢等多途径协同发挥解热作用。

【研发现状】

根据柴葛解肌汤的主治和功用，现已开发出感冒清热颗粒、小儿柴桂退热颗粒等中成药。

1. 感冒清热颗粒

组成：荆芥穗、薄荷、防风、柴胡、紫苏叶、葛根、桔梗、苦杏仁、白芷、苦地丁、芦根。

功用：疏风散邪，解表清热。

主治：风热感冒。症见头痛发热，鼻流清涕，咳嗽咽干。

2. 小儿柴桂退热颗粒

组成：柴胡、桂枝、葛根、浮萍、黄芩、白芍、蝉蜕。

功用：发汗解表，清里退热。

主治：用于小儿外感发热。

第三节　扶正解表剂

麻黄细辛附子汤

【来源】东汉张仲景著《伤寒论》。

少阴病，始得之，反发热，脉沉者，麻黄细辛附子汤主之。

【异名】麻黄附子细辛汤（《注解伤寒论》卷六）、附子细辛汤（《三因极一病证方论》卷四）。

【组成】麻黄去节，二两（6g）　细辛二两（3g）　附子炮，去皮，破八片，一枚（9g）

【用法】上三味，以水一斗，先煮麻黄，减二升，去上沫，内诸药，煮取三升，去滓，温服一升，日三服（现代用法：水煎服）。

【功用】助阳解表。

【主治】素体阳虚，外感风寒表证。发热，恶寒甚剧，其寒不解，神疲欲寐，脉沉微。

【方解】方中麻黄辛温，发汗解表散寒，为君药。炮附子大辛大热，温阳祛寒，为臣药。细辛芳香气浓，性善走窜，既能走表，助麻黄以解表；又能入里，协助附子温阳散寒，为佐助之药。诸药合用，共奏助阳解表之效。

【配伍特点】解表药与温里药合用，表里同治，辛温并用，使外感风寒之邪得以宣散，在里之阳气得以鼓动，则阳虚外感可愈。

【使用注意】若少阴阳虚而见下利清谷、四肢厥冷、脉微欲绝等症，不宜使用本方，应遵循"先温其里，乃攻其表"的原则，否则误发其汗，必致亡阳危候。

【方论选录】用附子以解里寒，用麻黄以解外寒，而复佐以辛温香窜之细辛，既能助附子以解里寒，更能助麻黄以解外寒，俾其自太阳透入之寒，仍由太阳作汗而解，此麻黄附子细辛汤之妙用也。（张锡纯《医学衷中参西录》）

【附方】

1.麻黄附子甘草汤《伤寒论》　麻黄去节，二两（6g）　甘草炙，二两（6g）　附子炮，去皮，破八片，一枚（9g）　上三味，以水七升，先煮麻黄一两沸，去上沫，内诸药，煮取三升，去滓，温服一升，日三服。功用：助阳解表。主治：少阴阳虚，外感风寒。症见恶寒身疼，无汗，微发热，脉沉微；或水病身面浮肿，气短，小便不利，脉沉而小。

2.再造散《伤寒六书》　黄芪　人参　桂枝　甘草　熟附子　细辛　羌活　防风　川芎　煨生姜　大枣各等分（原著无剂量）　水二盅，加大枣二枚，煎一盅。槌法，再加炒白芍一撮，煎三沸，温服。功用：助阳益气，解表散寒。主治：阳气虚弱，外感风寒证。症见恶寒发热，热轻寒重，无汗肢冷，倦怠嗜卧，面色苍白，语声低微，舌淡苔白，脉沉无力或浮大无力。

【临床应用】

麻黄细辛附子汤在临床上常用于治疗过敏性鼻炎、支气管哮喘、上呼吸道感染、银屑病、荨麻疹、缓慢性心律失常、类风湿关节炎等病症。治疗过敏性鼻炎，证属阳虚肺窍不利者，麻黄细辛附子汤能缓解患者鼻塞、鼻痒、流清涕、喷嚏频作等症状。治疗老年支气管哮喘寒哮证，麻黄细辛附子汤可以缓解患者气喘、喉中哮鸣音、胸膈满闷、痰液稀白、咳嗽等症状，加快病情恢复。

【基础研究】

现代研究发现，麻黄细辛附子汤具有抗过敏、抗炎、免疫调节、线粒体保护、抗病毒等作用。麻黄细辛附子汤通过 NMU/NMUR1 通路，影响树突状细胞迁移细胞骨架改变，抑制细胞的迁移能力，调节 Treg 细胞功能及 Th1/Th2 平衡，减少变应性炎症反应的发生；通过改善炎症因子水平，干预白细胞介素 –2 细胞的表达，干预 TLR7/MyD88/IRF7 信号通路，抑制肺内过度炎症反应，减轻肺组织损伤；通过提高红细胞免疫功能，恢复正常 CD4/CD8 比值，抑制树突状细胞迁移，抑制 Toll 样受体应答以调节免疫；通过升高超氧化物歧化酶活性，降低丙二醛含量，升高呼吸链复合物Ⅸ活性，增加三磷酸腺苷含量，保护线粒体免受氧化应激损伤；通过抑制 TLR3/TRIF/NF-κB 信号通路的激活发挥抗病毒作用；其他还包括改善鼻黏膜通透性、修复鼻黏膜上皮细胞屏障损伤、抑制细胞凋亡等。此外，麻黄细辛附子汤可能通过抑制迷走神经和兴奋交感神经，减轻氧自由基对心肌的损伤，从而对抗缓慢性心律失常。

【研发现状】

目前研发的寒湿痹胶囊、散风活络丸等中成药的组成中有麻黄、细辛、附子三药。

1. 寒湿痹胶囊

组成：白芍、白术、当归、附子、甘草、桂枝、黄芪、麻黄、木瓜、威灵仙、细辛、制川乌。

功用：祛寒除湿，温通经络。

主治：肢体关节疼痛，疲困或肿胀，局部畏寒，风湿性关节炎。

2. 散风活络丸

组成：乌梢蛇（酒炙）、草乌（甘草银花炙）、附子（炙）、威灵仙（酒炙）、防风、麻黄、海风藤、细辛、白附子（矾炙）、胆南星（酒炙）、蜈蚣、地龙、乳香（醋炙）、桃仁（去皮）、红花、当归、川芎、赤芍、桂枝、牛膝、骨碎补、熟地黄、党参、白术（麸炒）、茯苓、木香、香附（醋炙）、草豆蔻、石菖蒲、黄芩、熟大黄、人工牛黄、冰片。

功用：祛风化痰，舒筋活络。

主治：用于风痰阻络引起的中风瘫痪，口眼㖞斜，半身不遂，腰腿疼痛，手足麻木，筋脉拘挛，行步艰难。

辛夷散

【来源】宋代严用和著《严氏济生方》。

治肺虚，风寒湿热之气加之，鼻内壅塞，涕出不已，或气息不通，或不闻香臭。

【组成】辛夷仁　细辛洗去土, 叶　藁本去芦　升麻　川芎　木通去节　防风去芦　羌活去芦　甘草炙　白芷各等分

【用法】为细末，每服二钱。食后茶清调服。（现代用法：茶调服，亦可作汤剂，煎服）。

【功用】疏散风寒，通利鼻窍。

【主治】肺虚，风寒湿邪外袭，鼻内壅塞，涕出不已，气息不通，或不闻香臭。

【方解】方中辛夷性温味辛，能疏散风寒，宣通鼻窍，为君药。升麻、白芷味辛，能助君药能引胃中清气上行头脑，宣通鼻窍，二药共为臣药。佐以藁本、防风、羌活，能上行于头面，解表散寒，祛风除湿；细辛味辛性温，能祛风散寒，通窍止痛；川芎辛温，行气开郁，助升清阳；大量辛温之品，用之恐有辛燥太过之弊，故木通苦寒泻火，引脾胃湿热下行。清茶引火下行，甘草调和诸药，共为使药。诸药相合，风寒湿得解，鼻窍得通。

【配伍特点】大量升散药与少量清热药相配，升者不峻。

【使用注意】阴虚火旺者忌服。

【方论选录】此手太阴、足阳明药也。燥火内焚，风寒外束，血气壅滞，故鼻生息肉而窍窒不通也。辛夷、升麻、白芷辛温轻浮，能引胃中清气上行头脑，防风、藁本辛温雄壮，亦能上入颠顶，胜湿祛风，细辛散热破结，通精气而利九窍，川芎补肝润燥，散诸郁而助清阳，此皆利窍、升清、散热、除湿之药。木通通中，茶清寒苦，以下行泻火，甘草和中，又以缓其辛散也。（汪昂《医方集解》）

【附方】苍耳散（《严氏济生方》）　辛夷仁半两（15g）　苍耳子二钱半（7.5g）　香白芷一两（30g）　薄荷叶半钱（1.5g）　上晒干，为细末。每服二钱，食后用葱、茶清调下。功用：散风邪，通鼻窍。主治：鼻渊，鼻流浊涕不止。

【临床应用】

辛夷散临床主要用于治疗急慢性鼻炎、鼻窦炎、过敏性鼻炎等疾病。对于急慢性鼻炎，辛夷散加味可以改善患者鼻塞、流涕的症状，以及由鼻塞、流涕引起的头昏头痛、嗅觉减退、咽痛咽干等症状。此外，辛夷散还可用于治疗上气道咳嗽综合征。

【基础研究】

目前关于辛夷散的基础研究还比较少。研究发现玉屏风散、辛夷散和苍耳子散通过干预 MAPK 信号通路而对肺气虚型变应性鼻炎大鼠产生治疗作用。辛夷散可能通过调控 TRPV1 通路减少 SP、CGRP、IL-4 释放，从而抑制 Th2 细胞过度活化，降低痒觉神经敏化，缓解鼻痒，从而治疗变应性鼻炎。

【研发现状】

根据辛夷散的主治和功用，现已开发出中成药辛夷鼻炎丸、辛芳鼻炎胶囊和十三味辛夷滴鼻剂。

1. 辛夷鼻炎丸

组成：辛夷、薄荷、紫苏叶、甘草、广藿香、苍耳子、鹅不食草、板蓝根、山白芷、防风、鱼腥草、菊花、三叉苦。

功用：祛风，清热，解毒。

主治：鼻炎。

2. 辛芳鼻炎胶囊

组成：辛夷、白芷、黄芩、柴胡、川芎、桔梗、薄荷、菊花、荆芥穗、枳壳、防风、细辛、蔓荆子、龙胆、水牛角浓缩粉。

功用：发表散风，清热解毒，宣肺通窍。

主治：慢性鼻炎，鼻窦炎。

3. 十三味辛夷滴鼻剂

组成：苍耳子（炒，去刺）、辛夷、白芷、细辛、荜茇、当归、鱼腥草、荆芥、沙棘、鹅不食草、人工麝香、薄荷脑、冰片。

功用：芳香通窍。

主治：鼻腔炎症引起的鼻塞及鼻塞所致的头痛。

第八章

泻下剂

第一节　寒下剂

小承气汤

【来源】东汉张仲景著《伤寒论》。

1.阳明病，脉迟，虽汗出不恶寒者，其身必重，短气，腹满而喘，有潮热者，此外欲解，可攻里也。手足濈然汗出者，此大便已鞕也，大承气汤主之。若汗多，微发热恶寒者，外未解也，其热不潮，未可与承气汤。若腹大满不通者，可与小承气汤，微和胃气，勿令至大泄下。

2.下利谵语者，有燥屎也，宜小承气汤。

3.若不大便六七日，恐有燥屎，欲知之法，少与小承气汤，汤入腹中，转矢气者，此有燥屎也，乃可攻之。若不转矢气者，此但初头鞕，后必溏，不可攻之，攻之必胀满不能食也。欲饮水者，与水则哕。其后发热者，大便必复鞕而少也，以小承气汤和之。不转矢气者，慎不可攻也。

【组成】大黄酒洗，四两（12g）　厚朴炙，去皮，二两（6g）　枳实大者，炙，三枚（9g）

【用法】上三味，以水四升，煮取一升二合，去滓，分温二服。初服汤当更衣，不尔者，尽饮之。若更衣者，勿服之（现代用法：水煎服）。

【功用】轻下热结。

【主治】阳明腑实证。谵语，便秘，潮热，胸腹痞满，舌苔老黄，脉滑而疾；或痢疾初起，腹中胀痛，里急后重等。

【方解】方中大黄泻热通便，荡涤肠胃，为君药。枳实破气消积；厚朴下气除满。二者配伍能增强行气导滞、消痞除满之力，共为臣药。诸药合用，共奏行气导滞，泄热通便之效。

【配伍特点】泻下与行气并重，泻下以利行气，行气以助泻下。

【使用注意】本方易伤胃气，使用时应中病即止，不可过服。

【方论选录】夫诸病皆因于气，秽物之不去，由于气之不顺，故攻积之剂，必用行气之药以主之。亢则害，承乃制，此承气之所由。又病去而元气不伤，此承气之义也……大黄倍厚朴，是气药为臣，名小承气……味少，性缓，制小，其服欲微和胃气也，故名曰小……若小承气则三物同煎，不分次第，而服只四合，此求地道之通，故不用芒硝之峻，且远于大黄之锐矣，故称为微和之剂。（柯琴《伤寒附翼》）

【附方】大承气汤（《伤寒论》）　大黄酒洗，四两（12g）　厚朴去皮，炙，半斤（24g）枳实炙，五枚（12g）　芒硝三合（9g）　上四味，以水一斗，先煮二物，取五升，去滓，内大黄，更煮取二升，去滓，内芒硝，更上微火一两沸，分温再服，得下，余勿服。功用：峻下热结。主治：①阳明腑实证。大便不通，频转矢气，脘腹痞满，腹痛拒按，按之硬，甚或潮热谵语，手足濈然汗出，舌苔黄燥起刺，或焦黑燥裂，脉沉实。②热结旁流证。下利清水，色纯青，其气臭秽，脐腹疼痛，按之坚硬有块，口舌干燥，脉滑实。③里实热证而见热厥、痉病、发狂者。

【临床应用】

临床上常用小承气汤治疗便秘、胃肠功能障碍、肠梗阻、肝性脑病等病症。治疗炎性肠梗阻，小承气汤口服或保留灌肠，可改善患者炎症情况，缩短胃肠功能恢复时间，缩短患者住院时间。治疗腹部术后胃肠功能障碍，小承气汤可以缩短患者胃肠功能的恢复时间，改善胃肠动力不足，缓解患者恶心呕吐、腹胀等不适症状。

【基础研究】

现代研究表明，小承气汤具有保护胃黏膜、促进胃肠运动、保护脑和肝脏等作用。小承气汤通过减轻氧化应激及炎症反应，抑制 NF-κB 信号通路，促进细胞增殖并减少细胞凋亡；提高肠黏膜紧密连接蛋白 -1、分泌型免疫球蛋白 A 和黏蛋白 -2 的表达，保护肠黏膜屏障功能。小承气汤的脑保护作用与调节肠道菌群有关，能促进产短链脂肪酸的有益菌生长，抑制产内毒素的有害菌生长，抑制炎症因子表达，减轻炎症反应。小承气汤的肝保护作用与减轻内质网、线粒体损伤，促进蛋白质合成，提高细胞有氧代谢，促进细胞修复，降低内毒素、肿瘤坏死因子水平等有关。

【研发现状】

根据寒下配伍原理，现已开发出大黄通便颗粒、九制大黄丸等中成药。

1. 大黄通便颗粒

组成：大黄流浸膏。辅料为蔗糖。

功用：清热通便。

主治：用于实热食滞、便秘及温热型食欲不振。

2. 九制大黄丸

组成：大黄。

功用：泻下导滞。

主治：用于胃肠积滞所致的便秘、湿热下痢、口渴不休、停食停水、胸热心烦、小便赤黄。

调胃承气汤

【来源】东汉张仲景著《伤寒论》。

阳明病，不吐不下，心烦者，可与调胃承气汤。

【异名】小承气汤（《医方类聚》卷五十三引《神巧万全方》）、调胃承气散（《医方大成》卷一）、承气汤（《外科发挥》卷六）。

【组成】甘草炙，二两（6g）　芒硝半升（9g）　大黄清酒洗，四两（12g）

【用法】上三味，切，以水三升，煮二物至一升，去滓，内芒硝，更上微火一二沸，温顿服之（现代用法：水煎服，先煎大黄、甘草，芒硝溶服）。

【功用】缓下热结。

【主治】阳明病，胃肠燥热证。大便不通，口渴心烦，蒸蒸发热，或腹中胀满，舌苔黄，脉滑数；以及胃肠热盛而致发斑吐衄，口齿咽喉肿痛等。

【方解】方中大黄泄热通便，为君药。芒硝软坚润燥，泻下除热，助大黄泻热通便，为臣药。炙甘草甘缓和中，益气养胃，可缓和大黄、芒硝峻下之力，使泻下而不伤正气，并能调和诸药，为佐使药。诸药合用，共奏缓下热结之效。

【配伍特点】一是芒硝剂量大于大黄，取其泻热润燥之效；二是配以炙甘草，能缓和药力，同时保护胃气。

【使用注意】虚寒便秘者不宜使用。

【方论选录】方名调胃承气者，有调和、承顺胃气之义，非若大、小承气专攻下也。经曰：热淫于内，治以咸寒；火淫于内，治以苦寒。君大黄之苦寒，臣芒硝之咸寒，二味并举，攻热泻火之力备矣。恐其速下，故佐甘草之缓；又恐其过下，故少少温服之，其意在不峻而和也。（吴谦《医宗金鉴》）

【临床应用】

临床上调胃承气汤常用于治疗胃肠功能障碍、银屑病、应激性胃溃疡、代谢综合征等病症。治疗非胃肠道手术术后肠麻痹，调胃承气汤能够促进胃肠蠕动和黏膜消化、吸收、分泌功能的恢复，从而缩短患者排气、排便恢复时间，减少患者住院时间，减轻患者痛苦。治疗胃肠功能障碍，调胃承气汤可以缩短患者首次排便时间，增加每日排便次数，尤其是可降低重症胃肠功能障碍患者的病死率，改善患者预后。

【基础研究】

现代研究发现，调胃承气汤具有抗炎、调节免疫、促进胃肠运动、调节肠道菌群、解热等作用。在肠源性脓毒症大鼠模型中发现，调胃承气汤可通过对血液流变学指标和凝血功能的影响，减少炎症反应损伤，上调肠上皮细胞的紧密连接蛋白和闭锁小带蛋白表达，下调体内炎性因子表达，抑制细菌与内毒素引起的炎性反应所致的肠黏膜损伤，修复肠黏膜屏障；改善 CD4$^+$/CD8$^+$T 淋巴细胞比例、降低免疫炎症从而治疗肠源性脓毒症。调胃承气汤能提高 SCF/c-kit 信号通路相关蛋白表达，改善脑出血急性期大鼠胃肠动力障碍。此外，调胃承气汤对脑缺血所致脑损伤的保护作用还可能与增加肠道菌群多样性、调节肠道菌群产物以减轻脑组织炎症反应有关；调胃承气汤治疗老年髋部骨折术后胃肠功能失调可能与增加双歧杆菌、乳酸杆菌及降低肠杆菌和肠球菌有关。

【研发现状】

根据清热泻火通便的配伍原理，现已开发出中成药大黄泻火散。

大黄泻火散

组成：大黄、芒硝、连翘、黄芩、栀子仁（炒）、薄荷、炙甘草。

功用：清热泻火，通便。

主治：胸膈烦热，口渴，便秘。

三化汤

【来源】 金代刘完素著《素问病机气宜保命集》。

中风，外有六经之形证，先以加减续命汤随证治之；内有便溺之阻格，复以三化汤主之。

【组成】 厚朴　大黄　枳实　羌活各等分

【用法】 上锉如麻豆大，每服三两（9g），水三升，煎至一升半，终日服之。以微利为度，无时（现代用法：水煎服）。

【功用】 破气导滞。

【主治】 中风入脏，邪气内实，热势极盛，二便不通；中风内有便溺之阻隔者；中风九窍俱闭，唇缓舌强；大肠燥闭，不见虚症者。

【方解】 方中厚朴行气除满，为君药。大黄泻热通便，荡涤积滞，与厚朴相伍，行气通下，使腑气通畅；枳实破气消积，可增强厚朴、大黄行气导滞之力。二药共为臣药。羌活祛风，可宣郁开窍，疏通经络，为佐药。诸药合用，共奏破气导滞之功。

【配伍特点】 升降结合，一升一降，使清阳上升，浊阴下降，中风昏仆即愈。表里同治，通腑下气，结合羌活祛风，里泻实热，表通经络。

【使用注意】终日服之，微利即止。

【方论选录】大黄、厚朴、枳实，小承气汤也。上焦满，治以厚朴；中焦满，破以枳实；下焦实，夺以大黄；用羌活者，不忘乎风也。服后二便微利，则三焦之气无所阻塞，而复其传化之职矣，故曰三化。（吴崑《医方考》）

【临床应用】

三化汤在临床上常用于治疗脑卒中、便秘等病症。治疗急性缺血性脑卒中痰热腑实证，三化汤能改善患者半身不遂、口舌歪斜、言语謇涩或不语、头痛目眩、便干便秘等临床症状，对缺血性脑卒中患者长期疗效好，有助于提高患者日常生活能力。

【基础研究】

现代研究发现，三化汤具有脑保护和胃肠保护等作用。三化汤可通过胰高糖素样肽 -1 激活胰高糖素样肽 -1 受体，促进线粒体融合分裂，改善线粒体的形态及功能，减轻中风阳明腑实证大鼠脑组织及肠组织损伤。三化汤通过保护血管内皮完整性、调节血管内皮功能，从血脑屏障保护途径对脑缺血再灌注损伤发挥脑保护作用。三化汤通过抑制 Tau 蛋白磷酸化，促进局灶性脑缺血和再灌注后侧脑室下区内源性神经干细胞的增殖、分化、迁移以发挥神经保护作用。临床基础研究发现，三化汤治疗脑卒中能降低患者血清 TNF-α、IL-1β、IL-6、可溶性细胞间黏附分子 -1、过氧化氢酶、超氧化物歧化酶、氧化型低密度脂蛋白水平，表明三化汤还能从抗炎、抗氧化应激、抗血管内皮损伤等途径发挥脑保护作用。三化汤的胃肠保护作用则与降低胃肠组织血栓素 B_2 含量，升高 6-酮 - 前列腺素 F1α 及 Na^+-K^+-ATP 酶、Ca^{2+}-ATP 酶活性有关。

厚朴三物汤

【来源】东汉张仲景著《金匮要略》。

痛而闭者，厚朴三物汤主之。

【异名】厚朴汤（《千金翼方》卷十八）、三物汤（《血证论》卷八）。

【组成】厚朴八两（24g）　大黄四两（12g）　枳实五枚（15g）

【用法】上三味，以水一斗二升，先煮二味，取五升，内大黄，煮取三升，温服一升（现代用法：水煎，先煎厚朴、枳实，后下大黄）。

【功用】行气除满，泄热通便。

【主治】里实气滞证。腹部痞满胀痛，大便秘结，无矢气，苔黄燥，脉滑数有力。

【方解】方中厚朴行气消胀，除满止痛，为君药。枳实破气消积，加强厚朴行气之力；大黄泻热通便，清除积滞，与厚朴、枳实配合，使气行则便通，积滞得下，二药共为臣药。诸药合用，使气机通畅，实积消除，诸症自解。

【配伍特点】行气药与泻下药同用，其中厚朴用量为大黄的两倍，偏于行气除满。

【使用注意】虚寒腹痛者不宜使用。

【方论选录】闭者，气已滞也。经曰：塞也。通因通用，此之谓也。于是以小承气通之。乃易其名为三物汤者，盖小承气君大黄以一倍，三物汤君厚朴以一倍者，知承气之行，行在中下也；三物之行，因其闭在中上也。绎此，可启悟于无穷矣。（赵以德《金匮玉函经二注》）

【临床应用】

厚朴三物汤在临床上常用于胃肠功能障碍、胰腺炎、胃溃疡等消化系统疾病的治疗，亦有治疗泌尿系统、肌肉骨骼系统等疾病的报道。治疗术后胃肠功能障碍，厚朴三物汤可以促进患者肠鸣音恢复，缩短排气、排便时间，减轻患者术后腹胀及恶心呕吐症状；促进胃肠功能恢复，减少患者术后并发症的发生。

【基础研究】

现代研究发现，厚朴三物汤有促进胃肠动力、保护胃肠黏膜等作用。厚朴三物汤可在胃与结肠局部降低去甲肾上腺素转运体和 α_2、β_1、β_2 受体蛋白的表达，以及胃肠道与外周血中去甲肾上腺素的含量；上调胃肠道中 SCF/C-kit 信号通路及神经激肽 -1 和配体 SP 的表达，促进 ICCs 数量及功能的恢复；促进胃窦组织促胃液素、胃泌素蛋白的表达；抑制诱导型一氧化氮合酶的产生，减轻炎症反应并下调 NO/cGMP/PKGI 通路，增加 Cajal 间质细胞数量，保证其正常功能；抑制胃肠交感神经功能、兴奋副交感神经及 5- 羟色胺系统；调控神经递质与受体的表达水平等。厚朴三物汤能改善重症急性胰腺炎患者的胃黏膜损伤，改善胃与脑的炎症反应和代谢紊乱；降低血清和肠组织炎症因子水平，减轻胰腺和肠道的炎症反应；抑制 MLCK/p-MLC 通路，上调肠黏膜机械屏障相关蛋白的表达，降低肠黏膜屏障通透性。

【研发现状】

根据厚朴三物汤的主治和功用，现已开发出中成药厚朴排气合剂。

厚朴排气合剂

组成：厚朴（姜制）、木香、枳实（麸炒）、大黄。

功用：行气消胀，宽中除满。

主治：腹部非胃肠吻合术后早期肠麻痹。症见腹部胀满，胀痛不适，腹部膨隆，无排气、排便，舌质淡红，舌苔薄白或薄腻。

第二节　温下剂

大黄附子汤

【来源】东汉张仲景著《金匮要略》。

胁下偏痛，发热，其脉紧弦，此寒也，以温药下之，宜大黄附子汤。

【异名】大黄附子细辛汤（《漫游杂记》，录自《金匮要略今释》卷三）。

【组成】大黄三两（9g）　附子三枚（12g）　炮细辛二两（6g）

【用法】以水五升，煮取二升，分温三服；若强人煮取二升半，分温三服。服后如人行四五里，进一服（现代用法：水煎服）。

【功用】温里散寒，通便止痛。

【主治】寒积里实证。腹痛便秘，胁下偏痛，发热，手足厥冷，舌苔白腻，脉弦紧。

【方解】方中附子大辛大热，温阳散寒；大黄苦寒，泻下通便，荡涤积滞，大黄与附子合用，变寒下为温下，共为君药。细辛走窜发散，除寒散结为佐药；方中大黄虽为苦寒之品，但配附子、细辛辛散大热之品，则制其走泄之性，为去性存用之法。诸药合用，大便得解，腑气通畅，则寒积去，阳气行，诸症自可消除。

【配伍特点】寒温同用，相反相成。

【使用注意】本方功专温下，若实热内结，正盛邪实，实非所宜。此外，服用本方后，若大便通利，则可转危为安；若药后大便不通，反见呕吐、肢冷、脉细等病势恶化之象，应予注意。方中大黄的用量一般不宜超过附子。

【方论选录】

1. 胁下偏痛而脉紧弦，阴寒成聚，偏着一处，虽有发热，亦是阳气被郁所致。是以非温不能已其寒，非下不能去其结，故曰宜以温药下之。程氏曰：大黄苦寒，走而不守，得附子、细辛之大热，则寒性散而走泄之性存是也。（尤怡《金匮要略心典》）

2. 大黄附子汤用细辛佐附子，以攻胁下寒结，即兼大黄之寒以导之。寒热合用，温攻并施，此圣法昭然，不可思议者也。（吴谦《医宗金鉴》）

3. 此邪居厥阴，表里俱急，故用温下法以两解之也。脉弦为肝郁，紧，里寒也；胁下偏痛，肝胆经络为寒湿所搏，郁于血分而为痛也；发热者，胆因肝而郁也。故用附子温里通阳；细辛暖水脏而散寒湿之邪；肝胆无出路，故用大黄，借胃腑以为出路也。大黄之苦，合附子、细辛之辛，苦与辛合，能降能通，通则不痛也。（吴瑭《温病条辨》）

【临床应用】

大黄附子汤临床常用于急性肠梗阻、阑尾炎、胆囊炎、胆石症、胆囊术后综合征、慢性痢疾、慢性肾衰等属里寒积证者。

【基础研究】

现代研究发现，大黄附子汤对急性胰腺炎的治疗作用主要表现在影响酶活性上。有研究表明大黄附子汤中的14个化学成分是治疗急性胰腺炎的物质基础，其中8种成分来自大黄，6种来自附子，均为生物碱类成分。有文献报道大黄素对胰淀粉酶、胰蛋白酶、脂肪酶均有很强的抑制作用，用大黄素治疗急性胰腺炎后，胰腺组织转化生长因子表达明显增强，高峰迁移，DNA合成物明显增加，提示大黄素参与了胰腺组织的再生和修复，并且大黄素能够抑制肿瘤坏死因子、白介素等炎症细胞因子的分泌，从而进一步影响免疫激活的后续环节，起到抑制急性胰腺炎炎症的作用。

温脾汤

【来源】唐代孙思邈著《备急千金要方》。

治下久赤白，连年不止，及霍乱，脾胃冷实不消。

【组成】当归　干姜各三两（各9g）　附子　人参　芒硝各二两（各6g）　大黄五两（15g）　甘草二两（6g）

【用法】上七味，㕮咀，以水七升，煮取三升，分温，日三（现代用法：水煎服，后下大黄）。

【功用】攻下冷积，温补脾阳。

【主治】阳虚冷积证。便秘腹痛，脐周绞痛，手足不温，苔白不渴，脉沉弦而迟。

【方解】方中附子温补脾阳，散寒止痛；大黄泻下攻积，且得附子相配，变寒下为温下，共为君药。芒硝助大黄泻下攻积；干姜助附子温阳祛寒，均为臣药。人参、当归补益气血，使下不伤正，为佐药。甘草补中益气、调和诸药，为使药。诸药配伍，温、下、补三法结合，攻补兼施。

【配伍特点】本方以温补阳气与攻下寒积两法合方，寓补于攻，温下相成。

【使用注意】热结和阴虚便秘者忌用。

【方论选录】此方治寒积之一法也。凡积之所成，无不由于正气之虚，故以参、甘以培其气，当归以养其血，使气血复其常度，则邪去而正乃不伤。病因寒起，故以姜、附之辛热，使其走者走，守者守，祛寒散结，纤悉无遗，而后硝、黄导之，由胃入肠，何患乎病不去哉？（张秉成《成方便读》）

【附方】温脾汤（《备急千金要方》卷十五）　麻黄四两（12g）　附子大者一枚（12g）　干

姜　人参　甘草各二两（各6g）　上五味，㕮咀，以水八升，煮取二升半，分三服。功用：攻下寒积，温补脾阳。主治：下利赤白，连年不止，霍乱，脾胃冷积不消，手足欠温，苔白不渴，脉沉弦。

【临床应用】

本方临床主要用于治疗功能性便秘、慢性复发型溃疡性结肠炎、阑尾周围脓肿、急性单纯性肠梗阻或不全梗阻、蛔虫性腹痛、慢性结肠炎、肝硬化腹水、慢性肾炎、尿毒症等属中阳不足、冷积内停者。

【基础研究】

现代研究发现，温脾汤在治疗胃肠道疾病、改善肾功能及治疗精神类疾病方面应用广泛。方中的有效成分能增加肠蠕动，促进吸收，抑制胃酸分泌，保护胃黏膜，进而治疗胃肠疾病；能保护淋巴细胞，调节免疫力，抗凝、抗氧化，有效修复肾功能；能促进脑内 DNA、RNA 和蛋白质合成，改善大脑能量代谢，加强供血，促进神经细胞发育，对大脑兴奋与抑制功能进行调节，从而治疗精神类疾病。

【研发现状】

根据温脾汤的主治和功用，现已开发出中成药温脾丸。

温脾丸

组成：大黄、芒硝、熟附子、当归、干姜、人参、甘草。

功用：温补中阳，补益气血。

主治：中焦阳虚便秘。症见怕冷，腹中冷痛，大便不通，舌苔白，脉沉迟。

薏苡附子败酱散

【来源】东汉张仲景著《金匮要略》。

肠痈之为病，其身甲错，腹皮急，按之濡，如肿状，腹无积聚，身无热，脉数，此为腹内有痈脓，薏苡附子败酱散主之。

【异名】附子汤（《伤寒论》）、败酱散（《太平圣惠方》卷七十九）、薏苡附子散（《金匮要略》）。

【组成】薏苡仁十分（30g）　附子二分（6g）　败酱五分（15g）

【用法】上三味，杵为末，取方寸匕，以水二升，煎减半，顿服。小便当下（现代用法：水煎服）。

【功用】排脓消肿。

【主治】肠痈内已成脓，身无热，肌肤甲错，腹皮急，如肿状，按之软，脉数。

【方解】方中薏苡仁排脓消肿，开壅利肠，为君药；少用附子温经祛湿，散寒止痛，为臣药；佐以败酱草解毒排脓。三味相伍，清热排脓而不伤阳气，温阳扶正而不滞热毒，共奏清热排脓消痈、扶正助阳祛邪之功。

【配伍特点】寒温并用，扶正祛邪。

【使用注意】发热者、腹部硬满而痛者、妊娠妇女忌用。

【方论选录】薏苡破毒肿，利肠胃为君；败酱一名苦菜，治暴热火疮，排脓破血为臣；附子则假其辛热以行郁滞之气尔。（尤怡《金匮要略心典》）

【临床应用】

薏苡附子败酱散常用于治疗阑尾脓肿、慢性阑尾炎，也用于治疗腹壁、腹腔、盆腔内的多种慢性化脓性炎症，如慢性盆腔炎、慢性附件炎、卵巢囊肿、前列腺炎、精囊炎。本方还可用于治疗腹部以外的痈脓，如支气管胸膜瘘、肝脓肿等。

【基础研究】

现代研究发现薏苡附子败酱散含有谷甾醇、β-谷甾醇、蒙花苷、脱氧穿心莲内酯、乌头碱等多种成分，可发挥抗炎、抗癌等作用。其中核心成分β-谷甾醇对乳腺癌、前列腺癌、结肠癌、肺癌、胃癌等多种癌症具有较好作用；蒙花苷可通过干预 PI3K、AKT 等靶点来减少细胞凋亡和增殖，有效预防肠道肿瘤的形成；乌头碱具有抗心力衰竭、抗炎、镇痛和抗肿瘤等药理作用。

第三节　润下剂

济川煎

【来源】明代张介宾著《景岳全书》。

凡病涉虚损，而大便闭结不通，则硝、黄攻击等剂必不可用；若势有不得不通者，宜此主之。

【组成】当归三至五钱（9～15g）　牛膝二钱（6g）　肉苁蓉酒洗去咸，二至三钱（6～9g）　泽泻一钱半（4.5g）　升麻五分至七分或一钱（1.5～3g）　枳壳一钱（3g）

【用法】水一盏半，煎七八分，食前服（现代用法：水煎服）。

【功用】温肾益精，润肠通便。

【主治】肾虚便秘。大便秘结，小便清长，腰膝酸冷，舌淡苔白，脉沉迟。

【方解】方中肉苁蓉补肾阳，益精血，润肠通便，为君药。当归养血和血，润肠通便；牛膝补肝肾，强筋骨，壮腰膝，善下行，二者共为臣药。枳壳宽肠下气助通便；泽泻性降，渗利泄浊，共为佐药。少加升麻升举清阳，使清升浊降以助通便，用为佐使。诸药合用，寓通于补，既可温肾益精以治其本，又能润肠通便以治其标，而成标本兼顾之剂。方名"济川"，为滋润河川以行舟车之意。

【配伍特点】本方寓润下于温补之中，寄升清于降浊之内，乃寓通于补之剂。

【方论选录】济川煎，凡病涉虚损而大便闭结不通，则硝、黄攻击等剂必不可用；若势有不得不通者，宜此主之。此用通于补之剂也。（张介宾《景岳全书》）

【使用注意】热甚伤津及阴虚者忌用。

【附方】半硫丸（《太平惠民和剂局方》） 半夏汤浸七次，焙干，为细末 硫黄（明净好者，研令极细，用柳木槌子杀过）各等分 以生姜自然汁同熬，入干蒸饼末搅和匀，入臼内杵数百下，丸如梧桐子大。每服空心，温酒或生姜汤送下十五丸至二十丸，妇人醋汤下。功用：温肾祛寒，通阳泄浊。主治：老人下元虚冷便秘，或阳虚寒湿久泻。

【临床应用】

本方主要用于治疗习惯性便秘、产后肾虚便秘、老年慢性功能性便秘等属于肾虚津亏肠燥的病症。

【基础研究】

现代研究发现，济川煎具有兴奋肠道平滑肌、调节水液代谢、调节神经递质分泌、改善肠道菌群等作用。本方可通过调节 Ca^{2+}/CaMK II 信号通路，调控结肠平滑肌细胞功能；通过影响肠道水通道蛋白的表达，调节胃肠道中的水液代谢；通过调节 5-羟色胺、血管活性肠肽等神经递质，改善肠道肌肉运动；通过调节肠道菌群数量，调控肠道内环境等而治疗便秘。

【研发现状】

根据润下的配伍原理，现已开发出便通片、苁蓉润肠口服液、麻仁丸、麻仁润肠丸、润肠丸等中成药。

1. 便通片

组成：炒白术、肉苁蓉、当归、枳实、芦荟、桑椹。

功用：健脾益肾，润肠通便。

主治：大便秘结，疲乏，头晕目眩，腰膝酸软。

2. 苁蓉润肠口服液

组成：黄芪（炙）、肉苁蓉、白术、太子参、地黄、玄参、麦冬、当归、黄精（制）、桑椹、黑芝麻、火麻仁、郁李仁、枳壳（麸炒）、蜂蜜。

功用：益气养阴，健脾滋肾，润肠通便。

主治：用于气阴两虚，脾肾不足，大肠失于濡润而致的便秘。

3. 麻仁丸

组成：火麻仁、苦杏仁、大黄、枳实（炒）、厚朴（姜制）、白芍（炒）。

功用：润肠通便。

主治：肠燥便秘。

4. 麻仁润肠丸

组成：火麻仁、苦杏仁（去皮炒）、大黄、木香、陈皮、白芍。

功用：润肠通便。

主治：用于肠胃积热，胸腹胀满，大便秘结。

5. 润肠丸

组成：火麻仁、桃仁、大黄、当归、羌活等。

功用：润肠通便。

主治：实热津亏便秘。

第四节　攻补兼施剂

增液承气汤

【来源】清代吴瑭著《温病条辨》。

阳明温病，下之不通……津液不足，无水舟停者，间服增液，再不下者，增液承气汤主之。

【组成】元参一两（30g）　麦冬连心，八钱（24g）　细生地八钱（24g）　大黄三钱（9g）　芒硝一钱五分（5g）

【用法】水八杯，煮取三杯，先服一杯，不知再服（现代用法：水煎服）。

【功用】滋阴增液，泻热通便。

【主治】阳明热结阴亏证。大便秘结，下之不通，脘腹胀满，口干唇燥，舌红苔黄，脉细数。

【方解】方中重用玄参为君，滋阴泻热，润肠通便。麦冬、生地黄滋阴生津，为臣药。三药相合即增液汤，有滋阴清热、增液通便之功。大黄、芒硝泻热通便，软坚润燥，为佐药。诸药合用，使阴液得复，热结得除。

【配伍特点】重用甘寒，佐以苦寒，寓攻下于增水行舟之中，攻补兼施。

【使用注意】本方有泻下之品，不宜久服；阳虚便秘者，不宜使用。

【方论选录】温病热结阴亏，燥屎不行者，下法宜慎。此乃津液不足，无水舟停，间服增液汤（生地黄、玄参、麦冬），即有增水行舟之效；再不下者，然后再与增液承气汤缓缓服之，增液通便，邪正兼顾。方中生地黄、玄参、麦冬，甘寒、咸寒，滋阴增液；配伍大黄、芒硝，苦寒、咸寒，泄热通便，合为滋阴增液、泄热通便之剂。（冉小峰《历代名医良方注释》）

【附方】

1. 增液汤《温病条辨》 玄参一两（30g） 麦冬连心，八钱（24g） 细生地八钱（24g） 用水八杯，煮取三杯，口干则与饮尽；不便再作服。功用：增水行舟。主治：阳明温病，无上焦证，数日不大便，当下之，若其人阴素虚，不可行承气者。

2. 黄龙汤《伤寒六书》 大黄（9g） 厚朴（3g） 芒硝（12g） 人参（6g） 当归（9g） 甘草（3g） 水二盅，姜三片，枣子二枚，煎之。后再加桔梗，煎一沸，热服为度。功用：通腑泄热，补益气血。主治：里实热证而见气血虚弱。

【临床应用】

增液承气汤临床上常用于治疗习惯性便秘及老年急腹症术后并发症、痔疮日久等导致的大便干燥不通，证属热结阴亏者。

【基础研究】

现代研究发现，增液承气汤能通过激活钙离子通道，影响结肠平滑肌运动；降低 IL-1、TNF-α 等炎性因子水平而减少组织损伤；清除自由基，改善微循环血供，从而改善便秘症状。

【研发现状】

根据增水行舟、攻补兼施原理，现已开发出增液口服液、健胃消炎颗粒等中成药。

1. 增液口服液

组成：麦冬、地黄、玄参。

功用：滋阴增液，泻热通便。

主治：高热后，阴津亏损所致的便秘。

2. 健胃消炎颗粒

组成：党参、茯苓、麸炒白术、白芍、丹参、赤芍、白及、木香、大黄、乌梅、川楝子、青黛。

功用：健脾和胃，理气和血。

主治：用于脾胃不和所致的上腹疼痛，痞满纳差；慢性胃炎见上述证候者。

第九章

和解剂

第一节　和解少阳剂

蒿芩清胆汤

【来源】清代俞根初著《通俗伤寒论》。

【组成】青蒿脑钱半至二钱（4.5～6g）　淡竹茹三钱（9g）　仙半夏钱半（4.5g）　赤茯苓三钱（9g）　青子芩钱半至三钱（4.5～6g）　生枳壳钱半（4.5g）　陈广皮钱半（4.5g）　碧玉散（滑石、甘草、青黛）包煎，三钱（9g）

【用法】水煎服。

【功用】清胆利湿，和胃化痰。

【主治】少阳湿热痰浊证。寒热如疟，寒轻热重，口苦膈闷，吐酸苦水，或呕黄涎而黏，甚则干呕呃逆，胸胁胀痛，小便黄少，舌红苔白腻，间现杂色，脉数而右滑左弦。

【方解】本方治少阳胆热偏重，兼有湿郁痰浊内阻之证。方中青蒿苦寒芳香，既清透少阳邪热，又辟秽化浊；黄芩苦寒，善清胆热，并能燥湿，两药相合，既可内清少阳湿热，又能透邪外出，共为君药。竹茹善清胆胃之热，化痰止呕；枳壳下气宽中，除痰消痞；半夏燥湿化痰，和胃降逆；陈皮理气化痰，宽胸畅膈，四药相伍，使热清湿化痰除，共为臣药。赤茯苓、碧玉散清热利湿，导湿热从小便而去，为佐使药。诸药配伍，芳香清透以畅少阳之枢机，苦燥降利以化湿郁之痰浊，可使胆热清，痰湿化，气机畅，胃气和，则诸症得解。

【配伍特点】清透为主，降利共施，畅少阳之枢机，化湿郁之痰浊。

【使用注意】本方药性寒凉，邪犯少阳、素体阳虚者慎用。

【方论选录】足少阳胆与手少阳三焦合为一经，其气化一寄于胆中以化水谷，一发于三焦以行腠理。若受湿遏热郁，则三焦之气机不畅，胆中之相火乃炽。故以蒿、芩、竹茹为君，以清泄胆火；胆火炽，必犯胃而液郁为痰，故臣以枳壳、二陈和胃化痰；然必下焦之气机通畅，斯胆中之相火清和，故又佐以碧玉，引相火下泄；使以赤苓，俾湿热下出，均从膀胱而去。此为和解胆经之良方，凡胸痞作呕，寒热如疟者，投无不效……青蒿脑清芬透络，从少阳胆经领邪外出。虽较疏达腠理之柴胡力缓，而辟秽宣络之功，比柴胡为尤胜，故近世喜用青蒿而畏柴胡也。（俞根初《重订通俗伤寒论》）

【临床应用】

蒿芩清胆汤临床主要用于治疗肠伤寒、急性胆囊炎、急性黄疸型肝炎、胆汁反流性胃炎、梅尼埃病、肾盂肾炎、盆腔炎、钩端螺旋体病属少阳湿遏热郁者。

【基础研究】

现代研究发现蒿芩清胆汤具有抗炎、抗菌、利胆等作用。蒿芩清胆汤可以使原发性胆汁性胆管炎模型小鼠枯否细胞 M_1 极化减弱，M_2 极化增强，调控 M_1/M_2 极化状态，改善胆汁淤积及肝内胆管损伤。蒿芩清胆汤通过调节肠道和血清中的炎症环境及免疫平衡，有效改善了肺炎克雷伯菌肺炎大鼠模型的整体病况和肺组织病理学表现。蒿芩清胆汤通过增加厚壁菌门和罗斯氏菌属的丰度、降低拟杆菌门和变形菌门的丰度，以及调节细菌趋化性和鞭毛组装关键信号通路，来纠正肺炎克雷伯菌肺炎大鼠模型中的肠道菌群失衡。蒿芩清胆汤对肺炎克雷伯菌肺炎大鼠模型血清中抗坏血酸、α- 生育酚等 22 种代谢物具有良性调控作用，涉及的关键代谢通路有抗坏血酸、醛糖酸代谢和铁死亡。蒿芩清胆汤通过对肠道菌群和血清代谢物的正向调控，改善了肠道和血清的炎症环境和免疫平衡，从而发挥其对肺炎克雷伯菌肺炎大鼠模型的治疗作用。

【研发现状】

根据青蒿和黄芩的经典配伍，现已开发出复方青蒿搽剂等相关中成药制剂。

复方青蒿搽剂

组成：青蒿、黄芩、大黄藤、青叶胆、三七、二甲基亚砜、丙二醇、乙醇。

功用：清热解毒，化瘀止血，消肿止痛。

主治：用于大肠湿热所致的炎性外痔、血栓性外痔。

柴胡陷胸汤

【来源】清代俞根初著《通俗伤寒论》。

和解兼开降法。

【组成】柴胡一钱（3g）　姜半夏三钱（9g）　小川连八分（2.4g）　苦桔梗一钱（3g）黄芩一钱半（4.5g）　瓜蒌仁杵，五钱（15g）　小枳实一钱半（4.5g）　生姜汁四滴，分冲

【用法】水煎服。

【功用】和解清热，涤痰宽胸。

【主治】邪陷少阳，痰热结胸证。往来寒热，胸膈痞满，按之疼痛，呕恶不食，口苦且黏，目眩，或咳痰黄稠，舌红，苔黄腻，脉弦滑数。

【方解】方中柴胡和解少阳、疏利气机，黄芩清泄脾胃郁热，为君药。臣以半夏、黄连、瓜蒌仁，清热化痰，降逆止呕，宽胸散结。佐以苦桔梗、枳实清热化痰，宽利胸膈。生姜和胃降逆，散结止呕为使。诸药合用，共奏和解清热，涤痰宽胸之功。

【配伍特点】升降宣泄，清热化痰，行气消痞，兼能疏肝解郁，透解外邪，又无苦寒伤正之弊。

【方论选录】少阳证具，胸膈痞满，按之痛，若用柴胡枳桔汤未效，用小柴胡合小陷胸汤，一剂即愈。妙在苦与辛合，能通能降，且瓜蒌之膜瓤，似人胸中之膜膈，善涤胸中垢腻，具开膈达膜之专功，故为少阳结胸之良方，历试辄验。(陶华《伤寒六书》)

【临床应用】

柴胡陷胸汤临床主要用于治疗呼吸系统、消化系统、心血管系统疾病。对于慢性胃炎、功能性消化不良、胃食管反流病等消化系统疾病，柴胡陷胸汤可明显改善疼痛、胀满、恶心、泛酸等临床症状，保护胃黏膜。对于肺炎、急性支气管炎等呼吸系统疾病，柴胡陷胸汤可以缓解患者咳嗽、咳痰、胸闷等症状，提高治愈率。对于心绞痛、冠心病等心血管系统疾病，柴胡陷胸汤可以明显缓解患者胸痛、喘息、气急等症状，提高生存质量。此外，柴胡陷胸汤还可用于治疗乳腺炎、膈下脓肿、带状疱疹、糖尿病等多种疾病。

【基础研究】

现代研究发现，柴胡陷胸汤具有抗炎、改善心肌缺氧、抗动脉粥样硬化等药理作用。柴胡陷胸汤可降低 IL-6、C 反应蛋白、TNF-α 水平，治疗癌症放疗后胆汁反流性胃炎患者的炎症反应；可降低炎症因子和血管内皮功能指标内皮型一氧化氮合酶、一氧化氮、内皮素 -1 水平，抑制 TRL4/NF-κB 通路活化，改善高脂血清诱导的血管内皮细胞损伤；通过抑制 IL-6、TNF-α、丝裂原活化蛋白激酶 -1、血管内皮生长因子，抑制血管内皮炎症反应，改善心肌缺氧，减缓血栓及斑块形成；通过抑制 HIF-1α/VEGF 信号通路，抑制动脉粥样硬化大鼠血管新生。

第二节　调和肝脾剂

芍药甘草汤

【来源】东汉张仲景著《伤寒论》。

伤寒脉浮，自汗出，小便数，心烦，微恶寒，脚挛急……若厥愈足温者，更作芍药甘草汤与之，其脚即伸。

【异名】戊己汤（《症因脉治》卷四）。

【组成】芍药　甘草炙，各四两（各12g）

【用法】上二味，以水三升，煮取一升五合，去滓，分温再服（现代用法：水煎服）。

【功用】调和肝脾，缓急止痛。

【主治】伤寒伤阴，筋脉失濡，腿脚挛急，心烦，微恶寒，肝脾不和，脘腹疼痛。

【方解】方中芍药，养血益阴，缓急止痛；炙甘草补中益气，资气血生化之源，另能缓急止痛，助芍药缓挛急、止腹痛。

【配伍特点】本方酸甘化阴，滋阴养血，缓急止痛。

【使用注意】使用本方宜辨虚实，虚热者可用，虚寒者不宜用。

【方论选录】此亦治寒积之一法也。凡积之所成，无不由于正气之虚，故以参、甘以培其气，当归以养其血，使气血复其常度，则邪去而正乃不伤。病因寒起，故以姜、附之辛热，使其走者走，守者守，祛寒散结，纤悉无遗，而后硝、黄导之，由胃入肠，何患乎病不去哉！（张秉成《成方便读》）

【临床应用】

芍药甘草汤临床主要用于治疗支气管哮喘、百日咳、溃疡性结肠炎、慢性萎缩性胃炎、十二指肠溃疡、胆囊炎、糖尿病神经病变所致疼痛麻木、脑血管意外后遗症所致疼痛麻木等，属阴血不足、筋脉失养拘急者。

【基础研究】

现代研究发现，芍药甘草汤具有解痉、镇痛、抗炎、保肝的功效。药理研究显示，白芍、甘草都具有较好的抗炎和免疫调节作用。白芍主要的药理活性物质为白芍总苷，具有抗炎、镇痛、抗氧化、保肝、免疫调节等作用；甘草中的主要化学成分为三萜类及黄酮类成分，具有抗氧化、抗炎、抗菌、保肝、激素样作用、降糖、降脂、抗癌、解痉、抗抑郁等诸多药理作用。芍药甘草汤可通过调控炎症因子水平及相关信号通路抑制炎症反应，对部分组织的炎症反应均具有一定的抑制作用。

【研发现状】

根据芍药甘草汤的主治和功用，现已开发出中成药健肝乐颗粒。

健肝乐颗粒

组成：白芍、甘草。

功用：养血护肝，解毒止痛。

主治：急、慢性病毒性肝炎。

宣郁通经汤

【来源】清代傅山著《傅青主女科》。

妇人有经前腹疼数日，而后经水行者，其经来多是紫黑块，人以为寒极而然也，谁知是热极而火不化乎……治法似宜大泄肝中之火，然泄肝之火，而不解肝之郁，则热之标可去，而热之本未除也，其何能益？！方用宣郁通经汤。

【组成】白芍酒炒，五钱（15g）　当归酒洗，五钱（15g）　丹皮五钱（15g）　山栀子炒，三钱（9g）　白芥子炒研，二钱（6g）　柴胡一钱（3g）　香附酒炒，一钱（3g）　川郁金醋炒，一钱（3g）　黄芩酒炒，一钱（3g）　生甘草一钱（3g）

【用法】水煎法。

【功用】补肝血，解肝郁，利肝气，降肝火。

【主治】妇人经前腹疼数日，而后经水行，经来多紫黑块。

【方解】方中重用白芍养血调经，柔肝止痛；当归补血活血，调经止痛，共为君药。牡丹皮清热凉血，活血散瘀；郁金凉血活血，行气止痛，解郁清心；栀子泻火除烦，凉血止痛；黄芩苦寒，凉血除热，共为臣药。白芥子辛温，利气散结，无痰不消；柴胡配香附疏肝理气，调经止痛，共为佐药。甘草缓急止痛，调和药性。诸药合用，补肝经之血、解肝经之郁、利肝之气、降肝之火，使肝气条达、郁火清解、痰浊得化、经血得行。

【配伍特点】当归、芍药与柴胡、香附同用，补肝体而助肝用，血和则肝和，血充则肝柔。

【使用注意】孕妇禁用。

【方论选录】经水未来腹先疼，妇人有经前腹疼数日，而后经水行者，其经来多是紫黑块，人以为寒极而然也，谁知是热极而火不化乎！夫肝属木，其中有火，舒则通畅，郁则不扬，经欲行而肝不应，则抑拂其气而疼生。然经满则不能内藏，而肝中之郁火焚烧，内逼经出，则其火亦因之而怒泄。其紫黑者，水火两战之象也；其成块者，火煎成形之状也。经失其为经者，正郁火内夺其权耳。治法似宜大泄肝中之火，然泄肝之火，而不解肝之郁，则热之标可去，而热之本未除也，其何能益？！方用宣郁通经汤。（傅山《傅青主女科》）

【附方】

1. 宣郁通经汤（《实用中西医结合杂志》） 柴胡（6g） 白芍（12g） 当归（10g） 香附（12g） 乌药（10g） 山栀（10g） 黄芩（10g） 丹皮（12g） 玄胡（10g） 川楝子（10g） 橘核（10g） 水煎服。每晚用温热水坐浴20分钟。功用：行气活血。主治：慢性前列腺炎（气滞血瘀型）。

2. 宣郁通经汤（《眼科疾病效方245首》） 柴胡 白芥子 香附（各6g） 白芍 当归 路路通 茺蔚子（各15g） 栀子（9g） 郁金 黄芩 石菖蒲 全虫（各10g） 水煎服。功用：疏肝理气，活血通络。主治：色素膜炎（气滞血瘀型）。

3. 宣郁通经汤（《家用良方》） 白芥子（60g） 绍酒适量 每服6g，日服2次，绍酒温热，饭前冲服。功用：温经通络，消痰散结。主治：用于妇女月经不行已久，脐腹疼痛，腰腿沉重或寒热往来者。

【临床应用】

宣郁通经汤临床常用于治疗妇女乳腺增生、月经不调、痛经、子宫肌瘤、慢性盆腔炎、子宫内膜炎、功能性子宫出血、不孕症等属气郁化火者。

【基础研究】

目前对宣郁通经汤复方的基础研究较少。方中白芍主要含有单萜及其苷类、三萜类、黄酮类、鞣质类、挥发油类、多糖类等成分，具有保肝、镇痛、抗炎、抗抑郁、改善心肌缺血、抗血小板聚集、降糖等作用。当归主要含有挥发油类、有机酸类、多糖类和黄酮类等成分，具有镇痛、抗炎、抗血小板聚集、增强造血功能、抗恶性肿瘤、保肝护肾和调节子宫平滑肌等作用。牡丹皮主要含有挥发油类、有机酸类、酚及其酚苷类、单萜及其苷类、三萜及其苷类等成分，具有保肝、降血糖、抗菌、消炎、抗动脉粥样硬化及保护心肌细胞等作用。栀子主要含有环烯醚萜类、单萜苷类、二萜类、三萜类、有机酸类等成分，具有降压、调脂、保肝利胆、神经保护、抗炎和抗氧化等作用。香附主要含有挥发油类、黄酮类、生物碱类等成分，具有抗抑郁、抗肿瘤、促透皮吸收、抑菌和抗炎等作用。姜黄主要含有姜黄素类、挥发油类、黄酮类、有机酸类、生物类和糖类等成分，具有抗肿瘤、抗氧化、抗炎、抗病毒、降血脂、抗纤维化、神经保护和抗菌等作用。柴胡主要化学成分有皂苷类、挥发油类、黄酮类、香豆素类、生物碱类等，有抗抑郁、保肝护肝、镇痛、抗炎、抗肿瘤、抗癫痫和退热等作用。黄芩主要含有黄酮及其苷类、苯丙素类、挥发油类和多糖类成分，具有抗肿瘤、保肝、抗炎、抗氧化和神经元保护等作用。白芥子主要含有白芥子苷及其衍生物、脂肪酸类、黄酮类、挥发油类等成分，具有镇痛、抗炎、镇咳、祛痰、平喘、抗肿瘤和抑制前列腺增生等作用。甘草主要含有三萜皂苷类、黄酮类、香豆素类、有机酸类等成分，具有抗肿瘤、抗肝损伤、抗糖尿病、抗氧化、抗菌、抗炎和抗心脑血管疾病等作用。

【研发现状】

根据宣郁通经汤的主治和功用特点，现已开发出中成药加味逍遥丸。

加味逍遥丸

组成：白芍、白术、当归、牡丹皮、山栀子、茯苓、柴胡、香附、生甘草、薄荷。

功用：疏肝清热，健脾养血。

主治：肝脾不和，两胁胀痛，头晕，食少，月经不调，腹胀腹痛。

枳实芍药散

【来源】东汉张仲景著《金匮要略》。

产后腹痛，烦满不得卧，枳实芍药散主之。

【异名】枳芍散（《金匮要略》）。

【组成】枳实 (烧令黑，勿太过)　芍药等分 (各10g)

【用法】右二味，杵为散，服方寸匕，日三服（现代用法：水煎服）。

【功用】行气散滞，活血止痛。

【主治】产后腹痛，烦满不得卧；痈肿。

【方解】枳实行气除满，白芍除血痹而治腹挛痛，二物苦寒，服用麦粥安中养胃，二者配合具有行气和血的功效，故可治疗血气郁结导致的腹部挛痛烦满及痈疽、水肿等症。

【配伍特点】散敛相伍，气血同治。

【使用注意】孕妇、月经期女性及脾胃虚寒者忌用。

【临床应用】

枳实芍药散临床常用于治疗肠痉挛腹痛、肠易激综合征、产后腹痛、胆绞痛、支气管痉挛、习惯性便秘、痛经、失眠、带状疱疹、痈脓等属气血郁结者。

【基础研究】

现代研究发现，枳实芍药散中的辛弗林、D-柠檬烯、N-甲基酪胺、没食子儿茶素等成分能直接或间接地作用于糖皮质激素受体、肿瘤坏死因子、丝裂原活化蛋白激酶1等关键靶点，参与抗炎、解热、乳腺发育、生殖等生物过程调节。网络药理学研究提示，枳实芍药散具有抗炎、抗抑郁、抗肿瘤、保护心血管、参与细胞色素P450、氨基酸代谢等作用。

【研发现状】

根据枳实芍药散的主治和功用，现已开发出相关中成药制剂。

枳实芍药丸

组成：枳实、白芍。

功用：破气散结，和血止痛。

主治：产后腹痛，经期乳胀，腹痛，胸胁作痛，心烦。

解郁汤

【来源】清代傅山著《傅青主女科》。

两胁闷而疼痛，如弓上弦……治法宜开肝气之郁结，补肝血之燥干。

【组成】人参一钱（3g）　白术土炒，五钱（15g）　白茯苓三钱（9g）　当归酒洗，一两（30g）　白芍酒炒，一两（30g）　枳壳五分（1.5g）　砂仁炒，研三粒（1.5g）　山栀子炒，三钱（9g）　薄荷二钱（6g）

【用法】水煎服。

【功用】解郁健脾，养血柔肝。

【主治】妊娠期情志忧郁，腹满胁痛，胎动不安。

【方解】方中当归、白芍养血柔肝，以补肝血之燥干，共为君药；人参、茯苓、白术健脾益气，为臣药；佐以枳壳理气宽胸；砂仁理气止痛以开肝气之郁结；薄荷疏理肝气以解肝郁；栀子清热防肝郁化火；全方疏肝解郁，郁开则木不克土，肝平则火不妄动，脾运则水精四布而养胞胎，胎自安。

【配伍特点】标本同治，攻补兼施，补益药配以行气药，补而不滞。

【使用注意】阳虚寒盛之胎气上逆，不宜使用本方。

【方论选录】夫养胎半系于肾水，然非肝血相助，肾水实有独力难支之势。故保胎必滋肾水，而肝血断不可不顾，使肝气不郁，则肝之气不闭，而肝之血必旺，自然灌溉胞胎，合肾水而并协养胎之力。今肝气因忧郁而闭塞，则胎无血荫，肾难独任，而胎安得不上升以觅食，此乃郁气使然也。莫认为子之欲自悬，而妄用泄子之品，则得矣。治法宜开肝气之郁结，补肝血之燥干，则子悬自定矣。（傅山《傅青主女科》）

【附方】

解郁汤（《医学入门》）　香附醋煮，四两（60g）　栀子仁炒，四两（60g）　黄连姜汁炒，二两（30g）　枳实麸炒，二两（30g）　槟榔一两（15g）　莪术一两（15g）　青皮去瓤，一两（15g）　瓜蒌仁一两（15g）　苏子一两（15g）　上为末，水为丸，如梧桐子大。每服三十丸，食后滚水送下。功用：疏肝解郁，理气宽胸。主治：妇人嗳气胸紧，连十余声不尽，嗳出气心头略宽，不嗳即紧。

【临床应用】

解郁汤临床常用于治疗妊娠恶阻、月经不调、痛经、子宫肌瘤、乳腺结节、乳腺纤维瘤、甲状腺结节、更年期综合征、失眠、抑郁症等疾病。

【基础研究】

现代研究发现，解郁汤具有降糖调脂、抗肿瘤、抗炎、抗氧化等作用。方中有效成分可以通过提高细胞内活性氧的水平，调控 MAPK/STAT3/NF-κB 信号通路，诱导细胞发生线粒体依赖性凋亡，下调肿瘤坏死因子等炎症因子水平，改善氧化应激与炎症。解郁汤还可改善患者神经内分泌功能，加快血液运行，调节脏腑，调节患者情绪，缓解月经失调的症状。

【研发现状】

根据解郁汤的主治和功用，现已开发出相关的泡脚包产品。

解郁汤泡脚包

组成：人参、白术、白茯苓、当归、白芍、枳壳、砂仁、山栀子、薄荷。

功用：补益气血，解郁安神。

主治：睡眠，焦虑，郁闷，身体困乏。

半夏泻心汤

【来源】东汉张仲景著《伤寒论》。

若心下满而鞕痛者，此为结胸也，大陷胸汤主之。但满而不痛者，此为痞，柴胡不中与之，宜半夏泻心汤。

【异名】泻心汤（《备急千金要方》卷十）。

【组成】半夏洗，半升（12g） 黄芩 干姜 人参 甘草炙，各三两（各9g） 黄连一两（3g） 大枣擘，十二枚（3g）

【用法】上七味，以水一斗，煮取六升，去滓，再煎取三升，温服一升，日三服。

【功用】寒热平调，散结除痞。

【主治】寒热互结导致的胃脘痞满不适，或伴随呕吐、肠鸣、腹泻等症，舌苔腻而微黄。

【方解】方中以辛温之半夏为君，散结除痞，又善降逆止呕。臣以辛热之干姜温中散寒，以苦寒之黄芩、黄连泻热开痞。君臣相伍，寒热平调，辛开苦降。然寒热互结，又缘于中虚失运，升降失常，故以人参、大枣甘温益气，以补脾虚，为佐药。甘草补脾和中而调诸药，为佐使药。张秉成曰："用甘草、人参、大枣者，病因里虚，又恐苦辛开泄之药过当，故当助其正气，协之使化耳。"（《成方便读》）诸药相伍，寒热平调以和阴阳，辛开苦降以调气机，补泻兼施以顾虚实，使寒去热清，升降复常，则痞满可除，呕利自愈。

【配伍特点】寒热互用以和其阴阳，苦辛并进以调其升降，补泻兼施以顾其虚实。

【使用注意】本方主治虚实互见之证，若因气滞或食积所致的心下痞满，不宜使用。

【方论选录】伤寒下之早，胸满而不痛者为痞，此方主之。伤寒自表入里……若不治其表，而用承气汤下之，则伤中气，而阴经之邪乘之矣。以既伤之中气而邪乘之，则不能升清降浊，痞塞于中，如天地不交而成否，故曰痞。泻心者，泻心下之邪也。姜、夏之辛，所以散痞气；芩、连之苦，所以泻痞热；已下之后，脾气必虚，人参、甘草、大枣，所以补脾之虚。（吴崐《医方考》）

【附方】

1. 生姜泻心汤《伤寒论》　生姜切，四两（12g）　甘草炙，三两（9g）　人参三两（9g）　干姜一两（3g）　黄芩三两（9g）　半夏洗，半升（9g）　黄连一两（3g）　大枣擘，十二枚（4枚）　上八味，以水一斗，煮取六升，去滓，再煎取三升，温服一升，日三服。功用：和胃消痞，宣散水气。主治：水热互结痞证。症见心下痞硬，干噫食臭，腹中雷鸣下利。

2. 甘草泻心汤《伤寒论》　甘草炙，四两（12g）　黄芩　人参　干姜各三两（各9g）　黄连一两（3g）　大枣擘，十二枚（4枚）　半夏洗，半升（9g）　上七味，以水一斗，煮取六升，去滓，再煎取三升，温服一升，日三服。功用：和胃补中，降逆消痞。主治：胃气虚弱痞证。症见下利日数十行，谷不化，腹中雷鸣，心下痞硬而满，干呕，心烦不得安。

3. 黄连汤《伤寒论》　黄连　甘草　干姜　桂枝去皮，各三两（各9g）　人参二两（6g）　半夏洗，半升（9g）　大枣擘，十二枚（4枚）　上七味，以水一斗，煮取六升，去滓，温服，昼三夜二。功用：寒热并调，和胃降逆。主治：胃热肠寒证。症见腹中痛，欲呕吐。

【临床应用】

半夏泻心汤不仅在消化、神经、呼吸及内分泌等内科疾病的治疗中得到广泛应用，其治疗范围还涉及儿科、妇科等领域，临床常用于治疗急慢性胃炎、功能性消化不良、肠易激综合征、小儿暑泻、小儿消化不良、慢性胆囊炎、慢性肝炎、早期肝硬化、高血压病、病毒性心肌炎、心律失常、妊娠恶阻、肾病综合征等属中气虚弱、寒热错杂者。

【基础研究】

现代研究发现，半夏泻心汤具有保护胃肠黏膜、抗炎杀菌、调节免疫、调节神经递质、抗肿瘤、降血糖和改善胰岛素抵抗等作用。半夏泻心汤可通过减少模型大鼠 IL-2、IL-8 和 TNF-α 等表达，增强胃黏膜表皮生长因子、B 淋巴细胞瘤 -2 基因表达及调节代谢、影响炎症信号通路、减轻胃黏膜损伤程度，治疗慢性胃炎。半夏泻心汤通过调控小鼠血清CXC趋化因子配体9、CXC趋化因子配体10表达，降低炎症因子IL-17A、IL-6、IL-22表达，发挥杀菌作用。半夏泻心汤具有调节糖、脂代谢的作用，可通过提高胰岛素敏感性和胰岛β细胞功能指数，进而改善胰岛素抵抗。

【研发现状】

根据半夏泻心汤的主治和功用，现已开发出延参健胃胶囊等相关中成药。

延参健胃胶囊

组成：人参（去芦）、半夏（制）、黄连、干姜、黄芩（炒）、延胡索、甘草（炙）。

功用：健脾和胃，平调寒热，除痞止痛。

主治：用于治疗本虚标实、寒热错杂之慢性萎缩性胃炎。症见胃脘痞满、疼痛、纳差、嗳气、嘈杂、体倦乏力等。

甘草泻心汤

【来源】东汉张仲景著《伤寒论》。

伤寒中风，医反下之，其人下利日数十行，谷不化，腹中雷鸣，心下痞鞭而满，干呕，心烦不得安。医见心下痞，谓病不尽，复下之，其痞益甚。此非结热，但以胃中虚，客气上逆，故使鞭也，属甘草泻心汤。

【组成】甘草炙，四两（12g）　黄芩三两（9g）　干姜三两（9g）　半夏洗，半升（9g）　大枣擘，十二枚（4g）　黄连一两（3g）

【用法】上六味，以水一斗，煮取六升，去滓，再煎取三升，温服一升，日三服（现代用法：水煎服）。

【功用】和胃补中，降逆消痞。

【主治】胃气虚弱痞证。下利日数十行，谷不化，腹中雷鸣，心下痞硬而满，干呕，心烦不得安。

【方解】本方即半夏泻心汤加炙甘草一两而成。重用炙甘草，并以之名方，取其甘温补中、健脾和胃之性，为君药。干姜、半夏温中散寒；黄芩、黄连清热消痞，共为臣药。佐以人参、大枣，增其补中之力。诸药合用，缓中降逆，泻痞除烦。

【配伍特点】辛开苦降，寒温并用，攻补兼施，炙甘草为君，以补为主。

【使用注意】脾胃虚寒及阴虚火旺者禁用。

【方论选录】

1.伤寒中风，医反下之，其人下利，日数十行，谷不化；腹中雷鸣，心下痞硬而满，干呕，心烦不得安。医见心下痞，谓病不尽，复下之，其痞益甚，

此非结热，但以胃中虚，客气上逆，故使硬也，甘草泻心汤主之。（成无己《注解伤寒论》）

2. 阳邪必由陷入，阴邪则不必也。如日丽长空，则阳和温暖，至金乌西坠，则遍界阴寒。自然之理，何必外来？故痞气乃阴邪内结于中，犹云雾障空，天地之气不相交通而成否，非若热邪之陷入也。下文甘草泻心汤条内云：此非结热，但以胃中虚，客气上逆，故使硬也。客气者，阴邪也。谓之上逆，其非外入也明矣，又何疑焉？此为结为痞之攸分也。半夏泻心汤条内云：若心下满而硬痛者，此为结胸也。但满而不痛者，此为痞。此尤仲景论中，彰明较著之分也。其分条论治，则于结胸之证，有大陷胸汤之结胸，有大陷胸丸之结胸，有小陷胸汤之结胸，所以皆用攻下者，以客邪陷入，所谓热入因作结胸也。（钱天来《伤寒溯源集》）

3. 上条是汗解后水气下攻证，此条是误下后客气上逆证，总是胃虚而稍有分别矣。上条肠鸣下利，胃中犹寒热相半，故云不和。此腹鸣而完谷不化，日数十行，则痞为虚痞、硬为虚硬、满为虚满也明矣。上条因水气下趋，故不烦不满。此虚邪逆上，故心烦而满。（柯琴《伤寒来苏集》）

【临床应用】

甘草泻心汤临床可治疗胃及十二指肠溃疡、急慢性胃肠炎、肠道易激综合征、慢性胰腺炎等消化系统疾病，证属寒热错杂、虚实并见者。

【基础研究】

现代研究发现，甘草泻心汤具有调节胃酸分泌、促进创面愈合、抗炎、调节免疫等药理作用。方中甘草次酸、甘草黄酮、黄芩苷、汉黄芩苷、姜辣素、盐酸小檗碱等活性物质作用于 TNF 信号通路，减轻炎症和保护肠道黏膜，具有抗炎、抗氧化和促进肠道黏膜损伤修复等作用。

【研发现状】

根据甘草泻心汤的主治和功用，现已开发出相关的中成药。

甘草泻心丸

组成：黄芩、黄连、半夏、干姜、炙甘草、大枣。

功用：和胃补中，降逆消痞。

主治：胃气虚弱痞证。症见下利日数十行，谷不化，腹中雷鸣，心下痞硬而满，干呕，心烦不得安。

生姜泻心汤

【来源】东汉张仲景著《伤寒论》。

伤寒，汗出解之后，胃中不和，心下痞鞕，干噫食臭，胁下有水气，腹中雷鸣下利者，生姜泻心汤主之。

【组成】生姜切，四两（12g）　甘草炙，三两（9g）　人参三两（9g）　干姜一两（3g）黄芩三两（9g）　半夏洗，半升（9g）　黄连一两（3g）　大枣擘，十二枚（4枚）

【用法】右八味，以水一斗，煮取六升，去滓，再煎取三升，温服一升，日三服（现代用法：水煎服）。

【功用】和胃消痞，宣散水气。

【主治】水热互结痞证。心下痞硬，干噫食臭，腹中雷鸣下利。

【方解】方中重用生姜降逆止呕为君药。半夏散结开痞，为臣药。干姜辛热祛寒，黄芩、黄连苦寒清热，人参补气。甘草重用，以缓急止痛，大枣、甘草还可补益脾胃。人参与半夏相伍，可使脾气升，胃气降，而脾胃调和。诸药合用，使升降复，肠胃和，则痞结自除。

【配伍特点】寒热并用，苦辛并施。

【使用注意】本方主治虚实寒热互见之证，若因热壅气滞所致的心下痞满，不宜使用。

【方论选录】

1. 如十枣汤之痞，乃阳邪伤胃，津液不行，致水饮停蓄，此实而可攻者也。有生姜泻心汤之痞，乃中气不和，胃寒不化，脾弱不能为胃行其津液，以致干噫食臭，胁下水气留蓄，此阳虚阴盛之痞，故可温补宣通以开之者也。有甘草泻心汤之痞，乃下后阳虚，胃寒不化，下利清谷，腹中雷鸣，心下痞硬，干呕心烦，又复下之，胃阳大虚，阴邪上逆之痞，此但可泻其虚气而不可攻者也。（钱天来《伤寒溯源集》）

2. 汗解之后，胃中不和，既不能运行真气，并不能消化饮食，于是心中痞硬，干噫食臭，《金匮》所谓中焦气未和，不能消谷，故令人噫是也。噫，嗳食气也。胁下有水气，腹中雷鸣下利者，土德不及而水邪为殃也。故以泻心消痞，加生姜以和胃。（尤在泾《伤寒贯珠集》）

3. 名生姜泻心汤者，其义重在散水气之痞也。生姜、半夏散胁下之水气，人参、大枣补中州之土虚，干姜、甘草以温里寒，黄芩、黄连以泻痞热，备乎虚水寒热之治，胃中不和下利之痞，焉有不愈者乎？（吴谦《医宗金鉴》）

【临床应用】

生姜泻心汤临床常用于治疗急慢性胃肠炎、胃溃疡、幽门梗阻、胃及十二指肠溃疡、胃下垂、妊娠呕吐、胃肠功能紊乱等证属胃中不和，寒热错杂，兼水饮食滞或湿热蕴结者。

【基础研究】

现代研究发现，生姜泻心汤具有肠道黏膜保护作用。其有效成分可减少肠黏膜细胞凋亡；通过促进肠道干细胞增殖分化，增加肠道黏膜细胞的更新，修复受损肠黏膜；通过降低肠腔粪便中 β- 葡萄糖醛酸酶的活性，减少肠腔中酶转化为活性产物，从而减轻对肠道黏膜的损伤。

【研发现状】

根据生姜泻心汤的主治和功用，现已开发出相关的中成药制剂。

生姜泻心丸

组成：生姜、黄芩、黄连、半夏、干姜、炙甘草、大枣。

功用：和胃散水，降逆消痞。

主治：用于脾胃不和，寒热错杂痞证。症见下利，腹中雷鸣，呃逆，嗳气，心下痞满，干呕。

黄连汤

【来源】东汉张仲景著《伤寒论》。

伤寒胸中有热，胃中有邪气，腹中痛，欲呕吐者，黄连汤主之。

【组成】黄连 甘草炙 干姜 桂枝去皮，各三两（各9g） 人参二两（6g） 半夏洗，半升（9g） 大枣擘，十二枚（4枚）

【用法】上七味，以水一斗，煮取六升，去滓，温服，昼三夜二。

【功用】寒热并调，和胃降逆。

【主治】胃热肠寒证。腹中痛，欲呕吐者。

【方解】本方由半夏泻心汤去黄芩加桂枝而成，善治上热下寒、升降失常之证。方中黄连苦寒，清在上之热，干姜辛热，温在下之寒，二药配伍，辛开苦降，共为君药。半夏和胃降逆止呕，宽胸散结消痞；桂枝辛温散寒，宣通上下之阳气，为臣药。佐以人参、大枣、甘草甘温益气和中，恢复中焦升降之职。

【配伍特点】清上温下，辛开苦降，补泻同施，以辛开温通为主。

【使用注意】纯虚、实证腹痛禁用。

【方论选录】

1.湿家下后，舌上如苔者，以丹田有热，胸中（医统本作"上"）有寒，是邪气入里，而为下热上寒也；此伤寒邪气传里，而为下寒上热也。胃中有邪气，使阴阳不交，阴不得升，而独治于下，为下寒腹中痛；阳不得降而独治于上，为胸中热，欲呕吐。与黄连汤，升降阴阳之气。（成无己《注解伤寒论》）

2.然胸中有热，当以寒凉为治。而腹痛欲呕，则又当以温中为急。从来治寒以热，治热以寒，乃为正治。今胸中有热，胃中有寒，治寒则逆其热，治热必害于寒，不得已而以黄连汤主之。所谓寒因热用，热因寒用，二者相须。《素问·至真要大论》云：逆之从之，逆而从之，从而逆之之法也。（钱天来《伤寒

溯源集》)

3.伤寒未解，欲呕吐者，胸中有热邪上逆也；腹中痛者，胃中有寒邪内攻也。此热邪在胸，寒邪在胃，阴阳之气不和，失其升降之常，故用黄连汤寒温互用，甘苦并施，以调理阴阳而和解之也。（吴谦《医宗金鉴》）

【附方】

黄连汤（《圣济总录》）黄连去须，一两半（15g）当归切焙，一两（10g）干姜炮，半两（6g）上为粗末。每服三钱匕，水一盏，煎至七分，去滓，临发时服。功用：清上温中，寒温并用。主治：肺疟心虚。

【临床应用】

黄连汤临床常用于治疗胃溃疡、十二指肠球部溃疡、急慢性胃炎、急慢性肠炎、慢性胆囊炎、非特异性结肠炎、神经性呕吐等证属上热下寒者。

【基础研究】

现代研究发现，黄连汤的主要成分巴马汀、甘草酸、桂皮醛、小檗碱、甘草苷、6-姜辣素可抑制结肠癌细胞增殖和肿瘤相关炎症形成。黄连的核心成分阿魏酸有抗炎、抑菌之效；干姜中的萜类化合物可明显减轻胃黏膜损害程度；干姜醇提取物、甘草酸、半夏水煎醇沉液等也能通过不同机制有效控制胃黏膜幽门螺杆菌感染，并产生较强的抗溃疡效果。

【研发现状】

根据黄连汤的主治和功用，现已开发出相关的中成药制剂。

黄连丸

组成：黄连、甘草、干姜、桂枝、人参、半夏、大枣。

功用：清上温下，和胃降逆。

主治：慢性肠炎、慢性胃炎。症见腹泻，腹胀，腹痛，恶心干呕。

达原饮

【来源】明代吴又可著《温疫论》。

温疫初起，先憎寒而后发热，日后但热而无憎寒也。初得之二三日，其脉不浮不沉而数，昼夜发热，日晡益甚，头疼身痛。其时邪在夹脊之前，肠胃之后。虽有头疼身痛，此邪热浮越于经，不可认为伤寒表证，辄用麻黄、桂枝之类强发其汗。此邪不在经，汗之徒伤表气，热亦不减。又不可下，此邪不在里，下之徒伤胃气，其渴愈甚。宜达原饮。

【组成】槟榔二钱（6g）厚朴一钱（6g）草果仁五分（1.5g）知母 芍药 黄芩各一钱（各3g）甘草五分（1.5g）

【用法】用水一盅，煎八分，午后温服（现代用法：水煎服）。

【功用】开达膜原，辟秽化浊。

【主治】瘟疫或疟疾，邪伏膜原证。憎寒壮热，或一日三次，或一日一次，发无定时，胸闷呕恶，头痛烦躁，脉数，舌边深红，舌苔垢腻，或苔白厚如积粉。

【方解】方中槟榔为君药，破滞气，消痰癖。厚朴芳香化浊，理气祛湿；草果辛香化浊，辟秽止呕，共为臣药。以上三药气味辛烈，可直达膜原，逐邪外出。凡温疫毒邪，最易化火伤阴，故用白芍、知母清热滋阴，并可防诸辛燥药之耗散阴津；黄芩苦寒，清热燥湿，共为佐药。配以甘草生用为使，既能清热解毒，又可调和诸药。诸药相伍，苦温芳化与苦寒清热之中少佐酸甘，透达膜原而不伤阴，可使秽浊得化，热毒得清，则邪气溃散，速离膜原，故以"达原饮"名之，为治瘟疫秽浊毒邪伏于膜原证之主方。

【配伍特点】苦温芳化与苦寒清热之中少佐酸甘，透达膜原而不伤阴。

【使用注意】瘟疫与温病属于热盛阴伤者忌用。

【方论选录】槟榔能消能磨，除伏邪，为疏利之药，又除岭南瘴气。厚朴破戾气所结。草果辛烈气雄，除伏邪盘踞。三味协力，直达其巢穴，使邪气溃败，速离膜原，是以为达原也。热伤津液，加知母以滋阴；热伤营气，加白芍以和血。黄芩清燥热之余。甘草为和中之用。以后四味，不过调和之剂，如渴与饮，非拔病之药也。（吴有性《温疫论》）

【临床应用】

达原饮临床常用于治疗各种发热、肺脓肿、艾滋病合并症、急性支气管肺炎、慢性荨麻疹、逆行性胆道感染、流行性感冒、复发性中心性视网膜炎、急性传染性肝炎、病毒性脑炎、2型糖尿病、失眠、急性类风湿关节炎等属邪伏膜原者。

【基础研究】

现代研究发现，达原饮有抗病毒、保肝、解热、抗炎等药理作用。达原饮通过调控TLR/MAPK/NF-κB通路防治H1N1感染诱发的急性肺损伤。研究发现，达原饮通过干预CD36、CCL3、CFTR等靶点，调控钙信号通路、补体和凝血级联途径、Hippo信号通路、ABC转运蛋白等通路，治疗疟疾、癌症和感染性疾病。

【研发现状】

根据达原饮的主治和功用，现已开发出中成药柴胡达原饮。

柴胡达原饮

组成：槟榔、柴胡、厚朴、草果仁、知母、芍药、黄芩、甘草。

功用：开达膜原，辟秽化浊。

主治：治疗瘟疫或疟疾，邪伏膜原证。憎寒壮热，或一日三次，或一日一次，发无定时，胸闷呕恶，头痛烦躁，脉数，舌边深红，舌苔垢腻，或苔白厚如积粉。

第十章

清热剂

第一节　清气分热剂

白虎加人参汤

【来源】东汉张仲景著《伤寒论》。

伤寒若吐下后，七八日不解，热结在里，表里俱热，时时恶风，大渴，舌上干燥而烦，欲饮水数升者，属白虎加人参汤。

【异名】人参白虎汤（《杂病源流犀烛·脏腑门》卷二）。

【组成】知母六两（18g）　石膏碎,绵裹,一斤（50g）　甘草炙,二两（6g）　粳米六合（9g）　人参三两（10g）

【用法】上五味，以水一斗，煮米熟汤成，去滓，温服一升，日三服（现代用法：水煎服）。

【功用】清热，益气，生津。

【主治】气分热盛，气津两伤证。汗、吐、下后，里热炽盛而见四大症者；白虎汤证见背微恶寒，或饮不解渴，或脉浮大而芤者；暑热病身大热，属气津两伤者。

【方解】方中重用石膏辛甘大寒，主入肺胃气分，善清阳明气分大热，清热而不伤阴，并能止渴除烦，为君药。臣以知母苦寒质润，既助石膏清肺胃之热，又滋阴润燥，救已伤之阴津，以止渴除烦。石膏配知母，相须为用，清热除烦生津之力尤强，为阳明气分大热之最佳配伍。人参益气生津；粳米、炙甘草益胃生津，亦可防大寒伤中之弊，均为佐药。炙甘草兼以调和诸药为使。诸药配伍，共奏清热益气生津之效。

【配伍特点】辛甘大寒与苦寒滋润相伍，清热而不伤阴；寒凉之中，少佐甘温之品。

【使用注意】表证未解之无汗发热，口不渴者；或脉见浮细或沉者；或血虚发热，脉洪不胜重按者；或真寒假热之阴盛格阳证等均不可误用。

【方论选录】

1. 大汗出，脉洪大而不渴，邪气犹在表也，可更与桂枝汤。若大汗出，脉洪大，而烦渴不解者，表里有热，不可更与桂枝汤。可与白虎加人参汤，生津止渴，和表散热。（成无己《注解伤寒论》）

2. 白虎汤本表里壮热，汗出不恶寒，反恶热，因而皮肤尽量蒸散之故，其肌表之热，有时反不如麻黄证、大青龙证之盛。此条与麻杏石甘条，皆云无大热，盖谓肌表之热不盛，非谓病之性质无大热也。故身热汗出烦渴，脉洪大浮滑，不恶寒，反恶热者，白虎之正证。所以然者，汗出肌疏，且体温与气温相差过远，故时时或洒然而寒，与太阳之恶寒自异也。此条所云，乃不完具之白虎证，若津液过伤，心下痞硬者，则加人参。（陆渊雷《伤寒论今释》）

3. 此条本在前条（指 221 条）栀子豉汤证之下，成注云"此下后之见证"，愚意云：此条不但误下，兼之误汗所致。误下则胃中虚；误汗则胃中不唯虚，而且燥热极矣。渴欲饮水，口干舌燥者，此热邪伤气耗液之征也。故用白虎加人参汤，以清热补气润燥。（汪苓友《伤寒论辨证广注》）

【附方】

白虎汤（《伤寒论》） 知母六两（10g） 石膏碎，绵裹，一斤（30g） 甘草炙，二两（10g） 粳米六合（5g） 上四味，以水一斗，煮米熟汤成，去滓，温服一升，日三服。功用：辛寒清热。主治：阳明热盛证。症见发热，汗出，口渴，脉浮滑。

【临床应用】

本方临床常用于治疗各种病原微生物（如细菌、病毒、原虫）感染引起的发热；物理因子引起的发热，如暑热；免疫变态反应性疾病，如风湿热、红斑狼疮等；还可治疗糖尿病、大叶性肺炎、流行性乙型脑炎等属热盛津伤者。

【基础研究】

现代研究发现白虎加人参汤具有抗炎、降血糖、抗过敏等作用。通过调控炎症因子，抑制体内免疫及炎症反应；通过改善肠道蛋白表达，保护及修复肠道屏障；通过降低氧化应激水平，保护胰岛 β 细胞，从而降低血糖；通过提高体液免疫功能而达到抗敏作用。

【研发现状】

根据白虎加人参汤的配伍原理，现已开发出消渴平胶囊等相关中成药。

消渴平胶囊

组成：人参、黄连、天花粉、天冬、黄芪、丹参、枸杞子、沙苑子、葛根、知母、五倍子、五味子。

功用：益气养阴，清热泻火，益肾缩尿。

主治：糖尿病。

竹叶石膏汤

【来源】东汉张仲景著《伤寒论》。

伤寒解后，虚羸少气，气逆欲吐，竹叶石膏汤主之。

【异名】竹叶汤（《外台秘要》卷三）、人参竹叶汤（《三因极一病证方论》卷五）。

【组成】竹叶二把（6g）　石膏一斤（50g）　半夏洗，半升（9g）　麦冬去心，一升（20g）　人参二两（6g）　甘草炙，二两（6g）　粳米半升（10g）

【用法】上七味，以水一斗，煮取六升，去滓，内粳米，煮米熟，汤成去米，温服一升，日三服（现代用法：水煎服）。

【功用】清热生津，益气和胃。

【主治】伤寒、温病、暑病余热未清，气阴两伤证。身热多汗，心胸烦闷，气逆欲呕，口干喜饮，虚羸少气，或虚烦不寐，舌红苔少，脉虚数。

【方解】方中石膏清热生津，除烦止渴，为君药。人参益气生津；麦冬养阴生津清热，二者气阴双补，共为臣药。君臣相合，清补并行。半夏降逆和胃止呕，其性虽温，但与倍量之麦冬相伍，则温燥之性去而降逆之用存，且亦使人参、麦冬补而不滞；竹叶清热除烦；粳米、甘草养胃和中，与半夏相合可防石膏寒凉伤胃，与人参相伍可益脾养胃，共为佐药。甘草调和诸药，兼为使药。诸药相伍，辛甘大寒与甘寒、甘温合为清补之剂，清而不寒，补而不滞，共奏清热生津、益气和胃之效。本方由白虎汤去知母，加竹叶、半夏、麦冬、人参组成，正如《医宗金鉴》所言："以大寒之剂，易为清补之方。"

【配伍特点】清热与益气养阴并用，祛邪扶正兼顾，清而不寒，补而不滞，实为清补两顾之剂。

【使用注意】湿热内阻或素体痰湿内盛者，均应忌用。

【方论选录】

1. 大邪虽解，元气未复，余邪未尽，气不足则因而生痰，热不除则因而上逆，是以虚羸少食，而气逆欲吐也。竹叶石膏汤，乃白虎汤之变法，以其少气，故加参、麦之甘以益气，以其气逆有饮，故用半夏之辛，以下气蠲饮，且去知母之咸寒，加竹叶之甘凉，尤于胃虚有热者，为有当耳。（尤在泾《伤寒贯珠集》）

2. 伤寒解后，虚羸少气，人参、麦冬。气逆欲吐者，半夏、竹叶。竹叶石膏汤主之。此仲景先生治伤寒愈后调养之方也，其法专于滋养肺胃之阴气，以复津液。盖伤寒虽六经传遍，而汗、吐、下三者，皆肺胃当之。（徐灵胎《伤寒论类方》）

3. 呼吸短浅，更气上逆而欲吐者，此胃气虚而未和也。仲景虽未言脉，若察其脉虚数而渴者，当以竹叶石膏汤主之，虚寒者别当消息也。（钱天来《伤寒溯源集》）

【临床应用】

古籍记载的竹叶石膏汤主治病证广涉内、外、妇、儿各科病证，包括中暑、咳喘、疮疡、汗证、呃逆、失眠、疟疾、头痛、血证、鼻渊、喉痹等，细究其病机总属"余热未尽，气阴两伤，胃气失和"。该方还可用于治疗痘疮、麻疹、霍乱等疫病，尤其适用于疫病后期。竹叶石膏汤的现代临床应用广泛，其中在消化系统、呼吸系统、传染病、循环系统、神经系统、儿科相关病证的应用较多，如复发性口疮、呃逆、小儿肺炎、小儿夏季热、不明原因发热、上呼吸道感染、流行性出血热、麻疹后期等。

【基础研究】

现代研究发现，竹叶石膏汤具有抗炎、镇痛、抗氧化、降糖、降脂等作用。该方的抗炎作用与抑制 IL-1β 有关，可减轻炎性细胞浸润，从而具有良好的抗炎效果。竹叶石膏汤合清气化痰丸可下调 IL-6 介导的 JAK/STAT 信号通路过度表达和持续活化，并抑制 IL-6 表达，减轻气道炎症，从而减轻慢性阻塞性肺疾病症状。竹叶石膏汤可增强 2 型糖尿病大鼠的学习记忆能力，其机制可能与抑制大鼠海马 TNF-α 的过度表达有关。

【研发现状】

根据竹叶石膏汤的主治和功用，现已开发出相关的茶饮产品。

竹叶石膏汤袋泡茶

组成：竹叶、石膏、甘草、半夏、人参、麦冬、粳米等。

功用：清热生津，益气和胃。

主治：伤寒、温病、暑病余热未清，气阴两伤证。身热多汗，心胸烦闷，气逆欲呕，口干喜饮，虚羸少气，或虚烦不寐，舌红苔少，脉虚数。

栀子豉汤

【来源】汉代张仲景著《伤寒论》。

发汗后，水药不得入口为逆，若更发汗，必吐下不止。发汗吐下后，虚烦不得眠，若剧者，必反覆颠倒，心中懊恼，栀子豉汤主之。

【异名】豆豉汤（《普济方》卷三六）、栀豆饮子（《普济方》卷三八四）、栀豉饮子（《医学纲目》卷三十七）。

【组成】栀子擘，十四个（20g）　香豉绵裹，四合（10g）

【用法】上二味，以水四升，先煮栀子，得二升半，内豉，煮取一升半，去滓，分为二服，温进一服，得吐者，止后服（现代用法：水煎服）。

【功用】清热除烦。

【主治】外感热病气分轻证。身热懊恼，心烦不眠，胸闷不舒，甚则坐卧不安，舌红苔微黄，脉稍数。

【方解】方中栀子苦寒，清透郁热，解郁除烦；香豉气味轻薄，既能解表宣热，载栀子于上，又能和降胃气于中。二药相配，清中有宣，宣中有降，为清宣胸中郁热、治疗虚烦懊恼之良方。

【配伍特点】清泄合用，火郁发之。

【使用注意】凡脾胃虚寒、大便清稀者，慎用本方。

【方论选录】

1. 病发于阳而反下之，外热未除，心中结痛，虽轻于结胸，而甚于懊恼矣。结胸是水结胸胁，用陷胸汤，水郁则折之矣。此乃热结胸中，用栀子豉汤，火郁则发之也。（柯琴《伤寒来苏集》）

2. 未经汗吐下之烦多属热，谓之热烦；已经汗吐下之烦多属虚，谓之虚烦。不得眠者，烦不能卧也。若剧者，较烦尤甚，必反复颠倒，心中懊恼也。烦，心烦也。躁，身躁也。身之反复颠倒，则谓之躁无宁时，三阴死证也。心之反复颠倒，则谓之懊恼，三阳热证也。懊恼者，即心中欲吐不吐，烦扰不宁之象也。因汗吐下后，邪热乘虚客于胸中所致。（吴谦《医宗金鉴》）

3. 窒，窒碍而不通也。热不为汗下而解，故烦热。热不解而留于胸中，故窒塞而不通也，亦宜栀子豉汤，升降上下，而胸中自通矣。（张令韶《伤寒直解》）

【附方】

1. 栀子厚朴汤（《伤寒论》） 栀子十四个，劈（6g） 厚朴四两炙，去皮（12g） 枳实四枚水浸，炙令黄（9g） 上三味，以水三升半，煮取一升半，去滓，分二服，温进一服。得吐者，止后服。功用：清热除烦，宽中消满。主治：栀子豉汤证兼见腹满。

2. 栀子生姜豉汤（《伤寒论》） 栀子十四个，劈（9g） 生姜五两，切（15g） 香豉四合，绵裹（4g） 上三味，以水四升，先煮栀子、生姜，取二升半，内豉，煮取一升半，去滓，分二服，温进一服。得吐者，止后服。功用：清热除烦止呕。主治：栀子豉汤证兼见呕吐者。

3. 栀子甘草豉汤（《伤寒论》） 栀子十四个，劈（9g） 甘草二两，炙（6g） 香豉四合，绵裹（4g） 上三味，以水四升，先煮栀子、甘草，取二升半，内豉，煮取一升半，去滓，分二服，温进一服。得吐者，止后服。功用：清热益气除烦。主治：栀子豉汤证兼见少气者。

4.**栀子干姜汤**（《伤寒论》） 栀子十四个，擘（9g） 干姜二两（6g） 上三味，以水三升半，煮取一升半，去滓，分二服，温进一服。得吐者，止后服。功用：清热和中。主治：伤寒下后，身热微烦，腹痛肠鸣下利者。

5.**栀子大黄汤**（《金匮要略》） 栀子十四个，擘（9g） 大黄三两（3g） 枳实五枚（12g） 豆豉一升（10g） 上四味，以水六升，煮取二升，分温三服。功用：清热除烦，攻下消积。主治：黄疸，心中懊恼，或有热痛；病后食复，发热，大便不畅者。

6.**枳实栀子豉汤**（《伤寒论》） 枳实炙，三枚（6g） 栀子擘，十四个（9g） 香豉绵裹，一升（12g） 上三味，以清浆水七升，空煮取四升，内枳实、栀子，煮取二升，下豉，更煮五六沸，去滓，温分再服，复令微似汗。功用：清热除烦，行气消痞。主治：病后劳复，身热，心下痞闷者。

【临床应用】

本方临床常用于治疗神经衰弱、焦虑症等神经症，自主神经功能紊乱、脑外伤所致精神障碍，以及食管炎、胃炎、肝炎、胆囊炎、肠伤寒、副伤寒、病毒性心肌炎、痤疮等属热郁胸膈者。

【基础研究】

现代研究发现，栀子豉汤具有镇静催眠、抗抑郁、抗氧化、调节肠道菌群、改善胰岛素抵抗、调节内分泌紊乱等作用。通过调节升高5-羟吲哚乙酸水平、降低去甲肾上腺素水平镇静催眠；通过肠道菌群介导实现抗抑郁；通过减少细胞乳酸脱氢酶的释放量，提高超氧化物歧化酶、谷胱甘肽的活性，抑制活性氧的生成，从而发挥抗氧化作用，抑制细胞损伤。

【研发现状】

根据栀子豉汤的主治和功用，现已开发出药膳奶茶产品。

栀子豉汤养生药膳奶茶

组成：玉米、栀子、全麦、淡豆豉、大枣、甘草。

功用：清热除烦。

主治：外感热病气分轻证。症见身热懊恼，心烦不眠，胸闷不舒，甚则坐卧不安，舌红苔微黄，脉稍数。

普济消毒饮

【来源】金代李杲著《东垣试效方》。

初觉憎寒体重，次传头面肿盛，目不能开，上喘，咽喉不利，舌干口燥，俗云大头天行。

【异名】普济消毒散（《温疫论》卷二）、普济消毒饮（《医方集解》）。

【组成】黄芩　黄连酒炒,各半两（各15g）　人参三钱（9g）　橘红去白　玄参　生甘草各二钱（各6g）　连翘　牛蒡子　板蓝根　马勃各一钱（各3g）　白僵蚕炒,七分（2g）　升麻七分（2g）　柴胡二钱（6g）　桔梗二钱（6g）

【用法】上为细末，半用汤调，时时服之；半蜜为丸，噙化之。或加防风、薄荷、当归身，㕮咀，如麻豆大，每服称五钱，水二盏，煎至一盏，去滓，稍热，时时服之（现代用法：水煎服）。

【功用】清热解毒，疏散风邪。

【主治】大头瘟（原书称大头天行）。恶寒发热，头面红肿焮痛，目不能开，咽喉不利，舌燥口渴，舌红苔白兼黄，脉浮数有力。

【方解】方中重用酒黄连、酒黄芩苦寒之性，清热泻火解毒，二药善于清泻上焦、中焦热毒，为君药。橘红苦温，理气行血，散结消肿；玄参苦寒，滋阴降火，泻火而不伤阴；生甘草甘寒，清热解毒，祛邪而不伤正；三味药泻火补气为臣，助君药清热解毒消肿而不伤正。牛蒡子、连翘、僵蚕辛凉疏散头面风热，兼清热解毒，助君药清头面之热；玄参、马勃、板蓝根清热解毒利咽；升麻、柴胡疏散风热，并引药达上，使壅于头面的风热疫毒之邪得以散泄，寓有"火郁发之"之意，共为臣药。黄芩、黄连得升麻、柴胡之引，直达病所，清泄头面热毒；升麻、柴胡得黄芩、黄连之苦降，可防其升散太过，一升一降，相互制约，清泄疫毒无凉遏，升散邪热不助焰。甘草、桔梗清利咽喉，且桔梗载药上行以助升麻、柴胡之力。甘草调和药性，兼用为使。诸药配伍，共收清热解毒、疏风散邪之功。

【配伍特点】苦寒清泻与辛凉升散合法，清疏并用，药至病所，火郁发之。

【使用注意】方中药物多苦寒辛散，故素体阴虚及脾虚便溏者慎用。

【方论选录】大头瘟，其邪客于上焦。故以酒炒芩、连之苦寒，降其上部之热邪；又恐芩、连性降，病有所遗；再以升、柴举之，不使其速下；僵蚕、马勃解毒而消肿；鼠、元、甘、桔，利膈以清咽；板蓝根解疫毒以清热；橘红宣肺滞而行痰；连翘、薄荷皆能轻解上焦，消风散热。合之为方、岂不名称其实哉！（张秉成《成方便读》）

【附方】

普济消毒饮《顾松园医镜》卷六　连翘　黄连　黄芩　玄参　青黛　薄荷　荆芥　人参（不虚勿加）　牛蒡　甘菊　甘草　桔梗　柴胡　橘红共为细末　半用汤调，时时呷之，病在上者，服药不厌少而频也。半用蜜丸，噙化就卧，令药性上行也。外用清凉救苦散敷之。功用：散邪退热消毒。主治：初觉憎寒壮热体重，次传头面肿盛，目不能开，上喘，咽喉不利，舌干口燥，俗云大头伤寒，诸风药不愈者。

【临床应用】

对于带状疱疹、痤疮、丹毒等温热类面部皮肤病，普济消毒饮可改善患者面部潮红、丘疹、脓疱、瘙痒等症状。对于流行性腮腺炎、传染性单核细胞增多症等传染性疾病，普济消毒饮可改善患者发热、腮腺肿大疼痛、面部胀热等症状。对于急性扁桃体炎、急性咽喉炎等呼吸道疾病，普济消毒饮可改善患者咽喉肿痛、吞咽不利等症状。对于牙菌斑、智齿冠周炎等口腔科疾病，普济消毒饮可抑制牙菌斑的形成，减轻口腔炎症。此外，普济消毒饮还被用于治疗乳腺癌、病毒性角膜炎、病毒性脑膜炎、流行性感冒、面神经炎、急性胰腺炎等。

【基础研究】

现代研究发现，普济消毒饮抗菌、抗感染作用明显，尤其对金黄色葡萄球菌、福氏痢疾杆菌、链球菌、金黄色葡萄球菌、白色葡萄球菌、化脓链球菌具有较好的抑制作用。普济消毒饮能增强自然杀伤细胞活性和白细胞介素 −2 的生成能力，促进脾淋巴细胞增殖。

【研发现状】

根据普济消毒饮的主治和功用，现已开发出普济消毒饮浓缩颗粒、小儿清咽颗粒等相关中成药。

1. 普济消毒饮颗粒

组成：玄参、黄连、升麻、生甘草、黄芩、板蓝根、桔梗、白僵蚕、马勃、柴胡、连翘、牛蒡子、人参、橘红。

功用：清热解毒，疏风消肿。

主治：腮腺肿大；风热引起的咽喉肿痛、发热、口渴。

2. 小儿清咽颗粒

组成：板蓝根、青黛、连翘、蒲公英、玄参、炒牛蒡子、薄荷、蝉蜕、牡丹皮。辅料为蔗糖、糊精。

功用：清热解表，解毒利咽。

主治：小儿外感风热引起的发热头痛、咳嗽音哑、咽喉肿痛。

泻心汤

【来源】东汉张仲景著《金匮要略》。

心气不足，吐血、衄血，泻心汤主之。泻心汤方亦治霍乱。

【异名】大黄黄连泻心汤（《活人书》卷十四）、三黄汤（《圣济总录》卷三十）、三黄泻心汤（《奇效良方》卷六十三）。

【组成】大黄二两（6g）　黄连一两（3g）　黄芩一两（3g）

【用法】上三味，以水三升，煮取一升，顿服之（现代用法：水煎服）。

【功用】泻火解毒，燥湿消痞。

【主治】邪火内炽，迫血妄行，吐血，衄血，便秘溲赤；或湿热内蕴而成黄疸，胸痞烦热；三焦积热，眼目赤肿，口舌生疮，外证疮疡，心胸烦闷，大便秘结；湿热黄疸，胸中烦热痞满，舌苔黄腻，脉数实者。

【方解】方中以黄连为君药，黄连性寒味苦，既能入上焦以清泻心火，心为君主之官，泻火必先清心，心火降，则诸经之火自降；又能入中焦，泻中焦之火。臣以黄芩助黄连清泻上焦与中焦之火。大黄能泻火通便，荡涤中焦内结之燥热，助君药清解上焦之热。诸药相合，苦寒直折，导热下行，泻火解毒通便。

【配伍特点】苦寒直折，泻火解毒，以泻代清。

【使用注意】久服、多服易伤脾胃，非实热者不宜使用；阴虚火旺者忌用。

【方论选录】此为吐衄之神方也。妙在以连、芩之苦寒泻心之邪热，即所以补心之不足；尤妙在大黄之通，止其血，而不使其稍停余瘀，致血瘀后酿成咳嗽虚劳之根。（陈修园《金匮要略浅注》）

【附方】

1. 三黄汤《千金翼》 大黄三两（9g） 黄芩二两（6g） 栀子擘，十四枚（3g） 豉一升（9g） 麻黄去节 甘草炙，各二两（各6g） 右六味㕮咀，以水九升，煮麻黄，去上沫，纳诸药，煮取四升，内豉三沸，分三服，得下止。功用：杀石气，下去实，兼发汗解肌。主治：服石发热或中风发热。

2. 三黄汤《医略六书》 黄连 黄芩 黄柏 炒山栀 玄参 知母各钱半（各4.5g） 石膏五钱（15g） 甘草七分（2g） 淡豆豉钱半（4.5g） 水煎服。功用：清火疏热。主治：膏粱积热，三焦见诸火症，脉洪数者。

【临床应用】

泻心汤临床可用于多种疾病的治疗。对于慢性胃炎、上消化道出血、胃溃疡等消化道疾病，泻心汤随症加味可以缓解胃痛，改善患者呕血或便血、便秘等症状。对于急性溃疡性口腔炎，泻心汤能加速口腔溃疡的好转。对于外科疾病，泻心汤能改善红、肿、热、痛等症状。此外，泻心汤还用于治疗鼻衄、酒客病、多汗症、干燥综合征、糖尿病血糖控制不稳定、尿毒症失衡综合征、急性乳腺炎（出血坏死型）等疾病。

【基础研究】

现代研究发现，泻心汤具有抗炎、促凝血、保护胃肠道黏膜等作用，其抗炎、促进胃黏膜修复等作用主要与超氧化物歧化酶活性、TNF-α 和前列腺素 E_2 水平有关，其促进溃疡愈合的机制可能与降低胆碱能神经兴奋性有关。

【研发现状】

根据泻心汤的主治和功用，现已开发出一清胶囊、三黄片等中成药。

1. 一清胶囊

组成：黄连、大黄、黄芩。

功用：清热泻火解毒，化瘀凉血止血。

主治：身热烦躁、目赤口疮、咽喉牙龈肿痛、大便秘结；咽炎、扁桃体炎、牙龈炎见上述证候者。

2. 三黄片

成分：大黄、盐酸小檗碱、黄芩浸膏。辅料为淀粉、糊精、蔗糖、硬脂酸镁、滑石粉、明胶、柠檬黄。

功用：清热解毒，泻火通便。

主治：用于三焦热盛所致的目赤肿痛、口鼻生疮、咽喉肿痛、牙龈肿痛、心烦口渴、尿黄便秘。

黄连膏

【来源】清代吴谦著《医宗金鉴》。

此证生于鼻窍内，初觉干燥疼痛，状如粟粒，甚则鼻外色红微肿，痛似火灸。由肺经壅热，上攻鼻窍，聚而不散，致成此疮。内宜黄芩汤清之，外用油纸捻粘辰砂定痛散，送入鼻孔内。若干燥者，黄连膏抹之立效。

【组成】黄连三钱（9g） 当归尾五钱（15g） 生地一两（30g） 黄柏三钱（9g） 姜黄三钱（9g）

【用法】香油十二两，将药炸枯，捞去渣；下黄蜡四两溶化尽，用夏布将油滤净，倾入磁碗内，以柳枝不时搅之，候凝为度（现代用法：外用）。

【功用】泻火解毒。

【主治】治肺经壅热，上攻鼻窍，聚而不散，致生鼻疮，干燥肿痛，皮肤湿疹，红肿热疮，水火烫伤，乳头碎痛。

【方解】方中黄连苦寒，清心火，"诸痛痒疮，皆属于心"，黄连善清上焦、中焦之热，为君药。臣以黄柏助黄连清热燥湿、解毒疗疮。佐以生地黄清热凉血润燥；当归养血行血；姜黄破血行气止痛。诸药相合，泻火解毒，清热凉血，消肿止痛。

【配伍特点】苦寒清补，气血同治。

【方论选录】黄连膏主治一切皮肤湿疹，红肿热疮，水火烫伤，乳头碎痛等症。（苏州市卫生局编著《中药成方配本》）

【附方】

黄连膏（《北京市中药成方选集》） 黄连二十五两（750g） 将黄连熬汁过滤，反复3次，用文火煎熬浓缩成膏，以不渗纸为度，每两清膏兑炼蜜一两。用温开水将眼洗净，以药膏少许点入眼角，静卧 10～20 分钟，一日 2～3 次。功用：清火止痛。主治：暴发火眼，红肿作痛，怕日羞明。

【临床应用】

黄连膏临床多用于皮肤科和肛肠科疾病的治疗。黄连膏可以改善患者创面红肿、疼痛、出血及皮肤瘙痒等症状，加速创面的愈合。此外，本方还被用于治疗五官科疾病及颈淋巴结炎、静脉炎、甲沟炎等疾病。

【基础研究】

现代研究发现，黄连膏具有抗过敏等作用。黄连膏可显著抑制 2,4- 二硝基氯苯诱发湿疹小鼠的耳肿胀度，明显改善湿疹小鼠的耳组织病理皮损，显著降低耳组织表皮厚度，减少真皮层肥大细胞数目，可抑制小鼠血清中总免疫球蛋白 E 水平和血清特异性免疫球蛋白 E 水平。

【研发现状】

根据黄连膏的主治和功用，现已开发出中成药黄连膏、黄连解毒丸。

1. 黄连膏

组成：黄连、当归、关黄柏、生地黄、姜黄。

功用：清热润燥，解毒止痛。

主治：湿热蕴结、热毒炽盛所致的疮疡肿痛。

2. 黄连解毒丸

组成：黄连（酒浸）、黄柏（酒炒）、黄芩（酒蒸）、大黄（酒炒）、栀子（炒）、滑石、川木通。

功用：泻火，解毒，通便。

主治：用于三焦积热所致的口舌生疮，目赤头痛，便秘溲赤，心胸烦热，咽痛，疮疖。

大黄黄连泻心汤

【来源】东汉张仲景著《伤寒论》。

心下痞，按之濡，其脉关上浮者，大黄黄连泻心汤主之。

【组成】大黄二两（6g） 黄连一两（3g）

【用法】以上二味，以麻沸汤二升渍之，须臾绞去滓，分温再服（现代用法：水煎服）。

【功用】清热泻火除痞。

【主治】热痞证。心下痞满，按之柔软不痛，发热烦躁，甚则发狂，吐血，舌红，苔黄，脉数。

【方解】方中大黄苦寒，善于清泻阳明之热，攻坚破结，为君；臣以黄连苦寒，清心胃热，助大黄清热散结。两药相合，苦寒直折，清热散结消痞。

【配伍特点】苦寒直折，泻火消痞。

【使用注意】久服、多服易伤脾胃，非实热者不宜使用；阴虚火旺者忌用。

【方论选录】痞有不因下而成者，君火亢盛，不得下交于阴而为痞，按之虚者，非有形之痞，独用苦寒，便可泄却。如大黄泻营分之热，黄连泄气分之热，且大黄有攻坚破结之能，其泄痞之功即寓于泻热之内，故以大黄名其汤。以麻沸汤渍其须臾，去滓，取其气，不取其味，治虚痞不伤正气也。（王子接《绛雪园古方选注》）

【附方】

大黄黄连泻心汤（《云岐子保命集》）　大黄二两（6g）　黄连二两（6g）　甘草一两（3g）　上锉，如麻豆大。沸汤二盏，热渍之一时久，绞出滓，暖动，分二服。功用：清热解毒除痞。主治：热痞。口渴。

【临床应用】

大黄黄连泻心汤在临床上用于治疗急慢性胃炎、肝性血卟啉病、上消化道出血、糖尿病、急性脑血管病、急性细菌性痢疾、高血压病、精神分裂症、戒断综合征、复发性口腔溃疡等疾病。对于胃溃疡、上消化道出血、急慢性胃炎等消化系统疾病，大黄黄连泻心汤可以缓解患者的胃痛，改善患者面部潮红、胃痞、便秘、口苦、口臭、吐血等症状。对于原发性高血压，大黄黄连泻心汤既可改善患者头重、眩晕等上火症状，又可改善患者急躁、不安等症状。此外，大黄黄连泻心汤还被用于治疗皮肤瘙痒、脱发、痔疮、功能性子宫出血等疾病。

【基础研究】

现代研究发现，大黄黄连泻心汤具有抗病原微生物、抗炎、保护胃黏膜、促凝血、调节代谢等药理作用。大黄黄连泻心汤可通过调节糖脂代谢、改善胰岛素抵抗、调节炎症反应、抗氧化应激损伤、调控自噬相关信号通路、调节肠道菌群、抑制细胞焦亡、减轻内质网应激等机制改善 2 型糖尿病。大黄黄连泻心汤可降低肥胖型 2 型糖尿病小鼠进食量、饮水量、体重、附睾脂肪组织和肝脏的重量及脏器系数。大黄黄连泻心汤可改善肥胖型 2 型糖尿病小鼠 FBG、FINS、HOMA-IR、TG 和 HDL-C 等糖脂代谢指标。大黄黄连泻心汤可减少肥胖型 T2DM 小鼠附睾脂肪细胞面积和肝脂肪变性，同时降低 AST 和 ALT 水平。大黄黄连泻心汤可通过抑制 TLR4/NF-κB 信号通路降低 M_1 型巨噬细胞极化，促进 M_2 型巨噬细胞极化，从而减少肥胖型 T2DM 小鼠脂肪组织炎症反应。大黄黄连泻心汤可通过抑制脂肪组织 M1-Exo 的分泌及 M1-Exo miR-155 的表达，从而改善肥胖型 2 型糖尿病肝脏胰岛素抵抗。大黄黄连泻心汤可下调 T2DM 小鼠脂肪组织炎症，恢复脂肪组织胰岛素信号转导，缓解脂肪组织胰岛素抵抗。

大黄黄连泻心汤可通过调节肠道菌群，降低肠道促炎性 Th17 细胞水平，修复肠道屏障。

【研发现状】

根据大黄、黄连清热泻火的配伍原理，现已开发出黄连上清丸等中成药。

黄连上清丸

组成：黄连、栀子（姜制）、连翘、蔓荆子（炒）、防风、荆芥穗、白芷、黄芩、菊花、薄荷、酒大黄、黄柏（酒炒）、桔梗、川芎、石膏、旋覆花、甘草。

功用：清热通便，散风止痛。

主治：上焦内热，症见头晕脑胀，牙龈肿痛，口舌生疮，咽喉红肿，耳痛耳鸣，暴发火眼，大便干燥，小便黄赤。

牛蒡甘桔汤

【来源】明代陈实功著《外科正宗》。

治颐毒表邪已尽，耳项结肿，微热不红疼痛者。

【组成】牛蒡子　桔梗　陈皮　天花粉　黄连　川芎　赤芍　甘草　苏木各一钱（各 3g）

【用法】水二盅，煎八分，食后服（现代用法：水煎服）。

【功用】疏风清热，解毒消肿。

【主治】颐毒（腮腺炎）表邪已尽，耳项结肿，微热不红疼痛者。

【方解】方中君药牛蒡子性味辛苦寒，疏风清热，解毒消肿，利咽止咳。臣药黄连苦寒，清热解毒，与牛蒡子相配，清热解毒，消肿止痛之力更甚。肺主皮毛，桔梗、甘草宣肺利咽，桔梗配伍牛蒡子增强疏风清热之力；天花粉甘凉，清热生津，降火消肿；陈皮、川芎行气活血；苏木行气活血，消肿止痛，上诸味为佐药。使药甘草调和诸药。诸药相合，共奏疏风清热、消肿解毒之功。

【配伍特点】辛散与苦寒相配，疏风解毒，配伍行气活血药，消肿止痛。

【方论选录】伤寒发颐亦名汗毒。此因原受风寒，用药发散未尽，日久传化为热不散，以致项之前后结肿疼痛。初起身热口渴者，用柴胡葛根汤清热解毒；患上红色热甚者，如意金黄散敷之。初起身凉不渴者，牛蒡甘桔汤散之；患上微热不红疼痛者，冲和膏和之；肿深不退欲作脓者，托里消毒散；已溃气血虚弱食少者，补中益气汤。以此治之，未成者消，已成者溃，已溃者敛，亦为平常黄道之法也，用之最稳。（陈实功《外科正宗》）

【临床应用】

牛蒡甘桔汤临床常用于治疗小儿急性化脓性扁桃体炎、急性喉炎。对于小儿急性化脓性扁桃体炎、急性喉炎，牛蒡甘桔汤能改善患者咽喉肿痛、声音嘶哑、吞咽剧痛、放射性耳痛、高热、四肢乏力等症状，缩短病程。

【基础研究】

目前关于牛蒡甘桔汤的实验研究较少，方中牛蒡子的主要化学成分为木脂素类、挥发油类、脂肪油类及萜类，其主要药理作用为抑菌、抗病毒、抗肿瘤、治疗肾病、降血糖等。桔梗有止咳平喘、抗炎抑菌、抗肿瘤、降血脂、降血糖、抗氧化、保肝、抗肺损伤、免疫调节、抗肥胖等作用。桔梗的主要活性成分桔梗总皂苷是增强其清咽润喉作用的主要指标之一，其参与花生四烯酸代谢、亚油酸代谢和甘油磷脂代谢，从而发挥镇咳作用。此外，桔梗皂苷 D、远志皂苷 D、桔梗苷 D_3 等 10 种化学成分也具有镇咳作用。甘草有抗肿瘤、抗炎杀菌、抗病毒、保肝、抗心肌缺血、抗纤维化等药理作用，其中抗炎、抗氧化、抗动脉粥样硬化和神经保护是甘草酸类最主要的药理作用，其抗炎机制与抑制前列腺素等介质的作用有关，主要是通过选择性地抑制与花生四烯酸发生级联反应的代谢酶 – 磷脂酶 A_2 和脂加氧酶的活力，使得前列腺素 E_2、白三烯等炎性介质无法产生，并选择性地抑制补体系统的激活途径，直接发挥抗炎作用。

【研发现状】

根据牛蒡甘桔汤的主治和功用，现已开发出中成药时疫清瘟丸。

时疫清瘟丸

组成：羌活、白芷、荆芥穗、防风、淡豆豉、川芎、薄荷、赤芍、葛根、金银花、连翘、牛蒡子、蓼大青叶、黄芩、淡竹叶、天花粉、桔梗、柴胡、玄参、甘草、水牛角浓缩粉、牛黄、冰片。

功用：清热透表，散瘟解毒。

主治：外感时疫引起的头痛身痛，恶寒发热，四肢倦怠，喉痛咽干，疰腮红肿。

升降散

【来源】清代杨栗山著《伤寒瘟疫条辨》。

温病亦杂气中之一也，表里三焦大热，其证不可名状者，此方主之。

【异名】赔赈散（《伤寒瘟疫条辨》卷四引《二分析义》）、温证解毒散（《羊毛瘟症论》卷下）。

【组成】白僵蚕酒炒，二钱（6g）　全蝉蜕去土，一钱（3g）　广姜黄去皮，三分（1g）　川大黄生，四钱（12g）

【用法】上为细末，合研匀。病轻者，分四次服，每服重一钱八分二厘五毫，用黄酒一盅，蜂蜜五钱，调匀冷服，中病即止。病重者，分三次服，每服重二钱四分三厘三毫，黄酒盅半，蜜七钱五分，调匀冷服。最重者，分二次服，每服重三钱六分五厘，黄酒二盅，蜜一两，调匀冷服（现代用法：散剂，黄酒和蜂蜜调匀冷服）。

【功用】清热散风，升清降浊。

【主治】温病表里三焦大热。憎寒壮热，或头痛如破，或烦渴引饮，或咽喉肿痛，或身面红肿，或斑疹杂出，或胸膈胀闷，或上吐下泻，或吐衄便血，或神昏谵语，或舌卷囊缩。

【方解】本方以僵蚕为君药，性平，得天地清化之气，轻浮而升阳中之阳，故能祛风胜湿，化痰散结，息风止痉，清热解郁，以治膀胱相火，引清气上朝于口，散逆浊结滞之痰。臣药蝉蜕味咸甘，性凉，能祛风胜湿，息风止痉，清热解毒。姜黄味辛、苦，性温，行气散郁，通经止痛，寓"治风先行血，血行风自灭"之意，为佐药。大黄味苦，性寒，可解热通便，引热下行；酒引之使上行，蜜润之使下导；以上三味为使药。本方升清降浊，通里达表，而温病表里三焦之热全清。杨栗山云："名曰升降，亦（表里）双解之别名也。"

【配伍特点】寒热并用，升降同调，内外同治，表里三焦之热全清。

【使用注意】服药后半日不可喝茶、抽烟、进食。若不能忌，即不效。

【方论选录】是方以僵蚕为君，蝉蜕为臣，姜黄为佐，大黄为使，米酒为引，蜂蜜为导，六法俱备，而方乃成……僵蚕味辛苦气薄，喜燥恶湿，得天地清化之气，轻浮而升阳中之阳，故能胜风除湿，清热解郁，从治膀胱相火，引清气上朝于口，散逆浊结滞之痰也……蝉蜕气寒无毒，味咸且甘，为清虚之品，能祛风而胜湿，涤热而解毒……姜黄气味辛苦，性温，无毒，祛邪伐恶，行气散郁，能入心脾二经，建功辟疫……大黄味苦，大寒无毒，上下通行，亢盛之阳，非此莫抑……米酒性大热，味辛苦而甘，令饮冷酒，欲其行迟，传化以渐，上行头面，下达足膝，外周毛孔，内通脏腑经络，驱逐邪气，无处不到……蜂蜜甘平无毒，其性大凉，主治丹毒斑疹，腹内留热，呕吐便秘，欲其清热润燥而自散温毒也，故为导……予更其名曰升降散，盖取僵蚕、蝉蜕，升阳中之清阳；姜黄、大黄，降阴中之浊阴，一升一降，内外通和，而杂气之流毒顿消矣。（杨栗山《伤寒瘟疫条辨》）

【附方】

加味升降散（《治验百病良方》） 白僵蚕 全蝉蜕 姜黄（各12～24g） 金银花（40～120g） 连翘 玄参（各40～60g） 柴胡（16～32g） 黄芩（32～48g） 生大黄（12～32g） 水煎服。每日1剂，日服2～3次。同时用青黛20g，芒硝60g，共研细末，用陈醋调擦患处，每日4～5次。功用：清热解毒，疏风消肿。主治：流行性腮腺炎。

【临床应用】

升降散临床应用非常广泛，主要用于治疗呼吸系统、泌尿系统、免疫系统疾病。对于急性扁桃体炎、肺炎、哮喘等呼吸系统疾病，升降散联合银翘散或针刺治疗，可以改善患者咽喉肿痛、发热等症状；升降散联合麻杏甘石汤，可以改善患者咳嗽、咳痰、气喘等症状。对于急性肾小球肾炎、IgA 肾病等泌尿系统疾病，升降散加味可以改善患者口干多饮、下肢水肿、腰膝酸软等症状，减少蛋白尿，延缓病情进展，降低复发率。儿科疾病中，升降散用于治疗手足口病，可以改善患儿手足皮肤粟状丘疹、发热症状；用于治疗小儿口腔溃疡，可以加速溃疡愈合。对于免疫系统疾病，升降散加味用于治疗乙型肝炎，可以改善患者面黄、目黄、尿黄等症状，恢复肝功能。对于肠易激综合征、慢性功能性便秘等消化系统疾病，升降散可改善患者腹泻、便秘等症状。对于神经系统疾病，升降散加羚角钩藤汤可用于治疗蛛网膜下腔出血引起的头痛，改善患者头痛、眩晕等症状。此外，升降散还用于治疗脑积水、声带鳞状细胞癌术后声音嘶哑、干燥综合征伴腮腺肿大、肿瘤、经期延长、卵巢囊肿、阴痒（霉菌性阴道炎）等疾病。

【基础研究】

现代研究发现，升降散具有抗病毒、抗炎等作用。升降散可提高黏膜分泌的免疫球蛋白 A 的表达，调节炎性因子和抗炎因子，提高 T 细胞亚群的比值。升降散具有抑制脓毒症小鼠炎症细胞因子干扰素 γ、转化生长因子 –β、白细胞介素 –4 及白细胞介素 –6 的作用。

【研发现状】

根据升降散的主治和功用，现已开发出中成药太极丸。

太极丸

组成：大黄、僵蚕、冰片、胆南星、蝉蜕、朱砂、麝香、天竺黄。

功用：清热祛风，化痰通便。

主治：乳食停滞，食火内热，痰盛抽搐，大便秘结。

第二节　清脏腑热剂

竹茹汤

【来源】宋代许叔微著《普济本事方》。

治胃热，呕吐，竹茹汤。

【异名】葛根竹茹汤（《医学入门》卷七）。

【组成】干葛三两（90g） 甘草炙，三分（1g） 半夏姜汁半盏，浆水一升，煮耗半，三分（1g）

【用法】上为粗末，每服五钱，水二盏，生姜三片，竹茹一弹大，枣一个，同煎至一盏，去滓温服（现代用法：作汤剂，加生姜3片，竹茹5g，大枣1个，水煎服）。

【功用】清胃降逆，和中止呕。

【主治】胃热呕吐，饮酒过多而呕。

【方解】方中君药竹茹味甘性微寒，清胃经之热，并有降逆止呕化痰之功，为治胃热呕吐之要药。臣以干葛清胃经郁热，解酒毒，升清阳而浊阴自降；半夏降逆和胃止呕，降浊；生姜为"呕家之圣药"，能和胃止呕。大枣、甘草调和脾胃，调和诸药，为佐使药。六味合用，共奏清胃降逆，和中止呕之效。

【配伍特点】一升一降，寒热并调。

【使用注意】忌羊肉、蚱、鸡、鱼、面食等物。

【方论选录】干葛气味辛微温，能解酒毒，入足阳明。甘草气味甘平，入足太阴。半夏气味辛温，入足阳明。竹茹气味甘寒，入足阳明。姜、枣以和荣卫。胃热呕吐不止，亦必因胃中酒气蕴热，故以微辛温之药令其入胃，引入甘寒之品，则酒热稍解，气得下降，胃气安而病自已也。（叶桂《类证普济本事方释义》）

【附方】

1. 竹茹汤（《太平惠民和剂局方》） 麦门冬子去心 橘红净去白 人参去苗 白术各一两（各30g） 白茯苓 厚朴姜汁制，各半两（15g） 甘草一分（0.3g） 上七味。上为粗末，每服三钱，水一盏，生姜五片，入竹茹一块，如弹子大，同煎至七分，去滓服之。功用：降气和中。主治：妊娠择食，呕吐头疼，眩晕颠倒，痰逆烦闷，四肢不和。

2. 竹茹汤（《医方集成》） 橘红去白 人参去芦 白术 麦门冬去心，各一两（各30g） 甘草一分（0.3g） 白茯苓 厚朴（姜制）各半两（各15g） 上七味，咬咀，每服三钱，水一盏，姜五片，入竹茹一块，如弹子大，同煎至七分，温服，不拘时。功用：理气和中。主治：妊娠呕吐，头痛眩晕。

【临床应用】

竹茹汤主要用于治疗胃热呕吐和饮酒过量引起的呕吐。

【基础研究】

目前关于竹茹汤的实验研究较少。基于指纹图谱和网络药理学进行竹茹汤功效关联物质预测分析，指认了 3'- 羟基葛根素、葛根素、3'- 甲氧基葛根素、葛根芹菜糖苷、大豆苷、甘草苷、大豆苷元、甘草酸铵、6- 姜辣素 9 个共有色谱峰。对筛选出的 9 个化学成分进行"成分 – 靶点 – 通路"网络关系的构建与分析，富集的通路中含能量代谢、酒精中毒、平滑肌的收缩与舒张相关通路，竹茹汤可能通过作用于这些信号通路而起到清热解酒、和胃止呕的作用。

泻白散

【来源】宋代钱乙著《小儿药证直诀》。

治小儿肺盛，气急喘嗽。

【异名】泻肺散（原书同卷）、泻肺汤（《证治准绳·幼科》卷九）。

【组成】地骨皮_{洗去土，焙}　桑白皮_{细锉炒黄，各一两（各30g）}　甘草_{炙，一钱（3g）}

【用法】上锉散，入粳米一撮，水二小盏，煎七分，食前服（现代用法：作汤剂，加粳米，水煎服）。

【功用】清热泻肺，化痰止咳。

【主治】肺热咳嗽，甚则气喘，皮肤蒸热，日晡尤甚，舌红苔黄，脉细数。

【方解】方中桑白皮甘寒性降，专入肺经，善泻肺以清郁热，故以为君。地骨皮甘寒入肺，可助君药清泻肺中伏火，兼退虚热，为臣药。君臣相合，清泻肺热，以使金清气肃。炙甘草、粳米养胃和中，培土生金，以扶肺气，兼调药性，共为佐使。四药合用，共奏泻肺清热、止咳平喘之功。

【配伍特点】甘寒清降，泻中寓补，培土生金。

【使用注意】本方药性平和，尤宜于正气未伤、伏火不甚者。风寒咳嗽或肺虚喘咳者不宜使用。

【方论选录】肺火为患，喘满气急者，此方主之。肺苦气上逆，故喘满；上焦有火，故气急，此丹溪所谓气有余便是火也。桑白皮味甘而辛，甘能固元气之不足，辛能泻肺气之有余；佐以地骨之泻肾者，实则泻其子也；佐以甘草之健脾者，虚则补其母也。此云虚实者，正气虚而邪气实也。又曰：地骨皮之轻，可使入肺，生甘草之平，可使泻气，故名以泻白。（吴崑《医方考》）

【附方】

1. 葶苈大枣泻肺汤_{（《金匮要略》）}　葶苈子_{熬令色黄，捣丸如弹子大（9g）}　大枣十二枚_{（4枚）}　上先以水三升，煮枣取二升，去枣，内葶苈，煮取一升，顿服。功用：泻肺行水，下气平喘。主治：痰水壅实之咳喘胸满。

2. 黄芩泻白散_{（《症因脉治》）}　黄芩　桑白皮　地骨皮　甘草_{（原著本方无用量）}　水煎服。功用：清泻肺热。主治：肺经有热。症见喘咳面肿，气逆胸满，小便不利。

【临床应用】

泻白散临床上用于治疗呼吸系统疾病、皮肤病、眼科疾病。对于上呼吸道感染、支气管哮喘等肺系疾病，泻白散可改善患者咳嗽、咳痰、气喘、睡眠等症状。对于痤疮、过敏性皮炎、荨麻疹、湿疹等皮肤病，泻白散可改善患者丘疹、粉刺、水肿性风团、皮肤瘙痒等症状。对于白睛红赤、胬肉攀睛、结膜炎等眼科疾病，泻白散可改善患者眼睛红赤、视物模糊、眼睛干涩难睁、畏光、流泪等症状。此外，泻白散还用于治疗便秘、口臭、多汗等病症。

【基础研究】

现代研究发现，泻白散具有止咳化痰平喘、解热抗炎、抗菌等功效。泻白散发挥治疗作用的主要成分是槲皮素、山柰酚、柚皮素和β-谷甾醇，主要入血化合物是黄酮类、生物碱类和有机酸类物质，治疗肺炎的潜在有效成分可能是槲皮素、血根碱、山柰酚、β-谷甾醇等。方中桑白皮的主要化学成分桑皮苷有较强的镇咳作用和一定的平喘作用，尤其对二氧化硫引咳的抑制作用较强，说明桑皮苷对化学性刺激物质引起的支气管痉挛有抑制作用。桑白皮总黄酮具有显著的镇咳、祛痰作用，同时桑白皮的非黄酮类成分也具有镇咳、祛痰作用，推测桑白皮的药理作用是多种化学成分共同作用的结果。地骨皮具有降糖、降血压血脂、抗菌消炎、镇痛以及免疫调节等作用，其主要生物活性成分为香豆素类、环肽类、黄酮类和蒽醌类化合物等。研究发现，地骨皮乙醇提取物对甲型溶血性链球菌、肺炎双球菌、铜绿假单胞菌的生长具有明显的抑制作用。甘草活性成分主要为甘草总黄酮、甘草酸、甘草次酸、三萜类、甘草苷等，其水提取部位、甲醇提取部位、超临界提取物等均具有良好的抗菌活性，对多种革兰氏阴性菌和革兰氏阳性菌均具有较强的抑制作用。

【研发现状】

在泻白散和麻杏石甘汤的基础上，现已开发出中成药小儿麻甘颗粒。

小儿麻甘颗粒

组成：石膏、麻黄、黄芩、桑白皮、紫苏子、苦杏仁、地骨皮、甘草。

功用：平喘止咳，利咽祛痰。

主治：小儿肺炎喘咳，咽喉炎症。

清心莲子饮

【来源】宋代太平惠民和剂局著《太平惠民和剂局方》。

治心中蓄积，时常烦躁，因而思虑劳力，忧愁抑郁，是致小便白浊，或有沙膜，夜梦走泄，遗沥涩痛，便赤如血；或因酒色过度，上盛下虚，心火炎上，肺金受克，口舌干燥，渐成消渴，睡卧不安，四肢倦怠，男子五淋，妇人带下赤白；及病后气不收敛，阳浮于外，五心烦热。药性温平，不冷不热，常服清心养神，秘精补虚，滋润肠胃，调顺气血。

【异名】莲子清心饮（《医方集解》）。

【组成】黄芩　麦门冬去心　地骨皮　车前子　甘草炙，各半两（各15g）　石莲肉去心　白茯苓　黄芪蜜炙　人参各七钱半（各23g）。

【用法】锉散。每三钱，麦门冬十粒，水一盏半，煎取八分，去滓，水中沉冷，空心，食前服（现代用法：作汤剂，水煎服）。

【功用】益气阴，清心火，交心肾，止淋浊。

【主治】心火偏旺，气阴两虚，湿热下注，遗精淋浊，血崩带下，遇劳则发；或肾阴不足，口舌干燥，烦躁发热。

【方解】方中石莲肉为君药，清心火而交通心肾。黄芩善清上焦、中焦之火，助君药清心火，且有燥湿之功；地骨皮清退虚热，二药为臣。人参、黄芪、甘草益气生津、收敛浮阳；茯苓、车前子渗利下焦湿热，流浊气而使之不滞，使心热从小便而解；上诸药为佐药。甘草调和诸药为使药。全方配伍，心火得清，气阴得补，湿热得利，如此则心肾交通，诸症自除。

【配伍特点】虚实兼顾，标本同治。

【使用注意】凡湿热下注所致的带下、淋浊，不宜使用本方。

【方论选录】此手足少阴、足少阳太阴药也。参、芪、甘草，所以补虚而泻火，助气化而达州都，地骨退肝肾之虚热，柴胡散肝胆之火邪，黄芩、麦冬，清热于心肺上焦，茯苓、车前利湿于膀胱下部，中以石莲清心火而交心肾，则诸证悉退也。（汪昂《医方集解》）

【附方】清心莲子饮（《直指》卷十）　石莲肉　白茯苓各一两（各30g）　益智仁　远志水浸，取肉，姜制，炒　麦门冬去心　人参各半两（各15g）　石菖蒲　车前子　白术　泽泻　甘草微炙，各一分（各0.3g）。　上锉散，每服三钱，添灯心一握煎服。主治：心中客热烦躁，赤浊肥脂。

【临床应用】

清心莲子饮临床多用于治疗泌尿系统疾病。对于慢性肾炎、尿路感染、膀胱炎等疾病，清心莲子饮可改善患者腰酸腰痛、乏力、尿血、尿频、尿急、排尿困难、睡眠不安、五心烦热等症状，有降低血尿复发率的作用。对于经间期出血，清心莲子饮可改善患者经间期出血量、神疲乏力、少气懒言、五心烦热、腰骶酸痛、小腹胀痛等临床症状，提高患者生活质量。外科手术前后精神紧张引起的尿频、失眠、全身乏力、食欲不振等症状，也可以用清心莲子饮进行治疗。此外，还有研究报道清心莲子饮在病毒性心肌炎、难治性声带结节、神经衰弱、白带过多、口腔炎等病症方面也能发挥一定的治疗作用。

【基础研究】

现代研究发现，清心莲子饮具有抗氧化、抗炎、抗肿瘤、抗菌、抗抑郁、降血压、降血糖、降血脂和增强免疫力等药理作用。方中莲子具有抗氧化、降血脂、降血糖和调节胃肠功能等作用。方中莲子的莲子心中含有生物碱、黄酮、有机酸、甾醇、挥发油、单糖、水溶多糖及微量元素等。莲子心生物碱具有抗癌、降压、抗心律不齐、抗氧化、降血糖、神经保护、抑菌消炎、抗血小板聚集和内皮保护等作用。麦冬中的甾体皂苷、高异黄酮、糖类、挥发油和微量元素等有效化学成分，具有保护心血管、降糖、降血脂、抗炎、抗氧化、抗肿瘤、抗衰老和免疫调节等药理学作用。黄芩中含有黄酮、黄酮苷类、多糖类、挥发油类和微量元素等多种化学成分，其中最主要的是黄酮及黄酮苷类化合物。黄芩提取物具有抗肿瘤、抗菌、抗氧化、保护神经元等多种生物活性，可用于治疗消化系统、心血管系统、神经系统的相关疾病。其中黄芩素主要通过抑制生物膜的形成、影响遗传物质的复制、抑制细菌能量代谢和细胞壁合成发挥抗菌作用；黄芩苷和汉黄芩苷可以通过抑制细胞因子的活性产生抗炎作用，例如黄芩苷能够抑制 TNF-α、IL-1β 及 IL-6 的表达，起到抗炎的功效。

【研发现状】

根据清心莲子饮的配伍、主治和功用特点，现已开发出中成药制剂珠莲清心口服液。

珠莲清心口服液

组成：栀子、莲子心、淡豆豉、珍珠母、牡蛎、蝉蜕、桑叶、龙眼肉、茯苓、莲子、甘草。

功用：清心除烦，敛阴止汗。

主治：用于小儿多汗，口苦口干，烦躁不安，睡眠不宁等症。

甘露饮

【来源】宋代太平惠民和剂局著《太平惠民和剂局方》。

治丈夫、妇人、小儿胃中客热，牙宣口气，齿龈肿烂，时出脓血，目睑垂重，常欲合闭；或频饥烦，不欲饮食，及赤目肿痛，不任凉药，口舌生疮，咽喉肿痛，疮疹已发未发，皆可服之。又疗脾胃受湿，瘀热在里，或醉饱房劳，湿热相搏，致生疸病，身面皆黄，肢体微肿，胸满气短，大便不调，小便黄涩，或时身热，并宜服之。

【异名】甘露饮子（《阎氏小儿方论》）、大甘露饮（《咽喉经验秘传》）。

【组成】枇杷叶刷去毛　熟干地黄去土　天门冬去心，焙　枳壳去瓤，麸炒　山茵陈去梗　生干地黄　麦冬去心，焙　石斛去芦　甘草炙　黄芩各等分

【用法】上等分，为末。每服二钱，水一盏，煎至七分，去滓温服，食后，临卧温服。小儿一服分两服，仍量岁数加减与之（现代用法：作汤剂，水煎服）。

【功用】养阴清热，行气利湿。

【主治】阴虚夹湿热证。胃中客热，牙宣口臭，齿龈肿烂，时出脓血；目赤肿痛，不任凉药；口舌生疮，咽喉肿痛；疮疹黄疸，身面皆黄，肢体微肿，胸满气短，二便秘涩，或时身热。

【方解】方中熟地黄性甘温，滋阴补肾，填精益髓；生地黄味甘、苦，性寒，清热凉血，养阴生津，能升肾水以上交于心，为君药。臣以麦冬养阴生津，润肺清心，以清肺宁心；天冬养阴润燥，清肺生津，能滋肺金生肾水；石斛性微寒，味甘，益胃生津，清热滋阴，能去胃中之湿热。茵陈清热利湿；黄芩清热燥湿；枳壳破气消积；枇杷叶能泻火清金和胃，降气化痰，上四味为佐药；甘草清热解毒护中，调和诸药，为使药。诸药相合，能滋阴清热，行气除湿。

【配伍特点】养阴为主，清热为辅，佐以少量除湿药，起到养阴清热利湿的作用。

【使用注意】素体阳虚，见溃疡日久难愈、肢冷、腰膝酸痛、溲清、舌嫩有齿痕、脉沉细等肾阳不足、阴损反阳、水不济火、虚火上炎之证者，不宜用此方。

【方论选录】

1. 此足阳明、少阴药也。烦热多属于虚，二地、二冬、甘草、石斛之甘，治肾胃之虚热，泻而兼补也；茵陈、黄芩之苦寒，折热而去湿；火热上行为患，故又以枳壳、枇杷叶抑而降之也。（汪昂《医方集解》）

2. 热盛则水涸，二地以滋之；热盛则金流，二冬以保之。清热用黄芩、枇杷叶；去湿用茵陈、枳壳，而有悠扬清淑之致，不必大为攻下，此所以为"甘露"。热莫盛于胃，而诸热皆统于心，心化不足，则热妄行，石斛、茯苓、犀角皆补心以除妄热。所谓"热淫于内，治以咸寒，佐以苦甘，以酸收之，以苦发之"也。（汪绂《医林纂要探源》）

【附方】

1. 甘露饮（《医学摘粹》）　生地三钱（9g）　熟地三钱（9g）　天冬三钱（9g）　麦冬三钱（9g）　石斛三钱（9g）　甘草二钱（6g）　枳壳二钱（6g）　枇杷叶三钱（9g）　水煎大半杯，温服。主治：口糜龈烂出血；食亦（善食而瘦）。

2. 甘露饮（《医方简义》）　大生地五钱（15g）　鲜生地六钱（18g）　天冬　麦冬去心，各三钱（各9g）　鲜石斛四钱（12g）　黄芩炒，一钱（3g）　银花三钱（9g）　川贝母一钱（3g）　生炙甘草各五分（1.5g）　加竹茹一团，姜汁炒。功用：存阴清邪，以复胃中津液。主治：温热病。

【临床应用】

甘露饮临床用于治疗五官科疾病及内分泌系统、泌尿系统疾病。对于口腔溃疡、口臭、口腔炎等口腔疾病，甘露饮可加速患者口腔溃疡愈合，降低口腔溃疡的复发率，改善口臭。治疗咽炎、小儿疱疹性咽峡炎，甘露饮可改善患者咽喉痛痒、咽喉有异物感等症状。眼科疾病中，甘露饮治疗睑腺炎，可改善患者眼睑肿痛症状。消化系统疾病中，甘露饮可治疗慢性肝炎、放射性食管炎等。对于放射性食管炎，甘露饮具有预防作用，也可以改善患者吞咽困难、胸骨疼痛等症状；对于慢性肝炎，甘露饮加味可以改善患者乏力、黄疸、恶心等症状。内分泌系统疾病中，甘露饮治疗糖尿病，能减轻患者脘腹胀闷、口干多饮、便溏不爽等不适症状。对于前列腺炎、慢性肾炎、慢性肾衰竭等泌尿系统疾病，甘露饮加味能改善患者血尿、尿频、口干、食少等症状。此外，甘露饮还被用于治疗干燥综合征、急性风湿性关节炎、再生障碍性贫血等疾病。

【基础研究】

目前关于甘露饮的实验研究较少。甘露饮通过抗炎及抗氧化作用减少体内氧化应激，并抑制炎症因子释放，发挥对口腔溃疡的治疗作用。甘露饮能减小口腔溃疡面积，改善溃疡程度和病理变化，降低血清炎性因子 IL-6、TNF-α、IL-1 水平，降低组织中丙二醛水平。

【研发现状】

根据甘露饮的配伍、主治与功用特点，现已开发出甘露饮浓缩颗粒、甘露解热口服液等中成药。

1. 甘露饮浓缩颗粒

组成：天冬、枳壳、茵陈蒿、石斛、麦冬、生地黄、炙甘草、黄芩、熟地黄、枇杷叶。

功用：滋阴生津，清热解毒，祛湿和中。

主治：放射性口腔炎，慢性咽炎。

2. 甘露解热口服液

组成：清热解毒，解肌退热。

功用：滋阴生津，清热解毒，祛湿和中。

主治：用于内蕴伏热、外感时邪引起的高热不退，烦躁不安，咽喉肿痛，大便秘结等症。

清胃散

【来源】金代李东垣著《兰室秘藏》。

治因服补胃热药，致使上下牙疼痛不可忍，牵引头脑，满面发热，大痛。足阳明之别络入脑，喜寒恶热，乃是手足阳明经中热盛而作也，其齿喜冷恶热。

【异名】清胃汤（《疮疡经验全书》卷一）、消胃汤（《不知医必要》卷二）。

【组成】当归身　细黄连　生地黄酒制，各三分（各1g）　牡丹皮五分（1.5g）　升麻一钱（3g）

【用法】上为细末，都作一服，水一盏半，煎至一盏，去滓，带冷服之（现代用法：水煎服）。

【功用】清胃凉血。

【主治】胃经积热，上攻口齿。上下牙痛不可忍，牵引头脑，满面发热，其齿喜冷恶热；或牙龈溃烂，或牙宣出血，或唇口腮颊肿痛，口气热臭，口舌干燥，舌红苔黄，脉滑大而数者。

【方解】方用苦寒泻火之黄连为君，能清胃经积热。臣以甘辛微寒之升麻，一取其清热解毒，以治胃火牙痛；一取其轻清升散透发，可宣达郁遏之伏火，取"火郁发之"之意。黄连得升麻，降中寓升，则泻火而无凉遏之弊；升麻得黄连，则散火而无升焰之虞，两药清上彻下，热毒解而牙痛止。胃为多气多血之腑，胃热每致血分亦热，血分热则伤阴耗血，臣以牡丹皮凉血清热。佐以生地黄凉血滋阴；当归养血活血，合生地黄滋阴养血，合牡丹皮消肿止痛。升麻散火解毒，兼为阳明引经药，为使。诸药合用，共奏清胃凉血之效，以使上炎之火得降，血分之热得除，热毒内彻而解。

【配伍特点】苦寒辛散并用，降中有升，郁火发之。

【使用注意】凡属风火牙痛或肾虚上炎所致的牙龈肿痛、牙宣出血者不宜本方。

【方论选录】阳明胃多气多血，又两阳合明为热盛，是以邪入而为病常实。若大渴、舌苔、烦躁，此伤气分，热聚胃腑，燥其津液，白虎汤主之。若醇饮肥厚炙煿过用，以致湿热壅于胃腑，逆于经络，而为是病，此伤血分，治宜清胃。方中以生地益阴凉血为君，佐之以丹皮，去蒸而疏其滞。以黄连清热燥湿为臣，佐之以当归，入血而循其经。仍用升麻之辛凉，为本经捷使，引诸药直达血所，则咽喉不清、齿龈肿痛等症，廓然俱清矣。（吴谦《医宗金鉴》）

【附方】泻黄散（《小儿药证直诀》）　藿香叶七钱（6g）　山栀仁一钱（3g）　石膏五钱（9g）　甘草三两（6g）　防风去芦，切，焙，四两（9g）　上药锉，同蜜、酒微炒香，为细末。每服一至二钱（3～6g），水一盏，煎至五分，温服清汁，无时。功用：泻脾胃伏火。主治：脾胃伏火证。症见口疮口臭，烦渴易饥，口燥唇干，舌红脉数，脾热弄舌等。

【临床应用】

清胃散临床常用于治疗口腔科疾病，如口臭、牙周炎、牙髓炎、口腔溃疡等，可以抑制患者的牙菌斑形成，改善牙龈肿痛、出血、牙齿松动、口臭等症状，并能减少并发症。清胃散还用于治疗胃炎、胃溃疡，可以改善患者胃痛、胃胀、反酸、嗳气等症状。此外，清胃散对皮炎、痤疮也有治疗作用。

【基础研究】

现代研究发现，清胃散有抗炎、抗氧化应激、抗凋亡、调节代谢和增强免疫等作用。清胃散能减少胃热型牙周炎小鼠的炎性细胞，恢复胃和牙周组织结构，减少牙周充血；升高血清中白细胞介素 –10、超氧化物歧化酶、B 细胞淋巴瘤因子 2 的含量，降低白细胞介素 –1β、白细胞介素 –2 和白细胞介素 –6 的含量；升高尿素、肌酐、总蛋白、白蛋白和碱性磷酸酶的含量，降低总胆红素的含量。此外，清胃散能抑制吲哚胺 2,3– 双加氧酶和色氨酸羟化酶的表达，从而调节色氨酸代谢，降低体内炎症因子水平，发挥治疗 2 型糖尿病胃热型口腔溃疡的作用。

【研发现状】

根据清胃散的配伍、主治与功用特点，现已开发出相关中成药清胃黄连丸、清胃丸。

1. 清胃黄连丸

组成：黄连、石膏、桔梗、甘草、知母、玄参、地黄、牡丹皮、天花粉、连翘、栀子、黄柏、黄芩、赤芍。

功用：清胃泻火，解毒消肿。

主治：口舌生疮，齿龈、咽喉肿痛。

2. 清胃丸

组成：大黄、芒硝、黄芩、滑石、牵牛子、羌活、胆南星、槟榔、白芷、关木通。

功用：清胃肠实热，通利二便。

主治：用于头痛目昏，牙痛龈肿，鼻中衄血，牙宣齿衄，暴发火眼，便秘溺赤，喉干咽痛，口唇焦裂。

桑白皮汤

【来源】明代张介宾著《景岳全书》。

治肺气有余，火炎痰盛作喘。

【组成】桑白皮　半夏　苏子　杏仁　贝母　山栀　黄芩　黄连各八分（各2.4g）

【用法】水二盅，姜三片，煎八分，温服（现代用法：加姜 3 片，水煎服）。

【功用】清泻痰热。

【主治】痰热壅肺证，肺气不降，痰火作喘。

【方解】方以桑白皮为君药，性味甘寒以降，主入肺经，能清肺火，泻肺气，平咳喘。贝母甘苦性寒，清肺热，化痰止咳；黄芩、黄连、栀子苦寒，三药相配，清泻肺火之力强，能清上焦实火，使火热之邪从小便走，四者共为臣药，清肺火，消痰热。苏子、杏仁能助桑白皮降气化痰，止咳平喘；半夏燥湿化痰，降逆止呕，三药共为佐药。生姜降胃和中为使药。诸药配伍，寒温并用，因火热炼津便成痰，降气亦助清热，盖气有余便是火，相得益彰，共奏清热化痰，降气平喘之功。

【配伍特点】寒温并用，以寒为主；辛开苦降，以降为用；寒以清热，降气化痰。

【方论选录】外无风寒而惟火盛作喘，或虽有微寒而重在火者，宜桑白皮汤或抽薪饮之类主之。（张景岳《景岳全书》）

【附方】

1. 桑白皮汤 （《审视瑶函》） 桑白皮 一钱半 （4.5g） 泽泻 黑玄参 各八分 （各2.4g） 甘草 两分半 （0.75g） 麦门冬 去心 黄芩 旋覆花 各一钱 （各3g） 菊花 五分 （1.5g） 地骨皮 桔梗 白茯苓 各七分 （各2.1g） 功用：宣肺利湿。主治：肺脾熏蒸湿热，眼睛昏蒙涩痛。

2. 清咽宁肺汤 （《证治准绳》） 桔梗 二钱 （6g） 山栀 炒 黄芩 桑白皮 甘草 前胡 知母 贝母 各一钱 （各3g） 功用：止咳消痰，清热利咽。主治：肺热咳嗽，声哑咽痛。

【临床应用】

桑白皮汤临床上多用于治疗呼吸系统疾病，如上呼吸道感染、急慢性支气管炎、支气管扩张、支气管肺炎、慢性阻塞性肺疾病等。桑白皮汤加味可以改善患者咳嗽、咳痰、喘息、呼吸困难等症状。此外，桑白皮汤还可用于治疗胸膜炎、白喉、干燥性角膜结膜炎、泌尿系统感染及糖尿病等疾病。

【基础研究】

现代研究发现，桑白皮汤具有抗炎、增强免疫功能等作用。桑白皮汤治疗气道黏液高分泌的机制与调控 IL-1β、TNF-α 有关。桑白皮汤治疗痰热郁肺证患者效果显著，可降低血清趋化因子配体、基质金属蛋白酶、可溶性细胞间黏附因子 -1、纤维蛋白原水平。

【研发现状】

根据桑白皮汤的配伍、主治与功用特点，现已开发出中成药小儿止嗽金丹。

小儿止嗽金丹

组成：玄参、知母、麦冬、炒杏仁、竹茹、炒紫苏子、炒槟榔、桔梗、酒蒸胆南星、桑白皮、川贝母、天花粉、瓜蒌子、甘草、紫苏叶。

功用：解热润肺，化痰止嗽。

主治：伤风发热，咳嗽黄痰，口干舌燥，腹满便秘，久嗽痰盛。

玉女煎

【来源】明代张介宾著《景岳全书》。

治水亏火盛，六脉浮洪滑大，少阴不足，阳明有余，烦热干渴，头痛牙疼，失血等证。若大便溏泄者，乃非所宜。

【组成】生石膏三五钱（9～15g）　熟地三五钱或一两（9～30g）　麦冬二钱（6g）　知母　牛膝各钱半（各5g）

【用法】水一盅半，煎七分。温服或冷服。（现代用法：水煎服）。

【功用】清胃热，滋肾阴。

【主治】胃热阴虚。头痛牙痛，齿龈出血，烦热口渴，舌红苔黄，脉浮滑或洪大。

【方解】方中石膏辛甘大寒，善清"阳明有余"之火，为本方君药；熟地黄甘而微温，以补"少阴不足"之水，为臣药；君臣相伍，清火滋水并用，虚实兼顾。知母苦寒质润，既助石膏以清胃热，无苦燥伤阴之虑，又助熟地黄以滋少阴、壮肾水；麦冬清热养阴生津，以保肺金，生津润胃燥，助熟地黄滋肾；二者为佐药。牛膝补肝肾，引热下行，为佐使药。诸药配伍，共奏清胃热、滋肾阴之功。

【配伍特点】甘寒清润并用，胃肾同治，泻实补虚，引热下行。

【使用注意】大便溏泄者，乃非所宜。

【方论选录】人之真阴充足，水火均平，决不致有火盛之病。若肺肾真阴不足，不能濡润于胃，胃汁干枯，一受火邪，则燎原之势而为似白虎之证矣。方中熟地黄、牛膝以滋肾水，麦冬以保肺金，知母上益肺阴，下滋肾水，能治阳明独胜之火。石膏甘寒质重，独入阳明，清胃中有余之热。虽然理虽如此，而其中熟地一味，若胃火炽盛者，尤宜斟酌用之，即虚火之证，亦宜改用生地为是。在用方者神而明之，变而通之可也。（张秉成《成方便读》）

【附方】加减玉女煎（《温病条辨》）　生石膏一两（30g）　知母四钱（12g）　玄参四钱（12g）　细生地六钱（18g）　麦冬六钱（18g）　水八杯，煮取三杯，分二次服。滓再煮一盅服。功用：两清气分、血分之热。主治：太阴温病，症见壮热口渴，烦躁不宁，苔黄舌红，或肌肤发斑，甚或吐血衄血，证属气血两燔者。

【临床应用】

对于复发性口腔溃疡、牙周炎、鼻衄、三叉神经痛，玉女煎能够促进溃疡面修复，改善患者牙龈肿痛出血、牙齿松动、牙周袋等症状，也能够改善患者鼻出血、面部疼痛等症状。对于糖尿病，玉女煎能够改善患者多食易饥、口渴、多尿、形体消瘦等症状，并减轻并发症的发生与发展。对于阴虚燥热咳嗽，玉女煎合百合固金汤可以改善患者咳嗽、干咳、少痰等症状。对于胃食管反流病，玉女煎可以改善患者烧心、反酸、胸痛、口苦等症状。对于尿失禁，玉女煎可以使患者小便能自控，排尿次数明显减少。此外，玉女煎还可用于治疗月经疹、过敏性皮炎、过敏性紫癜、痛风性关节炎、退行性膝关节病、原发性干燥综合征、病毒性心肌炎等疾病。

【基础研究】

目前关于玉女煎的实验研究相对较少。玉女煎治疗糖尿病的主要活性成分为槲皮素、豆甾醇、山柰酚、汉黄芩素、黄芩素和薯蓣皂素。玉女煎通过干预血管内皮生长因子 A、TNF-α、IL-6、前列腺素内过氧化物合酶 2、肿瘤抑制蛋白 P53、IL-1β、丝氨酸 / 苏氨酸蛋白激酶 1、胱天蛋白酶 3、趋化因子配体 2 等，发挥治疗糖尿病的作用。此外，玉女煎可能通过降低细胞内氧化应激水平，抑制棕榈酸诱导的小鼠肠内分泌细胞损伤。

【研发现状】

根据玉女煎的主治与功用，现已开发出相关中成药补肾固齿丸。

补肾固齿丸

组成：熟地黄、地黄、鸡血藤、紫河车、盐骨碎补、漏芦、酒丹参、酒五味子、山药、醋郁金、炙黄芪、牛膝、野菊花、茯苓、枸杞子、牡丹皮、盐泽泻、肉桂。

功用：补肾固齿，活血解毒。

主治：肾虚血热型牙周病，咀嚼无力，牙齿酸软，松动移位，牙龈出血。

石决明散

【来源】明代朱橚著《普济方》。

石决明散，治风毒气攻入头系眼昏暗，及头目不利。

【组成】石决明　羌活去芦头　草决明　菊花各一两（各30g）　甘草炙，锉，半两（15g）

【用法】上为散，每服二钱，以水一盏。煎六分，和滓，食后、临卧温服（现代用法：水煎服）。

【功用】平肝泻热，祛翳明目。

【主治】肝胃郁热型的外障、内障眼病。

【方解】方中石决明、草决明为君药，平肝泻热，祛翳明目。菊花为臣药，助石决明、草决明清肝热、明目。佐少量羌活疏散风邪，甘草调和诸药。诸药相合，平肝泻热，祛翳明目。

【配伍特点】以清肝明目药物为主，兼配少量疏散风邪药物，起到祛风清热、祛翳明目的作用。

【使用注意】阴虚血少者忌用。

【方论选录】夫眼者肝气所通，阴阳所注。若风邪毒气，在于脏腑，积久日不能消散，传注于肝。肝受风邪，上焦壅滞，乃攻于眼也。其状睑眦赤肿，痒闷难忍，隐涩羞明，泪眵交下，见风尤甚。是皆脾肺受风，肝经不利。若不治则风邪炽盛，传而为热，多致连睑赤烂，宜速洗涤瘀烂，清洁睑肤。兼饵以除风镇肝之药。此候白睛先赤，而后痒痛，迎风有泪，闭涩难开。或时无事，不久又发。年深则睛变成碧色，满目如凝脂赤露，横赤如丝，此毒风积热。又云，此症或先赤烂多年，肝经为风热所冲而成。或用力作劳，有伤肝气而得，或痒或痛，自两头出，心气不宁。（朱橚《普济方》）

【附方】

1. 石决明散（《证治准绳》） 石决明煅　枸杞子　木贼　荆芥　晚桑叶　谷精草　粉草　金沸草　蛇蜕　苍术　白菊花各等分　上为末。每服二钱，茶清调，食后服。主治：目生障膜。

2. 石决明散（《得效》） 石决明火煅，一两（30g）　蒺藜炒去刺，二两（60g）　荆芥穗二两（60g）　薄荷叶一两（30g）　人参蜜炙，五钱（15g）　上各于地上出火毒，研末，每服二钱，食后沙糖冷水调下。主治：眼生外障。

【临床应用】

石决明散临床用于治疗眨眼症、流泪症、结膜炎、流行性出血性结膜炎、巩膜炎、视网膜脱离术后、前房出血、瞳神紧小及眼生翳障等疾病。对于葡萄膜炎，石决明散可改善患者视力下降、眼痛、畏光、流泪、角膜后沉着物及房水混浊等症状。眼生翳者，无论新翳、宿翳，均可灵活加减运用石决明散治疗。对于丝状角膜炎，石决明散可改善患者眼内有异物感、瞬目反射、干眼、眼睑痉挛、流泪及畏光等症状，疗程短，安全性高。对于流行性结膜炎，石决明散可改善患者畏光、流泪、刺痛、结膜充血、视力下降等症状。石决明散加味，对于患角膜翳时间短、翳膜薄者疗效甚佳，能使部分患者重见光明。石决明散还能改善白内障患者的视力。

【基础研究】

目前关于石决明散的实验研究较少。石决明散中，石决明可以减轻干眼模型小鼠的眼表症状，修复眼表损伤，其可能机制为保护结膜杯状细胞，抑制眼表细胞的凋亡，抑制眼表 CD4$^+$T 淋巴细胞。石决明可补充人体缺乏而又很难补充的各种微量元素，提高晶状体内酶系活性，对抗膜过氧化作用，增强透明质酸、硫酸软骨素等的合成，从而保护眼睛晶状体、玻璃体、角膜。石决明对人体的上述生物化学作用使其在清热消炎、明目祛障等方面有重要功效。方中枸杞子含有多糖类、黄酮类、花色苷类、原花青素类、生物碱类等多种化学成分，且具有调节免疫、抗衰老、降糖调脂、降压、抗肿瘤等药理作用。枸杞多糖可通过调控氧化应激降低眼压，保护视网膜神经节细胞。菊花含有多糖类、黄酮类、挥发油类等多种活性物质，在抗炎、抑菌、降血脂、抗氧化等方面具有显著功效。菊花起明目作用的主要是黄酮类单体，比如槲皮素、芹菜素、木犀草素、黄芩素、香叶木素等，它们作用的部位主要是晶状体和视网膜，尤其是视网膜色素上皮细胞，通过抗氧化、抗炎、抗凋亡作用，保护视网膜色素上皮细胞免于各种损伤，并通过调控各种凋亡基因和蛋白促进细胞增殖，减少细胞凋亡。

【研发现状】

根据石决明散的主治与功用特点，现已开发出相关中成药障眼明胶囊。

障眼明胶囊

组成：石菖蒲、决明子、肉苁蓉、葛根、青葙子、党参、蔓荆子、枸杞子、车前子、白芍、山茱萸、甘草、菟丝子、升麻、蕤仁（去内果皮）、菊花、密蒙花、川芎、黄精、熟地黄、黄柏、黄芪。

功用：补益肝肾，退翳明目。

主治：肝肾不足所致的眼睛干涩不舒、单眼复视、腰膝酸软或轻度视力下降；早、中期老年性白内障见上述证候者。

清经散

【来源】清代傅山著《傅青主女科》。

妇人有先期经来者，其经甚多，人以为血热之极也，谁知是肾中水火太旺乎……治之法但少清其热，不必泄其水也。方用清经散。

【组成】丹皮三钱（9g）　地骨皮五钱（15g）　白芍酒炒，三钱（9g）　大熟地九蒸，三钱（9g）　青蒿二钱（6g）　白茯苓一钱（6g）　黄柏盐水浸，炒，五分（3g）。

【用法】水煎服。

【功用】清热降火，凉血调经。

【主治】月经先期证属血热者。经期提前，量多，色深红或紫红，质黏稠，心胸烦闷，渴喜冷饮，小便短赤，大便燥结，舌红，苔黄，脉数或滑数。

【方解】方中牡丹皮性微寒、味辛苦，清热凉血，活血散瘀，《本草纲目》谓其"凉血，治血中伏火"；地骨皮甘寒，清泄胞热，凉血，《汤液本草》谓其"泻肾火，降肺中伏火，去胞中火"。二药配伍，相须为用，清热凉血之力倍增，共为君药。黄柏苦寒，更善清下焦之火；青蒿辛苦微寒，其气味芳香，能入血分，透热外出，与牡丹皮相配能内清外透血分之热，上二药为臣药。熟地黄滋阴养血补肾，白芍敛肝阴、养肝血，二者相配，滋阴壮水以制火；茯苓甘淡，能利水泄热，又可宁心，三药共为佐药。

【配伍特点】以清热泻火药为主，佐以少量滋阴药。泻火不伤阴，凉血不留瘀。火热去，血海宁，则经自调。

【使用注意】脾虚血寒者忌用。

【方论选录】方中虽是清火之品，然仍是滋水之味，火泻而水不与之俱泻，则两不损而两有益也。（陈士铎《辨证录》）

【附方】清经散（《全国中药成药处方集》）泽兰叶　人参各三钱（各15g）　荆芥穗一两（30g）　川芎半两（15g）　炙甘草三钱（15g）　上为极细末。每服一钱。热汤或温酒一小盏，调匀灌下。功用：补虚理血。主治：产后血晕，不省人事，四肢厥冷，手足痉挛，血虚神昏。

【临床应用】

清经散可用于治疗经行先期、量多等妇科疾病，也可用于治疗五官、血液、精神等各科疾病。对于月经先期，清经散可改善患者月经周期、经量、经色、经质。对于黄体功能不全，清经散可使患者黄体期与月经周期延长。对于多囊卵巢综合征，清经散能改善患者月经异常、多毛、痤疮等症状。对于子宫内膜息肉切除术患者，加味清经散不仅可缩短宫腔镜电切术术后出血时间，改善月经异常，降低复发率，还可以避免口服避孕药的不良反应。对于血灌瞳仁，清经散可改善患者的视力下降、眼睛疼痛等症状。对于鼻衄，清经散加减可减少鼻出血量，改善患者头晕头痛、咽干口苦、胸胁苦满等症状。此外，清经散还用于治疗真性红细胞增多症、分裂性精神障碍。

【基础研究】

目前关于清经散的实验研究还非常少，未来应加强清经散的基础研究，为相关新药开发提供依据。

【研发现状】

根据清经散的主治与功用，现已开发出相关中成药清经胶囊。

清经胶囊

组成：牡丹皮、黄柏、地黄、赤芍、白芍、女贞子、墨旱莲、茜草、地榆、海螵蛸、地骨皮、枸杞子。

功用：清热凉血，滋肾养阴，调经止血。

主治：肾中水亏火旺，阳盛血热，经行先期量多者。

清肝止淋汤

【来源】清代傅山著《傅青主女科》。

妇人有带下而色红者，似血非血，淋沥不断，所谓赤带也……治法须清肝火而扶脾气，则庶几可愈。方用清肝止淋汤。

【组成】白芍醋炒，一两（30g）　当归酒洗，一两（30g）　生地酒炒，五钱（15g）　阿胶白面炒，三钱（9g）　粉丹皮三钱（9g）　黄柏二钱（6g）　牛膝二钱（6g）　香附酒炒，一钱（3g）　红枣十个（4枚）　小黑豆一两（30g）

【用法】水一盅半，煎七分，食远服（现代用法：水煎服）。

【功用】养血清肝。

【主治】赤带。妇人血虚火旺，带下色红，似血非血，淋沥不断。

【方解】方中白芍味苦、酸、微寒，入肝脾血分，能养血敛阴，柔肝缓急；生地黄味甘、苦，性寒，归心、肝、肺经，能养阴凉血，清热生津。二者配伍，一补一清，能养血清热，滋阴生津，为君药。当归味甘、辛，性温，能养血调肝，阿胶滋阴养血止血，二药能助白芍养肝血，“补肝体以和肝用”。黄柏能清泄相火，燥湿止带；牡丹皮能清热凉血，活血散瘀，防止热与血相互搏结，二者能助生地黄清热凉血止血，且止血不留瘀，止带不伤阴。以上为臣药。佐以黑豆、牛膝补肾益精；香附疏肝理气调血，既能避免补血养阴之品太过滋腻，又能调畅气机，防止气郁化火。上三药为佐药。红枣健脾养血和中，为使药。诸药合用，共奏养血清肝之效。

【配伍特点】全方肝、脾、肾三脏同治，补血滋阴以制火，清肝凉血以保阴，止血不留瘀，止带不伤阴。

【使用注意】证属血瘀、虚寒者忌用。

【方论选录】此方但主补肝之血，全不利脾之湿者，以赤带之为病，火重而湿轻也。夫火之所以旺者，由于血之衰，补血即足以制火。且水与血合而成赤带之症，竟不能辨其是湿非湿，则湿亦尽化而为血矣，所以治血则湿亦除，又何必利湿之多事哉！此方之妙，妙在纯于治血，少加清火之味，故奏功独奇。倘一利其湿，反引火下行，转难遽效矣。或问曰：“先生前言助其脾土之气，今但补其肝木之血何也？”不知用芍药以平肝，则肝气得舒，肝气舒自不克土，脾不受克，则脾土自旺，是平肝正所以扶脾耳，又何必加人参、白术之品，以致累事哉！（傅山《傅青主女科》）

【附方】加减清肝利湿汤《千家妙方》瞿麦 12g　萹蓄 9g　木通 3g　车前子包

煎，9g　赤芍 3g　白芍 3g　萆薢 2g　延胡索 6g　川楝子 9g　黄芩 6g　柴胡 3g　荆芥穗 4.5g　水煎服。功用：清热利湿，行气活血。主治：湿热下注，热伤血络。

【临床应用】

清肝止淋汤临床用于治疗赤带、崩漏、经间期出血、月经先期、经期延长等症。对于崩漏，清肝止淋汤可以恢复患者的月经周期，改善月经量。对于经间期出血，清肝止淋汤可以改善患者月经中期阴道出血、下腹疼痛症状。此外，清肝止淋汤还被用于治疗恶露不绝、淋证。

【基础研究】

现代研究发现，清肝止淋汤具有消炎、止血、调节免疫功能等药理作用。方中黄柏具有抗炎、抑菌、止血、抗氧化、抗肿瘤、降血糖、保护神经、平喘、预防骨质疏松等药理作用。白芍具有镇痛、调节免疫功能、抗抑郁、保护心血管、调节胃肠功能、保护肝功能等药理作用。白芍中的白芍总苷可抑制 NLRP3 炎症小体的激活，降低 IL-6、IL-18、IL-1β 与 TNF-α 水平，降低组织炎症水平，改善组织损伤。牛膝含有三萜类、甾体类、生物碱类、有机酸类、黄酮类、多糖类等化合物。怀牛膝具有抗骨质疏松、抗骨关节炎、抗肿瘤、抗衰老等作用。怀牛膝中的皂苷成分除了具有抗炎作用外，还具有镇痛作用，其镇痛作用强度与皂苷含量相关。

【研发现状】

根据清肝止淋汤的主治与功用，现已开发出相关中成药调经止带丸。

调经止带丸

组成：制香附、熟地黄、当归、酒炒白芍、酒炒川芎、海螵蛸、椿皮、盐炒黄柏、煅赤石脂、煅牡蛎、远志（甘草制）。

功用：补血调经，清热利湿。

主治：血虚气滞，月经不调，湿热下注，赤白带下。

枇杷清肺饮

【来源】清代吴谦著《医宗金鉴》。

此证由肺经血热而成。每发于面鼻，起碎疙瘩，形如黍屑，色赤肿痛，破出白粉汁，日久皆成白屑，形如黍米白屑。宜内服枇杷清肺饮。

【异名】枇杷清肺散（《外科大成·卷三》）。

【组成】人参 三分（1g）　枇杷叶 刷去毛，蜜炙，二钱（6g）　甘草 生，三分（1g）　黄连 一钱（3g）　桑白皮 鲜者佳，二钱（6g）　黄柏 一钱（3g）

【用法】水煎服。

【功用】宣肺，清热，化湿。

【主治】肺风粉刺，面鼻起碎疙瘩，色赤肿痛，破出白粉汁，日久皆成白屑，形如黍米白屑。

【方解】方中用枇杷叶味苦，性微寒，入肺胃二经，善于清肺胃之热，化痰止咳，和胃降逆；桑白皮味甘，性寒，主入肺经，泻肺平喘，利水消肿，可使肺热从小便而出，两药相合，清泻肺胃热，化痰止咳，消肿止痛，为君药。臣以黄连、黄柏，清热燥湿，泻火解毒，助君药清泻肺胃之火，燥湿化痰；人参扶正祛邪，托毒外出，为佐药。生甘草清热解毒，调和诸药，为使药。诸药合用，湿去热清。

【配伍特点】甘寒与苦寒之品配伍，佐以少量甘温之品，清热泻火而不伤正，祛邪与扶正兼顾，重在祛邪。

【使用注意】脾胃虚寒者慎用。

【方论选录】肺风由肺经血热郁滞不行而生酒刺也，宜枇杷清肺散，或用荷叶煮糊为丸，白滚水服，外用白矾末，酒化涂之。（祁坤《外科大成》）

【临床应用】

枇杷清肺饮临床上主要用于治疗痤疮、脂溢性脱发、脂溢性皮炎等病症。对于痤疮，枇杷清肺饮可改善患者面部或胸背部的白色、黑色粉刺，脓疱，丘疹等症状，可减少面部皮损面积及不良反应。对于脂溢性脱发，枇杷清肺饮配合七宝美髯丹可以缓解患者脱发、瘙痒、油腻、脱屑等症状，提高临床疗效并降低复发风险。对于脂溢性皮炎，枇杷清肺饮可改善患者皮损面积、皮脂溢出情况、红斑、脱屑、瘙痒程度、疗程越长，治愈率越高。此外，枇杷清肺饮还被用于治疗酒渣鼻、色斑、蠕形螨病、黄褐斑等疾病。

【基础研究】

现代研究发现，枇杷清肺饮具有抗炎、抗菌、调节内分泌等作用。通过对枇杷清肺饮物质基准的化学组成进行分析，发现本方含有生物碱类、三萜类、黄酮类、皂苷类、倍半萜类等成分。枇杷清肺饮可通过降低 TNF-α、IL-1β 的水平来抑制痤疮丙酸杆菌诱导的大鼠耳郭痤疮的局部炎症反应，通过上调 IFN-γ 的表达来实现抗炎作用，证实枇杷清肺饮对丙酸杆菌诱导的大鼠耳郭炎症有明确的抗炎作用。此外，枇杷清肺饮通过调节 PI3K/STOCK、MAPK、TNF-α 等信号通路发挥治疗痤疮的作用。

【研发现状】

根据枇杷清肺饮的主治与功用，现已开发出相关中成药枇杷清肺颗粒。

枇杷清肺颗粒

组成：蜜枇杷叶、桑白皮、黄连、黄柏、人参、甘草。

功用：清肺经热。

主治：肺风酒刺。症见面鼻疙瘩，红赤肿痛，破出粉汁或结屑等。

黄芩汤

【来源】东汉张仲景著《伤寒论》。

太阳与少阳合病，自下利者，与黄芩汤；若呕者，黄芩加半夏生姜汤主之。

【组成】黄芩三两（9g）　芍药二两（6g）　大枣擘，十二枚（4枚）　甘草炙，二两（6g）

【用法】上四味，以水一斗，煮取三升，去滓，温服一升，日再，夜一服。（现代用法：水煎服）。

【功用】清热止利，和中止痛。

【主治】热泻、热痢。身热口苦，腹痛腹泻，下利黏腻，舌红苔黄，脉数。

【方解】本方所治热泻、热痢的病机为太阳与少阳二经合病，少阳热邪逼迫肠胃而下利，治以清里热为主。方中黄芩苦寒，清肝胆之热，燥湿止痢，为君药。芍药酸寒，柔肝理脾，于土中伐木而缓急止痛，为臣药。大枣、甘草补中益气，固护正气，防利后之虚，为佐使之用。四药合用，共奏清热止利，和中止痛之功。

【配伍特点】芩芍合用，清热养阴；芍甘合用，缓急止痛。

【方论选录】

1. 太阳、少阳合病，是热邪已入少阳之里，胆火上逆，移热于脾，故自下利。与黄芩汤，酸苦相济以存阴也。热不在半表，故不用柴胡；今热已入半里，故黄芩主之；虽非胃实，亦非胃虚，故不须人参以补中也。（罗美《古今名医方论》）

2. 故与黄芩为君，以解少阳之里热，苦以坚之也；芍药为臣，以解太阳之表热而行营气，酸以收之也；甘草为佐，大枣为使，以辅肠胃之弱而缓中也。（许宏《金镜内台方议》）

【临床应用】

黄芩汤临床主要用于治疗溃疡性结肠炎、细菌性痢疾、克罗恩病等消化系统疾病。此外，黄芩汤的临床应用还涉及子宫内膜异位症、结肠癌、急性肾炎等其他系统疾病。黄芩汤临床用于治疗消化系统疾病，能有效改善患者腹痛、腹泻及黏液脓血便的症状，缩短症状缓解时间。黄芩汤联合化疗治疗消化道恶性肿瘤，对改善化疗后副作用疗效较好，且安全性较高。

【基础研究】

国内外大量研究发现，黄芩汤具有调控肠道菌群、保肝、抗炎镇痛、抗氧化、调节代谢、抗肿瘤、免疫调节等作用，黄芩苷、黄芩素、芍药苷、芍药内酯苷、甘草苷、甘草酸、甘草次酸、白桦脂酸可作为黄芩汤的潜在质量标志物。

黄芩汤可能通过色氨酸等代谢通路，改善 1- 油酰基 -L-α- 溶酰磷酸、青霉酸等代谢物，纠正肠道菌群结构以减轻炎症反应，从而发挥对溃疡性结肠炎小鼠症状的改善作用。也有研究发现，黄芩汤通过调节色氨酸代谢、激活 AhR 修复溃疡性结肠炎肠道屏障；通过调控内质网应激减轻小鼠溃疡性结肠炎症状；通过调控 NEK7-NLRP3/IL-1β 通路保护肥胖高血压大鼠血管内皮功能。

【研发现状】

根据黄芩汤的主治和功用，现已开发出中成药芩连片。

芩连片

组成：黄芩、连翘、黄连、黄柏、赤芍、甘草。

功用：清热解毒，消肿止痛。

主治：脏腑蕴热，头痛目赤，口鼻生疮，热痢腹痛，湿热带下，疮疖肿痛。

葶苈大枣泻肺汤

【来源】东汉张仲景著《金匮要略》。

1. 肺痈，喘不得卧，葶苈大枣泻肺汤主之。

2. 肺痈胸满胀，一身面目浮肿，鼻塞清涕出，不闻香臭酸辛，咳逆上气，喘鸣迫塞，葶苈大枣泻肺汤主之。

3. 支饮不得息，葶苈大枣泻肺汤主之。

【组成】葶苈子 熬令色黄，捣丸如弹子大（9g）　大枣十二枚（4枚）

【用法】上先以水三升，煮枣取二升，去枣，内葶苈，煮取一升，顿服。（现代用法：水煎服）。

【功用】蠲除痰饮，下气平喘。

【主治】痰涎壅肺证。喘不得卧，胸胀满，痰涎黏腻，或难以咳出，舌苔腻，脉滑。

【方解】方中葶苈子苦、辛，大寒，能开泄肺气，泻水逐痰，为君药，《本草正义》谓："葶苈子苦降辛散，而性寒凉，故能破滞开结，定逆止喘，利水消肿。"佐以大枣补正生津，缓和药性。二药合用，泻肺逐痰之力强，祛邪而护正。

【配伍特点】辛甘合用，祛邪护正。

【使用注意】本方泻肺之力较强，肺气虚者不可过服。脾胃虚寒者慎用。

【方论选录】

1. 肺痈已成，吐如米粥，浊垢壅遏清气之道，所以喘不得卧，鼻塞不闻香臭。故用葶苈破水泻肺，大枣护脾通津，乃泻肺而不伤脾之法，保全母气以为向后复长肺叶之根本。然肺胃素虚者，葶苈亦难轻试，不可不慎。（张璐《千金

方衍义》)

2. 葶苈大枣汤、苏葶定喘丸、舟车神祐丸，三方皆治肿胀之剂。然葶苈大枣汤，治水停胸中，肺满喘急不得卧，皮肤浮肿，中满不急者，故独用葶苈之苦，先泻肺中之水气，佐大枣，恐苦甚伤胃也。(吴谦《删补名医方论》)

【临床应用】

葶苈大枣泻肺汤临床主要用于治疗多种呼吸系统疾病。对于肺炎、支气管哮喘、慢性阻塞性肺疾病，葶苈大枣泻肺汤能有效缓解临床症状，降低炎症指标，改善肺功能，缩短康复时间，提高患者的生活质量。对各种原因引起的胸膜炎，葶苈大枣泻肺汤能明显缩短胸腔积液吸收时间，缓解咳嗽、咳痰、胸痛、发热等症状。对于肺动脉高压引起的心衰，葶苈大枣泻肺汤能显著改善气促、发绀、水肿等症状及血气指标，减缓疾病进展。

【基础研究】

现代研究发现，葶苈大枣泻肺汤具有止咳、强心、利尿、抗炎、抗肿瘤等药理作用。葶苈大枣泻肺汤治疗心衰的作用机制与调节肾素-血管紧张素-醛固酮系统、抑制心室重构等有关，可减少氧化应激、调控炎症因子表达、调节能量代谢、抑制细胞凋亡。尿液代谢组学研究发现，葶苈大枣泻肺汤可从整体上有效调节哮喘大鼠尿液代谢轮廓的紊乱状态；结合多元统计分析和在线数据库，共筛选出 45 个差异代谢物，主要富集到色氨酸代谢、组氨酸代谢、精氨酸和脯氨酸代谢等多个通路。葶苈大枣泻肺汤可通过调节这些代谢通路，干预免疫稳态、气道炎症等病理过程，进而改善哮喘。葶苈大枣泻肺汤通过 ACE2-Ang-(1-7)-Mas 轴调节心肌梗死后心力衰竭大鼠心肌收缩蛋白。

【研发现状】

根据葶苈大枣泻肺汤的主治和功用，现已开发出中成药葶苈强心胶囊。

葶苈强心胶囊

组成：黄芪、人参、附子、丹参、葶苈子、泽泻、玉竹、桂枝、红花、香加皮、陈皮。

功用：益气温阳，活血通络，利水消肿。

主治：用于轻、中度充血性心力衰竭证属阳气虚乏、络瘀水停者，症见心慌气短，动则加剧，夜间不能平卧，下肢浮肿，倦怠乏力等。

芍药汤

【来源】金代刘完素著《素问病机气宜保命集》。

下血调气，经曰："溲而便脓血。"气行而血止，行血则便脓自愈，调气则后重自除。

【异名】黄芩芍药汤（《名医指掌》卷九）、白芍药汤（《医家心法》）、当归芍药汤（《医宗金鉴》卷五十三）。

【组成】芍药一两（30g）　当归　黄连各半两（15g）　槟榔　木香　甘草炙，各二钱（6g）　大黄三钱（6g）　黄芩半两（9g）　官桂一钱半（5g）

【用法】上㕮咀，每服半两（15g），水二盏，煎至一盏，食后温服（现代用法：水煎服）。

【功用】清热燥湿，调气和血。

【主治】湿热痢疾。腹痛，便脓血，赤白相兼，里急后重，肛门灼热，小便短赤，舌苔黄腻，脉弦数。

【方解】方中黄芩、黄连苦寒，入大肠经，清热燥湿解毒，用以为君。大黄苦寒沉降，配芩、连清中有泻，既能助清热燥湿，又能荡涤肠道，下湿热郁积，得"通因通用"之妙，为臣药。重用酸寒之芍药，养血和营，缓急止痛，与当归相配，行血活血，"行血则便脓自愈"。木香、槟榔行气导滞，"调气则后重自除"。四药相配，调气和血，除肠中气血壅滞。入少量肉桂，温而行之，能协归、芍行血和营，又制芩、连苦寒之性，使无凉遏滞邪之弊，正如陈修园《时方歌括》所载："又用肉桂之温，是反佐法，芩、连必有所制之而不偏也。"甘草调和诸药，与芍药相配，缓急止痛。诸药合用，共奏清热燥湿、调和气血之效，湿热去，气血和，则下痢愈。

【配伍特点】以清热燥湿为主，气血并治，通因通用。

【使用注意】痢疾初起有表证者不宜使用本方，久痢及虚寒痢者不宜使用。阴虚内热者忌用。

【方论选录】

1. 是以用芩、连之苦寒以清湿热，木香、槟榔之辛温以行滞气，白芍、归尾活血养血，大黄下湿热之郁积，桂心通和营卫，甘草缓中和药。（汪机《医学原理》）

2. 夫痢之为病，固有寒热之分，然热者多而寒者少，总不离邪滞蕴结，以致肠胃之气不宣，酿为脓血稠黏之属。虽有赤、白之分，寒热之别，而初起治法，皆可通因通用。故刘河间有云：行血则便脓自愈，调气则后重自除。二语足为治痢之大法。此方用大黄之荡涤邪滞，木香、槟榔之理气，当归、肉桂之行血。病多因湿热而起，故用芩、连之苦寒，以燥湿清热。用芍药、甘草者，缓其急而和其脾，仿小建中之意，小小建其中气耳。至若因病加减之法，则又在于临时制宜也。（张秉成《成方便读》）

3. 此方原无深义，不过以行血则便脓自愈、调气则后重自除立法。方中当归、白芍以调血，木香、槟榔以调气，芩、连燥湿而清热，甘草调中而和药。

又用肉桂之温，是反佐法，芩、连必有所制之而不偏也。或加大黄之勇，是通滞法，实痛必大下之而后已也。余又有加减之法：肉桂色赤入血分，赤痢取之为反佐。（陈修园《时方歌括》）

【附方】香连丸（《太平惠民和剂局方》）黄连去芦、须、二十两（15g），用茱萸十两（7g）同炒令赤，去茱萸不用　木香不见火，四两八钱八分（6g）　上为细末，醋糊为丸，如梧桐子大。每服二十丸（6～9g），饭饮吞下。功用：清热燥湿，行气化滞。主治：湿热痢疾。症见下痢赤白，腹痛，里急后重。

【临床应用】

芍药汤在临床中广泛用于治疗溃疡性结肠炎、细菌性痢疾、肠易激综合征等消化系统疾病。芍药汤治疗溃疡性结肠炎的不良反应较少，临床应用中多联合其他方剂或西药进行治疗。芍药汤联合痛泻要方治疗慢性溃疡性结肠炎能有效改善患者腹痛、腹泻、脓血便等临床症状，临床应用较广。芍药汤加减联合西药常规疗法治疗急性细菌性痢疾，能有效改善患者腹痛、腹泻、发热、黏液脓血便等症状，较单纯西药治疗能提高疗效，缩短病程。此外，芍药汤还可以用于治疗痔疮、直肠癌、输尿管结石等疾病。

【基础研究】

芍药汤通过促进 ROS 依赖性自噬以抑制结直肠癌发展和转移。芍药汤可调控骨髓源性抑制性细胞的募集，调节 T 淋巴细胞亚群的免疫功能，从而抑制结肠炎相关性结直肠癌小鼠结肠肿瘤的发生与发展，其作用机制可能与激活 AMPK/NF-κB/HIF-1α 通路有关。芍药汤能通过抑制溃疡性结肠炎结肠组织中 IL-33/ST2 信号通路，抑制肠上皮细胞凋亡 / 焦亡，促进结肠黏膜的修复；通过增加带状闭合蛋白 -1 和闭合蛋白的表达，调节肠屏障的通透性以保护及修复受损的肠屏障功能；通过阻断 TLR4 通路抑制溃疡性结肠炎结肠组织髓过氧化物酶的活性，发挥对肠屏障的修复作用；通过抑制 PERK 信号通路的激活减少同源蛋白的表达，抑制杯状细胞凋亡，从而改善溃疡性结肠炎内质网应激反应；通过抑制溃疡性结肠炎结肠组织中 IL-6/STAT3 信号通路及环氧合酶 2 的表达来缓解肠道炎症；通过抑制溃疡性结肠炎结肠组织中 HIF-1α 和 IL-6/STAT3 通路调节 Th17/Treg 平衡，改善免疫功能。

【研发现状】

根据芍药汤的配伍、主治和功用特点，现已开发出泻痢消胶囊、香连化滞丸等相关中成药。

1. 泻痢消胶囊

组成：酒黄连、炒苍术、酒白芍、木香、盐炙吴茱萸、姜厚朴、槟榔、炒枳壳、陈皮、泽泻、茯苓、甘草。

功用：清热燥湿，行气止痛。

主治：大肠湿热所致的腹痛泄泻，大便不爽，下痢脓血，肛门灼热，里急后重，心烦口渴，小便黄赤，舌质红，苔薄黄或黄腻，脉濡数；急性肠炎、结肠炎、痢疾见上述证候者。

2. 香连化滞丸

组成：黄连、木香、黄芩、麸炒枳实、陈皮、醋青皮、姜厚朴、炒槟榔、滑石、炒白芍、当归、甘草。

功用：清热利湿，行血化滞。

主治：湿热凝滞引起的里急后重，腹痛下痢。

清胃汤

【来源】明代傅仁宇著《审视瑶函》。

治眼胞红硬。此阳明经积热，平昔饮酒过多，而好食辛辣炙煿之味所致也。

【组成】山栀仁炒黑　枳壳　苏子各六分（1.8g）　石膏煅　川黄连炒　陈皮　连翘　归尾　荆芥穗　黄芩　防风各八分（2.4g）　甘草生，三分（0.9g）

【用法】上锉一剂，白水二盅，煎至一盅，去滓热服（现代用法：水煎服）。

【功用】清热祛痰，消滞散结。

【主治】眼胞红硬，阳明热证。眼睑红肿，触之坚硬，伴有灼热疼痛，舌红，苔黄，脉数。

【方解】方中石膏性大寒，清热泻火，尤擅清阳明胃经之热；栀子性寒，清热泻火，凉血解毒，二药合用，清热泻火之力强，共为君药。黄连、黄芩、连翘清热燥湿，泻火解毒，辅助君药清泻阳明热邪，连翘兼能消肿散结；荆芥穗、防风疏风以散郁火，上述诸药为臣药。枳壳、苏子、陈皮行气祛痰散结；归尾活血通络，均为佐药。甘草调和诸药，兼能清热解毒，为佐使药。诸药合用，共奏清热泻火，消滞散结之功。

【配伍特点】以清热泻火为主，辅以荆芥穗、防风疏风散郁，是为"火郁发之"。

【临床应用】

清胃汤临床主要用于治疗眼部疾病及其他热性疾病。用于治疗睑腺炎或睑板腺囊肿伴有炎症者，清胃汤能有效缓解眼部炎症，减轻红肿、疼痛等症状。此外，清胃汤还用于治疗各种原因引起的眼睑部位红肿、硬结等症状。

【基础研究】

清胃汤的基础研究比较少，目前的研究主要集中在抗炎领域。清胃汤能降低炎性因子水平。

【研发现状】

根据清胃汤的主治和功用，现已开发出相关中成药黄连上清片。

黄连上清片

组成：黄连、栀子、连翘、炒蔓荆子、防风、荆芥穗、白芷、黄芩、菊花、薄荷、大黄、黄柏、桔梗、川芎、石膏、旋覆花、甘草。

功用：散风清热，泻火止痛。

主治：风热上攻，肺胃热盛所致的头晕目眩，暴发火眼，牙齿疼痛，口舌生疮，咽喉肿痛，耳痛耳鸣，大便秘结，小便短赤。

柴胡清肝汤

【来源】清代吴谦著《医宗金鉴》。

柴胡清肝治怒证，宣血疏通解毒良，四物生用柴翘蒡，黄芩栀粉草节防。

【组成】柴胡　生地各一钱五分（4.5g）　当归二钱（6g）　赤芍一钱五分（4.5g）　川芎一钱（3g）　连翘去心，二钱（6g）　牛蒡子炒，研，一钱五分（4.5g）　黄芩一钱（3g）　生栀子研　天花粉　甘草节　防风各一钱（3g）

【用法】水二盅，煎八分，食远服（现代用法：水煎服）。

【功用】疏肝泻火，清热解毒，散结消肿。

【主治】鬓疽、胁痈初起未成脓者。两鬓、胁肋局部红肿结块，作痒作痛，舌苔黄腻，脉滑数。

【方解】方中柴胡苦、辛，微寒，入肝经，善疏肝解郁，清肝胆郁热，为君药。当归养血活血，赤芍清热凉血，川芎活血行气，生地黄清热凉血，四药配伍，乃四物汤熟地黄易生地黄，清热凉血之功增强，兼能养血活血；赤芍、川芎配柴胡，又能加强其疏肝清热、调达肝气之功，上述四味药为臣药。连翘、牛蒡子清热解毒，疏风散热，散气分火热郁结，解毒消肿；黄芩、生栀子清热泻火，燥湿解毒，增强清热之力；天花粉生津，补益火热之邪所耗伤之津液，又可消肿排脓；防风配伍黄芩，加强清湿热之力，防风兼能祛风止痒，止痛；以上均为佐药。甘草调和诸药为使。诸药合用，共奏疏肝行气，清热凉血，解毒消肿之功。

【配伍特点】柴胡配伍黄芩，清半表半里之热；连翘配伍牛蒡子，既能疏散风热，又能消肿散结。

【使用注意】脾胃虚寒者慎用。

【临床应用】

柴胡清肝汤临床常用于治疗肝气郁结、热毒内蕴所致病症。带状疱疹患者出现疼痛、疱疹等症状时，使用柴胡清肝汤能有效止痛。本方还可用于治疗银屑病、湿疹等皮肤病及乳腺炎、急性淋巴结炎、口腔溃疡、淋巴瘤等疾病。

【基础研究】

柴胡清肝汤治疗肉芽肿性乳腺炎的作用机制可能是通过调节 NF-κB 信号通路和 IL-1β、IL-6 等关键蛋白，从而抑制炎症进展。柴胡清肝汤关键活性成分干预三阴性乳腺癌免疫微环境的分子机制涉及多靶点、多细胞组分，涉及肿瘤、免疫、炎症反应等多类型通路。柴胡清肝汤可通过干预 NLRP3/IL-1β 通路，治疗肉芽肿性小叶性乳腺炎模型大鼠。

【研发现状】

根据柴胡清肝汤与普济消毒饮的特点，现已开发出中成药清瘟解毒丸。

清瘟解毒丸

组成：大青叶、连翘、玄参、天花粉、桔梗、炒牛蒡子、羌活、防风、葛根、柴胡、黄芩、白芷、川芎、赤芍、甘草、淡竹叶。

功用：清瘟解毒。

主治：外感时疫，憎寒壮热，头痛无汗，口渴咽干，疟腮，大头瘟。

第三节　清虚热剂

百合地黄汤

【来源】东汉张仲景著《金匮要略》。

百合病，不经吐、下、发汗，病形如初者，百合地黄汤主之。

【异名】百合汤（《伤寒全生集》卷四）。

【组成】百合擘，七枚（30g）　生地黄汁一升（20g）

【用法】上以水洗百合，渍一宿，当白沫出，去其水，更以泉水二升，煎取一升，去滓，内地黄汁，煎取一升五合，分温再服。中病，勿更服，大便当如漆（现代用法：水煎服）。

【功用】养阴清热，凉血逐瘀。

【主治】百合病阴虚内热证。神志恍惚，默默不语，坐卧不安，烦躁，饥不欲食，口干，口苦，小便黄，舌红，苔薄黄，脉微数。

【方解】方中百合味甘，性平，入心经，清心安神，清肺泻热除烦，为君药。佐生地黄汁凉血，下血逐瘀热。二药合用，既清气分，又清血分，以生地黄去血分瘀热，百合清气分虚热，正如王孟英《温热经纬》所谓："地黄取汁，下血分之瘀热，故云大便当如漆，非取其补也。百合以清气分之余热，为阴阳和解法。"二药合用，药简而力大，共奏养阴清热，凉血逐瘀，养心安神之功。

【配伍特点】百合清气分，地黄清血分，二者配伍，气血两清，又能滋阴血，养心营，逐血痹。全方具有清、轻、平、润的特点。

【方论选用】

1. 百合病若不经发汗、吐、下，而血热自汗，用百合为君，安心补神，能去中热，利大小便，导涤痰积；但佐生地黄汁以凉血，血凉则热毒解而蕴结自行，故大便当去恶沫也。（张璐《千金方衍义》）

2. 百合色白入肺，而清气中之热；地黄色黑入肾，而除血中之热。气血既治，百脉俱清，虽有邪气，亦必自下。服后大便如漆，则热除之验也。（尤怡《金匮要略心典》）

【临床应用】

百合地黄汤临床常用于治疗抑郁症、失眠、焦虑症、神经症、更年期综合征、自主神经功能紊乱等精神神经系统疾病。百合地黄汤治疗抑郁症临床疗效确切，能通过调节神经内分泌系统缓解患者躯体化症状。百合地黄汤加味治疗多种类型的失眠症疗效显著，能明显改善患者的睡眠质量，同时缓解焦虑抑郁情绪，无明显毒副作用。此外，百合地黄汤还能联合西药治疗肺炎、支气管炎、肺结核等疾病，缓解患者乏力、咯血、盗汗、口干、低热等症状，改善患者体质，提高免疫力。

【基础研究】

现代研究发现，百合地黄汤具有改善失眠、抗抑郁、抗焦虑、抗肿瘤等作用，王百合苷 A、梓醇、毛蕊花糖苷、薯蓣皂苷、水苏糖、阿魏酸、咖啡酸可作为百合地黄汤的中药质量标志物（Q-Marker），通过干预炎症反应、神经递质分泌、神经细胞凋亡等过程发挥抗抑郁作用。百合地黄汤改善睡眠的作用机制与调节体内氨基酸递质及相关脑区单胺类神经递质有关，能改善失眠症状、缩短睡眠潜伏期并延长睡眠持续时间。百合地黄汤可显著改善大鼠抑郁样行为，显著调节血清中 12 个差异代谢物与海马中 27 个差异代谢物，主要涉及色氨酸代谢，苯丙氨酸、酪氨酸和色氨酸生物合成，丙氨酸、天冬氨酸和谷氨酸代谢，酪氨酸代谢，嘌呤代谢等。毛蕊花糖苷、异毛蕊花糖苷、王百合苷 B 等是改善抑郁症代谢异常的关键有效成分，表皮生长因子受体（EGFR）、原癌基因酪氨酸蛋白激酶（SRC）、糖原合成酶激酶 3β（GSK3β）、雄激素受体（AR）等是改善抑郁症代谢异常的关键靶点。百合地黄汤能够有效治疗失眠伴肠道菌群失调症状，其作用机制可能与调节脑和肠内神经递质紊乱、下调 TLR4/NF-κB/MLCK 信号通路表达、上调紧密连接蛋白表达、降低炎症反应，进而修复肠黏膜机械屏障有关。

【研发现状】

根据百合地黄汤的特点，与天王补心丹合方加减开发出中成药百乐眠胶囊，与四物汤合方加减开发出中成药养阴生血合剂。

1. 百乐眠胶囊

组成：百合、刺五加、首乌藤、合欢花、珍珠母、石膏、酸枣仁、茯苓、远志、玄参、地黄、麦冬、五味子、灯心草、丹参。辅料为玉米淀粉。

功用：滋阴清热，养心安神。

主治：阴虚火旺型失眠症，症见入睡困难，多梦易醒，醒后不眠，头晕乏力，烦躁易怒，心烦不安等。

2. 养阴生血合剂

组成：地黄、黄芪、当归、玄参、麦冬、石斛、川芎。

功用：滋阴清热。

主治：阴虚内热，气血不足所致的口干咽燥，食欲减退，倦怠无力。有助于减轻肿瘤患者白细胞下降症状，改善免疫功能，用于肿瘤患者放疗时见上述证候者。

当归六黄汤

【来源】金代李东垣著《兰室秘藏》。

治盗汗之圣药也。

【异名】六黄汤（《慎斋遗书》卷五）

【组成】当归　生地黄　熟地黄　黄柏　黄芩　黄连各等分（各6g）　黄芪加一倍（12g）

【用法】上为粗末，每服五钱（15g），水二盏，煎至一盏，食前服。小儿减半服之（现代用法：水煎服）。

【功用】滋阴泻火，固表止汗。

【主治】阴虚火旺盗汗。发热盗汗，面赤心烦，口干唇燥，大便干结，小便黄赤，舌红，苔黄，脉数。

【方解】方中当归、生地黄、熟地黄入肝肾而滋阴养血，阴血充则水能制火，共为君药。黄连、黄芩、黄柏苦寒，清心泻火除烦以坚阴，热清则火不内扰，阴坚则汗不外泄，共为臣药。君臣相伍，滋阴泻火兼施，标本兼顾。汗出过多，卫虚不固，故倍用黄芪，益气实卫固表。《医宗金鉴·删补名医方论》云："倍加黄芪者，一以完已虚之表，一以固未定之阴。"且黄芪合当归、熟地黄又可益气养血，为佐药。诸药合用，滋阴与泻热并进，泻热与固表兼顾，内热、外汗兼解，共奏滋阴泻火，固表止汗之功。

【配伍特点】滋阴、泻火、止汗并用，标本兼治。

【使用注意】本方养阴泻火之力颇强，适用于阴虚火旺，中气未伤者。脾胃虚弱，纳差便溏者，不宜使用。

【方论选录】寤而汗出曰自汗，寐而汗出曰盗汗。阴盛则阳虚不能外固，故自汗。阳盛则阴虚不能中守，故盗汗。若阴阳平和之人，卫气昼则行阳而寤，夜则行阴而寐，阴阳既济，病安从来？惟阴虚有火之人，寐则卫气行阴，阴虚不能济阳，阳火因盛而争于阴，故阴液失守，外走而汗出；寤则卫气复行出于表，阴得以静，故汗止矣。用当归以养液，二地以滋阴，令阴液得其养也。用黄芩泻上焦火，黄连泻中焦火，黄柏泻下焦火，令三火得其平也。又于诸寒药中加黄芪，庸者不知，以为赘品，且谓阳盛者不宜，抑知其妙义正在于斯耶！盖阳争于阴，汗出营虚，则卫亦随之而虚。故倍加黄芪者，一以完已虚之表，一以固未定之阴。（吴谦《医宗金鉴》）

【临床应用】

当归六黄汤临床主要用于治疗结核病、糖尿病、甲状腺功能亢进、更年期综合征等病症。本方能有效缓解上述疾病的盗汗、心烦、失眠等症状。此外，当归六黄汤还可用于治疗口腔溃疡、心律失常、术后多汗等症。

【基础研究】

现代研究发现，当归六黄汤的药理作用主要包括抗菌、抗炎、抗肝纤维化、降血糖、免疫调节等。当归六黄汤对金黄色葡萄球菌、乙型溶血性链球菌、福氏痢疾杆菌等具有一定的抗菌作用，小檗碱、黄芩素、黄芩苷等成分是当归六黄汤发挥抗菌作用的主要活性成分；当归六黄汤可通过抑制一氧化氮、前列腺素 E 和 IL-6 的产生，抑制诱导型一氧化氮合酶和环氧化酶 -2 的表达，从而实现其对细胞的抗炎作用；当归六黄汤能够改善非酒精性脂肪肝小鼠脂代谢紊乱和肝脏功能，其作用机制主要是抑制脂肪酸合成及转运基因的表达，抑制脂质代谢相关基因表达，改善脂质代谢紊乱，同时当归六黄汤能增加脂联素的表达，减少脂肪的积累和脂肪生成，促进葡萄糖的摄取，从而通过改善代谢稳态发挥抗脂肪肝作用；当归六黄汤能够促进 HepG2 细胞的葡萄糖摄取，抑制 T 淋巴细胞增殖，促进调节性 T 细胞在体内的分化，抑制 DCs 与 T 淋巴细胞的相互作用，增强 α_1- 抗胰蛋白酶、Bcl-2 和 CyclinD 1 基因的表达，抑制 Bax 基因的表达，增加程序性死亡配体 -1 的表达，从而延缓糖尿病的发生和发展；当归六黄汤可以升高深部真菌感染患者血清免疫球蛋白水平及补体 C3、C4 水平，升高外周血中 $CD4^+$、$CD4^+/CD8^+$ 的水平，提示其既可以提高体液免疫功能，又能明显改善患者的细胞免疫水平。当归六黄汤在上调 Th1 细胞因子 IL-12 的同时，可上调 Th2 细胞因子 IL-10，既保证对病原侵袭应有的免疫应答，又不使其应答过度，维持细胞因子的平衡，发挥抗感染作用。

【研发现状】

根据当归六黄汤的主治和功用，现已开发出中成药坤泰胶囊。

坤泰胶囊

组成：熟地黄、黄连、白芍、黄芩、阿胶、茯苓。

功用：滋阴清热，安神除烦。

主治：绝经前后诸证阴虚火旺者，症见潮热面红，自汗盗汗，心烦不宁，失眠多梦，头晕耳鸣，腰膝酸软，手足心热；妇女卵巢功能衰退，更年期综合征见上述证候者。

清骨散

【来源】明代王肯堂著《证治准绳·类方》。

专退骨蒸劳热。

【组成】银柴胡一钱五分（5g）　胡黄连　秦艽　鳖甲醋炙　地骨皮　青蒿　知母各一钱（各3g）　甘草五分（2g）

【用法】水二盅，煎八分，食远服（现代用法：水煎服）。

【功用】清虚热，退骨蒸。

【主治】虚劳发热。骨蒸潮热，或低热日久不退，形体消瘦，唇红颧赤，困倦盗汗，或口渴心烦，舌红少苔，脉细数。

【方解】方中银柴胡甘苦微寒，入阴分清热凉血，退虚热而无枯燥之性，为君药。知母滋肾水清虚热；胡黄连入血分清虚热；地骨皮凉血，善退有汗之骨蒸，三药共清阴分虚热，为臣药。青蒿芳香，清虚热而善透伏热，引骨中之火外透；秦艽助清虚热；鳖甲咸寒，既滋阴潜阳，又引药入阴分，为治虚热之常用药，以上同为佐药。甘草调和诸药，并防苦寒药物损伤胃气，为使药。诸药合用，重在清透伏热，故集诸多退热除蒸之品，兼以滋养阴津，共奏清虚热，退骨蒸之效。

【配伍特点】重在清透伏热以治标。

【方论选录】此足少阳、厥阴药也。地骨皮、黄连、知母之苦寒，能除阴分之热而平之于内；柴胡、青蒿、秦艽之辛寒，能除肝胆之热而散之于表；鳖，阴类而甲属骨，能引诸药入骨而补阴；甘草甘平，能和诸药而退虚热也。（汪昂《医方集解》）

【附方】秦艽鳖甲散（《卫生宝鉴》）柴胡　鳖甲去裙，酥炙，用九肋者　地骨皮各一两（各30g）　秦艽　当归　知母各半两（各15g）　上六味为粗末，每服五钱（15g），水一盏，青蒿五叶，乌梅一个，煎至七分，去渣温服，空心、临卧各一服。功用：清热除蒸，滋阴养血。主治：阴亏血虚，风邪传里化热之风劳病。症见骨蒸盗汗，肌肉消瘦，唇红颊赤，气粗，困倦，舌红少苔，脉细数。

【临床应用】

清骨散临床常用于治疗结核病、慢性肝炎、肿瘤及其他慢性消耗性疾病。对于结核病患者，本方能够有效缓解其低热、盗汗、干咳、心烦、消瘦等症状。对于慢性肝炎、肿瘤等其他慢性消耗性疾病，西药常规治疗时可配合使用清骨散，缓解患者乏力、盗汗、低热、口干、纳差等症状，改善患者的整体状况。

【基础研究】

采用超高效液相色谱－四极杆－静电场轨道阱高分辨质谱（UHPLC-Q/Orbitrap HRMS）结合分子网络技术分析清骨散基准样品中的化学成分，共鉴定和推测出 105 个化学成分，包括 19 个环烯醚萜苷类、23 个黄酮类、15 个苯丙素类、11 个三萜皂苷类和 37 个其他类化合物，其中 2 个成分为潜在的新化合物。目前关于清骨散的作用机制研究较少，有研究发现，清骨散能改善环磷酸鸟苷、环腺苷酸在汗腺中的表达水平，且能调控汗液分泌的关键蛋白，还能激动 M_3 胆碱能受体、β_2 肾上腺素能受体，从而缓解围绝经期综合征汗液分泌变化等症状。

第十一章

祛暑剂

新加香薷饮

【来源】清代吴瑭著《温病条辨》。

手太阴暑温，如上条证，但汗不出者，新加香薷饮主之。

【组成】香薷二钱（6g）　银花三钱（9g）　鲜扁豆花三钱（9g）　厚朴二钱（6g）　连翘二钱（6g）

【用法】水五杯，煮取二杯，先服一杯，得汗止后服；不汗再服；服尽不汗，再作服（现代用法：水煎服）。

【功用】祛暑解表，清热化湿。

【主治】暑温夹湿，复感外寒证。发热头痛，恶寒无汗，口渴面赤，胸闷不舒，舌苔白腻，脉浮而数。

【方解】香薷芳香质轻，辛温发散，为夏月解表祛暑要药，既能外散肺卫郁闭之寒，又能和中化湿，《本草经疏》谓其"能解寒郁之暑气"，方中用为君药。鲜扁豆花芳香微寒，清热解暑而不伤津液，且能健脾化湿；银花、连翘辛凉解散，以清上焦之暑热，三药辛凉宣散，清透暑热，共为臣药。厚朴苦辛性温，燥湿化滞，行气除满，可助香薷理气化湿，用为佐药。诸药合用，共奏祛暑解表、清热化湿之功。

【配伍特点】一为清温合用，以清为主，暑为阳邪，银花、连翘清之，湿为阴邪，香薷、厚朴温化之；二为集众多味辛之药，辛温散在表之寒、化内蕴之湿，辛凉清内郁暑热。

【使用注意】

1.若自汗出者，不可用之；用后汗出，勿再服，以免过汗伤阴。

2.使用本方，一般不宜热饮。

3.本方含有较多挥发性成分，不宜久煎。

【方论选录】手太阴暑温，如上条证，但汗不出者，新加香薷饮主之。

证如上条，指形似伤寒，右脉洪大，左手反小，面赤口渴而言。但以汗不能自出，表实为异，故用香薷饮发暑邪之表也。按：香薷辛温芳香，能由肺之经而达其络。鲜扁豆花，凡花皆散，取其芳香而散，且保肺液，以花易豆者，恶其呆滞也。夏日所生之物，多能解暑，惟扁豆花为最。如无花时，用鲜扁豆皮。若再无此，用生扁豆皮。厚朴苦温，能泻实满。厚朴，皮也，虽走中焦，究系肺主皮毛，以皮从皮，不为治上犯中。若黄连、甘草，纯然里药，暑病初起，且不必用，恐引邪深入，故易以连翘、银花，取其辛凉达肺经之表，纯从外走，不必走中也。

温病最忌辛温，暑病不忌者，以暑必兼湿，湿为阴邪，非温不解。故此方香薷、厚朴用辛温，而余则佐以辛凉云。下文湿温论中，不惟不忌辛温，且用辛热也。（吴瑭《温病条辨》）

【临床应用】

新加香薷饮临床主要用于治疗夏季胃肠型感冒、急性胃肠炎、急性扁桃体炎、细菌性痢疾等疾病。治疗感冒，本方能有效缓解患者发热、咽痛、乏力、鼻塞、流涕等症状。治疗急性肠炎等消化系统疾病，新加香薷饮可改善患者腹痛、腹泻、恶心呕吐等症状。此外，本方还可以联合其他药物治疗流行性乙型脑炎、流行性脑脊髓膜炎等疾病。

【基础研究】

现代研究发现，新加香薷饮具有解热、抗炎等作用，其机制可能是通过抑制炎症因子 TNF-α、IL-6 的产生，降低下丘脑组织中 5- 羟色胺含量和升高下丘脑组织中去甲肾上腺素含量，进而使单胺类神经递质保持平衡，降低体温及产热量，起到解热、减轻组织炎症反应和组织病理反应等作用。

【研发现状】

根据新加香薷饮的主治和功用，现已开发出中成药暑湿感冒颗粒。

暑湿感冒颗粒

组成：广藿香、防风、紫苏叶、佩兰、白芷、苦杏仁、大腹皮、香薷、陈皮、生半夏、茯苓。

功用：清暑祛湿，芳香化浊。

主治：外感风寒引起的感冒，胸闷呕吐，腹泻便溏，发热不畅。

第十二章

温里剂

第一节　温中祛寒剂

吴茱萸汤

【来源】东汉张仲景著《伤寒论》。

1. 食谷欲呕，属阳明也，吴茱萸汤主之。

2. 少阴病，吐利，手足逆冷，烦躁欲死者，吴茱萸汤主之。

3. 干呕，吐涎沫，头痛者，吴茱萸汤主之。

【异名】茱萸汤（《金匮要略》卷中）、茱萸人参汤（《三因极一病证方论》卷十一）、三味参萸汤（《医学入门》卷四）、参萸汤（《医学入门》卷七）、四神煎（《仙拈集》卷一）、吴萸汤（《方症会要》卷三）。

【组成】吴茱萸洗，一升（9g）　人参三两（9g）　生姜切，六两（18g）　大枣擘，十二枚（4枚）

【用法】上四味，以水七升，煮取二升，去滓，温服七合，日三服（现代用法：水煎服）。

【功用】温中补虚，降逆止呕。

【主治】

1. 胃寒呕吐证。食谷欲呕，或兼胃脘疼痛，吞酸嘈杂，舌淡，脉沉弦而迟。

2. 肝寒上逆证。干呕吐涎沫，头痛，颠顶痛甚，舌淡，脉沉弦。

3. 肾寒上逆证。呕吐下利，手足厥冷，烦躁欲死，舌淡，脉沉细。

【方解】方中吴茱萸辛苦性热，入肝、肾、脾、胃经，上可温胃散寒，下可温暖肝肾，又能降逆止呕，一药而三经并治，《金镜内台方议》谓"吴茱萸能下三阴之逆气"，为君药。重用生姜六两为臣，意在温中止呕，和胃降逆，助吴茱萸散寒降逆止呕。《医方论》云："吴茱萸辛烈善降，得姜之温通，用以破除阴气有余矣。"虚寒之证，治当温补，故佐以甘温之人参，补益中焦脾胃之虚。大枣甘缓和中，既可助人参补虚，又可配生姜调脾胃，又能制吴茱萸、生姜之辛燥，为佐使药。四药相伍，肝、肾、胃三经同治，温、降、补三法并施，使清阳得升，浊阴得降，共奏温中补虚，抑阴扶阳，降逆止呕之功。

【配伍特点】温中降逆药与补气益胃药相伍，温补并施，温降为主。

【使用注意】本方药性偏于温燥，而呕吐吞酸之证又有寒热之异，若因郁热所致之呕吐苦水、吞酸或胃脘痛者忌用。

【方证选录】

1. 上焦主纳，胃为之市。食谷欲呕者，胃不受也，与吴茱萸汤以温胃气。得汤反剧者，上焦不纳也，以治上焦法治之。《内经》曰：寒淫于内，治以甘热，佐以苦辛。吴茱萸、生姜之辛以温胃，人参、大枣之甘以缓脾。（成无己《注解伤寒论》）

2. 干呕，吐涎沫，头痛，厥阴之寒气上攻也。吐利，手足逆冷者，寒气内甚也。烦躁欲死者，阳气内争也。食谷欲呕者，胃寒不受食也。此以三者之证共用此方者，以吴茱萸能下三阴之逆气为君，生姜能散气为臣，人参、大枣之甘缓，能和调诸气者也，故用之为佐使，以安其中也。（许宏《金镜内台方议》）

【临床应用】

吴茱萸汤临床广泛用于治疗神经性头痛、偏头痛、梅尼埃病、急慢性胃炎、消化性溃疡、高血压病、妊娠呕吐等病症。对于各种类型的胃炎，本方能改善患者呃逆、嗳气、恶心呕吐等症状。对于头痛眩晕患者，本方可改善患者脑部血流，缓解临床症状。此外，本方还被应用于糖尿病性胃轻瘫、甲状腺功能亢进症、痛经等疾病的治疗。

【基础研究】

现代研究发现，吴茱萸汤具有镇痛、止呕、止泻、抗胃溃疡等作用。吴茱萸汤镇痛的机制是通过降低血浆降钙素基因相关肽、P 物质含量，抑制神经源性血管扩张及血浆蛋白外渗，升高脑组织内 5- 羟色胺、多巴胺及血清内一氧化氮含量，并降低脑组织内一氧化氮含量。吴茱萸汤具有明显的止呕效应，其作用机制与拮抗乙酰胆碱、5- 羟色胺和组胺受体有关。吴茱萸汤有止泻作用，能对抗新斯的明导致的小肠推进功能亢进，抑制小肠的自发性活动，并缓解乙酰胆碱和氯化钡引起的肠痉挛。抗胃溃疡方面，吴茱萸汤能明显抑制胃液量、胃液总酸度及胃蛋白酶活性，显著升高胃组织中超氧化物歧化酶活性，并增加胃液中一氧化氮含量，这主要是通过抑制攻击因子与促进防御因子来实现的。

【研发现状】

根据补气温阳治法，现已开发出中成药参附强心丸。

参附强心丸

成分：人参、附子（制）、桑白皮、猪苓、葶苈子、大黄。

功用：益气助阳，强心利水。

主治：用于慢性心力衰竭引起的心悸、气短、胸闷喘促、面肢浮肿等症，属于心肾阳衰者。

大建中汤

【来源】东汉张仲景著《金匮要略》。

心胸中大寒痛，呕不能饮食，腹中寒，上冲皮起，出见有头足，上下痛而不可触近，大建中汤主之。

【异名】三物大建中汤（《张氏医通》卷十六）。

【组成】蜀椒去汗二合（6g）　干姜四两（12g）　人参二两（6g）

【用法】上三味，以水四升，煮取二升，去滓，内胶饴一升，微火煮取一升半，分温再服；如一炊顷，可饮粥二升，后更服，当一日食糜，温覆之（现代用法：水煎，饴糖冲服）。

【功用】温中补虚，降逆止痛。

【主治】中阳虚衰，阴寒内盛之脘腹剧痛。心胸中大寒痛，呕不能食，腹中寒，上冲皮起，出见有头足，上下痛而不可触近，舌苔白滑，脉弦紧。

【方解】方中蜀椒味辛性热，温中散寒，降逆止痛，为君药。张秉成曰："蜀椒之大辛大热，上至肺而下至肾，逐寒暖胃，散积杀虫。"（《成方便读》）干姜辛热，温中祛寒，和胃止呕，以助蜀椒温建中阳、散寒止痛之力，为臣药。人参补脾益胃，扶助正气；重用饴糖建中缓急，既能增强椒、姜止痛之力，又可制约其过于辛燥，还具甘缓益气，补虚助阳之功，共为佐药。四药配伍，纯用辛甘，温补兼施，以温为主，共奏补虚缓急、散寒止痛之效。

【配伍特点】温补并施，以温为主，温中以除阴寒，补中土以建中阳，两者相得益彰。

【使用注意】实热内结，湿热积滞，或阴虚血热而致之腹痛者忌用。

【方论选录】

1.阳受气于胸中，阳虚则阴邪得以中之，阴寒之气逆而上冲，横格于中焦，故见高起痛呕不可触近之证。心为阳，寒为阴，寒乘于心，冷热相激故痛；寒乘于脾，脾冷弱不消水谷，心脾为子母之脏，为邪所乘，故痛而呕，复不能饮食也……此足太阴、阳明药也。蜀椒辛热，入肺散寒，入脾暖胃，入肾命补火；干姜辛热，通心助阳，逐冷散逆；人参甘温，大补脾肺之气；饴糖甘能补土，缓可和中。盖人之一身，以中气为主，用辛辣甘热之药，温健其中脏，以大祛

下焦之阴，而复其上焦之阳也。（汪昂《医方集解》）

2.心腹寒痛，呕不能食者，阴寒气盛，而中土无权也。上冲皮起，出见有头足，上下痛而不可触近者，阴凝成象，腹中虫物乘之而动也。是宜大建中脏之阳，以胜上逆之阴。故以蜀椒、干姜温胃下虫，人参、饴糖安中益气也。（尤怡《金匮要略心典》）

3.心胸大寒痛，呕不能饮食者，土火俱败，寒水上凌，胃气奔逆，不能下降也。腹中寒气，上冲皮起，头足出见，上下走痛而不可触近者，寒水与风木合邪，肆行无畏，排击冲突，势不可当也。大建中汤，胶饴、人参，培土而建中，干姜、蜀椒，补火而温寒也。（黄元御《金匮悬解》）

【临床应用】

大建中汤临床可用于治疗胃溃疡、胃肠痉挛症、胃扩张、胃下垂、肠粘连、肠疝、肠管狭窄、肠道蛔虫性梗阻、胰腺炎、阑尾炎等消化系统疾病。本方能有效改善患者腹痛、腹胀、恶心呕吐等临床症状，改善胃肠动力。大建中汤临床还常用于改善术后肠梗阻样症状，安全有效，无明显不良反应，且宜早期给药。治疗消化道溃疡，大建中汤能有效缓解临床症状，提高溃疡的愈合速度。

【基础研究】

现代研究发现，大建中汤有抗炎、镇痛、抗肿瘤、促进消化等药理作用。大建中汤可降低血清中促炎因子含量，减轻胃肠道的炎症反应，降低内脏敏感程度，发挥镇痛作用。大建中汤可引起十二指肠、近端空肠及远端肠道括约肌的收缩，促进消化道的运动，同时，大建中汤可以通过调节血浆血管活性肠肽和胃动素的含量促进胃肠道运动功能的修复。NF-κB 的氧化调节与恶性肿瘤等疾病密切相关，NF-κB 可激活癌基因的转录，造成细胞凋亡与增殖比例的失衡，最终引起胃癌的侵袭、转移等。大建中汤可以降低脾阳虚大鼠胃癌肿瘤组织中NF-κB mRNA 的表达，从而干预肿瘤的发病进程。环氧化酶同工酶是前列腺素合成的限速酶，正常状态下不表达，在炎症、肿瘤组织中高表达。大建中汤可以降低胃癌肿瘤组织中环氧化酶同工酶的表达，还可通过介导细胞外调节蛋白激酶信号通路调控基质金属蛋白酶9的表达，发挥对胃癌的防治作用。细胞外调节蛋白激酶是促分裂原活化蛋白激酶家族成员，细胞外调节蛋白激酶通路与动脉瘤的形成密切相关，基质金属蛋白酶9可分解基底膜Ⅳ型胶原，破坏基底膜，导致肿瘤细胞向周围组织浸润、转移。

【研发现状】

根据大建中汤的主治和功用特点，现已联合其他药物开发固肠止泻胶囊。

固肠止泻胶囊

组成：乌梅、黄连、干姜、木香、罂粟壳、延胡索。

功用：调和肝脾，涩肠止痛。

主治：肝脾不和，泻痢腹痛；慢性非特异性溃疡性结肠炎见上述证候者。

当归建中汤

【来源】唐代孙思邈著《千金翼方》。

治产后虚羸不足，腹中疾痛不止，吸吸少气，或若小腹拘急挛痛，引腰背，不能饮食，产后一月日得服四五剂为善，令人强壮，内补方。

【异名】内补当归建中汤（《备急千金要方》卷三）。

【组成】当归四两（12g） 桂心三两（9g） 甘草炙，二两（6g） 芍药六两（18g） 生姜三两（9g） 大枣擘，十二枚（4枚）

【用法】上六味，哎咀，以水一斗，煮取三升，分为三服，一日令尽（现代用法：水煎服）。

【功用】温补气血，缓急止痛。

【主治】产后虚羸，腹中疼痛，吸吸少气，或若小腹拘急挛痛，引腰背，不能饮食者。

【方解】方中当归甘、辛，性温，既能补血活血，又善止血虚、血瘀之痛，故能补充产后血气虚损，养血活血止痛，为方中君药。桂枝温通血脉，配伍当归加强通经活血之功；芍药养血敛阴，柔肝止痛，配伍当归养血缓急止痛，配伍桂枝调和阴阳，化生气血，二者为臣药。生姜、大枣合用，辛甘相合，健脾益胃，补中益气，固护气血生化之源，为佐药。甘草益气健脾，调和诸药，且与桂枝辛甘养阳，与芍药酸甘化阴，为使药。诸药合用，共奏温补气血，建立中气，缓急止痛之功。

【配伍特点】当归补血活血，桂、甘辛甘化阳，芍、甘酸甘化阴，气血生，阴阳调，诸虚自愈。

【使用注意】呕家、中满者慎用。

【方论选录】此即黄芪建中之变法。彼用黄芪以助卫外之阳，此用当归以调内营之血。然助外则用桂枝，调中则宜肉桂，两不移易之定法也。（张璐《张氏医通》）

【临床应用】

当归建中汤临床用于治疗胃溃疡、十二指肠溃疡、慢性腹膜炎、慢性胃炎等消化系统疾病及月经不调、痛经等妇科疾病。用于治疗各种消化系统疾病时，本方能改善患者胃痛、胃胀、腹痛、腹泻、纳差等症状。

【基础研究】

目前关于当归建中汤的基础研究还很少。UHPLC-Q-TOF-MS 分析当归在饮片与当归建中汤标准汤剂中 3 类成分的变化，共发现 44 个化合物，单味药中有 1 种成分在当归建中汤中未能检测出，当归配伍后，共有成分中 9 种含量无差异，5 种含量减少，29 种含量增加。有机酸类成分中，酸性较强的成分含量下降，其他成分含量增加；香豆素类成分的含量均升高；苯酞类成分的含量变化趋势并无一致性。当归在配伍后多数成分含量增加（除某些成分也有其他组方药材贡献的情况外），与胶体溶液助溶或其他成分增溶作用相关；绿原酸、阿魏酸等酸性较强的有机酸类成分的减少可能与有机酸类溶出竞争有关。有研究发现阿魏酸、芍药苷、肉桂酸等 35 种体内吸收成分均可能为当归建中汤治疗原发性痛经的药效物质，并发现当归建中汤可能通过花生四烯酸代谢、亚油酸代谢、MAPK 信号通路等多条信号通路协同发挥治疗原发性痛经的作用。

【研发现状】

根据当归建中汤的主治和功用，本方与当归补血汤合方加减开发出中成药当归补血丸。

当归补血丸

组成：当归、白芍、地黄、炙黄芪、阿胶、牡丹皮、香附、茯苓、盐杜仲、炒白术。

功用：益气养血调经。

主治：气血两虚所致的月经不调。症见月经提前，经血量少或量多，经期延长，肢体乏力。

第二节　回阳救逆剂

通脉四逆汤

【来源】东汉张仲景著《伤寒论》。

1. 少阴病，下利清谷，里寒外热，手足厥逆，脉微欲绝，身反不恶寒，其人面色赤，或腹痛，或干呕，或咽痛，或利止脉不出者，通脉四逆汤主之。

2. 下利清谷，里寒外热，汗出而厥者，通脉四逆汤主之。

【异名】通脉加减四逆汤（《圣济总录》卷二十一）、姜附汤（《普济方》卷二百一引《十便良方》）、通脉四逆加减汤（《医门法律》卷二）。

【组成】甘草炙，二两（6g）　附子生用，去皮，破八片，大者一枚（20g）　干姜三两，强人可四两（9～12g）

【用法】上三味，以水三升，煮取一升二合，去滓，分温再服，其脉即出者愈（现代用法：水煎服）。

【功用】回阳通脉。

【主治】少阴病，阴盛格阳证。下利清谷，里寒外热，手足厥逆，脉微欲绝，身反不恶寒，其人面色赤，或腹痛，或干呕，或咽痛，或利止脉不出者。

【方解】方中附子大辛大热，入心、脾、肾经，温补心肾之阳，回阳破阴救逆，为补益先天命门真火之第一要品，能通行十二经脉，迅达内外以温肾壮阳，《神农本草经》谓其"回阳救逆第一品药"，故为君药。臣以辛热之干姜，入心、脾、肺经，既与附子相须为用，以增温里回阳之力，又温中散寒，助阳通脉。《本经疏证》谓："附子以走下，干姜以守中，有姜无附，难收斩将夺旗之功，有附无姜，难取坚壁不动之效。"此二药乃回阳救逆常用药对。甘草调和诸药，以制约附、姜大辛大热之品劫伤阴液之弊，配干姜又可温健脾阳，是为佐药兼使药。诸药合用，大辛大热，药少力专，共奏破阴复阳之功。

【配伍特点】取功专力宏的大辛大热之品相须为用，配伍甘温益气之药，既能解毒，又缓其过于辛热之性，药少力专效捷。

【使用注意】

1. 本方乃治阳衰阴盛之厥逆，如属真热假寒者，当禁用。

2. 凡因寒盛格阳于外而见面红、烦躁等真寒假热者，为防热汤格拒，可将汤冷服。

【方论选录】

1. 通脉四逆，少阴格阳，面赤，阳越欲亡，急用干姜、生附夺门而入，驱散阴霾，甘草监制姜附烈性，留顿中宫，扶持太和元气，藉葱白入营通脉，庶可迎阳内返。推仲景之心，只取其脉通阳返，了无余义矣。（王子接《绛雪园古方选注》）

2. 此方与四逆汤三药同，但加重干姜，方名通脉四逆汤，是其所以通，端在干姜，原无疑义。窃干姜守而不走，其何能通，而此能通者，盖谷入于胃，脉道乃行，中气鼓荡，是为行脉之本。若下焦脉绝，本为不治，但仅寒邪凝阳，而脉不通，则加干姜温暖中气，以鼓舞之，兴奋体工，由中以达四末，脉即可复，不通之通，乃妙于通，仲景用干姜之神化如此。脉资生于中焦谷气，此方已求到资生源头，是此方通脉，较强心以复脉，尤深一层。（冉小峰《历代名医良方注释》）

【附方】通脉四逆加猪胆汁汤《伤寒论》 甘草炙，二两（6g） 附子生用，去皮，破八片，大者一枚（20g） 干姜三两，强人可四两（9～12g） 猪胆汁半合（5mL） 上四味，以水三升，煮取一升二合，去滓，内猪胆汁，分温再服，其脉即来。功用：回阳救阴。主治：少阴病，阴盛格阳证。吐已下断，汗出而厥，四肢拘急不解，脉微欲绝者。

【临床应用】

通脉四逆汤古代所治病证主要为霍乱、少阴下利、手足厥逆等。通脉四逆汤现代临床主要用于治疗心血管系统疾病、肌肉骨骼系统、结缔组织系统疾病及泌尿生殖系统疾病等，如心肌梗死、心衰、休克、疾病胃肠炎、水肿、胃下垂、发热、支气管哮喘、白细胞减少症、脓毒血症、亚急性甲状腺炎及急性病大汗出而见虚脱等多种病症。

【基础研究】

目前关于通脉四逆汤的基础研究还很少。通脉四逆汤在煎煮过程中，同煎的其他药物对乌头类生物碱在汤中的含量产生影响，文火煎约70分钟后，药汤中乌头碱和次乌头碱成分基本消失，中乌头碱消失过半。通脉四逆汤中，附子具有强心、扩张血管、镇痛、抗炎、抗溃疡、抗肿瘤、增强免疫、抗缺氧、抗寒冷等多种药理作用；干姜具有止呕、抗溃疡、抗炎、止泻、促进胃肠消化、强心、升压、镇痛、降血脂、保肝利胆、抗缺氧、镇静、催眠、抑菌等药理作用。

【研发现状】

根据通脉四逆汤的主治和功用，现已开发出中成药四逆汤合剂。

四逆汤合剂

组成：附子、干姜、炙甘草。

功用：温中祛寒，回阳救逆。

主治：阳虚欲脱，冷汗自出，四肢厥逆，下利清谷，脉微欲绝。

第三节　温经散寒剂

当归四逆汤

【来源】东汉张仲景著《伤寒论》。

1. 手足厥寒，脉细欲绝者，当归四逆汤主之。

2. 下利脉大者，虚也，以强下之故也。设脉浮革，因尔肠鸣者，属当归四逆汤。

【组成】当归三两（9g）　桂枝去皮，三两（9g）　芍药三两（9g）　细辛三两（3g）　甘草炙，二两（6g）　通草二两（6g）　大枣擘，二十五枚（8枚）

【用法】上七味，以水八升，煮取三升，去滓，温服一升，日三服（现代用法：水煎服）。

【功用】温经散寒，养血通脉。

【主治】血虚寒厥证。手足厥寒，或局部青紫，或腰、股、腿、足、肩臂疼痛，或麻木，口不渴，舌淡苔白，脉沉细或细而欲绝。

【方解】本方为养血通脉的常用方，由桂枝汤去生姜，倍大枣，加当归、通草、细辛组成。方中当归甘温，主入肝经，补血和血；桂枝辛温，温通血脉，散寒而行血，两药配伍，养血温脉散寒，共为君药。白芍养血和营，既助当归补血，又配桂枝调和阴阳；细辛辛温走窜，助桂枝温经散寒之力，共为臣药。通草通利血脉；大枣、甘草益气健脾，养血补虚，皆为佐药。重用大枣，既助归、芍补血，又助桂、辛通阳，并防燥烈药物伤及阴血。甘草兼调和诸药而为使药。诸药相合，辛温与甘酸并用，温经散寒而不生燥，养血通脉而不留滞，则阳气复，血脉畅，手足温。

【配伍特点】养血和营与辛散温通相合，使血脉得充而畅行，且温经而不燥，养血而不滞。

【方论选录】

1. 凡厥阴病，必脉细而厥，以厥阴为三阴之尽，阴尽阳生，若受邪，则阴阳之气不相顺接，故脉细而厥也。然相火寄居于厥阴之脏，经虽寒而脏不寒，故先厥者后必发热也。故伤寒初起，见手足厥冷，脉细欲绝者，皆不得遽认为虚寒而用姜附也。此方取桂枝汤，君以当归者，厥阴主肝为血室也；佐细辛味极辛，能达三阴，外温经而内温脏；通草性极通，能利关节，内通窍而外通营；倍加大枣，即建中加饴用甘之法；减去生姜，恐辛过甚而迅散也。（吴谦《医宗金鉴》）

2. 手足厥寒，脉微欲绝者，阳之虚也，宜四逆辈；脉细欲绝者，血虚不能温于四末，并不能荣于脉中也。夫脉为血之府，而阳为阴之先，故欲续其脉，必益其血，欲益其血，必温其经。方用当归、芍药之润以滋之，甘草、大枣之甘以养之，桂枝、细辛之温以行之，而尤藉通草之入经通脉，以续其绝而止其厥。（尤怡《伤寒贯珠集》）

【附方】当归四逆加吴茱萸生姜汤《伤寒论》 当归三两（9g）芍药三两（9g）甘草炙，二两（6g）通草二两（6g）桂枝去皮，三两（9g）细辛三两（3g）生姜切，半斤（12g）吴茱萸二升（9g）大枣擘，二十五枚（8枚）。上九味，以水六升、清酒六升和，煮取五升，去滓，温分五服。功用：温经散寒，养血通脉。主治：手足厥冷，脉细欲绝，其人内有久寒者。

【临床应用】

当归四逆汤临床用于治疗腰、股、腿、足疼痛，手足冻疮及妇女卵巢囊肿、月经不调、经前腰腹冷痛等病症，也用于治疗血栓闭塞性脉管炎、无脉症、雷诺病、小儿下肢麻痹等多种疾病。此外，本方还用于治疗风湿性关节炎、糖尿病并发症等。

【基础研究】

现代研究发现，当归四逆汤具有抗凝、抗血栓、改善末梢及全身血液循环等作用。当归四逆汤通过调节 PI3K/AKt/eNOS 通路保护胰岛内皮细胞免受缺氧损伤，在改善缺氧条件下胰岛微血管和微循环功能方面具有重要作用。当归四逆汤可显著降低全血黏度和红细胞聚集指数，具有抗血栓作用。当归四逆汤具有抗炎镇痛作用，能抑制冷痛觉过敏，还能减轻机械性痛觉过敏和热痛觉过敏。当归四逆汤具有解痉作用，通过降低前列腺素 F2α/ 前列腺素 E 比值，解除平滑肌收缩痉挛，缓解缺血、缺氧状态。当归四逆汤具有提高神经传导速度的作用，能提高糖尿病周围神经病变坐骨神经传导速度及血管内皮生长因子的表达水平，从而保护神经细胞。

【研发现状】

根据当归四逆汤的主治和功用特点，现联合多味中药开发出中成药通痹片。

组成：当归、桂枝、制马钱子、金钱白花蛇、蜈蚣、全蝎、僵蚕、防风等。

功用：祛风胜湿，活血通络，散寒止痛，调补气血。

主治：寒湿闭阻，瘀血阻络，气血两虚所致的痹病。症见关节冷痛，屈伸不利；风湿性关节炎、类风湿关节炎见上述证候者。

黄芪桂枝五物汤

【来源】东汉张仲景著《金匮要略》。

血痹，阴阳俱微，寸口关上微，尺中小紧，外证身体不仁，如风痹状，黄芪桂枝五物汤主之。

【异名】黄芪汤（《圣济总录》卷十九）、黄芪五物汤（《三因极一病证方论》卷三）、桂枝五物汤（《赤水玄珠》卷十二）、五物汤（《东医宝鉴·杂病篇》卷二）。

【组成】黄芪三两（9g） 芍药三两（9g） 桂枝三两（9g） 生姜六两（18g） 大枣十二枚（4枚）

【用法】上五味，以水六升，煮取二升，温服七合，日三服（现代用法：水煎服）。

【功用】益气温经，和血通痹。

【主治】血痹。肌肤麻木不仁，微恶风寒，舌淡，脉微涩而紧。

【方解】方中黄芪大补元气，扶助正气，祛邪外出，固护肌表，为君药。桂枝解表散寒，温经通脉，桂枝得黄芪，益气而振奋卫阳；黄芪得桂枝，固表而不留邪。芍药养血和营通痹，与桂枝相伍，调和营卫，共为臣药。生姜辛温，发散风邪，以助桂枝之力，为佐药。大枣甘温，益气养血，资黄芪、芍药补益之功；与生姜相配，可调和营卫，为使药。诸药相伍，补益气血，固表散寒，温通血脉，故血痹可愈。

【配伍特点】补气养血与通经散邪同施，使固表而不留邪，祛邪而不伤正。

【方论选录】

1. 然此由全体风湿血相搏，痹其阳气，使之不仁。故以桂枝壮气行阳，芍药和阴，姜、枣以和上焦荣卫，协力驱风，则病原拔，而所入微邪，亦为强弩之末矣。此即桂枝汤去草加芪也，立法之意，重在引阳，故嫌甘草之缓小，若黄芪之强有力耳。（徐彬《金匮要略论注》）

2. 不仁者，肌体顽痹，痛痒不觉，如风痹状，而实非风也。黄芪桂枝五物汤，和营之滞，助卫之行，亦针引阳气之意。以脉阴阳俱微，故不可针而可药。（尤怡《金匮要略心典》）

3. 《内经》云：邪入于阴则为痹，然血中之邪，以阳气伤而得入，亦必以阳气通而后出。上节云：宜针引阳气，此节而出此方，此以药代针引之意也。此即桂枝去甘草之缓，加黄芪之强有力者，于气分中调其血，更妙倍用生姜以宣发其气，气行则血不滞而痹除。（陈修园《金匮方歌括》）

【临床应用】

黄芪桂枝五物汤临床常用于治疗皮炎、末梢神经炎、中风后遗症、肩周炎、血栓闭塞性脉管炎、雷诺病、腓神经麻痹、颈椎病、肱骨外上髁炎、肘管综合征、桡管综合征、腕管综合征、腰椎间盘突出症、梨状肌损伤综合征等症见肢体麻木疼痛者。

【基础研究】

现代研究发现，黄芪桂枝五物汤有抗炎、调节免疫、改善心肌缺血、减轻软骨损伤等药理作用。黄芪桂枝五物汤通过降低晚期糖基化终末产物的蓄积，降低晚期糖基化终末产物受体的表达，抑制 NF-κB 的激活及炎症因子的释放，减轻糖尿病周围神经病变。黄芪桂枝五物汤可下调 Bax 基因的表达，上调 Bcl-2 基因的表达，抑制心肌细胞凋亡，减轻心肌缺血再灌注损伤。黄芪桂枝五物汤可下调 D-二聚体、B 型钠尿肽、内皮素-1 的表达，改善冠脉再灌注，降低心肌缺血及再灌注损伤，提高急性心肌梗死患者的心功能。黄芪桂枝五物汤可降低 IL-8、IL-6、TNF-α 的含量，升高 IL-10 的含量，下调膝关节滑膜 NF-κB 通路相关蛋白表达水平，对类风湿关节炎起到一定疗效。黄芪桂枝五物汤可下调炎症信号通路 NOD 样受体热蛋白结构域相关蛋白 3、天冬氨酸蛋白水解酶的水平，抑制 IL-1β、IL-6 等炎症因子的表达，减轻膝骨关节炎软骨损伤。

【研发现状】

根据黄芪桂枝五物汤的配伍、主治和功用特点，现已联合其他中药研发出芪葛颗粒、补虚通瘀颗粒等中成药。

1. 芪葛颗粒

组成：黄芪、葛根、桂枝、威灵仙、白芍、姜黄、川芎、菊花。

功用：温经活血，疏风散寒，宣痹通络。

主治：用于神经根型颈椎病风寒阻络证引起的颈项强痛、肩背疼痛、颈项活动不利、肢体麻木、畏寒肢冷、四肢拘急。

2. 补虚通瘀颗粒

组成：红参、黄芪、刺五加、赤芍、丹参、桂枝。

功用：益气补虚，活血通络。

主治：用于气虚血瘀所致动脉硬化、冠心病。

暖肝煎

【来源】明代张介宾著《景岳全书》。

治肝肾阴寒，小腹疼痛，疝气等证。

【组成】当归二三钱（6～9g）　枸杞子三钱（9g）　茯苓二钱（6g）　小茴香二钱（6g）　肉桂一二钱（3～6g）　乌药二钱（6g）　沉香或木香亦可，一钱（3g）

【用法】水一盅半，加生姜三五片，煎七分，食远温服（现代用法：水煎服）。

【功用】温补肝肾，行气止痛。

【主治】肝肾不足，寒滞肝脉证。睾丸冷痛，或小腹疼痛，疝气痛，畏寒喜暖，舌淡苔白，脉沉迟。

【方解】方中肉桂辛甘性热，温肾暖肝，散寒止痛；小茴香味辛性温，暖肝散寒，理气止痛。二药合用，温肾暖肝散寒，共为君药。当归辛甘性温，养血补肝；枸杞子味甘性平，补肝益肾，二药补肝肾不足之本；乌药、沉香辛温，行气散寒止痛，祛阴寒冷痛之标，同为臣药。阳虚则水湿不化，佐以茯苓之淡渗健脾利湿。生姜辛温散寒，缓寒凝之痛，同时扶脾暖胃，顾护后天。诸药配伍，温补肝肾治本，行气散寒治标，下元虚寒得温，寒凝气滞得散，则睾丸冷痛、小腹疼痛、疝气痛诸症可愈。

【配伍特点】行气散寒的同时，兼以温补肝肾，祛邪扶正，标本兼顾。

【使用注意】疝气见阴囊红肿热痛者，禁用。

【方论选录】

1.疝之暴痛或痛甚者……非有实邪而寒胜者，宜暖肝煎主之。寒疝最能作痛，多因触冒寒邪，或犯生冷所致。凡喜暖畏寒，脉弦细，鼻尖手足多冷，大小便无热之类，皆是也。（张景岳《景岳全书》）

2.此治阴寒疝气之方，疝属肝病，而阴寒为虚，故用当归、枸杞以补真阴之虚，茯苓以泄经腑之滞，肉桂补火以镇浊阴，乌药利气而疏邪逆，小茴、沉香为疝家本药，生姜为引，辛以散之。如寒甚者，吴萸、附子、干姜，亦可加入。（徐镛《医学举要》）

3.本方以温肝为主，兼有行气、散寒、利湿作用。以当归、杞子温补肝脏，肉桂、茴香温经散寒，乌药、沉香温通理气，茯苓利湿通阳。凡肝寒气滞，症状偏在下焦者，均可用此加减。（秦伯未《谦斋医学讲稿》）

【临床应用】

暖肝煎临床常用于治疗精索静脉曲张、腹股沟疝、鞘膜积液、慢性萎缩性胃炎、原发性痛经等多种疾病。

【基础研究】

目前关于暖肝煎的实验研究还很少，应加强暖肝煎的基础研究，为暖肝煎相关新药开发提供物质基础和药效基础。

【研发现状】

根据暖肝煎的主治和功用，与天台乌药散合方加减开发出中成药茴香橘核丸。

茴香橘核丸

组成：盐小茴香、八角茴香、盐橘核、荔枝核、盐补骨脂、肉桂、川楝子、醋延胡索、醋莪术、木香、醋香附、醋青皮、昆布、槟榔、乳香、桃仁、穿山甲。

功用：散寒行气，消肿止痛。

主治：寒凝气滞所致的寒疝。症见睾丸坠胀疼痛。

第十三章

表里双解剂

第一节　解表清里剂

柴胡桂枝汤

【来源】东汉张仲景著《伤寒论》。

伤寒六七日，发热，微恶寒，支节烦疼，微呕，心下支结，外证未去者，柴胡桂枝汤主之。

【组成】桂枝去皮　黄芩　人参各一两半（各4.5g）　甘草炙，一两（3g）　半夏洗，二合半（6g）　芍药一两半（4.5g）　大枣擘，六枚　生姜切，一两半（4.5g）　柴胡四两（12g）

【用法】上九味，以水七升，煮取三升，去滓，温服一升（现代用法：水煎服）。

【功用】解肌发表，和解少阳。

【主治】太阳少阳同病，发热微恶寒，肢节烦疼，胸腹部不适，纳食欠佳，面红，舌边尖红，或伴咳嗽、呕吐、头晕昏蒙，可兼见失眠。

【方解】柴胡桂枝汤由小柴胡汤与桂枝汤各减半合方而成。桂枝汤解肌发表，调和营卫，治疗太阳之表证；小柴胡汤和解少阳，宣展枢机，治半表半里之证。方中柴胡性微寒、味苦，既能透泄少阳之邪，使其从外而解，又能疏泄气机，缓解郁滞；桂枝性温，通阳助卫，解肌发表而祛在表之风邪；故柴胡、桂枝共为君药。黄芩性寒、味苦，可佐柴胡清解少阳之邪热，同时柴胡具有升散之性，与黄芩降泄之性相配伍，避免升阳过度导致劫阴。白芍性微寒，敛阴养血，柔肝舒筋。桂芍等量合用，体现营卫同治、汗中寓补、散中有收，为解肌发表，内调营卫、调和阴阳的基本结构。故黄芩、白芍共为臣药。半夏、生姜性温，降逆和胃止呕；人参、大枣则能扶助正气，正气旺盛，则邪无向内之机，可径直从外而解，四药共为佐药。炙甘草调和诸药，为使药。

【配伍特点】本方以解肌发表之桂枝汤伍以和解少阳之小柴胡汤，表里双解，寒温并用，配伍全面。

【使用注意】本方为太阳与少阳合病而设，单纯太阳证或少阳证非本方所宜。使用时尚需根据太阳证与少阳证的轻重，斟酌方中各药的药量比例。疟疾需用本方时，宜加抗疟药同用。

【方论选录】柴胡桂枝汤为转枢解外，通络开结之方，凡太阳少阳，病涉经脉之支络者有用之。（陈恭溥《伤寒论章句》）

【附方】桂枝柴胡各半汤加吴萸楝子茴香木香汤（《温病条辨》卷一）　桂枝　芍药　黄芩　人参　炙甘草　半夏　大枣　生姜　柴胡　吴茱萸　小茴香　川楝子　木香　功用：解肌散表，疏达肝气，通络镇痛。主治：燥金司令，头痛，身寒热，胸胁痛，甚则疝瘕痛者。

【临床应用】

柴胡桂枝汤可治疗癫痫、夜尿症、胆石症、胆囊炎、肝炎、胰腺炎、眩晕症、胸膜炎、肋间神经痛、胃及十二指肠溃疡、急性肾盂肾炎、流行性出血热轻型、慢性鼻窦炎、荨麻疹、产后发热、原因不明的发热、儿童精神性直立调节障碍、小儿厌食等疾病。

【基础研究】

现代研究发现，柴胡桂枝汤具有抗抑郁、抗癫痫、抗炎、抗氧化等药理作用。柴胡桂枝汤可发挥 γ- 氨基丁酸的作用，诱发与 γ- 氨基丁酸受体激活后相一致的氯离子内向电流，导致细胞膜发生超极化，冲动传导至神经末梢的动作电位幅度变小，时程缩短，从而抑制神经元的兴奋性。柴胡桂枝汤可抑制钙离子的内流，阻碍神经元的去极化，抑制冲动，而不受 γ- 氨基丁酸受体拮抗剂的影响。柴胡桂枝汤还可拮抗利血平引起的肾上腺素能神经阻滞作用，并减少其对大鼠脑内单胺类神经递质的影响，发挥抗抑郁作用。柴胡桂枝汤可升高患者血清雌二醇水平，且负反馈调节作用显著，很大程度上抑制了促黄体生成素和促卵泡生成素的合成。另外，柴胡桂枝汤可通过降低小胶质细胞的活化和嘌呤能受体的表达，使钙离子、钠离子、钾离子等离子的通过减少，进而调控 NLRP3 炎症小体的组装，抑制下游炎症介质的释放，抑制神经炎症，减轻疼痛程度。柴胡桂枝汤可通过升高 D- 半乳糖亚急性中毒致衰老小鼠脑匀浆上清液中的谷胱甘肽过氧化物酶活性水平，降低脑匀浆中的丙二醛水平，从而提高自由基清除能力，阻止过氧化物生成，减少一氧化氮的神经毒性，发挥抗氧化应激的作用。

【研发现状】

根据柴胡桂枝汤的主治和功用，现已开发出中成药小儿柴桂退热颗粒、桂芍镇痫片、小柴胡泡腾片。

1. 小儿柴桂退热颗粒

组成：柴胡、桂枝、葛根、浮萍、黄芩、白芍、蝉蜕。

功用：发汗解表，清里退热。

主治：小儿外感发热。症见发热，头身痛，口渴，流涕，咽红，溲黄，便干等。

2. 桂芍镇痫片

组成：桂枝、白芷、防风、柴胡、荆芥穗、羌活、白芍、葛根、桔梗、苦杏仁（炒）、甘草、生姜。

功用：解表散寒，退热止咳。

主治：风寒感冒，恶寒发热，头痛项强，全身酸疼，鼻塞流清涕，咳嗽，苔薄白，脉浮。

3. 小柴胡泡腾片

组成：柴胡、姜半夏、黄芩、党参、甘草、生姜、大枣。

功用：解表散热，疏肝和胃。

主治：外感病邪犯少阳证。症见寒热往来，胸胁苦满，食欲不振，心烦喜呕，口苦咽干。

附子泻心汤

【来源】东汉张仲景著《伤寒论》。

心下痞，而复恶寒汗出者，附子泻心汤主之。

【异名】泻心汤（《太平圣惠方》卷九）。

【组成】大黄二两（6g） 黄连一两（3g） 黄芩一两（3g） 附子炮，去皮，破，别煮取汁，一枚（3g）

【用法】上四味，切三味，以麻沸汤二升渍之，须臾绞去滓，内附子汁，分温再服（现代用法：水煎服，附子另煎）。

【功用】温经扶阳，泻热消痞。

【主治】心下热痞，阳气不足，恶寒汗出，脉沉者。

【方解】方中大黄为君药，有泻热和胃、破血祛瘀之功。附子补火助阳，炮制发挥其温阳散寒之功，同时防止清泻而伤阳，为臣药。黄连清热祛湿，尤善清泻心胃之火；黄芩清热燥湿，能泻中焦实火，共为佐药。诸药合用，共奏温经扶阳、泻热消痞、寒热并治之效。

【配伍特点】寒热配伍，辛通苦降，温清并用，相反相成。

【使用注意】本方需注重药物煎煮方法，附子先煎以降低毒性，其余苦寒之品忌久煎。

【方论选录】

1.用三黄彻三焦而泻热，即用附子彻上下以温经。三黄用麻沸汤渍，附子别煮汁，是取三黄之气轻，附子之力重，其义仍在乎救亡阳也。（王子接《绛雪园古方选注》）

2.按此证，邪热有余而正阳不足，设治邪而遗正，则恶寒益甚，若补阳而遗热，则痞满愈增。此方寒热补泻并投互治，诚不得已之苦心，然使无法以制之，鲜不混而无功矣。方以麻沸汤渍寒药，别煮附子取汁，合和与服，则寒热异其气，生熟异其性，药虽同行，而功则各奏，乃先圣之妙用也。（尤在泾《伤寒贯珠集》）

3.此汤治上热下寒之证，确乎有理，三黄略浸即绞去滓，但取轻清之气，以去上焦之热，附子煮取浓汁，以治下焦之寒，是上用凉而下用温，上行泻而下行补，泻其轻而补其重，制度之妙，全在神明运用之中，是必阳热结于上，阴寒结于下用之，乃为的对。若阴气上逆之痞证，不可用也。（陈亦人《伤寒论译释》）

【附方】

1.附子泻心汤（《白喉全生集》）　大黄酒炒，四钱（12g）　黄连六分（1.8g）　制附片三钱（9g）　僵蚕姜汁炒　桔梗　银花各二钱（各6g）　黄芩一钱五分（1.5g）　生姜三片　水煎服。主治：白喉。邪热既盛，真阳复虚，欲下之而恐亡阳，欲不下而邪复炽者。

2.半夏泻心汤（《伤寒论》）　半夏洗，半升（12g）　黄芩　干姜　人参各三两（各9g）　黄连一两（3g）　大枣擘，十二枚（4枚）　甘草炙，三两（9g）　上七味，以水一斗，煮取六升，去滓，再煎取三升，温服一升，日三服。功用：寒热平调，消痞散结。主治：寒热错杂之证。心下痞，但满而不痛，或呕吐，肠鸣下利，舌苔腻而微黄。

3.大黄黄连泻心汤（《伤寒论》）　大黄二两（6g）　黄连一两（3g）　以麻沸汤二升渍之，须臾绞去滓，分温再服。主治：心下痞，按之濡，其脉关上浮者。

【临床应用】

附子泻心汤临床主要用于治疗消化系统疾病，如急慢性胃炎、上消化道出血、溃疡性结肠炎、功能性便秘等。对于慢性萎缩性胃炎，附子泻心汤能改善胃黏膜萎缩的程度，缓解患者的临床症状。此外，附子泻心汤还被广泛运用于内分泌系统、循环系统、泌尿系统等多系统疾病的治疗，包括白塞综合征、糖尿病周围神经病变、外阴疖肿、面部痤疮、支气管扩张术后、紧张综合征、慢性肾炎、慢性荨麻疹、便秘型肠易激综合征、不孕症等疾病。

【基础研究】

目前关于附子泻心汤的基础研究比较少。已有研究发现，附子泻心汤可调控炎症反应、细胞凋亡、肿瘤血管生成等过程，具有通过介导 NF-κB 炎症信号通路的活化缓解萎缩性胃炎的发生及进展的作用，还可调控肿瘤抑制因子 TP53 基因的表达，能通过促进细胞凋亡抑制癌细胞增殖及机体肿瘤的发生。

第二节　解表温里剂

柴胡桂枝干姜汤

【来源】东汉张仲景著《伤寒论》。

伤寒五六日，已发汗，复下之，胸胁满，小便不利，渴而不呕，头汗出，往来寒热，心烦，柴胡桂枝干姜汤主之。

【异名】柴胡姜桂汤（《金匮要略》卷上）。

【组成】柴胡半斤（15g）　桂枝去皮，三两（12g）　干姜二两（6g）　栝楼根四两（12g）　黄芩三两（9g）　牡蛎熬，二两（20g）　甘草炙，二两（3g）

【用法】上七味，以水一斗二升，煮取六升，去滓，再煎取三升，温服一升，日三服。初服微烦，复服，汗出便愈（现代用法：水煎服，温服取微汗）。

【功用】和解少阳，温化水饮。

【主治】少阳证兼水饮内结。伤寒胸胁满微结，小便不利，渴而不呕，但头汗出，往来寒热，心烦。亦治疟疾寒多微有热，或但寒不热。

【方解】本方是小柴胡汤去人参、半夏、生姜、大枣，加桂枝、牡蛎、栝楼根、干姜而成。方中柴胡苦平，入肝胆经，透泄少阳之邪，疏泄气机之郁滞，为君药。桂枝、干姜能振奋中阳，温化寒饮，为臣药。黄芩苦寒，清泄少阳半表半里之热；栝楼根、牡蛎并用，逐饮散结，三药共为佐药。炙甘草调和药性，为使药。因不呕，故去半夏、生姜；因水饮内结，故去人参、大枣之甘温壅补之品。诸药合用，发挥和解少阳、疏利枢机、温化寒饮之功效。

【配伍特点】本方以和解少阳之品伍以温化寒饮、逐饮散结之剂，寒热并用，表里同治。

【方论选录】

1.伤寒五六日，已经汗下之后，则邪当解……柴胡、黄芩之苦，以解传里之邪；辛甘发散为阳，桂枝、甘草之辛甘，以散在表之邪；咸以软之，牡蛎之咸，以消胸胁之满；辛以润之，干姜之辛，以固阳虚之汗；津液不足而为渴，

苦以坚之，栝楼之苦，以生津液。（成无己《注解伤寒论》）

2. 其疟寒多，微有热，显然阴阳无争，故疟邪从卫气行阴二十五度，内无捍格之状，是营卫俱病矣。故和其阳即当和其阴。用柴胡和少阳之阳，即用黄芩和里。用桂枝和太阳之阳，即用牡蛎和里。用干姜和阳明之阳，即用天花粉和里。使以甘草，调和阴阳。其分两，阳分独重柴胡者，以正疟不离乎少阳也。阴药独重于花粉者，阴亏之疟，以救液为急务也。和之得其当，故一剂如神。（王子接《绛雪园古方选注》）

3. 其半在少阳之经，半入太阴之脏，而下见泄利，则以柴胡桂枝干姜汤温其湿土……治少阳经传六阴脏，胸胁痞满，泄利者。（黄元御《四圣悬枢》）

【临床应用】

柴胡桂枝干姜汤治疗的疾病涉及消化系统、呼吸系统、神经系统、内分泌系统、循环系统、泌尿系统。本方在减轻放化疗毒副作用，治疗妇科、皮肤科、五官科、骨伤科疾病方面亦有应用。

【基础研究】

现代研究发现，柴胡桂枝干姜汤具有抗炎、抗氧化应激、调节免疫、抗纤维化、抗肿瘤、改善胃肠道菌群及胃肠动力，保护肝脏组织，降低血脂、血糖，调节激素水平等作用。柴胡桂枝干姜汤可通过 EGFR、TP53、YWHAZ、HSP90AB1、PIK3R1、GRB2、CACNA1C、GABRA1 等多个作用靶点，以及调节白细胞介素信号转导、免疫系统细胞因子的信号转导、ERBB2 信号通路、PIP3 激活 AKT 通路等多个信号通路，从而在抗炎、抗氧化应激、调节免疫、抗纤维化等方面发挥其作用，其中可能的中药有效成分包括柴胡皂苷 A、柴胡皂苷 D、槲皮素、山柰酚、黄芩素、汉黄芩素、异鼠李素、碳酸钙、6- 姜辣醇等，上述有效成分对多种疾病具有多层次、多途径的治疗作用。

【研发现状】

根据柴胡桂枝干姜汤的主治和功用，现已开发出中成药少阳感冒颗粒。

少阳感冒颗粒

组成：柴胡、黄芩、人参、甘草、半夏、干姜、大枣、青蒿。

功用：解表散热，和解少阳。

主治：外感病邪犯少阳证。症见寒热往来，胸胁苦满，食欲不振，心烦喜呕，口苦咽干。

桂枝人参汤

【来源】东汉张仲景著《伤寒论》。

太阳病，外未除，数下之，遂协热而利，桂枝人参汤主之。

【异名】桂枝加人参汤（《云岐子保命集》卷上）。

【组成】桂枝别切，四两（12g）　甘草炙，四两（12g）　白术三两（9g）　人参三两（9g）　干姜三两（9g）

【用法】上五味，以水九升，先煮四味，取五升，内桂，更煮取三升，去滓，温服一升，日再，夜一服（现代用法：水煎服，桂枝后下）。

【功用】辛温解表，温里益气。

【主治】表邪不解，脾气虚寒证。身热下利，心下痞硬，苔白，脉迟。

【方解】本方为理中丸加桂枝而成。方中桂枝辛温以解太阳之表，后下以保全其辛香之气；人参大补元气，助运化而正升降，共为君药。以辛热之干姜为臣药，温中焦脾胃而祛里寒。脾阳不足，脾气不运，水湿易生，故以白术为佐药，健脾燥湿止利。甘草味甘平，《素问·至真要大论》曰："夫五味入胃……甘先入脾。"脾不足者，以甘补之，补中助脾，必以为甘剂，故方中重用甘草，益气健脾和中，为佐使之用。诸药配合，使表证得解，利止痞消。

【配伍特点】本方表里同治，解表温里，以温阳益气、顾护中阳为主，解表为辅，故所治之证应以里证为重。

【使用注意】本方药性偏于温燥，热证下利及阴虚患者，均不宜使用。

【方论选录】

1. 欲解表里之邪，全藉中气为敷布，故用理中以和里，而加桂枝以解表。不名理中，而名桂枝者，到底先表之意也。（汪昂《医方集解》）

2. 理中加人参，桂枝去芍药，不曰理中，而曰桂枝人参者，言桂枝与理中表里分头建功也。故桂枝加一两，甘草加二两。其治外协热而里虚寒，则所重仍在理中，故先煮四味，而后内桂枝，非但人参不佐桂枝实表，并不与桂枝相忤，宜乎直书人参而不讳也。（王子接《绛雪园古方选注》）

3. 桂枝人参汤，桂枝通经而解表热，参、术、姜、甘，温补中气，以转升降之机也。太阴之胸下结硬，即痞证也。自利益甚，即下利不止也。中气伤败，痞与下利兼见，人参汤助中气之推迁，降阳中之浊阴则痞消，升阴中之清阳则利止，是痞证之正法。诸泻心则因其下寒上热，从此而变通者也。（黄元御《伤寒悬解》）

4. 沈丹彩曰：此与葛根黄连汤同一误下，而利不止之证也。而寒热各别，虚实对待，可于此互参之。彼因实热而用清邪，此因虚邪而从补正；彼得芩、连而喘汗安，此得理中而痞硬解；彼得葛根以升下陷而利止，此藉桂枝以解表邪而利亦止矣。（陈修园《长沙方歌括》）

【附方】

1. 人参白虎桂枝汤（《杏苑》卷四）　人参两钱（6g）　粳米一撮　甘草炙，六分

（1.8g）　知母一钱（3g）　石膏钱半（1.5g）　桂枝七分（2.1g）　上咬咀。水盏半，煎七分，温服。主治：夏伤于暑成疟。功用：补正气，清邪热，和荣卫。

2. 双解散《伤寒大白》卷二）　羌活　葛根　柴胡　防风　荆芥　石膏　黄芩　滑石　山栀　连翘　知母　甘草　桔梗　功用：和解表里。主治：发狂，外有表邪壅闭，内有积热。

3. 柴胡桂枝汤《伤寒杂病论》）　桂枝去皮　黄芩　人参各一两半（各4.5g）　甘草炙，一两（3g）　半夏洗，二合半（6g）　芍药一两半（4.5g）　大枣擘，六枚　生姜切，一两半（4.5g）　柴胡四两（12g）　以水七升，煮取三升，去滓，温服一升。主治：外感风寒，发热自汗，微恶寒或寒热往来，鼻鸣干呕，头痛项强，胸胁痛满，脉弦或浮大。

【临床应用】

桂枝人参汤不仅用于治疗消化系统疾病，如慢性胃炎、胃溃疡、胃食管反流病等，还被广泛应用于治疗呼吸系统、循环系统、免疫系统疾病。对于中晚期恶性肿瘤，桂枝人参汤可改善患者食欲减退症状。对于心阳不足、气虚血瘀型窦性心动过缓，桂枝人参汤加味能在较长一段时间内提高患者心率，改善心悸、胸闷、胸痛、气短、乏力、畏寒肢冷等症状，提高患者的生活质量。此外，桂枝人参汤还可用于治疗病态窦房结综合征。

【基础研究】

目前关于桂枝人参汤的基础研究还比较少。已有研究发现，桂枝人参汤具有改善模型细胞胰岛素抵抗的作用，其机制与增加 HepG2 细胞的葡萄糖消耗量、促进葡萄糖的摄取有关。

【研发现状】

根据桂枝人参汤的主治和功用，现已开发出中成药虚寒胃痛颗粒。

虚寒胃痛颗粒

组成：炙黄芪、炙甘草、桂枝、党参、白芍、高良姜、大枣、干姜。

功用：益气健脾，温胃止痛。

主治：脾胃虚寒所致的胃痛。症见胃脘隐痛，喜温喜按，遇冷或空腹加重；十二指肠球部溃疡，慢性萎缩性胃炎见上述证候者。

第三节　解表攻里剂

厚朴七物汤

【来源】东汉张仲景著《金匮要略》。

病腹满，发热十日，脉浮而数，饮食如故，厚朴七物汤主之。

【异名】厚朴七味汤（《外台秘要》卷七）、七物厚朴汤（《三因极一病证方论》卷十一）。

【组成】厚朴半斤（24g）　甘草三两（9g）　大黄三两（9g）　大枣十枚（4枚）　枳实五枚（12g）　桂枝二两（6g）　生姜五两（15g）

【用法】上七味，以水一斗，煮取四升，温服八合，日三服（现代用法：水煎服）。

【功用】解表攻里，行气除满。

【主治】

1. 太阳中风证与阳明热证相兼。症见腹满、腹痛，大便硬或不大便，饮食尚可，发热，恶风寒，脉浮数。

2. 阳明肠胃寒证。症见腹满、腹痛，且以胀为主，大便不畅，舌淡，脉沉。

【方解】本方所治之证属外感表证未罢，内实气滞已成，里证重于表证。方中重用厚朴、枳实，以行气泄满为主，共为君药。大黄通便导滞，为臣药。桂枝、生姜、大枣解表散寒，调和营卫，为佐药。甘草调和诸药，佐桂枝酸甘化阳以实卫，发挥佐使之用。诸药合用，共奏疏泄里实、解肌发表之功。原书加减法："呕者加半夏五合；下利去大黄；寒多者加生姜至半斤。"气逆于上则呕吐，故加半夏以降逆；下利去大黄者，因表邪未解，恐重伤胃气以陷邪；寒多加生姜者，以表寒之气盛，故重用生姜以散寒。

【配伍特点】以解肌发表药与行气泄满药配伍，外除表证，内除里实。

【使用注意】《外台秘要》载："忌海藻、菘菜、生葱、羊肉、饧。"

【方论选录】

1. 此有表证腹满也。发热十日之久，脉尚浮数，当责风邪在表。然风气内通于肝，肝盛乘胃，故表见发热，而内作腹满；风能消谷，即能食而为中风，所以饮食如故。用小承气荡涤肠胃之热，桂、甘、姜、枣调和营卫，而解在表之风耳。（沈明宗《沈注金匮要略》）

2. 此本小承气合桂枝汤，中间裁去白芍之酸收，不致引邪入犯营血。虽同用桂枝、甘草，与桂枝汤泾渭攸分。其厚朴独倍他药，正以泄气之浊逆耳。（张璐《张氏医通》）

【附方】

1. 厚朴三物汤（《金匮要略》）　厚朴八两（24g）　大黄后下，四两（12g）　枳实五枚（9g）　上三味，以水一斗二升，先煮二味，取五升，内大黄，煮取三升，温服一升，以利为度。主治：痛而闭者。

2. 己椒苈黄丸（《金匮要略》）　防己　椒目　葶苈　大黄各一两（各30g）　上为

末，炼蜜为丸，如梧桐子大。先食饮服一丸，日三服，稍增，口中有津液。主治：肠间有水气，腹满，口舌干燥。

3. 大黄甘遂汤（《金匮要略》）　大黄四两（12g）　甘遂二两（6g）　阿胶二两（6g）　上三味，以水三升，煮取一升，顿服之，其血当下。主治：妇人少腹满如敦状，小便微难而不渴，生后者，此为水与血俱结在血室也。

【临床应用】

厚朴七物汤临床用于治疗消化系统疾病，如术后早期炎性肠梗阻、功能性消化不良、胃痛、功能性腹胀和胃食管反流病等；治疗呼吸系统疾病，如支气管哮喘、胃肠型感冒等。

【基础研究】

实验研究方面，涉及厚朴七物汤药理作用、提取工艺等方面的研究很少，物质基础及作用机制尚不明晰，仍待系统而深入的实验探索。厚朴七物汤中的厚朴具有调节胃肠功能、抗病原微生物、抗炎镇痛等多种药理作用；大黄具有增加肠蠕动、促进排便、抗急性胰腺炎、抗病原微生物、抗肾衰、保肝、利胆、抗溃疡、止血、抗纤维化、降血脂、抗动脉粥样硬化、抗炎、抗肿瘤等多种药理作用；枳实具有调节胃肠运动，抗溃疡，利胆，升血压，强心，镇痛，增加冠脉、脑、肾血流量，抑制或兴奋子宫等药理作用。

【研发现状】

根据厚朴七物汤的主治和功用，现已开发出中成药厚朴排气合剂。

厚朴排气合剂

组成：姜厚朴、木香、麸炒枳实、大黄。

功用：行气消胀，宽中除满。

主治：腹部非胃肠吻合术后早期肠麻痹。症见腹部胀满，胀痛不适，腹部膨隆，无排气、排便，舌质淡红，舌苔薄白或薄腻。

第十四章

补益剂

第一节 补气剂

升阳益胃汤

【来源】金代李东垣著《内外伤辨惑论》。

脾胃虚则怠惰嗜卧，四肢不收，时值秋燥令行，湿热少退，体重节痛，口干舌干，饮食无味，大便不调，小便频数，不欲食，食不消；兼见肺病，洒淅恶寒，惨惨不乐，面色恶而不和，乃阳气不伸故也。当升阳益气，名之曰升阳益胃汤。

【异名】益胃汤（《医级宝鉴》卷八）。

【组成】黄芪二两（30g） 半夏汤洗 人参去芦 炙甘草各一两（各15g） 独活 防风 白芍 羌活各五钱（各9g） 橘皮四钱（6g） 茯苓 柴胡 泽泻 白术各三钱（各5g） 黄连一钱（1.5g）

【用法】上㕮咀，每服三钱至五钱（15g），加生姜五片，大枣二枚，用水三盏，煎至一盏，去滓，早饭后温服（现代用法：加生姜5片，大枣2枚，水煎服）。

【功用】益气升阳，健脾除湿，清热和中。

【主治】脾胃虚弱，湿热滞留中焦证。饮食无味，食不消化，脘腹胀满，面色㿠白，畏风恶寒，头眩耳鸣，怠惰嗜卧，肢体重痛，大便不调，小便赤涩，口干舌干。

【方解】本方重用黄芪，《本草正义》言其"补益中土，温养脾胃，凡中气不振，脾土虚弱，清气下陷者最宜"，取其补脾益气、升举清阳之效，故为君药。人参为甘温补脾之佳品，与黄芪相须而用，则益气补虚之功尤著；白术、茯苓为健脾除湿之要药，既可加强诸补药益气之效，又善化中焦湿浊而助脾胃之健运，共为臣药。半夏、陈皮燥湿行气和胃，畅中焦之气而止胃气之逆；泽泻甘淡，渗湿利水，《本草纲目》言"脾胃有湿热，则头重而目昏耳鸣。泽泻渗去其湿，则热亦随去，而土气得令，清气上行"，故苓、术得之，除湿之效益彰；柴胡、防风为辛散升浮之品，以其升浮之性协芪、参、术、草，可助清阳之上升；独活、羌活为疏散之品，藉其疏散之力辅苓、术、泽祛肌肉经络之湿；湿邪蕴而化热，故用黄连清热燥湿；湿热伤津，故配白芍养阴补血，并可制诸辛散药温燥伤津、升散耗气之偏，即如吴崑在《医方考》中所云："古人用辛散，必用酸收，所以防其峻厉，犹兵家之节制也。"故俱为佐药。加生姜、大枣和胃补脾，与甘草同用，亦可调和药性，兼作使药。诸药相合，补泻兼施，虚实并治，共奏益气升阳、健脾除湿、清热和中之功，故名升阳益胃汤。

【配伍特点】本方配伍特点有四：一是补气药与升阳药配伍，补中寓升，以益气升阳，复脾虚之本；二是健脾渗湿药与祛风胜湿药配伍，补中寓散，内外之湿并治；三是补气升阳药与渗湿降火药配伍，补中寓泻，升中寓降，以邪正兼顾；四是辛温疏散药与酸寒收敛药配伍，散中寓收，以制燥散之偏。

【使用注意】原书云："若喜食，一二日不可饱食，恐胃再伤，以药力尚少，胃气不得转运升发也，须薄味之食或美食助其药力。益升浮之气而滋其胃气，慎不可淡食以损药力，而助邪气之降沉也。可以小役形体，使胃与药得转运升发；慎勿太劳役，使气复伤，若脾胃得安静尤佳。若胃气稍强，少食果以助谷药之力。"服药期间，饮食不宜过量，并配合适当的运动。

【方论选录】

1.湿淫于内，体重节痛，口干无味，大便不调，小便频数，饮食不消，洒淅恶寒，面色不乐者，此方主之。湿淫于内者，脾土虚弱不能制湿，而湿内生也。湿流百节，故令体重节痛；脾胃虚衰，不能运化精微，故令口干无味；中气既弱，则传化失宜，故令大便不调，小便频数，而饮食不消也；洒淅恶寒者，湿邪胜也，湿为阴邪，故令恶寒；面色不乐者，阳气不伸也。是方也，半夏、白术能燥湿；茯苓、泽泻能渗湿；羌活、独活、防风、柴胡能升举清阳之气，而搜百节之湿；黄连苦而燥，可用之以疗湿热；陈皮辛而温，可用之平胃气；乃人参、黄芪、甘草，用之以益胃；而白芍药之酸收，用之以和荣气，而协羌、防、柴、独辛散之性耳。仲景于桂枝汤中用芍药，亦是和荣之意。古人用辛散，必用酸收，所以防其峻厉，犹兵家之节制也。（吴崑《医方考》）

2.升阳益胃者，因其人阳气遏郁于胃土之中，胃虚不能升举其阳，本《内经》火郁发之之法，益其胃以发其火也。升阳方中，半用人参、黄芪、白术、甘草益胃，半用独活、羌活、防风、柴胡升阳，复以火本宜降，虽从其性而升之，不得不用泽泻、黄连之降，以分杀其势。制方之义若此。（喻昌《医门法律》）

3. 此足太阴、阳明药也。六君子助阳益胃，补脾胃之上药也。加黄芪以补肺而固卫，芍药以敛阴而调荣，羌活、独活、防风、柴胡以除湿痛而升清阳，茯苓、泽泻以泻湿热而降浊阴，少佐黄连以退阴火。补中有散，发中有收，使气足阳升，则正旺而邪服矣。（汪昂《医方集解》）

4. 升阳益胃汤，东垣治所生受病，肺经之文也。盖脾胃虚衰，肺先受病，金令不能清肃下行，则湿热易攘，阳气不得伸而为诸病。当以羌活、柴胡、防风升举三阳经气，独活、黄连、白芍泻去三阴郁热，佐以六君子调和脾胃，其分两独重于人参、黄芪、半夏、炙草者，轻于健脾，而重于益胃，其升阳之药，铢数少则易升，仍宜久煎以厚其气。用于早饭午饭之间，藉谷气以助药力，才是升胃中之阳耳。至于茯苓、泽泻，方后注云：小便利，不淋，勿用，是渗泄主降，非升阳法也。（王子接《绛雪园古方选注》）

【临床应用】

升阳益胃汤临床主要用于治疗萎缩性胃炎、胃溃疡、慢性肠炎、肠易激综合征、慢性胆囊炎等胃肠道疾病。对于幽门螺杆菌阳性萎缩性胃炎，升阳益胃汤可以缓解胃痛、胃胀等症状。对于功能性消化不良，升阳益胃汤可以改善患者近端胃舒张、胃排空功能。对于慢性肠炎和肠易激综合征，升阳益胃汤可以缓解腹泻、腹痛等临床症状。此外，升阳益胃汤还可以用于慢性肾脏病、慢性阻塞性肺疾病、发作性睡病、早期帕金森病、多囊卵巢综合征、儿童抽动症、强直性脊柱炎、荨麻疹等多种疾病。

【基础研究】

现代研究发现，升阳益胃汤具有促进胃肠道消化、抗炎、增强免疫力、抗过敏、抗病毒、抗肿瘤等多种作用。升阳益胃汤通过抑制 IL-6、IL-2 的释放，抑制慢性胃炎小鼠体内的慢性炎症反应；通过减少结肠及下丘脑组织中的 5- 羟色胺而缓解肠易激综合征；通过调节 HGF/c-Met 信号通路和 TLR4/NLRP3 通路缓解溃疡性结肠炎症状；通过调节 p38、ERK 的表达水平减轻慢性胃炎小鼠的胃黏膜病理损伤；通过调节 Th1/Th2 免疫平衡减少膜性肾病大鼠肾小球足细胞凋亡，缓解足细胞损伤，减轻肾损伤；通过抑制 PI3K/AKt/NF-κB 信号通路，增强肺癌大鼠 T 淋巴细胞的免疫力；通过调控 Th17/Treg 平衡，降低相关炎症因子水平，缓解慢性阻塞性肺疾病症状。

【研发现状】

根据升补中气治法，现已开发出复脉定颗粒、益肾化湿颗粒、稳心颗粒等中成药。

1. 复脉定颗粒

组成：黄芪、党参、远志、川芎、桑椹。

功用：补气活血、宁心安神。

主治：用于怔忡、心悸、脉结代、心律失常等症。

2. 益肾化湿颗粒

组成：人参、黄芪、白术、茯苓、泽泻、清半夏、羌活、独活、防风、柴胡、黄连、白芍、陈皮、炙甘草、生姜、大枣。

功用：升阳补脾，益肾化湿，利水消肿。

主治：慢性肾小球肾炎证属脾虚湿盛证者，出现蛋白尿，兼见水肿，疲倦乏力，畏寒肢冷，纳少。

3. 稳心颗粒

组成：党参、黄精、三七、琥珀、甘松。

功用：益气养阴，活血化瘀。

主治：用于气阴两虚，心脉瘀阻所致的心悸不宁，气短乏力，胸闷胸痛；室性期前收缩、房性期前收缩见上述证候者。

保元汤

【来源】明代孙志宏著《简明医彀》。

治元气虚弱，精神倦怠，肌肉柔慢，饮食少进，面青㿠白，睡卧宁静……及有杂证，皆属虚弱，宜服。

【异名】参芪汤（《痘疹活幼至宝》卷终）、参芪饮（《简明医彀》卷六）、保元丹（《全国中药成药处方集》沈阳方）。

【组成】人参一钱（3g） 黄芪二钱（6g） 甘草五分（1.5g） 肉桂二分（0.6g）

【用法】上加生姜一片，水煎，不拘时服（现代用法：水煎服，加生姜1片）。

【功用】补气温阳。

【主治】虚损劳怯，元气不足。症见倦怠乏力，少气畏寒，以及小儿痘疮，阳虚顶陷，血虚浆清，难以收敛，舌淡苔脉，脉弱。

【方解】本方名保元，为保护元气之意。方中以补气药为主，人参为君药，甘温益气，健脾养胃。黄芪味甘微温，入肺、脾经，补中益气，升阳固表，助人参补气之力，为臣药。肉桂有助阳化气、引火归原之功，能疗脏腑虚寒，鼓舞气血生长，为佐药。但肉桂用量不多，《兰台轨范》言"止用二三分以为气分引药"，即言少量肉桂可温阳助气。甘草调和诸药，补益脾胃，发挥佐使之用。方中人参偏里，黄芪偏外，甘草和中。三者同归肺、脾二经，肺主一身之气，脾为气血生化之源。诸药合用，可补内外一身之气，治疗脏腑元气虚衰。

【配伍特点】本方以补气益脾之人参、黄芪、甘草伍以补火助阳、引火归原之肉桂，配伍严谨，药简力专，一身内外之气俱补，体现了治疗脏腑虚寒、元气不足的根本大法。

【使用注意】

1.《简明医彀》载："血热、毒壅、火证禁用。"

2.《全国中药成药处方集》载："禁忌生冷。"

【方论选录】

1.人参益内，甘草和中，实表宜用黄芪，助阳须凭官桂。前三味得三才之道体，后一味扶一命之巅危。（魏直《博爱心鉴》）

2.引柯韵伯：参、芪非桂引道，不能独树其功；桂不得甘草和平气血，亦不能绪其条理。（罗美《古今名医方论》）

【附方】保元汤（《外科正宗》） 人参一钱（3g） 黄芪一钱（3g） 白术一钱（3g） 甘草三分（0.9g） 功用：助脾健胃。主治：痘疮出脓之后，脾胃虚弱，脓清不敛者。气血虚弱，痘疮留于经络中，发无定处，肿而不红。

【临床应用】

保元汤临床主要用于治疗心力衰竭、冠心病、心肌肥大、心律失常等心血管疾病。对慢性心力衰竭，保元汤具有良好的心肌保护作用，可逆转心肌肥厚，缓解患者胸闷、气促等临床症状。对于不稳定型心绞痛，保元汤能降低双侧颈动脉的内中膜厚度及斑块面积，缓解患者胸痛、胸闷等症状。对于肥厚型心肌病伴阵发性房颤者，保元汤能增强心肌收缩力，调节心律，缓解胸闷、心悸等临床症状。此外，保元汤能治疗白细胞减少症、再生障碍性贫血、肾性贫血等血液系统疾病；治疗脑梗死、流行性乙型脑炎后遗症、帕金森病、体位性低血压等神经系统疾病；治疗慢性阻塞性肺疾病、肺炎等呼吸系统疾病；治疗肺癌、白血病等恶性肿瘤。

【基础研究】

现代研究发现，保元汤具有缓解应激、抗缺氧、抗细胞凋亡、抗纤维化、增强机体免疫功能、抗疲劳等多种作用。保元汤可以通过抑制 ANKRD1/ERK/GATA4 信号通路改善急性心肌梗死后心力衰竭大鼠模型的心功能，抑制细胞模型的病理性肥大；通过调节 ANKRD1/AT1 途径抑制心肌细胞凋亡，从而改善心功能，发挥保护心脏的作用；通过抑制血管紧张素 II 诱导的 P38 MAPK、TGF-β 和 Smad3 水平及抑制氧化应激、纠正心脏能量生物合成障碍、调节氨基酸代谢和肠道微生物，从而减轻心脏肥厚大鼠左心室壁厚度、改善病理性心肌细胞肥大；通过增加线粒体 DNA 的表达，提高超氧化物歧化酶和谷胱甘肽过氧化物酶的水平；通过调节 NF-κB/JAK2 信号通路缓解心肌缺血；通过调节心肌细胞膜上的离子泵和 Ca^{2+} 通道来稳定细胞膜的反应性，从而发挥抗心律失常作用。此外，保元汤还能够调控 TGF-$β_1$/Smad 信号通路，改善肝纤维化；通过调控 AMPK/SIRT1/PGC-1α 通路发挥抗疲劳作用；通过调节甘氨酸、丝氨酸和苏氨酸代谢途径发挥抗氧化作用；通过调节 T 淋巴细胞的转化率增强机体免疫力。

【研发现状】

根据保元汤的配伍、主治和功用特点，现已开发出参芪口服液、升气养元糖浆、黄芪健胃膏、人参合剂、古汉养生精口服液、古汉养生精片等中成药。

1. 参芪口服液

组成：党参、黄芪。

功用：补气扶正。

主治：体弱气虚，四肢无力。

2. 升气养元糖浆

组成：党参、黄芪、龙眼肉。

功用：益气，健脾，养血。

主治：气血不足、脾胃虚弱所致的面色萎黄、四肢乏力。

3. 黄芪健胃膏

组成：黄芪、白芍、桂枝、生姜、甘草、大枣。

功用：补气温中，缓急止痛。

主治：脾胃虚寒所致的胃痛。症见胃痛拘急、畏寒肢冷、喜温喜按、心悸自汗；胃、十二指肠溃疡见上述证候者。

4. 人参合剂

组成：人参。

功用：大补元气，生津止渴。

主治：用于气虚所致的身倦乏力，食欲不振，心悸气短，失眠健忘。

5. 古汉养生精口服液

组成：人参、炙黄芪、金樱子、枸杞子、女贞子（制）、菟丝子、淫羊藿、白芍、炙甘草、炒麦芽、黄精（制）。辅料为蜂蜜（精制）、苯甲酸、羟苯乙酯。

功用：补气，滋肾，益精。

主治：用于气阴亏虚、肾精不足所致的头晕、心悸、目眩、耳鸣、健忘、失眠、疲乏无力；更年期综合征、病后体虚见上述证候者。

6. 古汉养生精片

组成：人参、炙黄芪、金樱子、枸杞子、女贞子（制）、菟丝子、淫羊藿、白芍、炙甘草、炒麦芽、黄精（制）。辅料为低取代羟丙纤维素、倍他环糊精、硬脂酸镁、包衣粉。

功用：补气，滋肾，益精。

主治：用于气阴亏虚、肾精不足所致的头晕、心悸、目眩、耳鸣、健忘、失眠、疲乏无力；更年期综合征、病后体虚见上述证候者。

升陷汤

【来源】清代张锡纯著《医学衷中参西录》。

升陷汤，以黄芪为主者，因黄芪既善补气，又善升气。且其质轻松，中含氧气，与胸中大气有同气相求之妙用，惟其性稍热，故以知母之凉润者济之。柴胡为少阳之药，能引大气之陷者自左上升。升麻为阳明之药，能引大气之陷者自右上升。桔梗为药中之舟楫，能载诸药之力上达胸中，故用之为向导也。

【组成】生黄芪 18g　知母 9g　柴胡 4.5g　桔梗 4.5g　升麻 3g

【用法】水煎三次，一日服完（现代用法：水煎服）。

【功用】益气升陷。

【主治】胸中大气下陷，气短不足以息，或努力呼吸，有似乎喘；或气息将停，危在顷刻，脉沉迟微弱，或三五不调。

【方解】本方由补中益气汤加减衍化而成。方中以黄芪为君，既善补气，又善升阳。升麻、柴胡升提举陷；知母凉润，制约黄芪之温性，共为臣药。桔梗为药中之舟楫，能载诸药上达胸中，故为佐使之用。诸药合用，共奏益气升陷之功。

【配伍特点】本方配伍特点有二：一为补气药与升提药配伍，以补气为主，以升提为辅，补中寓升；二为补益药中配伍少量清热药物，使补而不温，以制燥热之偏。

【使用注意】用药期间禁食生冷、油腻及刺激性食物。

【方论选录】夫大气者，内气也。呼吸之气，外气也。人觉有呼吸之气外气与内气不相接续者，即大气虚而欲陷，不能紧紧包举肺外也……夫中气诚有下陷之时，然不若大气下陷之尤属危险也。间有因中气下陷，泄泻日久，或转致大气下陷者，可仿补中益气汤之意，于拙拟升陷汤中去知母，加白术数钱。（张锡纯《医学衷中参西录》）

【临床应用】

升陷汤临床主要用于治疗冠心病、心力衰竭、心律失常等心血管疾病。对于冠心病稳定型心绞痛，升陷汤能缓解患者胸痛、胸闷、气短、心悸、乏力、脘腹下坠感等症状，并可以改善患者的心电图，改善 ST 段下抬。对于缓慢性心律失常，升陷汤能减少患者期前收缩的发作次数，并且提高患者的心率变异性，改善患者胸闷、气短等症状。对于慢性心力衰竭，升陷汤能降低不良反应发生率，降低 B 型钠尿肽水平，改善左心室射血分数，改善患者胸闷、心慌、气促等症状。此外，升陷汤还能治疗慢性阻塞性肺疾病、非小细胞肺癌、胃下垂等疾病。

【基础研究】

现代研究发现，升陷汤具有心脏保护、促进血管生成、抗纤维化、抗氧化等多种作用。升陷汤可以通过抑制细胞凋亡、降低细胞内活性氧及 Ca^{2+} 的浓度，从而发挥心脏保护作用；通过下调触发受体 1 的表达来抑制心肌细胞凋亡；通过调节 AMPK/PGC–1α 信号通路缓解心力衰竭；通过下调神经肽 Y 和促肾上腺皮质激素释放激素相关基因的表达，协调 γ– 氨基丁酸能突触、谷氨酸能突触的平衡，从而抑制交感神经兴奋，调节钠、钾通道，缓解心肌损伤；通过调节肺纤维化大鼠肺组织 α– 平滑肌肌动蛋白、转化生长因子 $β_1$ 等蛋白，从而提高肺表面活性物质蛋白 D 和 SMAD7 蛋白的表达。

【研发现状】

根据升陷汤的主治和功用，现已开发出益气聪明丸、升陷汤颗粒等中成药。

1. 益气聪明丸

组成：升麻、葛根、黄柏（炒）、白芍、蔓荆子、党参、黄芪、炙甘草。

功用：益气升阳，聪耳明目。

主治：视物昏花，耳聋耳鸣。

2. 升陷汤颗粒

组成：生黄芪、知母、柴胡、桔梗、升麻。

功用：补中益气，升阳举陷。

主治：胸中大气下陷，气短不足以息，或努力呼吸，有似乎喘；或气息将停，危在顷刻。其兼证，或寒热往来，或咽干作渴，或满闷怔忡，或神昏健忘，其脉象沉迟微弱，关前尤甚。

生姜甘草汤

【来源】唐代孙思邈著《备急千金要方》。

治肺痿，咳唾涎沫不止，咽燥而渴，生姜甘草汤方。

【组成】生姜五两（15g）　甘草四两（12g）　人参三两（9g）　大枣十二枚（4枚）

【用法】上四味，㕮咀，以水七升，煮取三升，去滓，分三服（现代用法：水煎服）。

【功用】补脾益气，温中散寒。

【主治】肺痿咳唾涎沫不止，咽燥而渴。

【方解】方中生姜温中止呕，温肺止咳，为君药。人参补中益气，补脾益肺，为臣药。大枣补脾和胃，益气养血，为佐药。甘草调和诸药，为使药。全方共奏补脾益气，温中散寒之效。

【配伍特点】以益肺补脾为主，伍以少量温热之品，药物甘温平和，补而不滞，温而不峻，作用温和平淡，为补益肺脾之良方。

【使用注意】服药期间需饮食清淡，忌服海藻、菘菜等食物。

【方论选录】《千金》生姜甘草汤，治肺痿，咳唾涎沫不止，咽燥而渴。（张仲景《金匮要略》）

【临床应用】

生姜甘草汤临床主要用于治疗肺不张、慢性支气管炎、支气管哮喘、慢性阻塞性肺疾病等肺病。对于上呼吸道感染引起的发热、咳嗽、喉咙痛等症状，生姜甘草汤能促进体内代谢和调节免疫功能，从而缓解症状。对于消化系统疾病的消化不良等症状，生姜甘草汤能促进胃肠蠕动，促进消化液分泌，改善胃肠道的消化功能。对于头痛、牙痛、关节炎等疼痛症状，生姜甘草汤能缓解炎症和感染引起的疼痛和不适。此外，生姜甘草汤还能够调节神经系统功能，缓解神经性头痛、失眠等症状。

【基础研究】

目前，生姜甘草汤相关的基础研究较少。现代研究发现，生姜甘草汤中的生姜及生姜活性成分能够减少 IL-6、IL-1β、TNF-α 的释放，从而缓解体内炎症反应；通过抑制病毒的依附和内化作用而缓解 HRSV 病毒诱导的气管斑块形成，进而发挥治疗上呼吸道感染的作用。甘草及甘草活性成分能够抑制 L 型钙离子通道，抑制心肌收缩及心肌细胞钙瞬变，改善异丙肾上腺素引起的心肌缺血；通过调节 IL-2 和 IL-4 发挥抗炎作用。人参及人参活性成分可缓解小鼠慢性间歇性缺氧诱导的脑损伤；通过调节 miR-155/Notch1/Hes1 通路调控自噬，减轻 HL-1 细胞缺氧/复氧损伤；通过调控 PI3K/AKt/mTOR 信号通路保护急性心肌梗死后的心脏。

延年薯蓣酒

【来源】唐代王焘著《外台秘要》。

延年薯蓣酒，主头风眩不能食，补益气力方。

【组成】薯蓣　白术　五味子碎　丹参各八两（各24g）　防风十两（30g）　山茱萸碎，二升（20g）　人参二两（6g）　生姜屑，六两（18g）

【用法】上八味，切，以绢袋盛，酒二斗五升，浸五日，温服七合，日二，稍加（现代用法：将上药入酒内，浸泡七日后服用）。

【功用】补脾养胃，生津益肺，补肾涩精。

【主治】脾虚食少，久泻不止，肺虚咳喘，肾虚遗精，带下，尿频，虚热消渴、头风眩晕。

【方解】薯蓣即山药，为君药，《神农本草经》中记载其"味甘，温，主伤中，补虚羸，除寒热邪气，补中益气，长肌肉，久服耳目聪明，轻身，不饥，延年"。人参补中益气，补脾益胃；白术健脾益气，燥湿利水；山茱萸补益肝肾，收敛固涩；五味子益气生津，补肾宁心，收敛固涩，共为臣药。生姜解表散寒，温中止呕，温肺止咳；防风祛风解表，与生姜相配可加强疏散外邪之力；丹参活血止痛，凉血逐瘀，既能制约君臣温燥之性，令温而不燥，又能使诸药补而不滞，血行不留瘀，共为佐药。全方补脾益肺，补肾涩精，可延年益寿，故名为延年薯蓣酒。

【配伍特点】本方配伍特点有二：一是益气补虚药配伍祛风解表药，补中寓散，使补而不滞；二是益气补虚药配伍凉血活血药，令补而不滞，血行而不瘀。以酒剂日服用，以益寿延年。

【使用注意】服用此药酒忌服桃李、雀肉等。

【临床应用】

延年薯蓣酒主要用于治疗脏腑虚损所致的泄泻、咳嗽、遗精、带下、尿频、虚热、消渴、中风后遗症、头风眩晕等病症，亦可用于健康人群的防病保健。

【基础研究】

目前关于延年薯蓣酒的实验研究较少。延年薯蓣酒主要活性成分山药多糖能够通过调节 PI3K/AKt/Gsk-3β 通路缓解小鼠疲劳；通过 JAK2/STAT3 信号通路改善脓毒血症大鼠心肌损伤；通过 miR-98-5p/TGFβR1 分子轴调控肝癌细胞凋亡。

【研发现状】

根据延年薯蓣酒的主治和功用，现已开发出三宝胶囊、强肾片等中成药。

1. 三宝胶囊

组成：人参、鹿茸、当归、山药、醋龟甲、砂仁（炒）、山茱萸、灵芝、熟地黄、丹参、五味子、菟丝子（炒）、肉苁蓉、何首乌、菊花、牡丹皮、赤芍、杜仲、麦冬、泽泻、玄参。

功用：益肾填精，养心安神。

主治：肾精亏虚，心血不足所致的腰酸腿软，阳痿遗精，头晕眼花，耳鸣耳聋，心悸失眠，食欲不振。

2. 强肾片

组成：鹿茸、山药、山茱萸、熟地黄、枸杞子、丹参、补骨脂、牡丹皮、桑椹、益母草、茯苓、泽泻、盐杜仲、人参茎叶总皂苷。

功用：补肾填精，益气壮阳。

主治：阴阳两虚所致的肾虚水肿，腰痛，遗精，阳痿，早泄，夜尿频数；慢性肾炎和久治不愈的肾盂肾炎见上述证候者。

此外，山药、黄精、人参等药食同源中药，可开发成各种食品及饮品，如将黄精制成新晃精酿啤酒。

新晃精酿啤酒原料：酿造用水、麦芽、黄精原浆发酵液、啤酒花、酵母。

门冬清肺饮

【来源】金代李杲著《内外伤辨惑论》。

治脾胃虚弱，气促气弱，精神短少，衄血吐血。

【异名】麦门冬饮子（《卫生宝鉴》卷中）、麦冬清肺饮（《杏苑生春》卷三）。

【组成】紫菀茸一钱五分（4.5g） 黄芪 白芍药 甘草各一钱（各3g） 人参去芦 麦门冬各五分（各1.5g） 当归身三分（0.9g） 五味子三个

【用法】上㕮咀，分作二服，每服水二盏，煎至一盏，去滓，温服，食后（现代用法：水煎服）。

【功用】补气益脾，清肺养阴。

【主治】脾肺气虚，阴亏燥热。喘咳，吐血，衄血，精神短少，脉数。

【方解】方中麦冬甘寒清润，既养肺胃之阴，又清肺胃虚热，培肺金之母，为君药。人参、黄芪补气益脾，补脾土之子，为臣药。紫菀止咳化痰；五味子益气养阴，敛肺止咳；当归合白芍敛阴补血，共为佐药。炙甘草调和诸药，为使药。诸药合用，共奏补气益脾、清肺养阴之效。如吐血、衄血明显者，可减去当归或炒炭用。

【配伍特点】本方配伍特点有二：一为补土生金，补脾药与养阴清肺、止咳化痰药同用，肺脾同调，清肺止咳止血；二为标本兼顾，补益之中兼以清肺、化痰，以治本为主。

【使用注意】感冒患者症见咳痰色白，或胃肠虚寒伴泄泻患者，避免服用本方。

【方论选录】

1.方中人参、黄芪补中益气为君；紫菀、麦冬、五味泄火清肺金为臣；白芍、归身救阴血为使。（徐彦《杏苑》）

2.此生脉、保元合用，以滋金水化源。其紫菀佐黄芪而兼调营卫，深得清肺之旨；其余芍药酸收，当归辛散，且走血而不走气，颇非所宜，不若竟用生脉、保元清肺最妥。先哲有保元、生脉合用，气力从足膝涌出，以黄芪实胃，五味敛津，皆下焦之专药耳。（张璐《张氏医通》）

【附方】麦门冬饮子（《黄帝素问宣明论方》） 麦门冬去心，二两（60g） 瓜蒌实 知

母　甘草炙　五味子　生地黄　人参　葛根　茯神各一两（各30g）　上药研末。每服五钱，水二盏，竹叶数片，同煎至一盏，去滓温服。功用：益气生津。主治：膈消。热伤气阴，胸满烦心，津液燥少，短气。

【临床应用】

门冬清肺饮临床用于治疗感冒迁延不愈引起的干咳、干燥综合征、慢性难治性血小板减少性紫癜、过敏性紫癜、重症肌无力和桥本甲状腺炎等疾病。对于感冒咳嗽，门冬清肺饮能够止咳化痰。对于干燥综合征，门冬清肺饮能够促进唾液分泌，缓解患者口干等症状。对于慢性难治性血小板减少性紫癜，门冬清肺饮能够增加血小板数量，减少出血症状。对于桥本甲状腺炎，门冬清肺饮能够提高促甲状腺激素水平，从而缓解病症。

【基础研究】

目前关于门冬清肺饮的实验研究还很少。已有研究发现，门冬清肺饮具有免疫调节作用。门冬清肺饮能够降低患者抗甲状腺自身抗体和免疫球蛋白水平，降低自身免疫反应水平；通过调节 T 细胞亚群改善重症肌无力症状。

【研发现状】

根据门冬清肺饮的主治和功用，现已开发出麦门冬汤颗粒、益肺清化膏等中成药。

1. 麦门冬汤颗粒

组成：麦冬、粳米、大枣、半夏、甘草。

功用：补气益脾，清肺养阴。

主治：感冒咳嗽、咽喉干痒、嘶哑。

2. 益肺清化膏

组成：黄芪、党参、北沙参、麦冬、仙鹤草、拳参、败酱草、白花蛇舌草、川贝母、紫菀、桔梗、苦杏仁、甘草。

功用：益气养阴，清热解毒，化痰止咳。

主治：气阴两虚所致的气短，乏力，咳嗽，咯血，胸痛；晚期肺癌见上述证候者的辅助治疗。

黄芪汤

【来源】清代尤怡著《金匮翼》。

治老人虚闭。

【组成】绵黄芪　陈皮去白，各半两（15g）　白蜜一匙　麻仁一合（15g）

【用法】黄芪、陈皮为末，每服三钱，用大麻仁一合研烂，以水投取浆水一盏，滤去滓，于银石器内煎，候有乳起，即入白蜜一大匙，再煎令沸，调药末，空心食前服（现代用法：水煎服，白蜜后下，空腹服用）。

【功用】益气润肠通便。

【主治】气虚便秘，大便不硬，虽有便意，但排便困难，便后乏力，面白神疲，脉弱。

【方解】体弱气虚，大便传导无力，故排便困难。气虚乏力，便后耗气尤甚，故便后乏力，面白神疲，脉弱。津液未伤，故大便不硬。此《灵枢·口问》所言"中气不足，溲便为之变"。方中黄芪补脾益气，为君药。陈皮理气健脾，火麻仁润肠通便，共为臣药。白蜜加强润肠功用，为佐药。全方集补气、行气、润下为一体，发挥益气润肠通便之效。

【配伍特点】本方配伍特点有三：一是补益与攻下并用，攻补兼施；二是黄芪配以陈皮，使补中有散，补而不滞，而成补通开合之剂；三是润而不腻，温而不燥，乃成益气通便之良方。

【使用注意】阴虚火旺者避免服用。

【方论选录】心移寒于肺，饮一溲二，谓之死阴，不治，三日而死。《圣济方》治之以黄芪汤，余考其证与方，当增损二味。（王子接《绛雪园古方选注》）

【临床应用】

黄芪汤临床用于治疗老年功能性便秘、习惯性便秘、便秘型肠易激综合征、直肠黏膜内脱垂、糖尿病等疾病。对于各种原因引起的气阴两虚型便秘，黄芪汤具有良好的治疗效果。对于糖尿病，黄芪汤能降低血糖。此外，黄芪汤对各种原因引起的肝损伤都有较好的治疗效果。

【基础研究】

现代研究发现，黄芪汤具有抗辐射、抗线粒体凋亡、抗炎、护脑、护肝、护肾、抗纤维化、降血糖、调节免疫和调节肠道微生物的作用。黄芪汤通过抑制 TLR4/MyD88/NF-κB 信号通路的激活，从而抑制其下游的炎症级联反应，减轻重离子辐射造成的下丘脑损伤，发挥抗辐射的作用；通过调控胆汁酸转运体表达、抑制线粒体途径的细胞凋亡防治胆汁淤积性肝损伤；通过调节转化生长因子 $-\beta_1$/丝裂原活化蛋白激酶信号通路缓解肾脏损伤大鼠肾纤维化；通过抑制 TLR4/NF-κB 信号通路改善高糖诱导的肾脏足细胞损伤；通过调节肠道微生物促进短链脂肪酸和 5-羟色胺的产生，从而缓解便秘；通过抑制肝脏炎症反应改善小鼠肝纤维化。

【研发现状】

根据黄芪汤的主治和功用，现已开发出脾胃舒丸、养胃颗粒等中成药。

1. 脾胃舒丸

组成：炙黄芪、陈皮、鳖甲（制）、枳实、白芍、麸炒白术、醋香附、草果、乌梅（炒）、川芎、焦槟榔、厚朴。

功用：疏肝理气，健脾和胃，消积化食。

主治：消化不良，不思饮食，胃脘嘈杂，腹胀肠鸣，恶心呕吐，大便溏泻，胁肋胀痛，急躁易怒，头晕乏力，失眠多梦等症。对慢性胃炎、慢性肝炎、早期肝硬化见上述证候者有疗效。

2. 养胃颗粒

组成：炙黄芪、陈皮、党参、白芍、甘草、香附、乌梅、山药。

功用：养胃健脾，理气和中。

主治：脾虚气滞所致的胃痛。症见胃脘不舒，胀满疼痛，嗳气食少；慢性萎缩性胃炎见上述证候者。

开心散

【来源】唐代孙思邈著《备急千金要方》。

开心散，主好忘方。

【异名】远志散（《医方类聚》卷十引《简要济众方》）。

【组成】远志　人参各四分（各1.2g）　茯苓二两（6g）　菖蒲一两（3g）

【用法】上药治下筛。每服方寸匕，饮服，一日三次（现代用法：为粗散，每服2g，与饭同食，一日三次）。

【功用】补气安神，化湿通窍。

【主治】健忘，神志不宁，失眠多梦。

【方解】开心散名为"开心"，指本方以开心窍为目的。心主藏神，痰蒙心窍，则健忘、心神不宁、失眠多梦。方中重用茯苓，味甘性平，健脾渗湿，为君药。远志苦温，祛痰开窍，安神益智；石菖蒲味辛、苦，性温，化湿和胃，开窍醒神，共为臣药。人参味甘微苦，性微温，益气养心，补益心肾，为佐药。本方主要由甘、苦、辛三味相伍而成，甘能补脾，苦能燥湿，辛能通窍。甘、苦、辛合用，集补益、化湿、通窍于一体，发挥补气安神、化湿通窍之功效。

【配伍特点】本方甘、苦、辛三味合用，集补益、化湿、通窍于一方，配伍严谨。

【使用注意】阴虚阳亢者、实热患者忌服。

【方论选录】

桑螵蛸散，该方在开心散基础上配伍桑螵蛸、龙骨、当归、龟甲等药，其曰："安神魂，定心志，治健忘，补心气。"（寇宗奭《本草衍义》）

【附方】

1. 定志丸（《寿世保元》）　远志甘草水浸，去心　石菖蒲各二两（各6g）　人参一两

（3g） 白茯神去木，二两（6g） 黄柏酒炒，二两（6g） 蛤粉炒，一两（3g） 功用：益气养心，安神定志。主治：白浊经年不愈，或时梦遗，形体瘦弱。

2. 远志丸（《三因极一病证方论》） 远志去心，炒 山药炒 熟地黄 天门冬去心 龙齿水飞，各六两（180g） 麦门冬去心 五味子 车前子炒 白茯苓 茯神去木 地骨皮 桂心各五两（150g） 上药为末，蜜丸如梧桐子大。每服30～50丸，空腹时温服，用酒或米汤送下。功用：补肾养心，安神定志。主治：心肾不足，惊悸健忘，梦寐不安，遗精，面色无华，足胫酸疼。

3. 茯神散（《奇效良方》） 茯神一两（3g） 石膏研，二两（6g） 龙齿二两（6g） 麦门冬去心，一两半（4.5g） 黄芪一两（3g） 甘草炙，半两（1.5g） 石菖蒲一两（3g） 人参去芦，一两（3g） 防风三分（0.9g） 远志去心，半两（1.5g） 熟干地黄一两（3g） 羚羊角屑一两（3g） 上㕮咀，每服四钱，以水一中盏，入生姜半分，枣三枚，煎至六分，去滓，不拘时候温服。功用：益气疏风，安神定志。主治：治诸风恍惚，心神烦乱，志意不安，或卧惊恐。

【临床应用】

开心散临床主要用于治疗阿尔茨海默病、抑郁症、焦虑症、血管性痴呆等神经系统疾病。对于阿尔茨海默病和血管性痴呆，开心散能增强患者的记忆力。对于抑郁症和焦虑症，开心散有抗抑郁和抗焦虑作用，能够使患者心情愉悦。

【基础研究】

现代研究发现，开心散有保护中枢神经、抗抑郁、抗焦虑、改善认知功能障碍和记忆力等作用。开心散治疗阿尔茨海默病的研究显示，开心散能通过调节神经递质、大脑环磷腺苷效应元件，结合调节蛋白信号转导、神经内分泌和抗氧化应激等调节自噬作用；通过降低线粒体膜的膨胀度、增加膜电位、修复线粒体氧化磷酸化功能和结构的完整性、增强线粒体的ATP合成能力来改善线粒体功能；通过增强α型钙/钙调蛋白依赖型蛋白激酶Ⅱ-突触后致密蛋白95的蛋白相互作用，改善突触功能受损，缓解记忆障碍；通过增加超氧化物歧化酶和谷胱甘肽过氧化物酶的表达，降低活性氧自由基和丙二醛的水平，从而减少氧化应激损伤，起到保护神经的作用。此外，开心散还能通过抑制乙酰胆碱酯酶活性、提高乙酰胆碱及其受体水平，改善阿尔茨海默病大鼠的学习记忆功能。开心散改善抑郁症和焦虑症的作用机制，主要是增加脑内5-羟色胺、多巴胺、去甲肾上腺素水平，通过调节下丘脑-垂体-肾上腺轴，降低皮质酮、促肾上腺皮质激素释放激素、促肾上腺皮质激素，从而改善抑郁行为和认知障碍。开心散能增加脑源性神经营养因子，通过抑制神经炎症，降低脑中IL-1β、IL-6、TNF-α等促炎细胞因子水平，最终保护神经功能，发挥抗抑郁作用。此外，开心散还能通过调节肠道微生物和体内脂质代谢来改善抑郁状态。

【研发现状】

根据开心散的主治和功用，现已开发出益脑片、参乌健脑胶囊等中成药。

1. 益脑片

组成：龟甲胶、远志、龙骨、灵芝、五味子、麦冬、石菖蒲、党参、人参、茯苓。

功用：补气养阴，滋肾健脑，益智安神。

主治：心、肝、肾不足，气阴两虚所致的体倦头晕，失眠多梦，记忆力减退；神经衰弱、脑动脉硬化见上述证候者。

2. 参乌健脑胶囊

组成：人参、制何首乌、党参、黄芪、熟地黄、山药、丹参、枸杞子、白芍、远志、茯神、石菖蒲、黄芩、葛根、粉葛、酸枣仁、麦冬、龙骨（粉）、香附、菊花、卵磷脂、维生素 E。

功用：补肾填精，益气养血，强身健脑。

主治：肾精不足，肝气血亏所致的精神疲惫，失眠多梦，头晕目眩，体乏无力，记忆力减退。

第二节　补血剂

圣愈汤

【来源】元代朱丹溪著《脉因证治》。

圣愈汤，治出血太多。四物汤、人参、黄芪，煎服。

【组成】熟地黄 七钱五分（20g）　白芍 酒拌，七钱五分（15g）　川芎 七钱五分（8g）　人参 七钱五分（15g）　当归 酒洗，五钱（15g）　黄芪 炙，五钱（15g）

【用法】上药咬咀，都作一服（现代用法：水煎服）。

【功用】益气，补血，摄血。

【主治】气血两虚，妇女月经先期而至，量多色淡，精神倦怠，四肢乏力。

【方解】本方所治病机为失血过多，气血两虚，以血虚为主。方中重用熟地黄，以熟地黄甘温味厚质润，入肝、肾经，滋阴补血、补肾填精益髓，故为君药。当归甘辛温，补血活血，养血调经；白芍养血敛阴；人参甘温益气，黄芪补气健脾，益气固表，气旺则血自生，血旺则气有所附，四药气血双补，共为臣药。川芎活血行气止痛，为佐药。全方共奏补气、养血、摄血之功。

【配伍特点】本方配伍特点有三：一是气血双补，使益气养血之力专宏；二是脾肾同调，补益先天之本与后天之本；三是补血之中寓有通脉之力，使气足血充畅行于脉，诸症自痊。

【使用注意】湿热下注、冲任失固之崩漏忌用。

【方论选录】

圣愈汤，治一切失血过多，阴亏气弱，烦热作渴，睡卧不宁等证。四物汤加人参、黄芪。一方去芍药。（吴谦《医宗金鉴》）

【临床应用】

圣愈汤临床用于治疗月经不调、痛经、妇科恶性肿瘤化疗后贫血和女性黄褐斑等妇科疾病；治疗骨性关节炎、腰椎间盘突出症、股骨骨折和颈椎病等骨科疾病；治疗糖尿病及糖尿病肾病等内分泌疾病；治疗胃溃疡、胃癌等消化道疾病。此外，圣愈汤还能治疗脑卒中后遗症，可改善缺血性脑卒中导致的语言功能、肢体功能、神经功能、吞咽功能障碍。

【基础研究】

现代研究发现，圣愈汤具有调控造血、调节免疫、抗氧化和保护神经的作用。圣愈汤通过改变骨髓有核细胞的时相，促进其由相对静止时相向增殖活跃时相转化，使造血因子的表达明显增加、改善骨髓的造血微环境，从而促进骨髓的造血功能；通过促进脾脏产生有核红细胞、幼稚粒细胞和巨核细胞，从而恢复脾脏的造血功能；通过影响 T 淋巴细胞亚群及血液中的白细胞介素 -2 含量，起到调节免疫和增强机体免疫应答的功效。通过升高超氧化物歧化酶水平、降低过氧化脂质水平、改善失血小鼠体内自由基代谢，增强机体的免疫功能和抗氧化能力。

【研发现状】

根据圣愈汤的组成、主治和功用特点，现已开发出当归调经颗粒、养血当归胶囊、养心定悸颗粒等中成药。

1. 当归调经颗粒

组成：当归、熟地黄、川芎、党参、白芍、甘草、黄芪。

功用：补血助气，调经。

主治：贫血衰弱，病后、产后血虚及月经不调，痛经。

2. 养血当归胶囊

组成：当归、白芍、熟地黄、茯苓、炙甘草、党参、黄芪、川芎。

功用：补气养血，调经。

主治：气血两虚所致的月经不调，月经量少，行经腹痛及产后血虚，或见面黄肌瘦、贫血等症。

3. 养心定悸颗粒

组成：地黄、麦冬、红参、大枣、阿胶、黑芝麻、桂枝、生姜、甘草（蜜炙）。

功用：养血益气，定悸。

主治：用于气虚血少所致的心悸气短，盗汗失眠，咽干舌燥，大便干结。

当归补血汤

【来源】元代李东垣著《内外伤辨惑论》。

治肌热，燥热，困渴引饮，目赤面红，昼夜不息。其脉洪大而虚，重按全无。

【异名】黄芪当归汤（《兰室秘藏》卷上）、补血汤（《脉因证治》卷上）、芪归汤（《周慎斋遗书》卷五）、黄芪补血汤（《产科心法》下集）。

【组成】黄芪一两（30g） 当归酒洗（6g）

【用法】上㕮咀。以水二盏，煎至一盏，去滓，空腹时温服（现代用法：水煎服，空腹温服）。

【功用】补气生血。

【主治】血虚发热证。肌热面赤，烦渴欲饮，舌淡，脉洪大而虚，重按无力。亦治妇人经期、产后血虚发热头痛，或疮疡溃后，久不愈合者。

【方解】本方为治血虚发热证之主方。方中黄芪甘温纯阳，功擅补气固表，大补脾肺之气，重用该药，意在取其量大力宏，以急固行将散亡之阳气，浮阳若得挽回，则诸危殆之候可缓，此即"有形之血不能速生，无形之气所当急固"之理。又补气亦助生血之功，使阳生阴长，气旺血充，故本方以之为君。配以少量当归养血和营，补虚治本为臣，以资生血之源，再得黄芪生血之助，使阴血渐充，阳气渐可潜涵，则虚热自退。

【配伍特点】本方黄芪用量五倍于当归，以大剂量补气之药配伍少量补血之品，用意有二：其一重在益气固表以治阳浮之标；其二取有形之血生于无形之气，以阳生阴长之法补血，气旺血生，则虚热自退。

【使用注意】阴虚潮热者，慎用本方。

【方论选录】

1. 血实则身凉，血虚则身热。或以肌困劳役虚其阴血，则阳独治，故令肌热、目赤、面红、烦渴引饮。此证纯象伤寒家白虎汤之证，但脉大而虚，非大而长，为可辨耳。《内经》所谓脉虚血虚是也。当归味厚，为阴中之阴，故能养血，而黄芪则味甘补气者也。今黄芪多于当归数倍，而曰补血汤者，有形之血不能自生，生于无形之气故也。《内经》曰：阳生阴长，是之谓尔。（吴崑《医

方考》）

2. 气虚则身寒，血虚则身热，故用当归调血为主。然方中反以黄芪五倍当归者，以血之肇始本乎营卫也。每见血虚发热，服发散之药则热转剧，得此则浓然自汗而热除者，以营卫和则热解，热解则水谷之津液，皆化为精血矣。（张璐《伤寒绪论》）

3. 此足太阴、厥阴药也。当归气味俱厚，为阴中之阴，故能滋阴养血。黄芪乃补气之药，何以五倍于当归而又云补血汤乎？盖有形之血，生于无形之气，又有当归为引，则从之而生血矣。经曰：阳生则阴长，此其义耳。切庵曰：病本于劳役，不独伤血，而亦伤气，故以二药兼补之也。（汪昂《医方集解》）

4. 此方君以黄芪。黄芪，胃气之主药，胃气盛而后脾血滋，然亦必当归滋之，而后血乃日盛，为之媒也。血生于脾，此方补脾胃以滋之，是为补生血之本。犹四君子为补生气之本，与四物汤之为补肝者，又有不同。（汪绂《医林纂要探源》）

5. 凡轻清之药，皆属气分；味甘之药，皆能补中。黄芪质轻而味微甘，故略能补益，《神农本草经》以为主治大风，可知其性矣。此方主以当归之益血，倍用黄芪之轻清走表者为导，俾血虚发热，郁于皮毛而不解者，仍从微汗泄之。故症象白虎，不再剂而热即如失也。（陈修园《时方歌括》）

6. 此方以气统血，气行则血行，外充皮肤，则盗汗、身热自除；内摄脾元，则下血、崩漏能止。（唐宗海《血证论》）

7. 如果大脱血之后，而见此等脉证，不特阴血告匮，而阳气亦欲散亡。斯时也，有形之血不能速生，无形之气所当急固。故以黄芪大补肺脾元气而能固外者为君。盖此时阳气已去里而越表，恐一时固里不及，不得不从卫外以挽留之。当归益血和营，二味合之，便能阳生阴长，使伤残之血，亦各归其经以自固耳。非区区补血滋腻之药，所可同日语也。（张秉成《成方便读》）

【临床应用】

当归补血汤临床主要用于治疗各种原因导致的失血和贫血。对于再生障碍性贫血、缺铁性贫血、白血病、肾性贫血、失血性贫血等都有治疗效果。对骨折及术后并发症，当归补血汤能加快骨折区血液循环，从而促进骨折愈合。对于功能失调性子宫出血、月经量少、流产后康复、妇科术后发热等妇产科疾病，当归补血汤都有治疗效果。此外，当归补血汤还能治疗慢性心力衰竭、慢性肾小球肾炎、IgA 肾病、糖尿病、糖尿病肾病等疾病。

【基础研究】

现代研究发现，当归补血汤具有促进造血功能、促进骨折愈合、调节免疫、抗肿瘤、抗纤维化和保护肾脏等作用。当归补血汤对改善血液疾病的作用机制主要包括加快骨髓有核细胞 DNA 增殖的速度，促进造血祖细胞集落形成，促进血细胞的成熟及分化；上调骨髓有核细胞抗凋亡基因 Bcl-2 的表达；通过调节造血微环境改善机体的造血功能；通过纠正机体免疫失衡，提升红细胞 C3b 受体的花环率，维持 CD4$^+$/CD8$^+$ 的平衡，以调节造血过程中的免疫平衡。对于肿瘤性疾病、心血管疾病、糖尿病肾脏病等，当归补血汤可通过激活 Nrf2/HO-1 通路减轻慢性间歇性缺氧小鼠血管衰老；通过减少肿瘤诱导的红系祖细胞聚集，缓解 B$_{16}$ 黑色素细胞瘤。通过调节 NF-κB 信号通路，缓解环磷酰胺诱导的急性心肌损伤；通过调控 JAK2/STAT3、NLRP3/ASC/Caspase-1 等炎症信号通路，抑制体内炎症反应，延缓糖尿病肾病的进展。

【研发现状】

根据当归补血汤的主治和功用，现已开发出当归补血口服液、补血当归精、当归黄芪铁片等保健品。

1. 当归补血口服液

组成：当归、黄芪。

功用：补养气血。

主治：用于气血两虚证。

2. 补血当归精

组成：黄芪、党参、当归、熟地黄、白芍、川芎、甘草。

功用：益气养血。

主治：月经不调、体虚、气血不足、下肢冷痛。

3. 当归黄芪铁片

组成：黄芪、当归、白芍、大枣。

功用：补气生血。

主治：气血亏虚、精神不佳、手脚冰冷。

桃红四物汤

【来源】清代柴得华著《妇科冰鉴》。

血多有块，色紫稠黏者，有瘀停也，桃红四物汤随其流以逐之。

【异名】加味四物汤（《医垒元戎》录自《玉机微义》）。

【组成】熟地黄酒洗（12g）　当归酒洗（9g）　白芍酒炒（9g）　川芎（6g）　桃仁去皮尖，研泥（9g）　红花酒洗（6g）（原著本方无用量）

【用法】水煎服。

【功用】养血活血。

【主治】血虚兼血瘀证。症见妇女经期超前，血多有块，色紫稠黏，腹痛等。

【方解】桃红四物汤为四物汤加桃仁、红花。方中桃仁苦甘平、活血破瘀；红花辛温，活血祛瘀止痛，二者均为峻猛的破血之药，共为君药。熟地黄甘温，滋养阴血，补肾填精；当归滋阴补肝、养血调经，共为臣药。芍药养血和营，以增补血之力；川芎活血行气、调畅气血，以助活血之功，共为佐药。全方共奏行气养血，活血化瘀之功。

【配伍特点】本方于四物汤中加入桃仁、红花，配伍特点有三：一为桃仁、红花大增四物汤行血之力；二为补血与活血之品并用，补血而不滞血，活血而不伤血；三为诸药皆归肝经，肝为血海，女子以肝为先天，妇科之胎产诸疾及月经不调多与肝血虚滞有关，因而本方重在调补肝血。

【使用注意】妊娠期不宜使用，经血量过多者、阳虚汗出者、阴虚火旺者、热盛出血者不宜使用。

【方论选录】

若血多有块，色紫稠黏，乃内有瘀血，用四物汤加桃仁、红花破之，名桃红四物汤。(吴谦《医宗金鉴》)

【临床应用】

桃红四物汤在临床上主要用于治疗痛经、子宫腺肌病、子宫内膜异位症、月经失调、月经失调伴黄褐斑、慢性盆腔炎等妇科疾病；治疗膝骨关节炎、腰椎间盘突出症、股骨头坏死、骨折及术后并发症等骨伤科疾病；治疗冠心病、高血压、动脉粥样硬化等心血管疾病；治疗糖尿病足、糖尿病肾病和糖尿病视网膜病变等糖尿病并发症；治疗缺血性脑卒中、阿尔茨海默病、抑郁症等神经系统疾病；治疗慢性肾脏病、肾性贫血等肾脏系统疾病。

【基础研究】

现代研究发现，桃红四物汤主要通过促进血管新生和新骨生成治疗骨伤科疾病。桃红四物汤通过上调 Delta4、血管吻合区血管新生相关因子 Notch3 受体的表达，促进血管内皮细胞的增殖；促进外周血中内皮祖细胞的增殖及 G 蛋白偶联受体 48 的表达，从而促进血管新生，增加骨小梁数量及密度，改善其微结构状态，促进坏死组织修复。

桃红四物汤主要通过调经止痛、促进血管生成和产后子宫修复、调节内分泌和促进卵巢发育、降低血液黏度、抑制血小板聚集、抗血栓形成等作用治疗妇科疾病。桃红四物汤通过调节 PI3K/AKt 信号通路来促进内皮型一氧化氮合酶的活化，促进一氧化氮、血管内皮生长因子生成；通过上调雌二醇水平和雌激素受体 α 的表达修复子宫内膜；通过增加基质金属蛋白酶 9、减少基质金属蛋白酶组织抑制因子 1 和（或）改变二者比例来减少细胞外基质沉积和子宫纤维化。此外，桃红四物汤还能够升高血清雌二醇、孕激素、促黄体生成素、卵泡刺激素等激素水平，降低卵巢内皮素 –1、血管紧张素Ⅱ活性，发挥调节内分泌和促进卵巢发育的作用。

桃红四物汤主要通过减轻心肌细胞损伤、调节内皮细胞功能、抑制血管平滑肌细胞增殖和迁移、抑制血小板聚集和活化、抑制炎症反应等作用治疗冠心病。其通过减少心肌细胞凋亡、促进抗心肌组织凋亡蛋白 Bcl–2 的表达，抑制促凋亡蛋白 Bax 的表达，起到保护心肌细胞的作用；通过降低乳酸脱氢酶的漏出、提高心肌组织超氧化物歧化酶活性、降低丙二醛含量缓解心肌细胞的损伤；通过抑制内皮素 –1 的生成改善血管内皮功能；通过调节 TGFBR1 信号通路抑制纤维化增殖和胶原沉积，减轻心肌纤维化。

【研发现状】

根据桃红四物汤的主治和功用特点，现已开发出消栓肠溶胶囊、丹红化瘀口服液等中成药。

1. 消栓肠溶胶囊

组成：黄芪、当归、赤芍、地龙、川芎、桃仁、红花。

功用：补气，活血，通络。

主治：缺血性中风气虚血瘀证，症见眩晕，肢麻，瘫软，昏厥，半身不遂，口眼㖞斜，言语謇涩，面色㿠白，气短乏力。

2. 丹红化瘀口服液

组成：丹参、当归、川芎、桃仁、红花、柴胡、枳壳。

功用：活血化瘀，行气通络。

主治：气滞血瘀引起的视物不清、失明等症；视网膜中央静脉阻塞症的吸收期见上述证候者。

当归散

【来源】汉代张仲景著《金匮要略》。

妇人妊娠，宜常服当归散主之……产后百病悉主之。

【异名】芍药汤（《永类钤方》卷十八）。

【组成】当归　黄芩　芍药　川芎各一斤（各 500g）　白术半斤（250g）

【用法】上为散，每服方寸匕，酒饮调下，一日二次（现代用法：为粗散，每服 2g，以酒送服，一日两次）。

【功用】养血清热安胎。

【主治】孕妇血少有热，胎动不安，素有堕胎之患；月经不调，腰腹疼痛。

【方解】本方为妊娠养血清热安胎之要剂。方中当归、芍药补肝益阴、养血安胎，为君药。黄芩清热安胎；白术益气安胎，共为臣药。川芎疏肝血之滞，为佐药。诸药合用，可使血虚得补，内热得除，以达祛病养胎安胎之目的。

【配伍特点】本方配伍特点有二：一是补血养血与清热安胎之品相伍，标本并治，补泻兼施，补不碍邪，泻不伤正；二是补血与活血之品并用，补血而不滞血，活血而不伤血。

【使用注意】妊娠无病可不必服药，若体弱有热，恐耗血伤胎，可服用当归散以养血清热安胎。脾虚、大便溏泄者不宜服用。

【方论选录】

1.此足太阴、厥阴、冲任药也。冲任血盛，则能养胎而胎安。芎、归、芍药，能养血而益冲任，又怀妊宜清热凉血，血不妄行则胎安。黄芩养阴退阳，能除胃热；白术补脾燥湿，亦除胃热。脾胃健则能运化精微，取汁为血以养胎，自无恶阻呕逆之患矣。（汪昂《医方集解》）

2.妊娠之后，最虑湿热伤动胎气，故于芎、归、芍药养血之中，用白术除湿，黄芩除热。丹溪称黄芩、白术为安胎之圣药。夫芩、术非能安胎者，去其湿热而胎自安耳。（尤怡《金匮要略心典》）

3.本方用药，具安胎之常法。方中以当归、白芍养血益阴；配以川芎，又可调肝和血，使肝血充盈，肝气条达；复以黄芩清热，白术去湿，使湿去热清、血气调和，则胎元自安，母体无恙；且胎系于脾，白术更有健脾益胃之功，既实脾气以固胎，又助后天以培本。俾胎得其养，孕妇体壮，非但胎前安然，即产后亦少生诸疾。（段富津《金匮要略方义》）

4.凭脉为的治病。而至胎前，其看症也，历历录录；其用药也，离离奇奇。黄芩，安胎者也；乌头，伤胎者也。而胎当其寒结，黄芩转为伤胎之鸩血，乌头又为安胎之灵丹。焦术，安胎者也；芒硝，伤胎者也。而胎当热结，焦术反为伤胎之砒霜，芒硝又为安胎之妙品。当此两命相关，以安为伤，以伤为安，而用之裕如者，夫亦曰权脉之迟、结、数、促耳！胆从脉出，而胆斯大；智从脉生，而智斯圆。无药不可以安胎，无药不可以伤胎，有何一定之方？有何一定之药也乎？（周代学《三指禅》）

【临床应用】

当归散临床主要用于治疗子宫内膜异位症、复发性流产、先兆流产、产后恶露不尽、产后发热、月经量少、痛经等妇产科疾病。对于各种原因引起的流产和先兆流产，当归散有保胎作用。对于产后恶露不尽及产后发热，当归散能促进恶露排出及退热。对于月经量少及痛经，当归散能调节月经，减少痛经的发生。此外，当归散还能用于骨折后及各类外科手术后的康复治疗。

【基础研究】

现代研究发现，当归散具有改善子宫内膜功能、促进血管新生和促进骨生成等作用。当归散通过调节血管内皮生长因子、血管内皮生长因子受体 –1、血管内皮生长因子受体 –2、血管生成素 –1、血管生成素 –2 及其内皮细胞 TEK 酪氨酸激酶的表达改善子宫内膜血管发育不良；通过抑制孕激素受体过早下调，抑制整合素 β_3 的提前表达，改善子宫内膜容受性。

【研发现状】

根据当归散的主治和功用特点，现已开发出安胎丸、八宝坤顺丸等中成药。

1. 安胎丸

组成：当归、川芎（酒炙）、黄芩、炒白芍、白术。

功用：养血安胎。

主治：妊娠血虚，胎动不安，面色淡黄，不思饮食，神疲乏力。

2. 八宝坤顺丸

组成：熟地黄、生地黄、白芍、当归、川芎、人参、白术、茯苓、甘草、益母草、黄芩、牛膝、橘红、沉香、木香、砂仁、琥珀。

功用：益气养血调经。

主治：气血两虚所致的月经不调、痛经，症见经期后错、经血量少、行经腹痛。

佛手散

【来源】宋代陈自明著《妇人大全良方》。

治产后血虚劳倦，盗汗，多困少力，咳嗽有痰。

【组成】当归一两（15g）　川芎一两（15g）　黄芪一两（15g）　北柴胡一分（2g）　前胡一分（2g）

【用法】上㕮咀，每服三钱，水一大盏，桃、柳枝各三寸，枣子、乌梅各一枚，姜三片，煎至六分，去滓，温服（现代用法：水煎服）。

【功用】益气养血，行气散邪。

【主治】治产后血虚劳倦，盗汗，多困少力，咳嗽有痰。

【方解】《医方集解》说："当归气味俱厚，为阴中之阴。"当归善滋营养血，功专补血，充盈脉道，其气轻而辛，故又能行血，补中有动，行中有补，为血中之圣药也；川芎性善散，又走肝经，能活血行气，祛风止痛，血中之气药也。二者配伍，互补为用，活血、养血及行气三者并举，血虚能补，血滞能散，而诸血病愈矣，故为君药。黄芪是补气要药，具有补气升阳、固表止汗、生津养血之功，与当归、川芎合用，可增强益气养血之力，为臣。北柴胡具有疏散退热、疏肝解郁、升举阳气之功，能够调和气血；前胡降气化痰，散风清热；乌梅敛肺止咳，生津止渴，二者相配，降气化痰敛肺气；桃枝、柳枝活血化瘀，祛风除湿，助当归、川芎活血通络；枣子补中益气，养血安神，助当归、黄芪益气养血，共为佐药。全方共奏益气养血、行气散邪之功效。

【配伍特点】本方以益气、养血、活血、行气为原则，补而不滞，散而不耗，通补兼施。

【使用注意】本方补而能行，且当归滑润，故阴虚血少者及脾虚便溏者慎用。

【方论选录】以盗汗而用柴、前、川芎，似非宜矣；以咳嗽有痰而用黄芪，又似难用。然以之为君，而柴、前仅用钱许，何多寡之相悬也？要之，产后当以气血为主，故用之耳。惟无邪者宜之。（武之望《济阴纲目》）

【附方】佛手散（《普济本事方》） 当归洗，六两（90g） 川芎洗，四两（60g） 上为末。每三钱，水一盏，煎令泣泣将干。投酒一大盏，止一沸，去渣温服，口噤，灌之，如人行五七里再进，不过二三服便生。功用：活血祛瘀，养血和血。主治：治妇人妊孕五七月，因事筑磕著胎，或子死腹中，恶露下，疼痛不止，口噤欲绝，用此药探之，若不损则痛止，子母俱安。若胎损立便逐下，此药生神妙。。

【临床应用】

佛手散临床用于治疗痛经、多囊卵巢综合征、先兆流产等疾病。对于原发性痛经，佛手散加味能缓解腹痛症状。对于肥胖型多囊卵巢综合征，佛手散合苍附导痰汤加减可改善患者月经后期、经量少、痤疮、黑棘皮症、肥胖等症状。对于先兆流产，佛手散加味能发挥保胎作用，延缓先兆流产进程，改善妊娠结局。此外，佛手散还可用于治疗闭经、子宫肌瘤、冠心病、关节炎、肝硬化、血管性头痛等多种疾病。

【基础研究】

现代研究发现，佛手散具有改善子宫内膜功能、保胎、促进血管生成、抗氧化、护脑等作用。佛手散通过降低异位内膜组织体积和微血管密度，降低血清、子宫、胎盘中的 TNF-α 的水平，防止自然流产的发生；通过降低血清中前列腺素 F2α 及丙二醛的含量、提高谷胱甘肽过氧化物酶及超氧化物歧化酶活性来加速超氧自由基的消除，减轻超氧自由基对子宫平滑肌的进一步损伤，缓解原发性痛经的症状；通过抗氧化应激来治疗脑卒中后遗症；通过抑制单胺氧化酶治疗帕金森病和阿尔茨海默病；通过调节脑－肝－肠轴的小分子缓解认知功能障碍。

【研发现状】

根据佛手散的主治和功用，现已开发出当归调经颗粒、养血当归胶囊等中成药。

1. 当归调经颗粒

组成：当归、熟地黄、川芎、党参、白芍、甘草、黄芪。

功用：补血助气，调经。

主治：贫血衰弱，病后及产后血虚，月经不调，痛经。

2. 养血当归胶囊

组成：当归、白芍、熟地黄、茯苓、炙甘草、党参、黄芪、川芎。

功用：补气养血，调经。

主治：气血两虚所致的月经不调，月经量少，行经腹痛及产后血虚，或见面黄肌瘦、贫血。

举元煎

【来源】明代张介宾著《景岳全书》。

治气虚下陷、血崩血脱、亡阳垂危等证，有不利于归、熟等剂，而但宜补气者，以此主之。

【组成】人参　黄芪炙，各三五钱（各9～15g）　甘草炙，一二钱（3～6g）　升麻炒用，五七分（2～3g）　白术炒，一二钱（3～6g）

【用法】水一盏半，煎七八分，温服（现代用法：水煎服）。

【功用】补气升阳，固脱摄血。

【主治】月经过多、崩漏证属气虚者。经来量多，或淋漓不止，色淡红，质清稀，面色㿠白，气短懒言，肢软无力，或小腹空坠，舌淡，脉细弱。

【方解】方中黄芪甘温入脾，大补元气，益气摄血而兼能升阳，《医学衷中参西录》谓其"能补气、兼能升气，善治胸中大气下陷"，故重用为君；配以人参甘平为臣，大补元气，培补脾胃中气而兼能养阴，二药相须，具有强大的补气助元作用，救血脱亡阳之危。白术苦温，健脾燥湿；升麻气轻，升举下陷元气，二者相辅，补中益气，升阳举陷，共为佐。炙甘草益气补中，调和诸药，与白术相合，助参、芪益气健脾之力，为佐使。本方乃宗《黄帝内经》"虚则补之""劳者温之"及"土位之主……其补以甘"的原则而立法，由李东垣补中益气汤化裁而成，但配伍更加精当，健脾以治气虚之本，升阳以复摄血之职。

【配伍特点】全方以益气升阳为主，气升则血升，药简力专。

【使用注意】证属阴虚火旺、肝经湿热偏盛者忌用。

【方论选录】治气虚下陷、血崩血脱、亡阳垂危等证，有不利于归、熟等剂，而但宜补气者，以此主之……如兼阳气虚寒者，桂、附、干姜，随宜佐用。如兼滑脱者，可加乌梅二个，或文蛤七八分。（吴仪洛《成方切用》）

【附方】升陷汤《医学衷中参西录》 生黄芪六钱（18g） 知母三钱（9g） 柴胡一钱五分（4.5g） 桔梗一钱五分（4.5g） 升麻一钱（3g） 水煎服。功用：益气升陷。主治：大气下陷证。症见气短不足以息，或努力呼吸，有似乎喘，或气息将停，危在顷刻，脉沉迟微弱，或参伍不调。

【临床应用】

举元煎临床用于治疗功能失调性子宫出血、先兆流产、子宫脱垂、盆腔炎、子宫肌瘤、子宫内膜异位症、习惯性流产等疾病。对于功能失调性子宫出血，举元煎可恢复月经量、月经周期的规律性和自限性，维持黄体功能，防止复发。对于先兆流产，举元煎能缓解阴道出血、腰酸、下腹痛或下腹坠胀等症状，发挥保胎作用。对于子宫脱垂，举元煎能改善患者小腹坠痛、阴道胀感不舒、阴道松弛、阴道脱垂等症状。对于慢性盆腔炎，举元煎加减能减轻患者下腹坠胀疼痛及腰骶部胀痛、白带增多等症状。此外，举元煎还可用于治疗尿失禁、妊娠期尿潴留、过敏性紫癜、溃疡性结肠炎等多种疾病。

【基础研究】

目前关于举元煎的实验研究较少。举元煎主要活性成分的药理作用与抗炎、抗氧化和调节自噬等相关。举元煎中的黄芪及其活性成分能够降低体内 TNF-α 的水平，从而减少炎症反应；人参及其活性成分通过调节 miR-155/Notch1/Hes1 通路调控自噬，以减轻细胞缺氧／复氧损伤；升麻及其活性成分通过使 Akt 过表达调节细胞自噬，发挥抗氧化作用。

【研发现状】

根据举元煎的配伍、主治和功用特点，现已开发出中成药参芪丸、人参合剂、补中益气丸、人参北芪胶囊。

1. 参芪丸

组成：党参、黄芪。

功用：补益元气。

主治：用于气虚体弱，四肢无力。

2. 人参合剂

组成：人参。辅料为苯甲酸钠。

功用：大补元气，生津止渴。

主治：用于气虚所致的身倦乏力，食欲不振，心气短，失眠健忘。

3. 补中益气丸

组成：黄芪（蜜炙）、党参、甘草（蜜炙）、白术（炒）、当归、升麻、柴胡、陈皮、生姜、大枣。

功用：补中益气。

主治：用于体倦乏力，内脏下垂。

4. 人参北芪胶囊

组成：人参（生晒参）、黄芪。

功用：扶正固本，补气升阳，强心固脱，补虚生津。

主治：用于体虚欲脱，肢体倦怠，神疲乏力，多梦健忘等症。

养精种玉汤

【来源】清代傅山著《傅青主女科》。

妇人有瘦怯身躯，久不孕育……治法必须大补肾水而平肝木，水旺则血旺，血旺则火消，便成水在火上之卦。方用养精种玉汤。

【异名】养阴种玉汤（《辨证录》）。

【组成】大熟地九蒸，一两（30g） 当归酒洗，五钱（15g） 白芍酒炒，五钱（15g） 山茱萸蒸熟，五钱（15g）

【用法】水煎服。

【功用】滋肾养血，调补冲任。

【主治】不孕症证属肾阴虚者。身瘦不孕，月经提前或闭经，量少色红，或漏下不止，头晕耳鸣，腰酸膝软，形体消瘦，肌肤失润，阴中干涩，五心烦热，失眠多梦，心悸，舌质稍红略干，苔少，脉细数。

【方解】方中熟地黄甘温质润，补阴益精以生血，为养血补虚之要药。金元名医张元素在其著作《珍珠囊》中称其"大补血虚不足，通血脉，益气力"，正可为冲任二脉的运行灌注源源不断的血气。血为气之母，血足气才足。当归味甘而重，专能补血，能推动经血的运行，安生胎，堕死胎。两药相辅，可令冲任脉盛，气血充足，血海有余。冲任调和，助养胎及种子。若形体羸瘦，或先天不足者，为肾阴亏虚导致肝阴不足，形成肝肾阴虚、虚热内扰、里寒外热的局面，极易导致不孕。白芍养血调经，柔肝理气止痛，配当归则补血活血，温通血脉。山茱萸温能通行，辛能走散，酸能入肝，而敛虚热，治妇女体虚，止月水不定并固经，配伍熟地黄更能填精补血。四药相配，共奏滋补肝肾、补血生精之效。

【配伍特点】综观全方，不特补血而纯于填精，精满则子宫易于摄精，血足则子宫易于容物，皆有子之道也。当归与白芍并用，补血敛阴，当归补血活血，性动而走，白芍敛阴，性静而主守。二药合用，则补血敛阴，互纠其偏，互助其用。

【使用注意】脾胃虚寒、痰湿凝滞者忌用。

【方论选录】经云"精不足者，补之以味"。熟地黄藉酒蒸熟，甘温柔润，气味浓厚，直达下焦，以滋心肾、养肝血、填精补髓见长，前人云："阴虚而神散者，非熟地之守不足以聚之；阴虚而火升者，非熟地之重不足以降之；阴虚而躁动者，非熟地之静不足以镇之。"（《本草正义》）故方中重用为君。山茱萸酸温，补益肝肾而涩精，为臣。君臣相伍，共建滋阴养肾之功。白芍酸甘，补血敛阴；当归辛甘而温，补血和血，二药开合有度，养血和血之功最良，与熟地黄相伍，不但取"乙癸同源"之意，能使本方填精补血之功更著，而且兼能养肝调经，故为佐使。综观全方，专于滋补肝肾精血，走守结合而以守为主。（文乐兮《中医妇科方剂选讲》）

【附方】开郁种玉汤（《傅青主女科》） 白芍酒炒，一两（30g） 香附酒炒，三钱（9g） 当归酒洗，五钱（15g） 白术土炒，五钱（15g） 丹皮酒洗，三钱（9g） 茯苓去皮，三钱（9g） 花粉二钱（6g） 水煎服。功用：疏肝解郁，理血调经。主治：不孕症证属肝气郁结者。症见婚久不孕，月经或先或后，量或多或少，经来腹痛，经前烦怒，胸乳胀痛，舌暗红，边有瘀斑，脉弦细。

【临床应用】

养精种玉汤主要用于治疗原发性或继发性不孕症。对于不孕症，养精种玉汤可改善患者的子宫内膜容受性，有效调节激素水平。养精种玉汤还可从子宫内膜形态及子宫动脉血流阻力方面优化子宫内膜着床条件，进而提高临床妊娠率。此外，养精种玉汤还可治疗功能失调性子宫出血、卵巢功能衰退、多囊卵巢综合征、未破裂卵泡黄素化综合征等多种妇科疾病。

【基础研究】

现代研究发现，养精种玉汤具有促进卵泡发育、促排卵、维持体内激素平衡等作用。养精种玉汤通过调节 Rictor/mTORC2 和 PI3K/AKt 通路及调节卵巢 RNA-m6A 修饰来改善卵巢储备功能；通过调节 Akt/mTOR 信号通路调节激素水平，改善内分泌紊乱，减少颗粒细胞凋亡，促进卵泡发育；通过调节体内雌孕激素和泌乳素的平衡，改善闭经泌乳综合征的症状。

【研发现状】

根据养精种玉汤的配伍、主治和功用特点，现已开发出四物合剂等相关中成药。

四物合剂

组成：当归、川芎、白芍、熟地黄。

功用：调经养血。

主治：血虚所致的面色萎黄、头晕眼花、心悸气短及月经不调。

凉血四物汤

【来源】清代吴谦著《医宗金鉴》。

凉血四物渣鼻红，散瘀化滞又调荣，芩苓四物陈红草，姜煎加酒入五灵。

【组成】当归 生地 川芎 赤芍 黄芩酒炒 赤茯苓 陈皮 红花酒洗 甘草生，各一钱（各3g）

【用法】水二盅，姜三片，煎八分，加酒一杯，调五灵脂末二钱，热服（现代用法：姜三片，酒水煎服，五灵脂后下）。

【功用】凉血调荣，散瘀化滞。

【主治】酒渣鼻血热瘀阻证。症见鼻暗红增大，凹凸不平，稍硬，红丝缠绕，生发痤疮，舌暗或有瘀点。

【方解】方中红花、当归活血化瘀，软坚散结；五灵脂散瘀化滞，使营卫流通以滋营血，共为君药。川芎活血行气，为血中之气药，既行气以促血行；生地黄、赤芍凉血散瘀，清热解毒，共为臣药。茯苓、陈皮、生姜燥湿健脾化痰，佐凉血之品以调脾胃湿热，又防寒凉滞碍脾胃运化；黄芩清肺中伏火；生甘草清热解毒，调和诸药，共为佐使药。诸药合用，共奏凉血调荣，散瘀化滞之效。

【配伍特点】组方以清热、凉血、活血、祛瘀为原则。动静结合，清热凉血而又兼能活血理气，凉血而不留瘀，活血则热无所居而易散；又能清在内之血热，釜底抽薪，则在外之热邪也可自得消散。

【使用注意】寒湿内盛之皮肤病患者慎用。

【方论选录】酒渣鼻，生于鼻准及两翅，由胃火熏肺，兼风寒外束，血瘀凝结，故先红后紫，久变为黑，最为缠绵。宜宣肺郁，化滞血，次凉血，使荣卫流通。重者初服麻黄宣肺酒。麻黄枝、麻黄根各二两。酒五斤浸药，坐滚汤锅中，煮三炷香久，露一夜，早晚各吃三杯，至三五日流脓成疮，半月内则脓尽，尽则色红，红退先黄后白而愈。轻者只服凉血四物汤。当归、生地黄、赤芍、川芎、赤茯、炒芩、陈皮、甘草、红花各一钱。临服，酒调五灵脂末一钱兑服。（郑玉坛《彤园医书·妇人科》）

【附方】凉血四物汤《外科大成》 当归 川芎 赤芍 生地 苏木 连翘 黄连 防风各一钱（各3g） 甘草五分（1.5g） 水二盅，煎八分，食远服。功用：凉血活血。主治：血虚脓疥，寒热肿胀作痛。

【临床应用】

凉血四物汤临床主要用于治疗玫瑰痤疮（酒渣鼻）、痤疮、银屑病、过敏性紫癜等疾病。对于酒渣鼻，凉血四物汤能改善患者的瘙痒、疼痛、皮损等临床症状。对于痤疮，凉血四物汤联合穴位挑刺放血效果良好。对于寻常型银屑病，凉血四物汤可有效缓解皮肤炎症状态，减少鳞屑附着，减轻瘙痒感等症状。对于过敏性紫癜，凉血四物汤能改善患者皮下出血、腹痛、关节肿胀、低热、关节疼痛等临床症状。此外，凉血四物汤还可用于治疗脂溢性皮炎、脱发、外阴瘙痒症等多种疾病。

【基础研究】

目前关于凉血四物汤的实验研究很少。已有研究发现，凉血四物汤治疗血热型寻常型银屑病可能是通过调节外周血 CD4$^+$、CD8$^+$T 细胞水平而起作用，且凉血四物汤治疗后，患者血浆中 CD4$^+$、CD25$^+$、Treg 表达上升、sIL-2R 表达降低。

【研发现状】

根据凉血四物汤的主治和功用特点，现已开发出中成药化瘀祛斑胶囊。

化瘀祛斑胶囊

组成：柴胡、薄荷、黄芩、当归、红花、赤芍。

功用：疏风清热，活血化瘀。

主治：黄褐斑，酒渣鼻，粉刺。

第三节　气血双补剂

大补元煎

【来源】明代张介宾著《景岳全书》。

治男妇气血大坏，精神失守危剧等证。

【组成】人参少则用一二钱，多则用一二两（30～60g）　山药炒，二钱（6g）　熟地少则用二三钱，多则用二三两（60～90g）　杜仲二钱（6g）　当归二三钱（6～9g）　山茱萸一钱（3g）　枸杞二三钱（6～9g）　炙甘草一二钱（3～6g）

【用法】水二盅，煎七分，食远温服（现代用法：水煎服，空腹服）。

【功用】益气养血调经。

【主治】月经后期证属血虚气弱者。经期延后，量少，色淡红，质清稀无块，经后少腹隐痛，或头晕眼花，心悸少寐，面色苍白或萎黄，舌质淡，脉细弱。

【方解】大补元煎顾名思义，即大补元气之谓也。方中人参大补元气为君，气生则血长。熟地黄、当归补血养营，使经血有源，为臣。君臣相伍，气生血长，气血并补。山药补脾益气，佐人参以益气血生化之源；枸杞子、山茱萸滋肝肾，益精血；杜仲补肝肾，调冲任，共为佐药。炙甘草既助人参补气健脾，又调和诸药，为佐使。其中人参与熟地黄相配，即景岳之两仪膏，善治精气大耗之证。诸药配合，大补真元，益气养血，故张氏曾称此方为"救本培元第一要方"。

【配伍特点】全方肝、脾、肾三脏同治，气血阴精同补，健脾益气以生血，滋肾养肝以充血，血足冲任盛，血海按时满溢。

【使用注意】肝火亢盛、湿热内蕴、气滞血瘀者忌用。

【方论选录】治男妇气血大坏，精神失守危剧等证。此回天赞化、救本培元第一要方。本方与后右归饮出入互思……如元阳不足多寒者，于本方加附子、肉桂、炮姜之类，随宜用之。如气分偏虚者，加黄芪、白术。如胃口多滞者不必用。如血滞者，加川芎，去山茱萸。如滑泄者，加五味、补骨脂之属。（张介宾《景岳全书》）

【临床应用】

大补元煎临床用于治疗偏头痛、良性阵发性位置性眩晕、子宫发育不良、肾病综合征、骨质疏松症等疾病。对于偏头痛，大补元煎能减轻患者头痛症状，缩短头痛持续时间，减少发作次数。对于良性阵发性位置性眩晕，大补元煎可以缓解残余头晕症状，提高复位后残余头晕患者的生活质量。对于子宫发育不良，大补元煎可以调节月经的期、量、色、质，促进子宫发育。对于肾病综合征，大补元煎加减方能够缓解患者的蛋白尿、血尿等症状。对于骨质疏松症，大补元煎加减方能有效降低中青年胸腰椎骨折内固定术后"空壳现象"的发生率，减轻患者术后疼痛，改善患者术后脾胃功能，防止便秘，防止患者骨密度丢失。此外，大补元煎还可用于治疗功能失调性子宫出血、排卵障碍性不孕、原发性或继发性闭经、支气管哮喘、过敏性紫癜等多种疾病。

【基础研究】

现代研究发现，大补元煎具有改善卵巢功能、护脑、改善认知功能等作用。大补元煎通过调节 FOXO3a 介导的 PI3K/AKt 信号通路改善卵巢功能。大补元煎还可通过调控 AMPK/SIRT1 信号通路、PI3K/AKt/GSK–3β 信号通路缓解阿尔茨海默病的临床症状；通过上调 BDNF/TrkB/CREB 信号通路改善海马突触可塑性。

【研发现状】

根据大补元煎的组成、主治和功用特点，现已开发出大补元煎丸、十全大补丸等相关中成药。

1. 大补元煎丸

组成：熟地黄、当归、枸杞子、党参、山药（麸炒）、杜仲（盐炒）、山茱萸、炙甘草。

功用：益气养血，滋补肝肾。

主治：肝肾不足，气血两亏证。症见精神疲惫，心悸健忘，头晕目眩，四肢酸软。

2.十全大补丸

组成：党参、白术（炒）、茯苓、炙甘草、当归、川芎、白芍（酒炒）、熟地黄、炙黄芪、肉桂。

功用：温补气血。

主治：用于气血两虚所致的面色苍白，气短心悸，头晕自汗，体倦乏力，四肢不温，月经量多。

泰山磐石散

【来源】明代张介宾著《景岳全书》。

治妇人血气两虚，或肥而不实，或瘦而血热，或脾肝素虚，倦怠少食，屡有堕胎之患。此方平和，兼养脾胃气血。

【组成】人参一钱（3g）　黄芪一钱（3g）　当归一钱（3g）　川续断一钱（3g）　黄芩一钱（3g）　川芎八分（2g）　白芍药八分（2g）　熟地八分（2g）　白术二钱（6g）　炙甘草五分（1.5g）　砂仁五分（1.5g）　糯米一撮（3g）

【用法】水一盏半，煎七分，食远服。考原方用量较小，服法亦有讲究："但觉有孕，三五日常用一服，四月之后方无虑也。"（现代用法：水煎服）。

【功用】益气健脾，养血安胎。

【主治】气血虚弱，胎元不固证。胎动不安，屡孕屡堕，腰酸神疲，倦怠乏力，不思饮食，面色淡白，舌质淡，苔薄白，脉滑无力或细弱。

【方解】

方中人参大补元气以固胎元，熟地黄补血滋阴以养胎元，二者配伍，以复冲任气血不足之本，共为君药。黄芪益气升阳，协人参既可补气升阳以助胎元之固，又能补后天之本而滋气血生化之源；当归、川芎、白芍养血调肝，合熟地黄则补血养胎之功尤著，同为臣药。续断补肝肾，调血脉，为安胎之要药，《本草汇言》谓其"补续血脉之药……所损之胎孕，非此不安"，与方中熟地黄相伍，俱能补肝肾、固冲任而安胎；白术健脾安胎；黄芩清热安胎，其性寒凉，又可制诸药温燥之偏；少量砂仁芳香醒脾，理气和胃，既可防益气养血之品滋腻碍胃，又有安胎之效，俱为佐药。糯米甘平，补脾养胃，调药和中，其黏腻之性有助于安胎，用为佐使。全方共奏补益气血、调养肝肾、安固胎元之效。

本方系八珍汤去茯苓，加黄芪、续断、砂仁、黄芩、糯米而成。去茯苓者，因其淡渗，易使津液下行外泄，不利养胎；加黄芪、续断、砂仁、黄芩、糯米者，补脾益肾，和胃清热，意在养胎固胎，使胎元坚如"泰山磐石"。由此，变单纯补益气血之剂为妇科安胎要方。

【配伍特点】本方配伍特点有二：一是益气养血药配伍安胎之品，以收补虚安胎之功；二是补脾养肝益肾并用。因冲任皆隶属于肾，女子以肝为先天，脾为后天之本、气血生化之源，故本方宜于妇人气血虚损证候的治疗。

【使用注意】戒房事、恼怒，忌酒等辛热之物。

【方论选录】徐东皋曰：妇人凡怀胎二三个月，惯要堕落，名曰小产，此由体弱气血两虚，脏腑火多，血分受热，以致然也。医家又谓安胎，多用艾、附、砂仁热补，尤增祸患而速其堕矣。殊不知血气清和，无火煎烁，则胎自安而固。气虚则提不住，血热则溢妄行，欲其不堕，得乎？香附虽云快气开郁，多用则损正气；砂仁快脾气，多用亦耗真气，况香燥之性，气血两伤，求以安胎，适又损胎而反堕也。今惟泰山磐石散、《千金》保孕丸二方，能夺化工之妙，百发百效，万无一失，甫故表而出之，以为好生君子共知也。（张介宾《景岳全书》）

【附方】保产无忧散（《傅青主女科》）当归酒洗，钱半（4.5g）　炒黑芥穗八分（2.5g）　川芎钱半（4.5g）　艾叶炒，七分（2g）　枳壳面炒，六分（2g）　炙黄芪八分（2.5g）　菟丝子酒炒，钱四分（5g）　厚朴姜炒，七分（2g）　羌活五分（1.5g）　川贝母去心，一钱（3g）　白芍酒炒，钱二分（3.5g）　甘草五分（1.5g）　姜三片　水煎温服。保胎，每月三五服；临产热服，催生如神。功用：益气养血，理气安胎，顺产。主治：妊娠胎动，腰疼腹痛，势欲小产；或临产时交骨不开，横生逆下；或子死腹中。

【临床应用】

泰山磐石散临床主要用于治疗先兆流产、习惯性流产等疾病。对于气血虚弱、胎元不固的先兆流产患者，泰山磐石散能改善患者的症状，提高保胎成功率，减少不良反应。对于屡有流产史的患者，泰山磐石散表现出良好的疗效，能够有效预防习惯性流产。此外，泰山磐石散还可用于治疗妊娠糖尿病、重症肌无力等疾病。

【基础研究】

现代研究发现，泰山磐石散具有保胎、抗氧化、调节免疫、抗炎等作用。泰山磐石散通过调节 Treg/Th17 免疫平衡，治疗习惯性流产；通过调节 Keap1/Nrf2/HO-1 抗氧化信号通路，修复流产后的子宫蜕膜；通过降低 TNF-α、IL-1β 和 IL-6 等促炎细胞因子水平而缓解自然流产。

【研发现状】

根据泰山磐石散的主治和功用特点，现已开发出孕康颗粒、安胎丸、人参养荣丸、参芪复脉颗粒等相关中成药。

1. 孕康颗粒

组成：山药、续断、黄芪、当归、狗脊（去毛）、菟丝子、桑寄生、杜仲（盐制）、补骨脂、党参、茯苓、白术（焦）、阿胶、地黄、山茱萸、枸杞子、乌梅、白芍、砂仁、益智、苎麻根、黄芩、艾叶。

功用：健脾固肾，养血安胎。

主治：肾虚型和气血虚弱型先兆流产，习惯性流产。

2. 安胎丸

组成：当归、川芎（制）、黄芩、白芍（炒）、白术。

功用：养血安胎。

主治：妊娠血虚，症见胎动不安，面色淡黄，不思饮食，神疲乏力。

3. 人参养荣丸

组成：人参、白术（土炒）、茯苓、炙甘草、当归、熟地黄、白芍（麸炒）、炙黄芪、陈皮、远志（制）、肉桂、五味子（酒蒸）。

功用：温补气血。

主治：心脾不足，气血两亏，形瘦神疲，食少便溏，病后虚弱。

4. 参芪复脉颗粒

组成：人参（生晒）、黄芪（蜜炙）、麦冬、三七、五味子、炙甘草。

功用：益气养阴，活血复脉。

主治：用于心肌炎恢复期气阴两虚证。

第四节　补阴剂

益胃汤

【来源】清代吴瑭著《温病条辨》。

阳明温病，下后汗出，当复其阴，益胃汤主之。

【组成】沙参三钱（9g）　麦冬五钱（15g）　冰糖一钱（3g）　细生地五钱（15g）　玉竹炒香，一钱五分（4.5g）

【用法】水五杯，煮取二杯，分二次服，渣再煮一杯服（现代用法：水煎服）。

【功用】养阴益胃。

【主治】胃阴虚证。胃脘灼热隐痛，饥不欲食，口干咽燥，舌红少苔，脉细数。

【方解】胃阴不足，阴虚生热，故方中重用细生地黄、麦冬，味甘性寒，养阴清热，生津润燥，并入血分，凉血养阴，为甘凉益胃之佳品，共为君药。北沙参、玉竹，养阴生津益胃，助生地黄、麦冬益胃养阴之力，为臣药。冰糖濡养肺胃，调和诸药，为佐使药。诸药合用，共奏养阴益胃之效。

【配伍特点】全方甘凉清润，重在益胃，清而不寒，润而不腻。

【使用注意】外邪未清，湿热未净，痰湿中满者慎用。

【方论选录】夫伤寒传入阳明，首虑亡津液，而况温病传入阳明，更加汗、下后者乎？故虽邪解，胃中津液枯槁已甚，若不急复其阴，恐将来液亏燥起，干咳、身热等证有自来矣。阳明主津液，胃者五脏六腑之海。凡人之常气，皆禀于胃，胃中津液一枯，则脏腑皆失其润泽。故以一派甘寒润泽之品，使之引入胃中，以复其阴，自然输精于脾，脾气散精，上输于肺，通调水道，下输膀胱，五经并行，津自生而形自复耳。（张秉成《成方便读》）

【临床应用】

益胃汤临床主要用于治疗消化系统疾病如慢性胃炎、消化不良、小儿厌食症等；内分泌疾病如糖尿病、甲状腺功能亢进症等。对于慢性胃炎，益胃汤能改善患者的胃脘部不适、饱胀、食欲不振、反酸等消化道症状。对于小儿厌食症，益胃汤能健脾开胃，改善食欲和消化功能。对于糖尿病，益胃汤能降低血糖水平，同时减轻患者的口渴、多饮等症状。此外，益胃汤还可用于治疗肺结核、慢性支气管炎、慢性咽炎、动脉硬化性闭塞症等多种疾病。

【基础研究】

现代研究发现，益胃汤具有改善胃肠功能、抗炎、免疫调节、抗疲劳、延缓衰老等作用。益胃汤可调节胃黏膜表皮生长因子受体、碱性成纤维细胞生长因子的表达，以加速溃疡黏膜再生和黏膜下组织结构重建，促进溃疡愈合，保护胃黏膜。益胃汤可通过抑制炎症因子分泌，提高机体抗氧化能力，促进胃黏膜保护因子的产生，促进上皮再生与血管发育，使溃疡愈合。加减益胃汤能提高胃蛋白酶活性，调节胃酸分泌，调节血浆胃动素、神经降压素的紊乱状态，并下调结肠胆囊收缩素 B 受体的表达，缓解胃肠平滑肌紧张或痉挛状态，促进胃肠运动和消化功能恢复正常。益胃汤能调节中枢单胺类神经递质代谢，调节细胞免疫功能，缓解躯体及心理应激状态，促进疲劳状态的恢复，提高学习记忆能力。益胃汤可调节 Cryab、Hspbp1、Rheb、Tf、CamK2g、Gnail、Anxa5 等基因表达水平，调控相关通路的上下游基因表达，从而抑制炎症反应、调控细胞凋亡、增殖和信号转导，发挥延缓衰老、改善卵巢储备功能的作用；通过改善卵泡生长的激素内环境、促进卵泡生长、增加卵巢抑制素的分泌、抑制促甲状腺激素、改善卵巢血供、提高激素受体表达、抑制卵巢细胞凋亡及调节生殖轴基因表达等途径延缓卵巢衰老。益胃汤有类雌激素样作用，能升高下丘脑 5- 羟色胺、雌二醇、孕酮、β- 内啡肽水平及 5- 羟色胺 / 去甲肾上腺素、雌二醇 / 睾酮比值，降低下丘脑多巴胺、睾酮、促卵泡生成素、促黄体生成素水平及多巴胺 / 去甲肾上腺素、促卵泡生成素 / 促黄体生成素比值，从而调节下丘脑神经递质及神经内分泌紊乱状态，发挥延缓生殖轴衰老的作用。益胃汤可通过下调 Notch 信号通路 Notch1、Delta1、Jagged1 表达，纠正 Th1/Th2 之间的免疫漂移和外周血清中 T 细胞亚群紊乱，以改善免疫功能，抑制异位内膜组织的血管新生以抑制异位内膜组织生长，并改善其病理形态学。

【研发现状】

根据益胃汤的主治和功用，现已开发出阴虚胃痛颗粒、养胃舒胶囊等相关中成药。

1. 阴虚胃痛颗粒

组成：北沙参、麦冬、石斛、川楝子、玉竹、白芍、甘草（炙）。

功用：养阴益胃，缓中止痛。

主治：胃阴不足引起的胃脘隐隐灼痛，口干舌燥，纳呆干呕等；慢性胃炎见上述症状者。

2. 养胃舒胶囊

组成：党参、陈皮、黄精（蒸）、山药、玄参、乌梅、山楂、北沙参、干姜、菟丝子、白术（炒）。

功用：滋阴养胃。

主治：慢性胃炎，症见胃脘灼热，隐隐作痛。

一贯煎

【来源】清代钱敏捷著《医方絜度》。

一贯煎（柳洲）主肝血衰少，脘痛，胁疼。

【组成】北沙参一钱五分（4.5g）　麦冬一钱五分（4.5g）　当归一钱五分（4.5g）　枸杞三钱（9g）　生地三钱（9g）　川楝子二钱（6g）　口苦燥者，加酒炒川连

【用法】水煎服。

【功用】滋养肝肾，疏肝理气。

【主治】肝肾阴虚，肝气郁滞证。胸脘胁痛，吞酸吐苦，咽干口燥，舌红少津，脉细弱或虚弦。亦治疝气瘕聚。

【方解】方中重用生地为君，滋阴养血，补益肝肾以滋水涵木。枸杞性平味甘，长于滋阴补肝；当归为血中之气药，长于补血养肝，且补中有行，寓疏肝调血之能于养血补肝之功中；北沙参、麦冬滋养肺胃之阴，养肺阴以佐金平木，

养胃阴以扶土抑木，四药皆可配合君药以补肝体，育阴而涵阳，为臣药。佐以辛凉之川楝子疏肝泻热，理气止痛，一则可疏肝理气止胁痛，二则可清虚热及气郁所化之火，三则可防滋阴药滋腻碍胃，为佐药。诸药合用，使肝体得以濡养，肝气得以条达，则诸症自愈。

【配伍特点】滋水涵木，佐金平木，扶土抑木三法并用；在大队滋阴养血药中，少佐一味川楝子以疏肝理气，使补而不滞，理气又不耗伤阴血。

【使用注意】兼有停痰积饮而舌苔白腻、脉沉弦者，不宜使用。

【方论选录】凡胁肋胀痛，脘腹揹撑，多是肝气不疏，刚木恣肆为病。治标之法，每用香燥破气，轻病得之，往往有效。然燥必伤阴，液愈虚而气愈滞，势必渐发渐剧，而香药、气药不足恃矣。若脉虚舌燥，津液已伤者，则行气之药，尤为鸩毒。柳州此方，虽从固本丸、集灵膏二方脱化而来，独加一味川楝，以调肝气之横逆，顺其条达之性，是为涵养肝阴第一良药。凡血液不充、经脉窒滞、肝胆不驯而变生诸病者，皆可用之。苟无停痰积饮，此方最有奇功……治肝胃病者，必知有此一层理法，而始能觉悟专用青、陈、乌、朴、沉香、木香等药之不妥。且此法固不仅专治胸胁脘腹揹撑胀痛已也，有肝肾阴虚而腿膝酸痛、足软无力，或环跳、髀枢、足跟掣痛者，授以是方，皆有捷效，故亦治痫后风及鹤膝、附骨、环跳诸症……口苦而燥，是上焦之郁火，故以川连泄火。连本苦燥，而入于大剂养阴队中，反为润燥之用，非神而明之，何能辨此？（张山雷《中风斠诠》）

【附方】七宝美髯丹《医方集解》引邵应节方 何首乌两斤（1000g） 茯苓半斤（250g） 牛膝半斤（250g） 当归半斤（250g） 枸杞子半斤（250g） 菟丝子半斤（250g） 补骨脂四两（120g） 为蜜丸，每丸重10g，每次1丸，一日2次，淡盐开水送服。功用：滋肾水，补肝血。主治：肝肾不足，须发早白，齿牙动摇，梦遗滑精等。

【临床应用】

一贯煎临床主要用于治疗慢性肝炎、慢性胃炎、胃及十二指肠溃疡、肋间神经痛、神经症等疾病。对于慢性肝炎和慢性胃炎，一贯煎能够改善患者胸脘胁痛、吞酸吐苦、咽干口燥、舌红少津等症状。对于胃及十二指肠溃疡，一贯煎可改善患者的疼痛、出血症状及营养状况，促进溃疡愈合。对于肋间神经痛和神经症，一贯煎能够缓解患者的疼痛和精神症状。此外，一贯煎还可用于治疗更年期综合征、干燥综合征、高血压病、肺结核等多种疾病。

【基础研究】

现代研究发现，一贯煎具有保肝、抗肝纤维化、抗辐射、抗肿瘤等作用。一贯煎能抑制巨噬细胞 M_1 极化，抑制非经典 Wnt5a/Fzd2 信号通路活化，并调节经典 Wnt 信号通路，抑制肝祖细胞向肌成纤维细胞分化，提高 M_1 型骨髓巨噬细胞水平，改善肝脏炎症反应，延缓肝硬化的进展；降低 TNF-α 表达，增加促凋亡蛋白 Bax 和核酸氧化损伤修复酶表达，抑制肝细胞 DNA 损伤；调节肝组织内基质金属蛋白酶 -1/ 基质金属蛋白酶抑制剂 -1 比值，促进胶原纤维降解，从而抗肝纤维化。一贯煎及其有效成分可减轻肝硬化肝组织坏死炎症和胶原纤维沉积，下调 Hyp、α-SMA、CD31、VEGF、VEGFR 和 HIF-1α 的表达，通过抑制 HIF-1α/VEGF 信号通路抑制肝脏血管生成，改善肝脏缺氧微环境。一贯煎还能调控 EGFR 信号通路及其下游侵袭转移相关蛋白的表达，发挥抑制肝癌细胞侵袭转移的作用。此外，一贯煎可调节亚油酸、苯丙氨酸、酪氨酸、色氨酸等的生物合成和代谢，改善辐射导致的小鼠损伤；通过增加慢性萎缩性胃炎癌前病变患者的胃黏膜血流量，改善胃黏膜病变；通过抑制 $TGF-β_1$/Smad 通路激活来调节甲状腺功能。

【研发现状】

根据一贯煎的主治和功用，现已开发出中成药一贯煎颗粒。

一贯煎颗粒

组成：北沙参、麦冬、当归、枸杞、生地黄、川楝子。

功用：滋阴疏肝。

主治：肝血不足，血燥气郁证，症见胸脘胁痛，吞酸吐苦，咽干口燥，舌红少津，脉细弱或虚弦。亦治疝气、瘕聚。

两地汤

【来源】清代傅山著《傅青主女科》。

又有先期经来只一二点者，人以为血热之极也，谁知肾中火旺而阴水亏乎……治之法不必泄火，只专补水，水既足而火自消矣，亦既济之道也。方用两地汤。

【组成】大生地酒炒，一两（30g）　元参一两（30g）　白芍酒炒，五钱（15g）　麦冬肉五钱（15g）　地骨皮三钱（9g）　阿胶三钱（9g）

【用法】水煎服。

【功用】养阴清热，凉血调经。

【主治】月经先期证属阴虚血热者。经期提前，量少色红，质黏稠，颧赤潮热，手足心热，咽干口燥，舌红，苔少，脉细数。

【方解】方中生地黄滋阴清热凉血，地骨皮养阴退热除蒸，"两地"配伍，既清骨中之热，又滋肾中之水，且不损伤胃气，为君药。玄参、麦冬肉滋阴壮水，与生地黄配伍，使"水盛而火自平"，为臣药。阿胶甘平，气味俱阴，能养肝血而滋肾阴，具有滋阴养血止血之功；白芍入肝经，能养血调经，滋阴柔肝，亦助君臣滋阴养血之功，共为佐药。诸药合用，共奏养阴润燥、清虚热之功。

【配伍特点】全方重在滋阴壮水，为纯补水之味，水足则火自潜，阴复则阳自秘。正如《傅青主女科》在方前解释所言："治之法不必泄火，只专补水，水既足而火自消矣，亦既济之道也。"

【使用注意】热盛血瘀之月经先期者不宜使用。脾胃虚寒、大便溏泻者慎用。

【方论选录】此方之用地骨、生地，能清骨中之热。骨中之热，由于肾经之热，清其骨髓，则肾气自清，而又不损伤胃气，此治之巧也。况所用诸药，又纯是补水之味，水盛而火自平理也。（傅山《傅青主女科》）

【附方】约阴丸《景岳全书》 当归　白术炒　芍药酒炒　生地黄　茯苓　地榆　黄芩　白石脂煅　北五味　丹参　川续断各等分　上为末，炼蜜为丸，每次6～9g，每日2次。功用：滋阴降火，固冲调经。主治：妇人血海有热，月经先期或经血过多者。

【临床应用】

两地汤临床用于治疗月经先期、崩漏、绝经前后诸证、产后发热等疾病。对于月经先期，两地汤能使患者的月经周期恢复正常，月经量增加、色红质稠的症状得以改善。对于崩漏，两地汤可以改善患者临床症状，短时间内止血。对于绝经前后诸证，两地汤能改善患者潮热、汗出、心悸、眩晕、月经变化等症状。对于产后发热，两地汤可以缓解发热持续不退或突然高热寒战症状。此外，两地汤还可用于治疗胎漏、胎动不安、头痛、不寐、心悸等多种疾病。

【基础研究】

现代研究发现，两地汤具有降糖、降脂、调节内分泌等作用。两地汤能降低糖尿病小鼠的血糖和血清胰岛素水平，并降低2型糖尿病高脂血症大鼠的体重，阻止肥胖发生；两地汤对拟更年期阴虚内热大鼠紊乱的生殖、内分泌系统有正向调节作用，可有效降低血清中的促卵泡激素、促黄体生成素、催乳素水平，提高血清雌二醇水平，并明显增加其子宫质量，提高阴道上皮细胞角化程度，降低肛温。

【研发现状】

根据两地汤的主治和功用，现已开发出中成药维血宁颗粒。

维血宁颗粒

组成：虎杖、炒白芍、仙鹤草、地黄、鸡血藤、熟地黄、墨旱莲、太子参。

功用：滋阴养血，清热凉血。

主治：阴虚血热所致的出血。

驻景丸

【来源】宋代王怀隐著《太平圣惠方》。

治肝肾俱虚，眼常昏暗，宜服驻景丸方。

【异名】加减驻景丸（《普济方》卷七十二）。

【组成】菟丝子酒浸三日，曝干，别捣为末，五两（150g）　车前子三两（90g）　熟干地黄三两（90g）

【用法】上件药，捣罗为末，炼蜜和捣，丸如梧桐子大。每于空心，以温酒下三十丸，晚食前再服（现代用法：蜜制小丸，一次服10g，一日3次，亦可水煎服，用量按原方比例酌减）。

【功用】滋肾养血，补肝明目。

【主治】肝肾阴虚，眼生昏翳。视力减退，眼常昏暗，视物昏花，或生翳障，视物不明，迎风流泪。

【方解】目为肝窍，瞳子神光属肾，故肝肾阴虚，则目昏暗也。方中菟丝子既补肾阳，又补肾阴，且能补肝明目，为方中君药。干地黄甘平，功专滋养肝肾之阴，为臣药。君臣相合，补肾精，益肝阴，上润目窍，肝血充则目得血而能视，肾精足则脑髓得充而眼目精明。车前子清肝明目，利小便而不走气，以此泻邪，则补药更为得力，张子和曰："目赤肿，是厥阴肝经风热，利小便，能去肝经风热。"故取车前子为佐药。白蜜和丸，取蜜之甘缓以增补益之功，又调和药性；温酒送下，以助药力，为佐使之用。药仅三味，药力和缓，功专补肝肾以增目力，为治由虚而致眼目昏花的代表方。

【配伍特点】车前子与熟地黄、菟丝子合用，使其补中有泻，则补不留邪。

【使用注意】肝火上炎之目赤昏花者忌用。

【方论选录】驻景丸治肝肾虚，眼昏翳。熟地黄、车前子（各三两），菟丝子（酒煮，五两）。为末，炼蜜丸，桐子大。每服五十丸，食前白茯苓、石菖蒲汤任下。又方，加枸杞子一两半，尤佳。（王肯堂《证治准绳》）

【附方】

1.驻景丸（《圣济总录》）车前子　菟丝子酒浸，另捣　决明子微炒　羚羊角镑　防风去叉，各等分　上五味，捣罗为末，炼蜜和丸，如梧桐子大，每服三十丸，食后临卧，温熟水下。功用：补肾益精，清肝明目。主治：目视眈眈。

2.加减驻景丸（《普济方》）车前子略炒，三两（90g）　熟地黄洗　当归去尾，各五两（各150g）　楮实子无翳膜则不用　川椒炒，出火毒，各一两（各30g）　五味子　枸杞子各二两（各60g）　菟丝子酒浸软漉出，焙九分干，称半斤（250g）　上药为末，蜜糊丸，如梧桐子大，每服三十丸，空心食前温酒下，盐汤下亦可。功用：补肝益肾明目。主治：肝肾气虚，视物眈眈，血少气多，两目渐暗。

【临床应用】

驻景丸临床主要用于治疗青少年近视、老年性黄斑变性、视神经萎缩、干眼症、中心性浆液性脉络膜视网膜病变、原发性视网膜色素变性等眼科疾病。对于老年性黄斑变性，驻景丸加减方内服配合血栓通注射液静脉推注可改善患者临床症状。对于视神经萎缩，驻景丸加减方能改善患者的视力、视野。对于肝肾亏虚型干眼症，驻景丸加减方可改善患者的眼睛干涩、眼部酸胀、瘙痒等症状，提高患者的生活质量。对于高度近视性黄斑出血，驻景丸加减方能缓解其出血症状。

【基础研究】

现代研究发现，驻景丸具有抗氧化、抗炎、保护视神经等作用。驻景丸加减可激活 Nrf2 通路，上调下游靶基因酶 HO-1、NQO-1 的表达，快速清除活性氧、丙二醛，并增强自噬，加快清除氧化损伤的细胞器，对干性年龄相关性黄斑变性模型小鼠视网膜有保护作用；可通过抑制 AKT/mTOR/HIF-1α/VEGF 及 TLR-4/NF-κB/IL-6ADDIN 信号通路的激活，发挥抑制脉络膜新生血管形成的作用；可通过调控凋亡相关蛋白的表达，减轻近视形成过程中及已形成近视的视网膜细胞凋亡，抑制小胶质细胞活化，增强自噬，调控线粒体动力学关键蛋白 MFN1、OPA1、DRP1，保护视网膜线粒体等途径，对近视小鼠视网膜发挥保护作用；驻景丸活性成分异鼠李素、槲皮素和山奈酚均可促进碘酸钠损伤的 ARPE-19 细胞增殖，并可抑制 STAT3 信号通路，进而抑制凋亡蛋白表达，对老年性黄斑变性有保护作用。

【研发现状】

根据驻景丸的主治和功用，现已开发出驻景丸、金花明目丸等相关中成药。

1. 驻景丸

组成：菟丝子、车前子、熟地黄。

功用：滋肾养血，补肝明目。

主治：肝肾阴虚，症见视力减退，眼常昏暗，视物昏花，或生翳障，视物不明等。

2. 金花明目丸

组成：熟地黄、盐菟丝子、车前子（炒）、枸杞子、五味子、白芍、黄精、党参、川芎、菊花、炒决明子、密蒙花、炒金荞麦、山楂、升麻。

功用：补肝，益肾，明目。

主治：老年性白内障早中期肝肾不足、阴血亏虚证，症见视物模糊，头晕，耳鸣，腰膝酸软等。

左归饮

【来源】明代张介宾著《景岳全书》。

此壮水之剂也。凡命门之阴衰阳胜者，宜此方加减主之。

【组成】熟地二三钱，或加至一二两（9～30g）　山药二钱（6g）　枸杞二钱（6g）　炙甘草一钱（3g）　茯苓一钱半（4.5g）　山茱萸一二钱，畏酸者少用之（3～6g）

【用法】水二盅，煎七分，食远服。（现代用法：水煎服，空腹服）。

【功用】滋补肾阴。

【主治】真阴不足证。腰酸且痛，遗精盗汗，口燥咽干，口渴欲饮，舌尖红，脉细数。

【方解】方中重用熟地黄甘温滋肾，以填真阴，为君药。山茱萸酸甘微温，补敛相兼，善补益肝肾阴阳，收敛固涩；枸杞子甘补性平，善滋补肝肾之阴，兼助肾阳，二者协助熟地黄，加强滋肾阴、养肝血之力，为臣药。山药甘补涩敛性平，既养阴益气，补脾肺肾，又固精缩尿；茯苓甘淡渗利，性平兼补，善健脾渗湿，助山药补脾助运而增补肾阴；炙甘草甘补和缓，平而偏温，既益气和中而利滋肾，又调和诸药，上述均为佐使药。诸药合用，专于滋阴，略兼制阳，共奏滋补肾阴，略制浮阳之效，故善治真阴不足所致诸症。

【配伍特点】纯甘补阴，纯补无泻；阳中求阴，肝、肾、脾同调。

【使用注意】湿热或湿阻中焦、火热内炽、感冒者忌服；肾阳亏虚、命门火衰、阳虚腰痛者慎服；服药期间，不宜食辛辣、油腻食物。

【方论选录】《难经》谓左肾属水，右肾属火。景岳此方，取其滋水，故名左归。方取枣皮酸以入肝，使子不盗母之气。枸杞赤以入心，使火不为水之仇。使熟地一味，滋肾之水阴。使茯苓一味，利肾之水质。有形之水质不去，无形之水阴亦不生也。然肾水实仰给于胃，故用甘草、山药从中宫以输水于肾。景岳方多驳杂，此亦未可厚非。（唐宗海《血证论》）

【附方】左归丸（《景岳全书》）　大怀熟地八两（24g）　山药炒，四两（12g）　枸杞四两（12g）　山茱萸肉四两（12g）　川牛膝酒洗，蒸熟，滑精者不用，三两（9g）　菟丝子制，四两（12g）　鹿胶敲碎，炒珠，四两（12g）　龟胶切碎，炒珠，无火者不必用，四两（12g）　上先将熟地蒸烂，杵膏，加炼蜜丸桐子大。每食前用滚汤或淡盐汤送下百余丸。功用：滋阴补肾，填精益髓。主治：肝肾精血亏损证。症见腰腿酸软，眩晕，耳鸣，盗汗，口舌干燥，遗泄不禁，小便自遗等。

【临床应用】

左归饮临床用于治疗眩晕、继发性不孕、不育症等疾病。对于眩晕，左归饮加减能改善患者的临床症状，提高临床疗效及患者的生活质量。对于不孕症，左归饮加减能有效提高继发性不孕症的治愈率，降低无效率。对于不育症，左归饮加减治疗后可提高精子活动力，降低精子畸形率，促进生育。此外，左归饮还可用于治疗恢复期缺血性中风、稳定型心绞痛、肠易激综合征、萎缩性阴道炎等多种疾病。

【基础研究】

现代研究发现，左归饮具有抗氧化、调节免疫、调节卵巢功能、延缓衰老等作用。左归饮可通过激活 PI3K/AKt/mTOR 信号通路相关蛋白表达，促进初始卵泡的发育，维持激素水平稳态，进而恢复围绝经期综合征模型大鼠的卵巢功能。左归饮合柴胡疏肝散可降低血清促卵泡生成素水平、升高雌二醇、抑制素 B 水平，调节卵巢组织中 Bcl-2、Bax、ROS、SOD-2 水平，通过减轻氧化应激而降低颗粒细胞凋亡率，从而改善卵巢功能。左归饮可调节衰老动物的免疫功能，显著提高其血清 IL-2、IL-4 水平，降低 IL-6 水平，降低血清环磷酸腺苷、丙二醛水平，升高超氧化物歧化酶、过氧化氢酶、谷胱甘肽过氧化物酶水平，增强衰老动物的抗氧化能力，并减少自由基对细胞膜的损伤，抑制免疫器官的退化和萎缩，起到延缓衰老的作用。左归饮可降低亚急性衰老模型大鼠血清丙氨酸氨基转移酶、门冬氨酸氨基转移酶、碱性磷酸酶、肌酐、尿素氮水平，影响肝、肾组织中细胞凋亡相关蛋白的表达，对肝、肾组织发挥保护作用。

【研发现状】

根据左归饮的配伍、主治和功用特点，现已开发出中成药左归丸。

左归丸

组成：熟地黄、菟丝子、牛膝、龟甲胶、鹿角胶、山药、山茱萸、枸杞子。

功用：滋肾补阴。

主治：用于真阴不足，腰膝酸软，盗汗，神疲口干。

滋阴降火汤

【来源】明代傅仁宇著《审视瑶函》。

两目萤星乱散，六阳贼火上炎。要救神光不坠，清心滋肾为先……治阴虚火动，起于九泉，此补阴之剂也。

【组成】当归一钱（5g）　川芎五分（3g）　生地黄姜汁炒　熟地黄　黄柏蜜水炒　知母蜜水炒　麦冬肉各八分（各4g）　白芍药薄荷汁炒　黄芩　柴胡各七分（各3.5g）　甘草梢四分（2g）

【用法】上锉剂，白水二盅，煎至八分，去滓热服。（现代用法：水煎服）。

【功用】滋阴降火。

【主治】阴虚火旺证。萤星满目，舌红少苔，脉细数。

【方解】本方生地黄滋补肾水，令阴津不虚；熟地黄滋阴补血，填精补髓，使肝血不虚，则目得血养，共为君。辅以麦冬，补充肺胃阴津，即所谓欲补肾水，当先滋其水源之义。三药滋肾水之虚，肝血之损，精髓之亏。此证若只滋阴而不降火，难制鸱张之热，热盛伤阴，阴津难充，故用黄芩、知母、黄柏清泻三焦郁热，四药共为臣。血郁眼底，又当凉血散血，故佐用当归、川芎养血活血，配合生地黄滋阴清热凉血，凉散并行；柴胡疏肝理气，使气不再郁而化热，并升引诸药直达于目；白芍养血柔肝。甘草柔肝缓急，调和诸药，为使药之用。诸药合用，补阴津不足，泻阳热有余，疏肝气之郁，通脉络之瘀，缓脉络之急。

【配伍特点】滋阴与清热并重，凉血与活血并行，补不足，泻有余；佐柴胡升举，降中有升。

【使用注意】此方惟寒湿痰气者禁用。

【方论选录】两目萤星乱散，六阳贼火上炎。要救神光不坠，清心滋肾为先……治阴虚火动，起于九泉，此补阴之剂也……此剂乃滋肾益阴，升水降火之圣药。（傅仁宇《审视瑶函》）

【附方】加味坎离丸（《审视瑶函》） 熟地黄八两（240g，其中四两用砂仁一两、酒二碗同煮干，去砂仁，四两用茯苓二两、酒二碗同煮干，去茯苓） 枸杞子 当归酒浸 白芍药酒浸 川芎 女贞子蜜水拌蒸，各四两（各120g） 菊花三两（90g） 黄柏八两（240g，其中二两酒浸，二两盐水浸，二两人乳浸，二两蜜浸；浸一昼夜后，晒干；炒褐色） 知母六两（180g，分作四份，制法同黄柏） 为细末，炼蜜为丸，梧桐子大，每服八九十丸，空腹开水或盐水送下。功用：生津益血，清心明目。主治：两目萤星乱散。

【临床应用】

滋阴降火汤临床用于治疗视盘血管炎、视网膜静脉周围炎、慢性葡萄膜炎、中心性浆液性脉络膜视网膜病变、急性视网膜色素上皮炎、视神经炎、干眼症等眼科疾病。对于视盘血管炎，滋阴降火汤可改善患者视力，减轻视盘充血、水肿等症状。对于视网膜静脉周围炎，滋阴降火汤有助于减轻眼底出血，促进视网膜恢复，改善视力。对于干眼症，滋阴降火汤可缓解患者眼部疲劳、眼睛干涩、眼睛酸胀等症状。此外，滋阴降火汤还可用于治疗多囊卵巢综合征、口腔溃疡等疾病。

【基础研究】

目前关于滋阴降火汤复方的实验研究很少。对方中主要药物的现代药理研究发现，熟地黄提取物及其活性成分对血液系统、免疫系统、内分泌系统、心血管系统和神经系统具有广泛的药理作用，可改善外周血象、提高机体的造血功能，增强机体的免疫力并改善认知能力，尤其在延缓细胞衰老和细胞凋亡、抑制肿瘤、抗炎等方面具有显著疗效；生地黄提取物及其活性成分具有抗衰老、增强免疫、抗肿瘤、保护神经系统、抗抑郁、降血糖、抗炎、改善骨质疏松等药理作用；浙麦冬提取物及重要活性单体具有保护心血管、抗肿瘤、降血糖、降血脂、抗炎、免疫调节、抗衰老、抗氧化等药理作用。

【研发现状】

根据滋阴降火汤的主治和功用，现已开发出中成药和血明目片。

和血明目片

组成：当归、川芎、地黄、黄芩（炭）、蒲黄、丹参、墨旱莲、菊花、决明子、车前子、茺蔚子、女贞子、夏枯草、龙胆、郁金、木贼、赤芍、牡丹皮。

功用：凉血止血，滋阴化瘀，养肝明目。

主治：阴虚肝旺，热伤络脉引起的眼底出血。

定经汤

【来源】清代傅山著《傅青主女科》。

妇人有经来断续，或前或后无定期……方用定经汤。

【组成】菟丝子酒炒，一两（30g） 白芍酒炒，一两（30g） 当归酒洗，一两（30g） 大熟地九蒸，五钱（15g） 山药炒，五钱（15g） 白茯苓三钱（9g） 芥穗炒黑，二钱（6g） 柴胡五分（1.5g）

【用法】水煎服。

【功用】补肾养血，疏肝调经。

【主治】月经先后无定期证属肾虚肝郁者。月经先后无定期，经量或多或少，色暗红或暗淡，或时断时续，头晕眼花，经行乳房胀痛，腰酸腿软，情绪抑郁，舌淡苔白，脉弦细。

【方解】方中重用菟丝子温而不燥，既补肾阳，又滋肾阴；熟地黄"益阴养血之上品"，滋阴补肾，填精益血。二药相辅相成，补肾气，益精血，养冲任之力倍增，为君。当归、白芍养血柔肝调经；山药益气补脾，茯苓健脾利湿，二者健脾助运，意在补后天以资先天，与熟地黄相合，寓六味地黄丸配伍之妙，四药共为臣。少佐柴胡、黑芥穗，以其清芬之气、轻清之体助肝气疏散条达，其中芥穗炮黑具有收涩之性，二者配伍，于疏泄之中寓收涩之意，共为佐药。诸药合用，补肝肾之精血，疏肝肾之气，肝气舒而肾精旺，气血调和，冲任相资，则月经定期而至。

【配伍特点】重在补肾益精养血，佐以疏泄肝气，肝气舒则肾精旺，补泻得宜。

【使用注意】阴虚有热，或瘀血引起之月经先后无定期者不宜使用。

【方论选录】夫经水出诸肾，而肝为肾之子，肝郁则肾亦郁矣。肾郁而气必不宣，前后之或断或续，正肾之或通或闭耳……治法宜舒肝之郁，即开肾之郁也。肝肾之郁既开，而经水自有一定之期矣……此方舒肝肾之气，非通经之药也；补肝肾之精，非利水之品也。肝肾之气舒而精通，肝肾之精旺而水利。不治之治，正妙于治也。（傅山《傅青主女科》）

【临床应用】

定经汤临床主要用于治疗月经先后无定期、月经过少、痛经等疾病。对于月经先后无定期，定经汤能改善月经周期，使月经恢复正常。对于月经过少，定经汤能增加月经量，改善经血质地，缓解经期不适。对于痛经，定经汤能缓解疼痛症状。此外，定经汤还可用于治疗闭经、不孕症、遗精等多种疾病。

【基础研究】

现代研究发现，定经汤具有调节卵巢功能、抗早衰等作用。定经汤能抑制卵巢早衰大鼠的胃电慢波节律紊乱，增加胃电慢波的频率和峰值，促进胃窦平滑肌的收缩，提高胃排空率、小肠推进率，增强胃肠动力，并促进胃酸分泌，提高胃蛋白酶活性，修复受损的胃 Cajal 间质细胞；能有效改善模型大鼠的行为，提高血清雌二醇水平，并降低促卵泡生成素水平；定经汤干预可直接或通过下丘脑间接调节垂体－肾上腺轴的生物分子，通过 IL-1 的枢纽作用干预生殖内分泌网络主调控因子，从而调节模型大鼠的卵巢功能。

【研发现状】

根据定经汤的主治和功用，现已开发出中成药妇科十味片。

妇科十味片

组成：白芍、当归、熟地黄、醋香附、川芎、白术、醋延胡索、甘草、大枣、赤芍、碳酸钙。

功用：养血疏肝，调经止痛。

主治：血虚肝郁所致月经不调，痛经，月经前后诸证。

调肝汤

【来源】清代傅山著《傅青主女科》。

妇人有少腹疼于行经之后者……方用调肝汤。

【组成】山药炒，五钱（15g）　阿胶白面炒，三钱（9g）　当归酒洗，三钱（9g）　白芍酒炒，三钱（9g）　山萸肉蒸熟，三钱（9g）　巴戟盐水浸，一钱（3g）　甘草一钱（3g）

【用法】水煎服。

【功用】补血调肝，益肾填精。

【主治】痛经属肝肾亏损者。经期或经后小腹隐隐作痛或空痛，喜温喜按，月经量少，色淡质稀，腰膝酸软，舌淡，苔薄，脉沉细。

【方解】本方所治之证乃肝肾不足，冲任虚损，血海空虚所致。方中当归补血养肝，活血调经；白芍养血敛肝，缓急止痛。二药协同，补血养肝，调经止痛，为君。中医认为"肝肾同源"，故配伍山茱萸味酸微温质润，其性温而不燥，补而不峻，为补肝肾之要药；巴戟天辛甘微温，归肾经，质柔润，专补肾阳。二者配合，补肾益精，调和阴阳，为臣。当归养血活血；白芍养血柔肝，缓急止痛；阿胶为血肉有情之品，助当归、白芍补肝血，益冲任，助巴戟天、山茱萸固精；山药性平不燥，作用和缓，补后天以养先天，为佐。甘草调和诸药，与芍药、山茱萸酸甘化阴，甘草与芍药合用即仲景之"芍药甘草汤"，缓急止痛，又助山药以健化源，为使药。诸药合用，调补肝肾，平衡阴阳，以达养肝调经之效，故方名调肝汤。

【配伍特点】此方补肾水即泻肝中之火，水足则肝气得安，肝气得安，则脾气和，故肝肾得滋，精血充沛，冲任得养，经行适度，经痛自安。

【使用注意】瘀热或湿热内蕴之痛经，不宜使用本方。

【方论选录】此方平调肝气，既能转逆气，又善止郁疼。主治妇人肾气涸，行经后少腹疼痛。（彭怀仁《中医方剂大辞典》）

【附方】调肝散（《仁斋直指方论》）　半夏制，三分（9g）　辣桂　宣木瓜　当归　川芎　牛膝　细辛各二分（各6g）　石菖蒲　酸枣仁汤浸，去皮，微炒　甘草炙，各一分（各3g）　上药锉细，每服三钱，加生姜5片，大枣2个，煎服。功用：行气疏肝养血。主治：积怒伤肝，发为腰痛。

【临床应用】

调肝汤临床用于治疗痛经、月经过少、绝经前后诸证、不孕症等疾病。对于痛经，调肝汤能缓解患者下腹部疼痛、全身乏力等症状。对于月经过少，调肝汤能增加患者子宫内膜厚度及月经量。对于绝经前后诸证，调肝汤可改善烘热汗出、急躁易怒、郁郁寡欢、头晕或头痛、失眠多梦等症状。对于不孕症，调肝汤能改善女性内分泌功能，提高受孕率。此外，调肝汤还可用于治疗卵巢早衰、崩漏、早泄等多种疾病。

【基础研究】

目前针对调肝汤复方的基础研究不多。有研究显示，调肝汤具有降低血液黏度和调节雌激素水平的作用。调肝汤能改善肝郁模型大鼠的血液流变学，抑制红细胞聚集，降低血浆黏度；可降低肝郁模型大鼠泌乳素水平，提高雌二醇、孕酮水平。

【研发现状】

根据调肝汤的主治和功用，现已开发出中成药妇科再造胶囊。

妇科再造胶囊

组成：当归（酒炙）、香附（醋炙）、白芍、熟地黄、阿胶、茯苓、党参、黄芪、山药、白术、女贞子（酒炙）、龟甲（醋炙）、山茱萸、续断、杜仲（盐炙）、肉苁蓉、覆盆子、鹿角霜、川芎、丹参、牛膝、益母草、延胡索、三七（油酥）、艾叶（醋炙）、小茴香、藁本、海螵蛸、地榆（酒炙）、益智、泽泻、荷叶、秦艽。

功用：养血调经，补益肝肾，暖宫止痛。

主治：月经不调，痛经，带下病等。

滋水清肝饮

【来源】清代万潜斋著《寿世新编》。

治胃脘燥痛，气逆左胁而上，呕吐酸水，忽热忽寒，或心腹发烧，或小便赤热。

【异名】滋肾清肝饮（《医宗己任编》）。

【组成】熟地四五钱，或七八钱或两余（12～60g） 当归 白芍各一二钱（各3～6g） 枣仁三钱（9g） 山萸肉一钱五分或二钱（4.5～6g） 云苓三五钱（9～15g） 山药四五钱（12～15g） 柴胡数分或一钱余（3～4.5g） 山栀一二钱（3～6g） 丹皮一钱或二钱（3～6g） 泽泻二钱（6g）

【用法】水煎服。

【功用】滋养肾阴，清肝泻热。

【主治】肾阴亏虚，肝郁肝热之证。胁肋胀痛，胃脘疼痛，咽干口燥，舌红少苔，脉虚弦或细软。

【方解】熟地黄滋水养阴，山栀清肝解郁，二药配合，共奏滋水清肝之功，为君。山茱萸、山药养肝益脾；当归、白芍养血柔肝。四药助熟地黄增强滋阴补肾之力，为臣。牡丹皮、泽泻清泄肝肾之火，辅山栀清肝泻热，其中泽泻泄肾浊以为熟地黄补肾之助，并可使熟地黄补而不滞，牡丹皮尚可制山茱萸之温涩；酸枣仁甘酸性平，入心肝二经，既能养肝血，又可安心神；茯苓淡渗，既助山药补脾滋肾，又协酸枣仁宁心安神；柴胡疏肝以条达肝气，调理脾胃，清透伏热，以上为佐使。全方滋水清肝，使肾水得滋，肝热得清。

【配伍特点】本方是在六味地黄丸的基础上加味化裁而来，方中"三补三泻"滋补肝肾，以养肝体，配柴胡、山栀凉肝疏肝，以助肝用。

【使用注意】脾虚泄泻、肝经有寒者禁用。

【方论选录】疏肝益胃汤，凡胃脘痛，大便秘结者，肝血虚也，此方主之，逍遥散所不能愈者，此方妙。柴胡、白芍、熟地黄、山药、萸肉、丹皮、茯苓、

泽泻。加当归、枣仁、山栀，名滋肾清肝饮。（杨乘六《医宗己任编》）

【附方】一贯煎（《续名医类案》）　北沙参　麦冬　当归身各9g　枸杞子9g　生地黄18g　川楝子6g（原著本方无剂量）　水煎服。功用：滋阴疏肝。主治：肝肾阴虚，肝气郁滞证。

【临床应用】

滋水清肝饮临床用于治疗月经不调、痛经、围绝经期综合征等疾病。对于痛经，滋水清肝饮通过调节内分泌、改善子宫收缩功能等作用缓解痛经症状。对于月经不调，滋水清肝饮可改善患者的月经周期，改善月经量异常，改善经血颜色和质量。对于围绝经期综合征，滋水清肝饮能够改善患者的烘热汗出、失眠多梦、烦躁易怒等症状，提高生活质量。此外，滋水清肝饮还可用于治疗干燥综合征、甲状腺功能亢进症、抑郁症、高血压病、慢性肝炎等多种疾病。

【基础研究】

现代研究发现，滋水清肝饮具有抗抑郁、降压、神经保护、调节内分泌、抗癌等作用。滋水清肝饮可通过调节小鼠海马 ERK/NF-κB、JAK2/ERK1/2/STAT3、ERK/GSK3β/CREB/BDNF 等信号通路，调节肠道菌群，改善神经炎症等途径改善抑郁行为；通过抑制海马区 GSDMD 介导的细胞焦亡，降低炎症细胞因子 IL-1β、IL-18 的释放，保护神经细胞，发挥抗抑郁的作用。滋水清肝饮加减方有良好的降压作用，其机制与调节 ACE-Ang Ⅱ-ATIR 轴、调节氧化应激反应和炎症反应有关。滋水清肝饮加味能减少脑梗死的体积和水肿程度，发挥脑缺血再灌注后神经保护作用，改善大脑中动脉栓塞大鼠神经功能障碍。滋水清肝饮可调节单胺类神经递质，缓解围绝经期综合征症状。此外，滋水清肝饮加减对小鼠原发性肝癌具有一定的防治作用，其机制与其抑制 PI3K/AKt 通路、抑制肿瘤细胞增殖、抑制血管生成、促进肿瘤细胞凋亡和调节免疫有关。

寿胎丸

【来源】清代张锡纯著《医学衷中参西录》。

治滑胎。

【组成】菟丝子炒熟，四两（120g）　桑寄生二两（60g）　川续断二两（60g）　真阿胶二两（60g）

【用法】上药将前三味轧细，水化阿胶和为丸，一分重（干足一分）。每服二十丸，开水送下，日再服（现代用法：丸剂，每次6g，每日2次；亦可作汤剂，用量按原比例酌定）。

【功用】补肾固冲，养血安胎。

【主治】肾虚滑胎证。妊娠期，腰酸腹痛，胎动下坠，或伴阴道少量流血，色暗淡，或曾屡有堕胎，舌淡，苔白，脉沉细而滑。

【方解】本方证以肾虚为核心病机，安胎为当前要务，肾旺自可荫胎。方中菟丝子长于补肾益精安胎，补而不峻，温而不燥，故重用为君。桑寄生补肝肾，固冲任，养血安胎；续断补肝肾，固冲任，止血安胎，二药共奏补肝益肾，安胎止漏之效，且补中有行，补而不滞，为臣。阿胶性味甘平，养血止血，既可使血旺而能养胎安胎，又可止血以防胎漏伤及胎气，为防治胎漏、胎动不安之要药，为佐。全方重在补益肾气，固摄冲任，肾气足则冲任固而胎漏自止。

【配伍特点】诸药合用，其力精专，补而不滞，温而不燥。

【使用注意】血瘀实证者不宜使用本方；若腰腹痛加剧，阴道流血增多，胎堕难留者，不宜使用，宜去胎益母。

【方论选录】胎在母腹，若果善吸其母之气化，自无下坠之虞。且男女生育，皆赖肾脏作强。菟丝大能补肾，肾旺自能荫胎也。寄生根不着土，寄生树上，又复隆冬茂盛，雪地冰天之际，叶翠子红，亦善吸空气中气化之物。且其寄生于树上，亦犹胎之寄母腹中，气类相感，大能使胎气强壮，故《本经》载其能安胎。续断亦补肾之药，而其节之断处，皆有筋骨相连，大有连属维系之意。阿胶系驴皮所熬，驴历十二月始生，较他物独迟。以其迟，挽流产之速，自当有效。且其胶系阿井之水熬成，阿井为济水之伏流，以之熬胶，最善伏藏血脉，滋阴补肾，故《本经》亦载其能安胎也。（张锡纯《医学衷中参西录》）

【附方】大造丸（《胎产秘书》）紫河车淋水洗净，炙酥，一具 杞子一两（30g） 人参一两五钱（45g） 当归二两（60g） 麦冬一两三钱（39g） 天冬一两（30g） 益智仁一两（30g） 茯苓二两（60g） 五味五钱（15g） 熟地姜炒，二两（60g） 川膝五钱（15g） 山药八钱（24g） 菟丝子盐水炒，四两（120g） 川柏盐水炒，一两（30g） 共为末，炼蜜为丸，如梧桐子大，每次6～9g，每日2～3次。功用：益肾养血安胎。主治：妊娠肾虚，气血两亏，不能摄养胎元，胎动不安者。

【临床应用】

寿胎丸临床主要用于治疗复发性流产、先兆流产、不孕症和胎停育等疾病。对于早期先兆流产合并宫腔血肿，寿胎丸合胎元饮加减治疗有助于促进宫腔积血吸收，提高保胎成功率。对于既往发生过胚胎停育的患者，寿胎丸联合当归芍药散可提高再次怀孕时的胚胎存活率。此外，寿胎丸还可用于治疗多囊卵巢综合征、更年期综合征、重复周期冻融胚胎移植等多种疾病。

【基础研究】

现代研究发现，寿胎丸具有调节免疫、调节内分泌、安胎、改善卵巢功能等作用。寿胎丸可促进复发性流产小鼠子宫内膜蜕膜化，增强子宫内膜容受性并增加植入胚胎数，降低复发性流产小鼠胚胎丢失率，降低自然流产小鼠的流产率。其妊娠保护、防治流产的机制涉及：下调子宫蜕膜组织中的水通道蛋白表达，上调胸腺基质细胞生成素、叉头框（Fox）转录因子 O_3 蛋白表达；调控母胎界面酸性微环境中免疫相关因子的表达，提高免疫耐受能力；提高母胎界面有氧糖酵解水平，抑制滋养细胞凋亡；调节子宫内膜基质细胞组蛋白修饰，促进子宫内膜蜕膜化；激活滋养细胞内 β-catenin 信号分子，促进上皮间质转化，改善胚胎滋养细胞迁移侵袭能力；抑制 Caspase-3/Bax、p62/NF-κB 通路介导的子宫蜕膜组织细胞凋亡；抑制 Caspase-1/GSDMD 信号通路介导的子宫蜕膜组织细胞焦亡等。寿胎丸通过提高小鼠卵巢细胞色素 C 氧化酶活性，降低卵巢 β 淀粉样蛋白、淀粉样蛋白结合醇脱氢酶表达水平，改善线粒体能量代谢，进而改善卵巢功能。寿胎丸联合养精种玉汤可调节 SIRT1/PGC-1α/Cyt C 信号通路，改善多囊卵巢综合征合并胰岛素抵抗大鼠的性激素水平，延缓疾病进展。

【研发现状】

根据寿胎丸的主治和功用，现已开发出参茸保胎丸、孕康口服液等相关中成药。

1. 参茸保胎丸

组成：党参、龙眼肉、菟丝子（盐水制）、香附（醋制）、茯苓、山药、艾叶（醋制）、白术（炒）、黄芩、熟地黄、白芍、阿胶、炙甘草、当归、桑寄生、川芎（酒制）、羌活、续断、鹿茸、杜仲、川贝母、砂仁、化橘红。

功用：滋养肝肾，补血安胎。

主治：肝肾不足，营血亏虚，症见身体虚弱，腰膝酸痛，少腹坠胀，妊娠下血，胎动不安。

2. 孕康口服液

组成：山药、续断、黄芪、当归、狗脊（去毛）、菟丝子、桑寄生、杜仲（炒）、补骨脂、党参、茯苓、白术（焦）、阿胶、地黄、山茱萸、枸杞子、乌梅、白芍、砂仁、益智、苎麻根、黄芩、艾叶。

功用：健脾益肾，养血安胎。

主治：肾虚型和气血虚弱型先兆流产，习惯性流产。

第五节　补阳剂

桂枝甘草汤

【来源】东汉张仲景著《伤寒论》。

发汗过多，其人叉手自冒心，心下悸，欲得按者，桂枝甘草汤主之。

【异名】桂心汤（《圣济总录》卷五十五）。

【组成】桂枝去皮，四两（12g）　甘草炙，二两（6g）

【用法】上二味，以水三升，煮取一升，去滓，顿服（现代用法：水煎服，顿服）。

【功用】温通心阳。

【主治】心阳不振证。心悸，胸闷气短，易汗出，形寒肢冷，舌淡苔白，脉虚弱或沉细无力。

【方解】本方为复心阳之祖方。以桂枝为君，倍炙甘草为臣。桂枝入心而温通心阳，入胃而和中补阳，且平冲降逆；炙甘草甘温，益气补中，且缓心之急，与桂枝相伍，辛甘化阳，助桂枝补中温阳降冲而治心悸。方中桂枝的降冲定悸与甘草的缓和急迫作用相辅相成，对大汗后突发心悸有立竿见影之效。

【配伍特点】一是药味少而用量大；二是顿服，立方之意在于快捷取效，以图顿挫病势。

【使用注意】喜冷，口苦，脉沉数者，忌之。汗仍未止，脉虚而不调者，忌之。四肢厥逆，小便不利，有明显水停现象者，不宜用。

【方论选录】汗多则血伤，血伤则心虚，心虚则动惕而悸，故叉手自冒，而欲得人按也。桂枝走阴，敛液宅心，能固疏慢之表。甘草缓脾，和中益气，能调不足之阳。然则二物之为方，收阴补阳之为用也。（方有执《伤寒论条辨》）

【附方】苓桂术甘汤（《金匮要略》）　茯苓四两（12g）　桂枝三两（9g）　白术三两（9g）　甘草炙，二两（6g）　上四味，以水六升，煮取三升，分温三服。功用：温阳化饮，健脾利水。主治：中阳不足之痰饮。胸胁支满，目眩心悸，或短气而咳，舌苔白滑，脉弦滑或沉紧。

【临床应用】

桂枝甘草汤临床用于治疗心动过速或过缓、心功能不全、心肌缺血、房室或束支传导阻滞、心脏瓣膜病、原发性低血压等疾病。对于心动过缓，桂枝甘草汤可通过提升心率改善其临床症状。对于心肌缺血，桂枝甘草汤能改善患者胸闷、心痛、心悸等症状。对于原发性低血压，桂枝甘草汤能升高血压，缓解患者头晕、乏力等症状。此外，桂枝甘草汤还可用于治疗急性上呼吸道感染、神经衰弱、慢性胃炎、结肠炎、胃及十二指肠溃疡等疾病。

【基础研究】

现代研究发现，桂枝甘草汤具有保护心肌、抗心律失常、抗氧化、抗血栓形成、改善贫血等作用。桂枝甘草汤可通过调节心肌缝隙连接蛋白43和内向整流钾通道 Kir2.1 蛋白表达，提高心肌组织 Na^+–K^+–ATP 酶、Ca^{2+}–Mg^{2+}–ATP 酶、腺嘌呤核苷三磷酸酶活性和一氧化氮含量，抑制心肌超氧化物歧化酶活力的下降，降低心肌细胞内钙离子含量，减轻钙超载，减少心肌丙二醛生成量，降低血清乳酸脱氢酶和肌酸激酶含量等途径，减轻缺血再灌注对心肌的损伤；可通过抗脂质氧化、清除氧自由基、下调心肌细胞中转化生长因子 $-\beta_1$ 及细胞间黏附分子 -1 表达、调节心肌能量代谢等途径，发挥保护心肌细胞作用；可提高窦房结 Gsa 蛋白含量，提高心阳虚心动过缓大鼠的心率。桂枝甘草汤含药血清可抑制豚鼠心室肌细胞的钠离子通道和钙离子通道，抑制心室肌细胞慢激活延迟整流钾电流和 HEK293 细胞的快激活延迟整流钾电流，降低心室肌细胞动作电位幅值，延长心肌复极时程。此外，桂枝甘草汤可有效改善大鼠内皮细胞分泌功能，调节凝血和纤溶系统，抑制血栓形成；可明显改善运动性贫血所致的红细胞减少，明显缓解运动性贫血大鼠的血浆总超氧化物歧化酶活性代偿性增高，并降低血清铁浓度，改善贫血大鼠的健康状态。

【研发现状】

根据桂枝甘草汤的主治和功用，现已开发出中成药养心定悸膏。

养心定悸膏

组成：地黄、麦冬、红参、大枣、阿胶、黑芝麻、桂枝、生姜、炙甘草。

功用：益气养血，复脉定悸。

主治：气虚血少所致的心悸气短，盗汗失眠，咽干舌燥，大便干结。

第六节　阴阳并补剂

地黄饮子

【来源】金代刘完素著《黄帝素问宣明论方》。

喑痱证，主肾虚。内夺而厥，舌喑不能言，二足废不为用，肾脉虚弱，其气厥不至，舌不仁。《经》云喑痱，足不履用，音声不出者，地黄饮子主之，治喑痱，肾虚弱厥逆，语声不出，足软不用。

【组成】熟干地黄（18g） 巴戟去心 山茱萸 石斛 肉苁蓉酒浸，焙（各9g） 附子炮 五味子 官桂 白茯苓 麦门冬去心 菖蒲 远志去心，等分（各6g）（原著本方无用量）

【用法】上为末，每服三钱（9g），水一盏半，生姜五片，枣一枚，薄荷，同煎至八分，不计时候（现代用法：加生姜五片，大枣一枚，薄荷2g，水煎服）。

【功用】滋肾阴，补肾阳，开窍化痰。

【主治】喑痱。舌强不能言，足废不能用，口干不欲饮，足冷面赤，脉沉细弱。

【方解】喑痱乃因下元虚衰，虚阳上浮，痰浊随之上泛，堵塞窍道所致。"喑"是舌强不能言语，"痱"是足废不能行走，下元虚衰，包括肾之阴阳两虚，肾主骨，故筋骨痿软无力，以致足废不能行走；足少阴肾脉挟舌本，肾虚则精气不能上承，加之痰浊上泛，堵塞窍道，故舌强不能言语。此类病证常见于老年人及重病之后，肾之阴阳两虚，摄纳无权。治宜补养下元为主，摄纳浮阳，佐以开窍化痰，宣通心气。方中甘温的熟地黄与酸温的山茱萸相配，滋补肾阴，填补肾精；肉苁蓉、巴戟天温养肾阳。四药相伍，共为君药，可阴阳并补，益肾填精。附子、肉桂温助真元，摄纳浮阳，引火归原，以增温补肾阳之力。麦冬、五味子、石斛滋阴敛液，育阴以配阳。上五味为臣药，与君药相伍，以增补肾阴、益肾精之力。石菖蒲、远志、茯苓可交通心肾，开窍化痰；薄荷少许，借其轻清疏散之性，以助解郁开窍之力，共为佐药。生姜、大枣调阴阳，和气血。诸药合用，上下并治，以补虚治下为主，滋补肾阴，温养肾阳，交通心肾，化痰开窍。

【配伍特点】阴阳并补，温而不燥。

【方论选录】夫中风一证，有真中，有类中。真中者，真为风邪所中也；类中者，不离阴虚、阳虚两条。如肾中真阳虚者，多痰多湿；真阴虚者，多火多热。阳虚者，多暴脱之证；阴虚者，多火盛之证。其神昏不语、击仆偏枯等证，与真中风似是而实非，学者不得不详审而施治也。此方所云少阴气厥不至，气者阳也，其为肾脏阳虚无疑矣。故方中以熟地、巴戟、山萸、苁蓉之类，大补肾脏之不足，而以桂、附之辛热，协四味以温养真阳。但真阳下虚，必有浮阳上僭，故以石斛、麦冬清之；火载痰升，故以茯苓渗之。然痰火上浮，必多堵塞窍道，菖蒲、远志能交通上下而宣窍辟邪。五味以收其耗散之气，使正有攸归；薄荷以搜其不尽之邪，使风无留著。用姜、枣者，和其营卫，匡正除邪耳。（张秉成《成方便读》）

【附方】

还少丹（《医方集解》）熟地黄二两（100g）　山药　牛膝酒浸　枸杞酒浸，两半（75g）　山萸肉　茯苓乳拌　杜仲姜汁炒，断丝　远志去心　五味子炒　楮实酒蒸　小茴香炒　巴戟天酒浸　肉苁蓉酒浸，各一两（各50g）　石菖蒲五钱（25g）　加枣肉蜜丸（9g），盐汤或酒下。功用：温补脾肾。主治：脾肾虚寒，血气羸乏之不思饮食，发热盗汗，遗精白浊，肌体瘦弱，牙齿浮痛等症。

【临床应用】

地黄饮子临床用于治疗高血压病、脑动脉硬化、中风后遗症、脊髓炎等慢性疾病过程中出现阴阳两虚证者。对于阿尔茨海默病、帕金森病、糖尿病等疾病，地黄饮子也有较好的效果，能够改善能量代谢、抑制细胞凋亡、保护胆碱能系统。此外，地黄饮子还可以调节人体肾脏功能，缓解疲劳，增强体力，提高免疫力，改善内分泌功能。

【基础研究】

现代研究发现，地黄饮子具有保护神经、改善脑认知、减轻胰岛素抵抗、抗氧化、抗炎、延缓衰老等作用。地黄饮子可通过激活 PI3K/AKt 信号通路、调节海马神经元突触可塑性、抑制海马乙酰胆碱酯酶水平、抑制神经炎症、降低脑组织氧化应激水平及炎性因子表达、抑制海马区神经细胞凋亡、调节肠道菌群多样性组成等途径，改善脑内能量代谢和自噬障碍，减轻脑组织星形胶质细胞损伤，改善线粒体形态结构，从而改善阿尔茨海默病模型小鼠的学习记忆能力及认知功能障碍；通过调节 PI3K/AKt/eNOS 信号通路表达、抑制血小板活化及自噬等途径，促进血管新生，减少血小板聚集和血栓形成，发挥脑保护作用；通过激活 PI3K/AKt 信号通路和抑制 MAPK 信号通路双重调节葡萄糖转运蛋白 4 的表达，改善 2 型糖尿病小鼠胰岛素抵抗和糖代谢异常。地黄饮子含药血清可改善帕金森病肾虚证小鼠胃肠动力及肠道菌群，从而改善小鼠行为学表现。加减地黄饮子可增加睾丸组织 SIRT3 基因和蛋白表达，提高超氧化物歧化酶、还原型谷胱甘肽活性，减少局部氧化应激损伤，改善睾丸组织结构和功能，从而影响小鼠雄激素分泌，延缓睾丸衰老；地黄饮子加减方能改善 D- 半乳糖致衰老模型小鼠的学习记忆能力，减轻模型小鼠脑组织神经元脱失状况，提高抗氧化能力，从而起到延缓衰老的作用。

【研发现状】

根据阴阳同补配伍原理，现已开发出抗骨增生胶囊、健肾壮腰丸等中成药。

1. 抗骨增生胶囊

组成：熟地黄、鸡血藤、肉苁蓉（酒蒸）、莱菔子（炒）、狗脊（盐制）、骨碎补、女贞子（盐制）、牛膝、淫羊藿。

功用：补腰肾，强筋骨，活血止痛。

主治：用于骨性关节炎肝肾不足、瘀血阻络证，症见关节肿胀、麻木、疼痛、活动受限。

2. 健肾壮腰丸

组成：女贞子（酒蒸）、黄精、狗脊、金樱子、千斤拔、何首乌（制）、熟地黄。

功用：健肾壮腰。

主治：用于腰酸腿软，头昏耳鸣，眼花心悸，阳痿遗精。

理冲汤

【来源】清代张锡纯著《医学衷中参西录》。

治妇女经闭不行，或产后恶露不尽，结为癥瘕，以致阴虚作热，阳虚作冷，食少劳嗽，虚证沓来……亦治室女月闭血枯。并治男子痨瘵、一切脏腑癥瘕、积聚、气郁、脾弱、满闷、痞胀、不能饮食。

【组成】生黄芪三钱（9g） 党参二钱（6g） 白术二钱（6g） 生山药五钱（15g） 天花粉四钱（12g） 知母四钱（12g） 三棱三钱（9g） 莪术三钱（9g） 生鸡内金黄者，三钱（9g）

【用法】用水三盅，煎至将成，加好醋少许，滚数沸服（现代用法：水煎服，每日2次）。

【功用】益气健脾，化瘀散结。

【主治】痛经证属气虚血瘀者。下腹疼痛结块，痛连腰骶，经期尤甚，经量多有块，带下量多，神疲乏力，食少纳呆，舌暗红，有瘀点瘀斑，苔白，脉沉涩无力。

【方解】素体虚弱，正气不足，无力推动血行，血行因此失畅，停而为瘀；或瘀血内结日久，瘀久耗伤正气，终致气虚血瘀证。瘀血留结于冲任胞宫，故下腹疼痛结块，痛连腰骶；经行血海必虚，气血虚耗则滞阻愈甚，故疼痛加剧；气为血帅，气虚冲任失于固摄，且瘀血随下，故月经量多有块；中气不足，故神疲乏力，食少纳呆；气虚津液不化，水湿下注，故带下量多。舌暗红，有瘀点瘀斑，脉沉涩无力，均为气虚血瘀之象。

方中黄芪甘温，补肺健脾益气，生用则性走，用之为君，既可直入中土而行三焦，补不足，又能中行营气以逐恶血。正如《本经逢原》所言："性虽温补，而能通调血脉，流行经络，可无碍于壅滞也。"三棱、莪术行气消积，功在散瘀。张锡纯曾云："三棱气味俱淡，微有辛意；莪术味微苦，气微香，亦微有辛意。性皆微温，为化瘀血之要药。"白术、党参、山药健脾益气除湿，重在补气。鸡内金运脾消积，张锡纯认为："凡虚劳之证，其经络多瘀滞，加鸡内金于滋补药中，以化其经络之瘀滞而病始可愈。"补气化瘀之药，甘温辛散，久用有化燥伤津之虞，而"血主濡之"，故以知母、天花粉濡润枯燥，以增行舟之水，建通行经络之功。

【配伍特点】补虚而不留邪，逐瘀而不伐正。

【使用注意】孕妇慎用。

【方论选录】用三棱、莪术以消冲中瘀血，而即用参、芪诸药以保护气血，则瘀血去而气血不致伤损。且参、芪能补气，得三棱、莪术以流通之，则补而

不滞，而元气愈旺。元气既旺，愈能鼓舞三棱、莪术之力以消癥瘕，此其所以效也。（张锡纯《医学衷中参西录》）

【临床应用】

理冲汤临床主要用于治疗慢性盆腔炎、宫外孕、子宫内膜异位症、子宫肌瘤、不孕、肠粘连、前列腺肥大、肝硬化等病，辨证属气虚血瘀者，有较好的疗效。此外，理冲汤也可治疗病毒性腮腺炎。

【基础研究】

现代研究发现，理冲汤具有调节免疫、抗肿瘤、抑制子宫肌瘤等作用。理冲汤可调节 Wnt/β-catenin 信号通路，降低 CD4[+]、CD25[+]、Foxp3[+]Treg 细胞亚群比例，提高机体免疫力，抑制卵巢癌荷瘤小鼠肿瘤生长。理冲汤含药血清可抑制小鼠卵巢上皮癌 ID8 细胞增殖，并促进其凋亡，可抑制血管内皮生长因子、基质金属蛋白酶 -2 和基质金属蛋白酶 -9 的表达，抑制脐静脉内皮细胞血管形成过程，从而改善肿瘤微环境。此外，理冲汤可显著降低子宫肌瘤大鼠的性激素水平及子宫系数；可调节免疫相关细胞因子的表达，促进子宫肌瘤细胞凋亡，抑制细胞增殖；可调控子宫肌瘤模型小鼠血清 Th1、Th2 细胞分泌因子的水平，显著降低子宫平滑肌组织中免疫相关因子的表达，影响免疫逃逸，从而改善子宫组织病理学，发挥抑制子宫肌瘤的作用。

【研发现状】

根据理冲汤的主治和功用，现已开发出中成药产复康颗粒。

产复康颗粒

组成：益母草、当归、人参、黄芪、何首乌、桃仁、蒲黄、熟地黄、醋香附、昆布、白术、黑木耳。

功用：补气养血，祛瘀生新。

主治：气虚血瘀所致的产后恶露不绝，症见产后出血过多、淋漓不断、神疲乏力，腰腿疲软。

第十五章

固涩剂

第一节　固表止汗剂

牡蛎散

【来源】宋代太平惠民和剂局著《太平惠民和剂局方》。

治诸虚不足，及新病暴虚，津液不固，体常自汗，夜卧即甚，久而不止，羸瘠枯瘦，心忪惊惕，短气烦倦。

【组成】黄芪去苗、土　麻黄根净，洗　牡蛎米泔浸，刷去土，火烧通赤，各一两（各15g）

【用法】上三味为粗散，每服三钱（9g），水一盏半，小麦百余粒，同煎至八分，去滓，热服，日二服，不拘时候（现代用法：加小麦或浮小麦15g，水煎服）。

【功用】敛阴止汗，益气固表。

【主治】自汗，盗汗，夜卧尤甚，久而不止，心悸惊惕，短气烦倦，舌淡红，脉细弱。

【方解】方中煅牡蛎咸涩微寒，敛阴潜阳，固涩止汗，为君药。自汗多由气虚所致，生黄芪益气实卫，固表止汗，为臣药。君臣相配，标本兼顾，止汗之力尤著。麻黄根功专收涩止汗，为佐药；小麦甘凉，专入心经，养心阴，益心气，并能清心除烦，为佐使药。诸药相合，涩补并用，以涩为主；气阴兼顾，以气为主，既能益气固表，又能敛阴止汗，使气阴得复则汗出可止。

【配伍特点】涩补并用，以涩为主；气阴兼顾，以气为主。

【方论选录】此手太阴、少阴药也。陈来章曰："汗为心之液，心有火则汗不止，牡蛎、浮小麦之咸凉，去烦热而止汗；阳为阴之卫，阳气虚则卫不固，黄芪、麻黄根之甘温，走肌表而固卫。"（汪昂《医方集解》）

【附方】牡蛎散《备急千金要方》　牡蛎　白术　防风各三两（各9g）上三味治下筛，酒服方寸匕，日二。止汗之验无出于此方，一切泄汗服之，三日皆愈，神验。功用：固表敛汗，兼能疏风。主治：自汗、盗汗，以及体虚外感风邪引起的头痛等症。

【临床应用】

牡蛎散主治病证广泛，包括阳虚或气虚所致的自汗、盗汗，其临床能治疗的疾病涉及内分泌系统疾病、神经系统疾病、呼吸系统疾病和癌症等。牡蛎散对于结核病、甲状腺功能亢进症、妇女产后体虚、更年期综合征、儿童多汗症、术后、帕金森病及其他慢性疾病出现汗出异常症状者均有疗效。

【基础研究】

目前关于牡蛎散复方的实验研究较少。有研究显示，牡蛎散具有调节机体免疫功能的作用，能降低卵核蛋白水平，干预小鼠相应抗体水平，抑制实验小鼠的免疫功能。

【研发现状】

根据牡蛎散的主治和功用，现已开发出中成药复芪止汗颗粒。

复芪止汗颗粒

组成：党参、麻黄根、炒白术、煅牡蛎。

功用：益气，固表，敛汗。

主治：用于气虚不固，多汗，倦怠，乏力。

第二节　涩精止遗剂

固阴煎

【来源】明代张介宾著《景岳全书》。

治阴虚滑泄，带浊淋遗，及经水因虚不固等证。此方专主肝肾。

【组成】人参适量（6～20g）　熟地三五钱（9～15g）　山药炒，二钱（6g）　山茱萸一钱半（4.5g）　远志炒，七分（2.1g）　炙甘草一二钱（3～6g）　五味子十四粒　菟丝子（炒香）二三钱（6～9g）

【用法】水二盅，煎七分，食远温服（现代用法：水煎服）。

【功用】补肾益气，固冲调经。

【主治】月经先期证属肾气虚弱者。经期提前，量少，色淡暗，质清稀，腰酸腿软，头晕耳鸣，小便频数，面色晦暗或有暗斑，舌淡暗，苔少，脉沉细。

【方解】本方所治之证系肾气亏虚，冲任不固所致。"冲任之本在肾"，若先天肾中精气不足，或后天房劳多产伤肾，则封藏失司，冲任不固，故月经提前；

肾虚精血不足，故量少，经色淡暗，质稀；腰为肾之府，肾主骨，肾虚则腰酸腿软；肾虚精血不足，髓海失养，故头晕耳鸣；肾虚则气化失常，故小便频数；肾水之色上泛，故面色晦暗或有暗斑。舌淡暗，脉沉细亦为肾虚之征。治宜补益肾气，固冲调经。

方中熟地黄色黑味厚，为"补肾家要药""益阴血之上品"；菟丝子液浓似脂，既能补肾阳，又能滋肾阴，于肝肾亏虚者，实为滋润之良药。二药配伍，温而不燥，滋而不腻，为君。山茱萸酸温，养肝血，且能涩精，配熟地黄肝肾同治，精血互生；伍菟丝子则阴阳并补，固精生精。肾为先天之本，内藏精血之充盈旺盛，必须依赖后天脾胃之水谷精微不断补充，故配伍人参、山药补后天，养先天，以固命门。其中人参甘温，大补元气；山药甘平，平补气阴且性兼涩，能益肾固精。上三药共为臣。五味子温肾敛精；远志交通心肾，使心气下通，以加强肾气固摄之力；炙甘草健脾益气，共为佐药。甘草调和诸药兼为使。全方肾、肝、脾并补，阴阳并调，使肾气旺，精血充而经自调。

【配伍特点】阴阳并补，阳中求阴。

【使用注意】血热及湿热者忌用。

【方论选录】人参、熟地两补气血，山萸涩精固气，山药理脾固肾，远志交通心肾，炙甘草补卫和阴，菟丝强阴益精，五味酸敛肾气，阴虚精脱者，补以固阴也。（汪汝麟《证因方论集要》）

【临床应用】

固阴煎主要用于治疗功能失调性子宫出血、盆腔炎症所致子宫出血、经前期综合征、原发性或继发性不孕症等疾病。对于产后恶露不止、妇人阴挺、带下异常、围绝经期综合征、多囊卵巢综合征等病症亦有良效，还可用于治疗男性精、淋、浊等异常。

【基础研究】

目前对于固阴煎的实验研究较少。已有研究发现，固阴煎加减治疗肾阴虚型育龄期卵巢低反应患者，能增加卵巢血供，提高卵巢储备功能，减少促性腺激素用量，增加获卵数，提高受精率，减轻肾阴虚症状，起到改善卵巢反应性和妊娠结局的效果。固阴煎方中主要药物熟地黄提取物及其活性成分对血液系统、免疫系统、内分泌系统、心血管系统和神经系统具有广泛的药理作用，可改善外周血象、增强造血功能，增强机体的免疫力并改善认知能力，尤其在延缓细胞衰老和细胞凋亡、抑制肿瘤、抗炎等方面具有显著疗效；菟丝子提取物及其活性成分具有抗氧化、抗衰老、保肝明目、保护生殖系统、拟雌激素、降血糖、免疫调节、抗肿瘤、骨保护、神经保护等药理作用；山茱萸提取物及其活性成分具有调节糖脂代谢、抗炎、抗氧化、抗衰老、抗肿瘤、免疫调节、保护神经系统、保肝护肾等药理作用。

【研发现状】

根据固阴煎的主治和功用，现已开发出中成药妇宁康片。

妇宁康片

组成：人参、枸杞子、当归、熟地黄、赤芍、山茱萸、知母、黄柏、牡丹皮、石菖蒲、远志、茯苓、菟丝子、巴戟天、蛇床子、狗脊、五味子。

功用：补肾助阳，调补冲任，益气养血，安神解郁。

主治：用于肝肾不足、冲任失调所致的月经不调，阴道干燥，情志抑郁，心神不安；妇女更年期综合征见上述证候者。

第三节　固崩止带剂

保阴煎

【来源】明代张介宾著《景岳全书》。

治男妇带浊遗淋，色赤带血，脉滑多热，便血不止，及血崩血淋，或经期太早，凡一切阴虚内热动血等证。

【组成】生地　熟地　芍药各二钱（各7.46g）　山药　川续断　黄芩　黄柏各一钱半（各5.6g）　生甘草一钱（3.73g）。

【用法】水二盅，煎七分。食远温服（现代用法：水煎服）。

【功用】清热凉血，固冲止血。

【主治】月经过多、崩漏证属血热阴亏，冲任不固者。症见经行量多，色鲜红或深红，质稠，或头晕耳鸣，或心烦不寐，口干咽燥，便秘尿黄，舌质红，苔黄或少，脉滑数。

【方解】

本方所治之证系血热阴虚，热扰冲任所致。热盛于里，扰及血海，迫血妄行，故月经量多；血被热灼，则色鲜红或深红，质稠；热扰心神，则心烦不寐；热盛阴虚，失其滋养，则头晕耳鸣、咽干口燥。便秘、尿黄，舌红苔黄或少、脉滑数均为热盛阴虚之象。治宜清热凉血，滋阴固冲。

本方以生地黄、熟地黄为君药，前者甘凉长于清，清热凉血养阴，后者甘温专于补，补肾滋阴益精，二药相配，共奏清热凉血、滋阴补肾之效。黄芩清热泻火以止血，黄柏善治肾中相火以退虚热，二药相伍，清热凉血之力倍增，共为臣药。肝藏血，肾藏精，精血互生，肝肾同源，故配伍白芍养血敛阴柔肝，助二地补肾养阴；肾为先天之本，脾为后天之本，故伍山药健脾固肾涩精；续断补肾固冲止血，且有助阳之效，乃"阳中求阴"之意，三者共为佐药。甘草调和诸药而为使。诸药相伍，既清血热以止血，又滋肾水以退热，火清血宁，冲任得固，月经正常。

【配伍特点】热去而阴不伤，血安而经自调。

【使用注意】脾虚血寒者忌用。

【方论选录】保阴煎用于治疗虚热所致的月经过多、崩漏等证，夏桂成教授常用此方治疗阴虚内热所致的胎动不安，屡用屡效。因熟地黄滋腻，易阻碍脾胃运行，故去之不用；加用地榆炭、苎麻根凉血清热，安胎止血。又因在肾虚的同时，夹有心肝郁火而出现口苦、目眩、心烦、失眠等症，故用钩藤以清肝宁心，降心肝郁火，用阿胶珠以增滋阴养血之力。（宁泽璞等《国医大师专科专病用方经验》）

【临床应用】

保阴煎临床主要用于治疗妇产科疾病，可用于功能失调性子宫出血、急慢性盆腔炎、宫颈炎、阴道炎、先兆流产、产后恶露不绝、胎盘残留、胎动不安、带下色赤等病症。保阴煎可提高抗磷脂抗体阳性复发性流产患者的活产率，增加胎儿体重，是一种安全有效的治疗抗磷脂抗体阳性复发性流产的方法。此外，保阴煎还可治疗口腔黏膜疾病、肾盂肾炎、痔疮、视网膜静脉阻塞引起的眼底出血等疾病。

【基础研究】

目前关于保阴煎复方的实验研究较少。已有研究发现，保阴煎能改善抗磷脂抗体引起的滋养细胞增殖、侵袭功能抑制和凋亡增加。UPLC-Q-TOF-MS技术和网络药理学研究结果显示，保阴煎可通过多成分、多靶点、多通路联合发挥作用，Toll样受体信号通路可能是其潜在通路。临床研究表明，保阴煎可能通过降低血清 TNF-α、TLR4 的水平，减轻炎症反应以改善妊娠结局。方中主要药物的现代药理研究显示，熟地黄提取物及其活性成分对血液系统、免疫系统、内分泌系统、心血管系统和神经系统具有广泛的药理作用，可改善外周血象、提高机体的造血功能，增强机体的免疫力并改善认知能力，尤其在延缓细胞衰老和细胞凋亡、抑制肿瘤、抗炎等方面具有显著疗效；生地黄提取物及其活性成分具有抗衰老、增强免疫力、抗肿瘤、神经系统保护、抗抑郁、降血糖、抗炎、改善骨质疏松等药理作用；黄芩提取物及其活性成分具有抗炎、抗氧化、抑菌、抗病毒、抗肿瘤、神经保护、抗抑郁、调节免疫、安胎、降压、镇痛、调节糖脂代谢等药理作用。

易黄汤

【来源】清代傅山著《傅青主女科》。

　　妇人有带下而色黄者，宛如黄茶浓汁，其气腥秽，所谓黄带是也……法宜补任脉之虚，而清肾火之炎，则庶几矣。方用易黄汤。

【组成】山药炒，一两（30g）　芡实炒，一两（30g）　黄柏盐水炒，二钱（6g）　车前子酒炒，一钱（3g）　白果碎，十枚（12g）

【用法】水煎，连服四剂（现代用法：水煎服）。

【功用】补益脾肾，清热祛湿，收涩止带。

【主治】脾肾虚弱，湿热带下。带下黏稠量多，色黄如浓茶汁，其气腥秽，舌红，苔黄腻。

【方解】方中重用炒山药、炒芡实补脾益肾，固涩止带，《本草求真》曰："山药之阴，本有过于芡实，而芡实之涩，更有甚于山药。"二者"专补任脉之虚"，共为君药。白果收涩止带，为臣药。黄柏清热燥湿，车前子清热利湿，共为佐药。诸药合用，补中有涩，涩中寓清，涩补为主，清利为辅，使肾虚得复，热清湿祛，则带下自愈。

【配伍特点】补中有涩，涩中寓清，涩补为主，清利为辅。

【使用注意】脾肾阳虚、寒湿下注之带下者不宜使用。

【方论选录】此不特治黄带方也，凡有带病者，均可治之，而治带之黄者，功更奇也。盖山药、芡实专补任脉之虚，又能利水，加白果引入任脉之中，更为便捷，所以奏功之速也。至于用黄柏清肾中之火也，肾与任脉相通以相济，解肾中之火，即解任脉之热矣。（傅山《傅青主女科》）

【附方】

　　1. 清带汤（《医学衷中参西录》）　生山药一两（30g）　生龙骨捣细，六钱（18g）　生牡蛎捣细，六钱（18g）　海螵蛸去净甲捣，四钱（12g）　茜草三钱（9g）　水煎服。功用：健脾固涩止带。主治：妇女赤白带下。

　　2. 收涩止带汤（《中医治法与方剂》）　怀山药　芡实　白鸡冠花各15g　菟丝子　杜仲　续断　白术各12g　椿根皮30g　水煎服。功用：补肾固冲，收涩止带。主治：冲任虚损，肾气不固之妇女带下，日久不止。

【临床应用】

　　易黄汤临床主要用于妇科疾病，可治疗阴道炎、宫颈炎、带下过多等疾病。本方还可治疗生殖器疱疹、慢性前列腺炎、肾炎等疾病。此外，对于人乳头瘤病毒感染患者，本方可减轻症状，降低病毒载量，提高转阴率。

【基础研究】

目前对于易黄汤复方的基础研究较少，现有研究显示，易黄汤具有免疫调节、抗肿瘤作用。易黄汤可通过激活 cGAS/STING/IRF3 信号通路，促进下游炎症因子的表达，增强实验小鼠免疫功能，从而抑制人乳头瘤病毒的表达及宫颈癌小鼠移植瘤生长。

【研发现状】

根据易黄汤的主治和功用，现已开发出中成药妇炎康片。

妇炎康片

组成：赤芍、醋三棱、炒川楝子、莪术、醋延胡索、炒芡实、当归、苦参、醋香附、黄柏、丹参、山药。

功用：清热利湿，理气活血，散结消肿。

主治：湿热下注、毒瘀互阻所致带下病，症见带下量多，色黄，气臭，少腹痛，腰骶痛，口苦咽干；阴道炎、慢性盆腔炎见上述证候者。

固本止崩汤

【来源】清代傅山著《傅青主女科》。

妇人有一时血崩……必须于补阴之中行止崩之法，方用固本止崩汤。

【组成】大熟地九蒸，一两（30g）　白术土炒焦，一两（30g）　黄芪生用，三钱（9g）当归酒洗，五钱（15g）　黑姜二钱（6g）　人参三钱（9g）

【用法】水煎服，每日 1 剂；出血过多时，每日 2 剂（一剂崩止，十剂不再发）（现代用法：水煎服）。

【功用】补气养血，固冲止崩。

【主治】崩漏证属气虚血亏者。经血非时暴下不止，或淋漓日久不尽，色淡质稀，神疲气短，四肢不温，纳差便溏，面色㿠白，唇甲淡白，舌质淡胖，苔薄白，脉细弱。

【方解】

本方所治之证为脾虚日久，气血亏虚所致。脾虚气陷，统摄无权，故经血非时暴下，或日久不止，血色淡而质薄；脾阳不振，中气虚乏，故气短神疲、四肢不温、纳差便溏；脾虚气血化生乏源，加之经血量多，日久耗伤阴血，故面色㿠白，唇甲淡白。舌质淡胖，苔薄白，脉细弱，为脾虚、气血不足之象。治宜益气养血，摄血止崩。

方中白术入脾胃二经，苦温而甘，守而不走，健脾补气，燥湿和中，为补气健脾之要药，重用为君。人参味甘、微苦，性微温，补气而兼能养阴；黄芪味甘性微温，补气而兼能扶阳，二药相须，共助白术健脾统血，为臣。君臣配伍，补气固本，本固气旺，自能固经摄血，是治本之法。崩漏日久，必耗阴血，故以气味醇厚之熟地黄滋阴养血；当归辛香而润，香则入脾，润则补血，故能透入中焦营分之气，以生新血而补血，二药精血同滋；黑姜温中止血，引血归经，三药共为佐使。本方原意不在止血，而在于大补气血，气旺血固，气旺血生，是以方名固本止崩汤。

【配伍特点】不去止血而唯补血。

【使用注意】证属阴虚火旺、心肝郁火、湿热偏盛者忌用。

【方论选录】此方妙在全不去止血，而惟补血，又不只补血，而更补气，非惟补气，而更补火。盖血崩而至于黑暗昏晕，则血已尽去，仅存一线之气，以为护持，若不急补其气以生血，而先补其血而遗气，则有形之血，恐不能遽生，而无形之气，必且至尽散，此所以不先补血而先补气也。然单补气则又不易生；单补血而不补火，则血又必凝滞，而不能随气而速生。况黑姜引血归经，是补中又有收敛之妙，所以同补气补血之药并用之耳。（傅山《傅青主女科》）

【临床应用】

固本止崩汤临床主要用于治疗功能失调性子宫出血、产后出血、产后贫血、产后虚损等疾病。固本止崩汤可改善凝血功能，提升血清血红蛋白水平，减少出血量，降低并发症发生率。

【基础研究】

目前关于固本止崩汤复方的实验研究很少。方中主要药物的现代药理研究显示，白术提取物及其活性成分具有抗炎、抗氧化、免疫调节、保护神经、抗抑郁、抗肿瘤、调节胃肠功能等多种药理作用；人参提取物及其活性成分具有抗炎、抑菌、抗氧化、降脂、免疫调节、抗疲劳、抗衰老、护肝、保护神经、镇痛、抗肿瘤等多种药理作用；黄芪提取物及其活性成分具有抗炎、抗氧化、抗衰老、免疫调节、强心、降压、降糖、调脂、利尿、抗疲劳、抗肿瘤、改善微循环等多种药理作用。

【研发现状】

根据固本止崩汤的主治和功用，现已开发出中成药新血宝胶囊。

新血宝胶囊

组成：鸡血藤、黄芪、大枣、当归、白术、陈皮、硫酸亚铁。

功用：补血益气，健脾和胃。

主治：缺铁性贫血所致的气血两虚证。

第十六章

理气剂

第一节　行气剂

枳实薤白桂枝汤

【来源】东汉张仲景著《金匮要略》。

胸痹心中痞，留气结在胸，胸满，胁下逆抢心，枳实薤白桂枝汤主之。

【异名】枳实薤白汤（《医学入门》卷七）、瓜蒌薤白桂枝汤（《金匮要略心典》卷中）。

【组成】枳实四枚（12g）　厚朴四两（12g）　薤白半升（9g）　桂枝一两（3g）　瓜蒌实捣，一枚（24g）。

【用法】上五味，以水五升，先煮枳实、厚朴，取二升，去滓，内诸药，煮数沸，分温三服（现代用法：水煎服）。

【功用】通阳散结，祛痰下气。

【主治】胸痹。气结在胸，胸满而痛，甚或气从胁下上逆抢心，舌苔白腻，脉沉弦或紧。

【方解】本方证因胸阳不振，痰浊中阻，气结于胸所致。胸阳不振，津液不布，聚而成痰，痰为阴邪，易阻气机，结于胸中，则胸满而痛，甚或胸痛彻背；痰浊阻滞，肺失宣降，故见咳唾喘息、短气；胸阳不振，则阴寒之气上逆，故有气从胁下冲逆，上攻心胸之候。治当通阳散结，祛痰下气。方中瓜蒌味甘性寒入肺，涤痰散结，开胸通痹；薤白辛温，通阳散结，化痰散寒，能散胸中凝滞之阴寒、化上焦结聚之痰浊、宣胸中阳气以宽胸，乃治疗胸痹之要药，共为君药。枳实下气破结，消痞除满；厚朴燥湿化痰，下气除满，二者同用，共助君药宽胸散结、下气除满、通阳化痰之效，均为臣药。佐以桂枝通阳散寒，降逆平冲。诸药配伍，使胸阳振，痰浊降，阴寒消，气机畅，则胸痹而气逆上冲诸症可除。

【配伍特点】降逆平冲于行气之中，以恢复气机之升降；散寒化痰于理气之内，以宣通阴寒痰浊之痹阻。

【方论选录】阴气结于胸间，故以枳实泄其胸中之气，厚朴泄其胁下之气，桂枝通心阳，瓜蒌、薤白开结宣气，病邪自去。（湖北中医药大学《金匮要略释义》）

【临床应用】

枳实薤白桂枝汤临床主要用于治疗冠心病、心肌梗死、慢性心力衰竭等心血管疾病，可明显改善患者胸痛、胸闷、心悸、气促、头晕、乏力、心绞痛等病症。本方还可治疗肺栓塞、慢性支气管炎等呼吸系统疾病，可显著改善患者呼吸困难、气短、心悸、胸痛、胸闷、通气障碍等临床症状。此外，本方还可治疗肋间神经痛、非化脓性肋软骨炎、原发性高血压、高血脂、功能性消化不良、反流性食管炎等疾病。

【基础研究】

现代研究发现，枳实薤白桂枝汤具有改善心肌缺血缺氧、改善缺血再灌注损伤、抗炎、稳定斑块等作用。枳实薤白桂枝汤可以通过降低丙二醛、升高超氧化物歧化酶活性等抗氧化作用，调节血清血栓素 B_2 与血清前列环素 I2 水平，调整血小板聚集率，松弛血管，缓解心肌缺血缺氧；还可以通过调控 PI3K/AKt/eNOS 信号途径激活 NO/cGMP 信号通路，激活蛋白激酶 G 以调节腺嘌呤核苷三磷酸敏感性钾通道，抑制水通道蛋白表达，进而抑制水分子大量进入心肌细胞，保护缺血心肌细胞；通过保护缝隙连接蛋白 43 等，以减少钠离子传递、抑制钠钙交换体 1 的表达、减轻钙离子超载等途径，发挥抗心肌缺血再灌注损伤作用；通过降低超敏 C 反应蛋白、IL-6 等水平发挥抗炎作用；通过降低基质金属蛋白酶 -9 水平及提高基质金属蛋白酶抑制剂 -1 的水平，发挥稳定斑块的作用。

【研发现状】

根据枳实薤白桂枝汤的配伍原理，现已开发出血滞通胶囊、丹蒌片、舒心宁片等中成药。

1. 血滞通胶囊

组成：薤白。

功用：通阳散结，行气导滞。

主治：用于高脂血症血瘀痰阻所致的胸闷、乏力、腹胀等。

2. 丹蒌片

组成：瓜蒌皮、薤白、葛根、川芎、丹参、赤芍、泽泻、黄芪、骨碎补、郁金。

功用：宽胸通阳，化痰散结，活血化瘀。

主治：用于痰瘀互结所致的胸痹心痛，症见胸闷、胸痛，憋气，舌质紫暗，苔白腻；冠心病心绞痛见上述证候者。

3. 舒心宁片

组成：丹参、川芎、赤芍、红花、当归、太子参、薤白、瓜蒌皮、远志（甘草水制）、降香、石菖蒲、甘草（炙）。

功用：活血化瘀，行气止痛。

主治：用于改善冠状动脉血液循环，以及治疗高血压病、高胆固醇血症及冠心病、心绞痛。

瓜蒌薤白半夏汤

【来源】东汉张仲景著《金匮要略》。

胸痹不得卧，心痛彻背者，瓜蒌薤白半夏汤主之。

【组成】瓜蒌实捣，一枚（24g）　薤白三两（9g）　半夏半升（12g）　白酒一斗

【用法】上四味，同煮，取四升，温服一升，日三服（现代用法：水煎服）。

【功用】通阳宣痹，祛痰宽胸。

【主治】胸痹而痰浊较甚，胸痛彻背，不能安卧者。

【方解】方中瓜蒌涤痰散结，利气开郁为君药；半夏性温味辛，体滑性燥，与瓜蒌相辅相成，化痰消痞，宽胸散结之功显著；薤白辛温通阳，散寒化痰，为臣药，与瓜蒌君臣相合，通阳气，祛痰结；白酒辛散温通，增行气通阳之力，为佐使药。四药辛润苦滑，共奏通阳散结、开涤痰浊结聚之功，切中病机，临证辨证加减用之，常获佳效。

【配伍特点】辛润苦滑共用，共奏通阳散结、涤痰宽胸之功。

【方论选录】胸痹不得卧，是肺气上而不下也。心痛彻背。是心气塞而不和也，其痹为尤甚矣。所以然者，有痰饮以为之援也。故于胸痹药中，加半夏以逐痰饮。（尤怡《金匮要略心典》）。

【临床应用】

瓜蒌薤白半夏汤临床用于治疗冠心病、风湿性心脏病、冠状动脉微循环障碍、心肌桥、心力衰竭及肺心病、室性心动过速等心血管疾病。本方还可用于治疗肋间神经痛、乳腺增生、慢性阻塞性肺疾病、慢性支气管肺炎等疾病。此外，本方对创伤性气胸、慢性胆囊炎也有疗效。

【基础研究】

现代研究发现，瓜蒌薤白半夏汤具有抗动脉粥样硬化、抗炎、抗氧化、改善血管内皮功能等作用。瓜蒌薤白半夏汤通过抑制重组 G 蛋白偶联嘌呤受体活

化促进脂质自噬降解，调节胆固醇合成与代谢、降低低密度脂蛋白胆固醇水平、抑制泡沫细胞形成，发挥抗动脉粥样硬化作用，还可以通过上调 SIRT1、下调 FOXO1 等基因及蛋白表达，减少巨噬细胞凋亡，下调促炎物质和蛋白酶，减缓脂质坏死核心物质的形成，从而抑制晚期斑块的进展和破裂，发挥抗动脉粥样硬化作用；通过调节蛋白酪氨酸磷酸酶非受体型 1、花生四烯酸 -5- 脂氧合酶及一氧化氮合酶 2，干预炎症反应进程，发挥抗炎作用；通过降低血脂水平和丙二醛含量，升高超氧化物歧化酶活性，抑制脂质过氧化，保护血管内皮细胞，发挥抗氧化作用；通过下调内皮素 1、血栓素 B_2、可溶性血栓调节蛋白，上调一氧化氮、6- 酮 - 前列环素、血管内皮生长因子等，降低血液黏度、抑制血小板活化，改善血管内皮功能。

【研发现状】

根据瓜蒌薤白半夏汤的配伍原理，现已开发出血滞通胶囊、丹蒌片、舒心宁片等中成药。

1. 血滞通胶囊

组成：薤白。

功用：通阳散结，行气导滞。

主治：用于高脂血症血瘀痰阻所致的胸闷、乏力、腹胀等。

2. 丹蒌片

组成：瓜蒌皮、薤白、葛根、川芎、丹参、赤芍、泽泻、黄芪、骨碎补、郁金。

功用：宽胸通阳，化痰散结，活血化瘀。

主治：用于痰瘀互结所致的胸痹心痛，症见胸闷胸痛，憋气，舌质紫暗，苔白腻；冠心病心绞痛见上述证候者。

3. 舒心宁片

组成：丹参、川芎、赤芍、红花、当归、太子参、薤白、瓜蒌皮、远志（甘草水制）、降香、石菖蒲、甘草（炙）。

功用：活血化瘀，行气止痛。

主治：用于改善冠状动脉血液循环，以及治疗高血压病，高胆固醇血症及冠心病，心绞痛。

半夏厚朴汤

【来源】东汉张仲景著《金匮要略》。

妇人咽中如有炙脔，半夏厚朴汤主之。

【异名】厚朴汤（《圣济总录》卷一二四）、大七气汤（《三因极一病证方论》

卷八）、四七汤、厚朴半夏汤（《易简方》）、七气汤（《直指》卷五）、四七饮（《杏苑》卷四）。

【组成】半夏一升（12g） 厚朴三两（9g） 茯苓四两（12g） 生姜五两（15g） 苏叶二两（6g）

【用法】上五味，以水七升，煮取四升，分温四服，日三夜一服（现代用法：水煎服）。

【功用】行气散结，降逆化痰。

【主治】梅核气。咽中如有物阻，咯吐不出，吞咽不下，或咳或呕，舌苔白润或白滑，脉弦缓或弦滑。

【方解】本方证多因痰气郁结于咽喉所致。情志不遂，肝气郁结，肺胃失于宣降，津液不布，聚而为痰，痰气相搏，结于咽喉，故见咽中如有物阻、咯吐不出、吞咽不下；肺胃失于宣降，还可致胸中气机不畅，而见胸胁满闷、咳嗽喘急或恶心呕吐等。气不行则郁不解，痰不化则结难散，故宜行气散结、化痰降逆之法。方中半夏辛温入肺胃，可化痰散结，降逆和胃，用为君药。厚朴温中燥湿，下气除满。二药相合，化痰结，降逆气，痰气并治。茯苓健脾渗湿，湿去则痰无由生，可助半夏化痰，与厚朴共为臣药；生姜辛温散结，和胃止呕，可解半夏之毒；苏叶芳香行气，理肺宽中，助厚朴以行气宽胸，宣通郁结之气，共为佐药。诸药合用，辛苦行降，痰气并治，行中有宣，降中有散，共奏行气散结、降逆化痰之功。

【配伍特点】全方辛苦合用，辛以行气散结，苦以燥湿降逆，使郁气得疏，痰涎得化，则痰气郁结之梅核气自除。

【使用注意】方中多辛温苦燥之品，仅适宜于痰气互结而无热者。若见颧红口苦、舌红少苔属于气郁化火、阴伤津少者，虽具梅核气之特征，亦不宜使用本方。

【方论选录】

1.咽中如有炙脔，谓咽中有痰涎，如同炙肉，咯之不出，咽之不下者，即今之梅核气病也。此病得于七情郁气，凝涎而生。故用半夏、厚朴、生姜，辛以散结，苦以降逆；茯苓佐半夏，以利饮行涎；紫苏芳香，以宣通郁气，俾气舒涎去，病自愈矣。（吴谦《医宗金鉴》）

2.方中以半夏降逆气，厚朴解结气，茯苓消痰，尤妙以生姜通神明，助正祛邪，以紫苏之辛香，散其郁气，郁散气调，而凝结焉有不化哉。（陈修园《金匮方歌括》）

【临床应用】

半夏厚朴汤临床主要用于治疗慢性咽炎、咽部异感症、慢性支气管炎等疾病。本方还可治疗胃肠功能紊乱、癔症、抑郁症、失眠、食管痉挛、反流性食管炎等疾病。此外，本方对于冠心病和肺心病也有治疗效果。

【基础研究】

现代研究发现，半夏厚朴汤具有保护神经、抗炎、缓解氧化应激损伤、抗肿瘤等多方面作用。半夏厚朴汤通过抑制 Akt/NF-κB/JAK2 信号转导及 STAT3 等信号通路，降低 TNF-α、IL-1β、IL-6 和诱导型一氧化氮合酶的含量，提升抗炎因子 IL-4、IL-10 的表达，阻断炎症反应的级联放大，发挥抗炎作用；通过抑制丙二醛含量的升高，提升超氧化物歧化酶、过氧化氢酶和谷胱甘肽过氧化物酶等抗氧化酶的活性，调控关键的铁转运蛋白，抑制机体整体铁过载，增强机体抗氧化应激能力；通过增强自噬相关蛋白及微管相关蛋白 1 轻链 3 的表达，抑制人胃癌细胞 SGC7901 的生长，调节 Caspase 家族和 Bcl-2 家族蛋白的表达，抑制细胞周期进程，诱导细胞周期停滞，有效诱导肿瘤细胞的凋亡。

【研发现状】

目前还没有直接根据半夏厚朴汤组方研发的中成药，根据其配伍原理现已研发出气滞胃痛颗粒等相关中成药。

气滞胃痛颗粒

组成：柴胡、延胡索（炙）、枳壳、香附（炙）、白芍、炙甘草。

功用：疏肝理气，和胃止痛。

主治：用于肝郁气滞，胸痞胀满，胃脘疼痛。

乌药汤

【来源】金代李东垣著《兰室秘藏》。

治妇人血海疼痛。

【组成】当归　甘草　木香各五钱（3g）　乌药一两（6g）　香附子炒，二两（9g）

【用法】上咬咀，每服五钱，水二大盏，去滓，温服，食前（现代用法：水煎服）。

【功用】行气疏肝，调经止痛。

【主治】瘀血夹逆气内阻，经前及经行腹痛。

【方解】乌药汤行气止痛，且养血活血，用于治疗肝郁气血不和之痛经。方中乌药理气行滞，为君药；香附疏肝理气，木香行脾胃滞气，为臣药；当归养血活血调经，为佐药；甘草调和诸药，为使药。全方共奏行气调经止痛之效。

【配伍特点】辛香温散，将行血药物与疏肝调经药物结合，同时考虑到气血的调理，体现了中医治疗中气血兼顾的原则。

【使用注意】不可过量服用，需饭前服用。对该药物过敏者、阴虚火旺者、孕妇及儿童等人群禁用。

【方论选录】

1. 此言腹痛也……经水临行时痛者为气滞，乌药汤。（李梴《医学入门》）

2. 乌药汤……治血海疼痛（此方治气多）。（武之望《济阴纲目》）

3. 乌药汤治经行气滞疼痛，脉沉涩者……经气凝滞，经血涩少，不能输化于经，故满腹作痛，然后经行焉。（徐大椿《女科指要》）

【临床应用】

乌药汤临床主要用于治疗月经不调、痛经、经前期综合征、乳腺增生、慢性盆腔炎。对于慢性肝炎、慢性胃炎，乌药汤也有较好的效果。此外，乌药汤还可以治疗经前焦虑、失眠等疾病。

【基础研究】

现代研究发现，乌药汤具有解热、抗炎、镇痛、保肝利胆、抗胃溃疡、解痉、抗菌和抗病毒等药理作用。本方通过降低内毒素含量发挥解热作用；通过抑制脂多糖诱导的中性粒细胞产生和肿瘤坏死因子的释放发挥抗炎和镇痛作用；通过增加胆汁流量及胆汁中固体物含量，降低谷丙转氨酶，发挥对肝细胞的保护作用；通过增加胃黏膜细胞的氨基己糖成分，促进消化道上皮细胞再生，刺激胃黏膜上皮细胞合成和释放内源性前列腺素，起到胃黏膜保护作用；通过激活鸟苷酸环化酶，提高细胞环磷酸鸟苷水平，松弛支气管平滑肌，发挥解痉作用；通过抑制金黄色葡萄球菌、人类免疫缺陷病毒等发挥抗菌、抗病毒作用。

【研发现状】

根据乌药汤的主治和功用，现已开发出中成药调经活血片。

调经活血片

组成：木香、川芎、醋延胡索、当归、熟地黄、赤芍、红花、乌药、白术、丹参、醋香附、制吴茱萸、泽兰、鸡血藤、菟丝子。

功用：养血活血，行气止痛。

主治：气滞血瘀兼血虚所致的月经不调、痛经。症见经行错后，经水量少，行经小腹胀痛。

厚朴温中汤

【来源】金代李东垣著《内外伤辨惑论》。

治脾胃虚寒，心腹胀满，及秋冬客寒犯胃，时作疼痛。

【组成】厚朴姜制 橘皮去白，各一两（各15g） 甘草炙 草豆蔻仁 茯苓去皮 木香各五钱（各8g） 干姜七分（2g）

【用法】上为粗散，每服五钱匕。水二盏，生姜三片，煎至一盏，去渣，温服，食前。（现代用法：加生姜三片，水煎服）。

【功用】行气除满，温中燥湿。

【主治】脾胃气滞寒湿证。脘腹胀满或疼痛，不思饮食，舌苔白腻，脉沉弦。

【方解】方中厚朴辛温苦燥，行气消胀，除满燥湿，"乃温中下气之药"（《医学衷中参西录》），为君药。草豆蔻辛温芳香，温中散寒，行气燥湿，为臣药。陈皮、木香行气宽中，助厚朴除满消胀；干姜、生姜温脾暖胃，助草豆蔻散寒止痛；茯苓渗湿健脾，均为佐药。炙甘草益气和中，调和诸药，功兼佐使。诸药合用，共奏行气除满、温中燥湿之功。

【配伍特点】本方以重用行气药为主，且所用行气药皆性温而燥，故能兼以散寒燥湿，再佐以温中淡渗之品。故本方虽名"厚朴温中汤"，但功用却重在行气，而不在温中。

【使用注意】忌一切冷物。

【方论选录】夫寒邪之伤人也，为无形之邪，若无有形之痰、血、食、积互结，则亦不过为痞满、为呕吐，即疼痛亦不致拒按也。故以厚朴温中散满者为君。凡人之气，得寒则凝而行迟，故以木香、草蔻之芳香辛烈，入脾脏以行诸气。脾恶湿，故用干姜、陈皮以燥之，茯苓以渗之。脾欲缓，故以甘草缓之。加生姜者，取其温中散逆，除呕也。以上诸药，皆入脾胃，不特可以温中，且能散表，用之贵得其宜耳。（张秉成《成方便读》）

【附方】

良附丸（《良方集腋》）　高良姜酒洗七次，焙，研　香附子醋洗七次，焙，研，各等分（各9g）　上味各焙，各研，各贮，用时以米饮加生姜汁一匙，盐一撮为丸，服之立止。功用：行气疏肝，祛寒止痛。主治：气滞寒凝证。症见胃脘疼痛，胸胁胀闷，畏寒喜温，苔白脉弦，以及妇女痛经等。

【临床应用】

厚朴温中汤临床主要用于治疗急慢性胃炎、慢性肠炎、胃溃疡、胃肠功能紊乱、术后麻痹性肠梗阻等胃肠道疾病。厚朴温中汤可促进胃排空及肠蠕动，减轻炎症反应，提高患者的生活质量。此外，本方还可治疗病毒性肝炎。

【基础研究】

现代研究发现，厚朴温中汤具有调节胃肠运动、促进胃排空、解痉、止泻、促进局部血液循环、保护肠黏膜、抗炎、镇痛、调节水电解质代谢、调节免疫功能等多种药理作用。厚朴温中汤通过促进肠嗜铬细胞合成和分泌 5- 羟色胺，促进 5- 羟色胺受体与兴奋性 G 蛋白偶联，激活腺苷酸环化酶，调控平滑肌收缩、神经递质释放，从而促进肠道运动；通过降低胃液总量，提高胃游离酸度、总酸度和胃蛋白酶活性起到促进胃排空的作用；通过钙拮抗机制，抑制平滑肌收缩，起到解痉的作用；通过抑制小肠推进，起到抗腹泻的作用；通过增强心肌收缩力，促进局部血液循环；通过抑制 NF-κB 等信号通路介导的炎症级联反应抑制炎症因子、提高色氨酸代谢物的含量，起到保护肠黏膜的作用；通过抑制花生四烯酸代谢酶、抑制炎症部位白细胞功能、抑制 IκB 激酶活化、NF-κB 活化起到抗炎和镇痛作用；通过降低醛固酮水平，升高钾离子水平调节水电解质代谢；通过 Th1 免疫应答促进 IFN-γ 分泌，再通过与过敏反应相关的 Th2 发生免疫反应，降低 IL-4、IL-5 的分泌，发挥免疫调节作用。

【研发现状】

根据厚朴温中汤的配伍原理，现已开发出中成药香苏调胃片。

香苏调胃片

组成：广藿香、香薷、木香、紫苏叶、姜厚朴、砂仁、麸炒枳壳、陈皮、茯苓、炒山楂、炒麦芽、白扁豆、葛根、甘草、六神曲、生姜。

功用：解表和中，健胃化滞。

主治：胃肠积滞，外感时邪所致的身热体倦，饮食少进，呕吐乳食，腹胀泄泻，小便不利。

化肝煎

【来源】明代张介宾著《景岳全书》。

治怒气伤肝，因而气逆动火，致为烦热胁痛，胀满动血等证。

【组成】青皮　陈皮各二钱（各6g）　芍药二钱（6g）　丹皮　栀子炒　泽泻各一钱半（各4.5g）　土贝母二三钱（6～9g）。

【用法】水一盅半，煎七八分。食远温服（现代用法：水煎服）。

【功用】疏肝理气，解郁泻火。

【主治】肝郁化火，邪热犯胃所致的胃脘胀痛、胁痛胀满、烦热口苦，或动血，舌红苔黄，脉弦数。

【方解】怒气伤肝，气有余则化火，气逆火动，肝火内扰，可见烦热胁痛、胀满动血等症。方中青皮疏肝破气，陈皮理气和中，二药合用，有升降气机之妙，可宣通气机，共为君药。芍药柔肝养肝；丹皮、栀子清肝泻火，可将郁于内的热邪清泄于体外，为臣药。泽泻导热下行，可将郁热由大小便排出；土贝母苦寒，可清肝火，开郁结，止疼痛，消胀满，共为佐药。以上诸药合用，可使火清气顺，药中病机，共奏泻热和胃、疏肝理气之功。

【配伍特点】疏肝行气药物与泄热和胃药物同用，肝胃同治，善解肝气之郁，平气逆而散郁火。

【方论选录】本方重在治肝，用白芍护肝阴，青、陈皮疏肝气，丹、栀清肝火，宜于肝脏气火内郁的胸胁满痛，或气火上逆犯肺的咳吐痰血等证。因气火能使痰湿阻滞，故加川贝、泽泻，川贝兼有解郁作用。（秦伯未《谦斋医学讲稿》）

【附方】

解肝煎（《景岳全书》） 陈皮 半夏 茯苓 厚朴各一钱半（各9g） 苏叶 芍药各一钱（各6g） 砂仁七分（4.5g） 水一盅半，加生姜三五片，煎服。功用：化湿畅中，疏肝理气。主治：暴怒伤肝，气逆胀满者。

【临床应用】

化肝煎临床主要用于治疗慢性肝炎、肝硬化等疾病，可保护肝脏细胞免受损害，促进肝脏代谢功能的恢复，可有效预防和治疗各种肝病。本方还可治疗慢性浅表性胃炎、食管炎、胃食管反流等疾病。此外，对于小儿慢性咳嗽，化肝煎加减治疗也有较好的效果。

【基础研究】

现代研究发现，化肝煎具有保肝利胆、抗炎、调节胃肠运动、抗溃疡、降血脂、抗动脉粥样硬化及调节免疫等多种药理作用。本方通过降低血清谷草转氨酶、谷丙转氨酶活性，减少肝脏丙二醛生成，降低血清胆红素、收缩胆囊并加速其排空，起到保肝利胆的作用；通过降低一氧化氮和一氧化氮合酶水平，抑制 IL-6、IL-8 和 TNF-α 分泌发挥抗炎作用；通过胆碱能受体、5-羟色胺受体介导或直接抑制平滑肌而实现调节胃肠运动的作用；通过降低胃酸分泌起到抗溃疡的作用；通过降低血清总胆固醇、甘油三酯含量，升高高密度脂蛋白胆固醇含量而起到降血脂、抗动脉粥样硬化的作用；通过激活 T 淋巴细胞、B 淋巴细胞、巨噬细胞和自然杀伤细胞等免疫细胞起到调节免疫的作用。

【研发现状】

根据化肝煎配伍原理，现已开发出丹栀逍遥丸、朴沉化郁丸、胃逆康胶囊等中成药。

1. 丹栀逍遥丸

组成：牡丹皮、栀子（炒焦）、柴胡（酒制）、白芍（酒炒）、当归、白术（土炒）、茯苓、薄荷、炙甘草。

功用：疏肝解郁，清热调经。

主治：用于肝郁化火，胸胁胀痛，烦闷急躁，颊赤口干，食欲不振或有潮热，以及妇女月经先期，经行不畅，乳房、少腹胀痛。

2. 朴沉化郁丸

组成：醋香附、醋延胡索、麸炒枳壳、檀香、木香、片姜黄、柴胡、姜厚朴、丁香、沉香、高良姜、醋青皮、陈皮、甘草、豆蔻、醋莪术、砂仁、肉桂。

功用：疏肝解郁，开胃消食。

主治：肝气郁滞、肝胃不和所致的胃脘刺痛、胸腹胀满、恶心呕吐、停食停水、气滞郁闷。

3.胃逆康胶囊

组成：柴胡（醋制）、白芍、枳实、黄连、川楝子、半夏（制）、陈皮、吴茱萸、莪术、瓦楞子（煅）、蒲公英、甘草。

功用：疏肝泻热，和胃降逆，制酸止痛。

主治：用于肝胃不和郁热证引起的胸脘胁痛，嗳气呃逆，吐酸嘈杂，脘胀纳呆，口干口苦；功能性消化不良见上述证候者。

金铃子散

【来源】金代刘完素著《素问病机气宜保命集》。

治热厥心痛，或发或止，久不愈者，当用金铃子散。

【异名】金铃散（《杂病源流犀烛》卷十一）。

【组成】金铃子　延胡索各一两（各9g）

【用法】上为末，每服二三钱（6～9g），酒调下，温汤亦可（现代用法：为末，每服6～9g，酒或开水冲服；亦可作汤剂，水煎服）。

【功用】疏肝泻热，活血止痛。

【主治】肝郁化火证。胸腹、胁肋、脘腹诸痛，或痛经、疝气痛，时发时止，口苦，舌红苔黄，脉弦数。

【方解】方中金铃子味苦性寒，行气疏肝，清泄肝火而止痛，且"川楝（金铃子）清肝，最为柔驯刚木之良将"（《脏腑药式补正》），故为君药。延胡索苦、辛性温，活血行气，擅长止痛，用为臣佐。两药合用，既可行气活血止痛，又可疏肝泄热，服时用酒送下，可行其药势，用以为使。该方为治疗肝郁化火、气滞血瘀诸痛之良方。

【配伍特点】气血并调，疏清并行，药简效专。

【方论选录】《经》言诸痛皆属于心。而热厥属于肝逆，金铃子非但泄肝，功专导去小肠、膀胱之热，引心包相火下行。延胡索和一身上下诸痛。时珍曰：用之中的，妙不可言。方虽小制，配合存神，却有应手取愈之功，勿以淡而忽之。（王子接《绛雪园古方选注》）

【附方】

玄胡索汤（《济生方》）　当归去芦，酒浸，锉炒　延胡索炒，去皮　蒲黄炒　赤芍药　官桂不见火，各半两（各15g）　片子姜黄洗　乳香　没药　木香不见火，各三两（各

90g） 甘草炙，二钱半（7.5g） 上咬咀，每服四钱，水一盏半，加生姜七片，煎至七分，去滓，食前温服。功用：行气活血，调经止痛。主治：妇人室女，七情伤感，遂使血与气并，心腹作痛，或连腰胁，或引背膂，上下攻刺，甚作搐搦，经候不调，一切血气疼痛。

【临床应用】

金铃子散临床主要用于治疗胃炎、胆囊炎、胆道蛔虫症等消化系统疾病。本方对痛经、盆腔炎等妇科疾病也有较好的效果。此外，金铃子散还可治疗带状疱疹等皮肤病。

【基础研究】

现代研究发现，金铃子散具有镇痛、抗炎、保护心血管、抗血栓等作用。本方通过多巴胺 D_2 阻滞作用与中脑导水管周围灰质的内阿片肽相联系，同时通过延脑外侧网状旁巨细胞核 – 脊髓背角通路抑制痛觉信息传入中枢，起到镇痛作用；通过减少 IL-1β、IL-6、TNF-α 的产生和中性粒细胞的浸润发挥抗炎作用；通过扩张冠脉血管、增加冠脉流量、降低动脉血压、减小总外周血管阻力和钙离子拮抗作用，阻止缺血再灌注时脑组织超氧化物歧化酶和乳酸脱氢酶活力下降，并降低脑组织丙二醛含量，发挥保护心血管的作用；通过抑制二磷酸腺苷、花生四烯酸和胶原诱导的血小板聚集起到抗血栓的作用。

【研发现状】根据金铃子散的配伍原理以及主治、功用特点，现已开发出中成药荜铃胃痛颗粒。

荜铃胃痛颗粒

组成：荜澄茄、川楝子、醋延胡索、酒大黄、黄连、吴茱萸、醋香附、香橼、佛手、海螵蛸、煅瓦楞子。

功用：行气活血，和胃止痛。

主治：用于气滞血瘀所致的胃脘痛；慢性胃炎见上述证候者。

第二节　降气剂

苏子降气汤

【来源】宋代太平惠民和剂局著《太平惠民和剂局方》。

治男、女虚阳上攻，气不升降，上盛下虚，膈壅痰多，咽喉不利，咳嗽，虚烦引饮，头目昏眩，腰疼脚弱，肢体倦怠，腹肚疞刺，冷热气泻，大便风秘，涩滞不通，肢体浮肿，有妨饮食。

【组成】紫苏子　半夏汤洗七次，各二两半（各 9g）　川当归去芦，一两半（6g）　甘草炙，二两（6g）　前胡去芦　厚朴去粗皮，姜汁拌炒，各一两（各 6g）　肉桂去皮，一两半（3g）

【用法】上为细末，每服二大钱，水一盏半，入生姜二片，枣子一个，紫苏五叶，同煎至八分，去渣热服，不拘时候。（现代用法：加生姜 3g，大枣 1 枚，苏叶 2g，水煎服）。

【功用】降气平喘，祛痰止咳。

【主治】上实下虚之喘咳证。喘咳痰多，短气，胸膈满闷，呼多吸少，或腰痛脚软，或肢体浮肿，舌苔白滑或白腻，脉弦滑。

【方解】本方证由痰涎壅肺，肾阳不足所致。其病机特点是上实下虚，以上实为主，故治以降气平喘，祛痰止咳为重，兼顾下元。方中紫苏子为君药，温而不燥，质润而降，可降气平喘，祛痰止咳，善降上逆之肺气，消壅滞之痰涎，为治痰逆咳喘之要药。半夏燥湿化痰降逆，厚朴燥湿消痰，下气除满，前胡降气祛痰，三药共为臣药，助紫苏子降气祛痰平喘，君臣相配，以治上实。肉桂温肾助阳，纳气平喘；当归辛甘温润，既治咳逆上气，又可养血补虚以助肉桂温补下元，共为佐药。生姜、大枣调和脾胃；苏叶宣肺散寒，与诸药相伍，降逆化痰之中兼宣肺气；甘草和中益气，调和药性，为佐使药。诸药合用，标本兼治，治上顾下，使气降痰消，则咳喘自平。

【配伍特点】标本兼顾，上下并治，治上为主。

【使用注意】本方药性偏温燥，以降气祛痰为主，对于肺肾阴虚的喘咳及肺热痰喘之证，均不宜使用。

【方论选录】此手太阳药也。苏子、前胡、厚朴、橘红、半夏皆能降逆上之气，兼能祛痰，气行则痰行也。数药亦能发表，既以疏内壅，兼以散外寒也。当归润以和血，甘草甘以缓中，下虚上盛，故又用肉桂引火归原也。（汪昂《医方集解》）

【临床应用】

苏子降气汤临床主要用于治疗慢性阻塞性肺疾病、慢性支气管炎、支气管哮喘等疾病。本方能够提高患者的肺功能，缓解气喘、咳嗽、咳痰等症状，对小便不利、水肿等症状也有一定的缓解作用，可改善患者的生活质量及长期预后。

【基础研究】

现代研究发现，苏子降气汤具有镇咳、平喘、抗炎、抗过敏、增强免疫等功效。苏子降气汤通过直接抑制延髓咳嗽中枢发挥镇咳作用；通过抑制组胺所致的支气管痉挛使喘息潜伏期明显延长，发挥平喘作用；通过抑制 IL-8、TNF-α 等的生成发挥抗炎作用；通过降低特异性免疫球蛋白的血浆水平，抑制肥大细胞脱颗粒、抑制中性粒细胞趋化，促进白三烯的分泌，发挥抗过敏作用；通过增加巨噬细胞的吞噬能力及一氧化氮释放能力，增强脾脏中自然杀伤细胞的杀伤活性，升高 IL-2 和 IFN-γ 的水平，增强固有免疫；通过刺激免疫活性细胞增殖、分化、成熟，增强巨噬细胞的细胞毒性作用，刺激 T 淋巴细胞及 B 淋巴细胞增殖，增强细胞免疫；通过增加血清补体和血清免疫球蛋白 G 的含量及脾脏、胸腺的重量，增强体液免疫。

【研发现状】

根据苏子降气汤的主治和功用，现已开发出中成药苏子降气丸。

苏子降气丸

组成：炒紫苏子、厚朴、前胡、甘草、姜半夏、陈皮、沉香、当归。

功用：降气化痰，温肾纳气。

主治：上盛下虚、气逆痰壅所致的咳嗽喘息、胸膈痞塞。

旋覆代赭汤

【来源】东汉张仲景著《伤寒论》。

伤寒发汗，若吐若下，解后心下痞鞕，噫气不除者，旋覆代赭汤主之。

【异名】旋覆代赭石汤（《普济方》卷一二七）、代赭旋覆汤（《医方集解》）、旋覆花代赭石汤（《类聚方》）。

【组成】旋覆花三两（9g）　人参二两（6g）　生姜五两（15g）　代赭一两（3g）　甘草炙，三两（9g）　半夏洗，半升（9g）　大枣十二枚（擘）（4枚）

【用法】上七味，以水一斗，煮取六升，去渣，再煎取三升，温服一升，日三服。

【功用】降逆化痰，益气和胃。

【主治】胃虚气逆痰阻证。心下痞硬，噫气不除，或见纳差、呃逆、恶心，甚或呕吐，舌苔白腻，脉缓或滑。

【方解】

本证为胃气虚弱，痰浊内阻所致。"伤寒发汗，若吐若下，解后，心下痞硬，噫气不除"。伤寒发汗后，又误用吐、下之法，胃气受伤，升降运化失常，则津液不得转输而为痰，痰浊阻于中焦，气机不畅，而心下痞硬。脾胃虚弱，痰气交阻，则胃气上逆，而致噫气频作，或纳差、呃逆、恶心、呕吐。舌苔白腻，脉缓或滑，乃胃虚痰阻之证。治当降逆化痰，益气和胃。

方中旋覆花苦辛咸温，性主降，善于下气消痰，降逆止噫，重用为君。代赭石重镇降逆以止呃，下气消痰，为臣药。半夏祛痰散结，降逆和胃；生姜用量独重，和胃降逆，增其止呕之力，并可宣散水气以助祛痰之功；人参、大枣、炙甘草甘温益气，健脾养胃，以治中虚气弱之本，俱为佐药。炙甘草调和药性，兼作使药。诸药相合，标本兼治，沉降相须，消补相伍，下气而无伤正之虞。共奏降逆化痰、益气和胃之功，使逆气得降，痰浊得消，中虚得复。

【配伍特点】沉降相须，消补相伍，下气而无伤正之虞。

【使用注意】方中代赭石性寒沉降，有碍胃气，若胃虚较著者，其用量不可过重。胃虚有热之呕吐、呃逆、嗳气者不宜使用本方。因方中代赭石、半夏有降逆作用，妊娠呕吐者不宜用之。服药时以少量频服为佳，可预防服后吐出。若顽固性呕吐，服药入口即吐者，可用灶心土或芦根先煎取汁，以药汁煎其他药。

【方论选录】

1. 汗、吐、下而解，则中气必虚，虚则浊气不降而上逆，故作痞硬；逆气上干于心，心不受邪，故噫气不除，《内经·宣明五气篇》曰五气所病，心为噫是也。旋覆之咸，能软痞硬而下气；代赭之重，能镇心君而止噫；姜、夏之辛，所以散逆；参、草、大枣之甘，所以补虚。（吴崑《医方考》）

2. 汗吐下后，大邪虽解，胃气已弱而未和，虚气上逆，故心下痞硬而噫气不除者，与旋覆花下气除痰为君；以代赭石为臣，而镇其虚气；以生姜、半夏之辛，而散逆气，除痞散硬为佐；人参、大枣、甘草之甘，而调缓其中，以补胃气而除噫也。（许宏《金镜内台方议》）

【附方】

1. 干姜人参半夏丸 (《金匮要略》) 干姜 人参各6g 半夏9g 上三味为末，以生姜汁煮糊为丸，如梧桐子大，饮服十丸，日三服。功用：温中补虚，降逆止呕。主治：妊娠及脾胃虚寒之呕吐。

2. 小半夏汤 (《金匮要略》) 半夏15g 生姜10g 上两味，以水七升，煮取一升半，分温再服。功用：和胃止呕，散饮降逆。主治：痰饮呕吐。胸闷不渴，舌苔白。

【临床应用】

旋覆代赭汤临床主要用于治疗慢性萎缩性胃炎、胃食管反流病、功能性消化不良、上消化道肿瘤、胃排空障碍等上消化道疾病。对于膈肌痉挛、咳嗽、过敏性哮喘等疾病，本方也有治疗效果。

【基础研究】

现代研究发现，旋覆代赭汤具有抗炎、保护食管黏膜、调节胃动力、抗胃溃疡、镇吐、镇咳平喘等作用。旋覆代赭汤通过调节炎症细胞因子 IL-1β、TNF-α 水平干预炎症反应过程，影响神经递质合成酶活性，发挥抗炎作用；通过降低食管黏膜一氧化氮水平，减轻炎症反应及食管下括约肌松弛，起到保护食管黏膜的作用；通过调控三磷酸肌醇通路引起细胞内质网释放钙离子，使胃窦平滑肌细胞钙离子含量升高，升高血液及组织中胃动素水平，升高胃泌素水平，降低血液及组织中血管活性肠肽水平，从而起到调节胃动力的作用；通过减少胃液量，抑制胃酸的过度分泌，起到抗溃疡作用；通过抑制胃肠道黏膜细胞 5- 羟色胺过量释放而起到镇吐作用；通过抑制组胺分泌所致的支气管平滑肌收缩，发挥镇咳平喘的作用。

橘皮竹茹汤

【来源】东汉张仲景著《金匮要略》。

哕逆者，橘皮竹茹汤主之。

【异名】竹茹汤（《医学入门》卷七）、陈皮汤（《医学纲目》卷十六）、竹茹橘皮汤（《中国医学大辞典》）。

【组成】橘皮二升（100g）　竹茹二升（30g）　大枣三十枚（120g）　生姜半斤（110g）甘草五两（68.75g）　人参一两（13.75g）

【用法】上六味，以水一斗，煮取三升，温服一升，日三服（现代用法：水煎服）。

【功用】降逆止呃，益气清热。

【主治】胃虚有热之呃逆。呃逆或干呕，虚烦少气，口干，舌红嫩，脉虚数。

【方解】

本证为胃虚有热、气机上逆所致。胃虚有热，则胃失和降，其气上逆，可致呕逆或干呕。虚烦少气，口干，舌红嫩，脉虚数，均为胃虚有热之征。气逆宜降，胃虚宜补，胃热宜清，法当降逆止呕，益气清热。

方中橘皮辛苦而温，行气和胃；竹茹甘寒，清热和胃，降逆止呕。二药相伍，降逆止呃，清热除烦，行气和胃，共为君药。生姜和胃止呕，助君药以降逆止呃；人参益气补中，与橘皮相合，则行中有补，同为臣药。大枣、甘草益气补脾和胃，合人参补中以治胃气之虚；大枣与生姜为伍，调和脾胃，俱为佐药。甘草调和药性，兼作使药。诸药合用，降、清、补相伍，主以清降，清而不寒，补而不滞，共奏降逆止呃、益气清热之功。

【配伍特点】补胃虚，清胃热，降胃逆，补而不滞，清而不寒。

【使用注意】呕逆因实热或虚寒所致者，禁用。

【方论选录】

1.《金匮》以呃为哕，凡呃逆证，皆是寒热错乱、二气相搏使然。故方中用生姜、竹茹，一寒一热以祛之；人参、橘皮，一开一合以分之；甘草、大枣

奠安中土，使中土有权，而哕逆自平矣。此伊圣经方，扁鹊丁香柿蒂散，即从此方套出也。（陈修园《金匮方歌括》）

2.大病后，呃逆不已，脉来虚大者，此方主之。呃逆者，由下达上，气逆作声之名也。大病后，则中气皆虚，余邪乘虚入里，邪正相搏，气必上腾，故令呃逆。脉来虚大，虚者正气弱，大者邪热在也。是方也，橘皮平其气，竹茹清其热，甘草和其逆，人参补其虚，生姜正其胃，大枣益其脾。（吴崑《医方考》）

【附方】

1.橘皮竹茹汤（《重订严氏济生方》）赤茯苓去皮　橘皮去白　枇杷叶拭去毛　麦门冬去心　青竹茹　半夏汤泡七次，各一两（各30g）　人参　甘草炙，各半两（各15g）右㕮咀，每服四钱，水一盏半，姜五片，煎至八分，去滓，温服，不拘时候。功用：降逆止呕，和胃清热。主治：胃热多渴，呕哕不食。

2.新制橘皮竹茹汤（《温病条辨》）橘皮三钱（9g）　竹茹三钱（9g）　柿蒂七枚（9g）　姜汁三茶匙　冲水五杯，煮取二杯，分二次温服；不知，再作服。功用：清化痰热，和胃降逆。主治：阳明湿温，气壅发哕者。

【临床应用】

橘皮竹茹汤临床主要用于治疗妊娠恶阻、放化疗后恶心呕吐、反流性食管炎等疾病。本方对消化道有缓和刺激的作用，有利于胃肠积气的排出，能促进胃肠道分泌消化液，减轻患者胃镜下胆汁反流严重程度，降低患者胃黏膜胆汁酸水平，提高患者生活质量。

【基础研究】

现代研究发现，橘皮竹茹汤具有镇吐、平喘、镇咳、祛痰、抗炎、改善消化功能、降血脂、抗氧化的作用。本方通过抑制5-羟色胺的合成与释放，促进5-羟色胺代谢为5-羟基吲哚乙酸，下调5-羟色胺受体3A，起到止呃逆及镇吐作用；通过阻断磷酸组胺引起的支气管平滑肌收缩痉挛，起到平喘、镇咳和抗变应性炎症的作用；通过刺激呼吸道黏膜，促使分泌物增多、稀释痰液，起到祛痰的作用；通过促进胃蛋白酶分泌，增强胃蛋白酶活性，从而增强肠蠕动，发挥改善消化功能的作用；通过降低血清总胆固醇、甘油三酯水平，升高高密度脂蛋白胆固醇水平，起到降血脂的作用；通过降低细胞内的活性氧水平和脂质过氧化产物丙二醛的含量，增强超氧化物歧化酶等抗氧化酶的活性，起到抗氧化的作用。

【研发现状】根据陈皮、竹茹的配伍，现已开发出安神温胆丸等中成药。

安神温胆丸

组成：制半夏、陈皮、竹茹、酸枣仁、枳实、远志、五味子、人参、熟地黄、茯苓、朱砂、甘草、大枣。

功用：和胃化痰，安神定志。

主治：用于心胆虚怯，触事易惊，心悸不安，虚烦不寐。

丁香柿蒂散

【来源】清代杨栗山著《伤寒瘟疫条辨》。

治久病呃逆，因下寒者。

【异名】丁香汤（《医学统旨》卷二十七）、丁香柿蒂汤（《卫生宝鉴·补遗》）。

【组成】丁香二钱（6g）　柿蒂二钱（6g）　人参一钱（3g）　生姜三钱（9g）

【用法】上各件，热汤磨服（现代用法：水煎温服）。

【功用】温中益气，降逆止呃。

【主治】胃寒呃逆，脉迟者。

【方解】方中丁香辛温，温胃散寒，降逆止呃，是治疗胃寒气逆之要药；柿蒂苦平，降逆止呃，专治呃逆，二药相配，温胃散寒，降逆止呃，共为君药。生姜辛温，为呕家圣药，与丁香、柿蒂合用，能增强温胃降逆之功；人参甘温益气补其虚，皆为臣药。四药合用，共奏温中益气、降逆止呃之功，使胃寒散，胃虚复，气逆平，则呃逆、胸痞自除。

【配伍特点】柿蒂与丁香相伍，温降并用，共起温中降逆止呃之效。

【方论选录】

1. 此足阳明、少阴药也。丁香泄肺温胃而暖肾，生姜去痰开郁而散寒，柿蒂苦涩降气，人参补助真元，使得展布也。（杨栗山《伤寒瘟疫条辨》）

2. 丁香泄肺温胃而暖肾，生姜去痰开郁而散寒，柿蒂苦涩而降气，人参所以辅真气，使得展布也。火呃亦可用者，盖从治之法也。（汪昂《医方集解》）

3. 丁香下暖肾命，治冲脉之寒气上冲，中暖脾胃，去积秽之沉寒宿壅，上泻肺邪，去上焦风寒湿热；柿蒂苦、涩、寒，涩能补敛肺气，以受胃气之上输，而不至于游散，苦能降泄肺气，以平上焦之虚热，而不至于冲逆；丁香自下而上，以主于祛寒，柿蒂自上而下，以主于泄热，使寒热得其平，而上下不相拒，则逆气平矣。人参……加之以补正气，生姜所以行胃气而升之。（汪绂《医林纂要探源》）

【临床应用】

临床以丁香柿蒂散治疗呃逆，常与其他药物联合使用。如丁香柿蒂散联合越鞠丸，可治疗肝胃不和型难治性胃食管反流病；联合旋覆代赭汤，可以治疗痰浊内阻型呃逆，缓解膈肌痉挛；联合旋覆代赭汤，可以治疗痰浊内阻型呃逆。

【基础研究】

现代研究发现，丁香柿蒂散具有止呃、止呕、养胃、杀菌、消炎、抗氧化、调节中枢神经系统、降血糖等多种作用。丁香柿蒂散通过影响神经递质的释放、线粒体能量代谢、促进胃液分泌等，调节胃肠运动，改善消化不良，发挥止呃、止呕的作用；通过增强机体免疫力、促进胃肠蠕动发挥补虚养胃的作用；通过抑制病原体的生长起到杀菌消炎和抗氧化的作用；通过增强大脑皮层兴奋与抑制过程的活动反应调节中枢神经功能；通过组方药物有效成分的类胰岛素作用参与体内糖代谢，保护胰岛细胞，从而起到控制血糖的作用。

【研发现状】根据丁香柿蒂散的主治和功用，现已开发出丁香平气丸、丁香和胃丸、丁蔻理中丸等相关中成药。

1. 丁香平气丸

组成：肉桂、丁香、人参、肉豆蔻、青皮、陈皮、白茯苓、缩砂仁、白豆蔻仁、桔梗、甘草、木香。

功用：温里散寒，行气止痛，收敛止泻，化湿行气，开宣肺气，降逆止呕，益气健脾。

主治：气刺气闷，中酒恶心，呕吐不定等。

2. 丁香和胃丸

组成：丁香、木香、沉香、藿香叶、白茯苓、白豆蔻仁、陈皮、白术、人参、半夏。

功用：温中和胃，止呕进食。

主治：脾胃不和，中脘气痞，胸膈停痰，呕吐恶心，胁肋刺痛，饮食无味，肢体倦怠等。

3. 丁蔻理中丸

组成：丁香、豆蔻、党参、白术、干姜、甘草。

功用：温中散寒，补脾健胃。

主治：脾胃虚寒导致的呕吐、腹痛、腹泻等症状。

六磨汤

【来源】明代王肯堂著《证治准绳》。

治气滞腹急，大便秘涩。

【异名】六磨引子（《重订通俗伤寒论》）。

【组成】沉香　木香　槟榔　乌药　枳壳　大黄各等分

【用法】上各件，热汤磨服（现代用法：上药于擂盆内各磨半盏，和匀温服）。

【功用】理气调中，行滞通便。

【主治】气滞便秘。大便秘结，欲便不得，嗳气频作，胸胁痞满，甚则腹中胀痛，纳食减少，舌苔黄腻，脉弦。

【方解】方中枳实行气之力较猛，能破气散结、消痞除满，为方中君药。槟榔行气消积，缓泻通便；大黄泻下通便。上二味为方中臣药，增强君药行气攻积之力。佐以木香、乌药、沉香，疏通气机，使腑气得通，传导复常，而糟粕自降。诸药合用，行气之中兼以攻积，使气行而便通。

【配伍特点】全方调气药与破气行滞药合用，既能调理肝脾之气，又能通便导滞。

【使用注意】本方不宜用于气血亏虚或热结、冷积所致的便秘病证。

【方论选录】七情气逆喘闷，是肝气横逆所致。肝气上犯于肺则气急而喘，横扰脾胃则胸闷不食，其发病之标在肺与脾胃，其本则在于肝。方中以槟榔、沉香下气降逆以平喘，乌药调顺逆气以宽中，用人参益气扶正，以防行气损伤正气之弊。诸药合用，以降逆顺气治肝为本，本病去，则标病之喘闷自愈。共奏破滞降逆，顺气扶正之效。（成大权《中医方剂临床手册》）

【临床应用】

六磨汤常用于治疗不完全性肠梗阻、慢性肠炎、胃肠功能紊乱等属气机郁滞者，对便秘、便秘型肠易激综合征、肠梗阻、术后肠道功能紊乱等多种肠病具有疗效。使用六磨汤治疗慢传输型便秘，能改善首次排便时间和标志物排出数量。加味六磨汤可以治疗反流性胃炎，灌肠可以提高晚期肿瘤性肠梗阻患者生存质量。此外，药物联用也有一定功效，六磨汤加味辅以穴位贴敷可以促进髋部骨折患者术后胃肠功能恢复，还可以联合针刺治疗老年习惯性便秘。

【基础研究】

现代研究发现，六磨汤具有抗菌、抗炎、调节胃肠功能、促进排便、抗肿瘤等多种作用。六磨汤通过提高抗菌肽的表达及增加与病原微生物的结合位点，增加巨噬细胞调节免疫的活性，起到抗菌作用；通过抑制炎症小体的激活，进而抑制炎性因子如 IL-6、IL-8 等，发挥抗炎作用；通过兴奋胆碱 M 受体升高胃肠平滑肌张力和血清乙酰胆碱水平，进而促进胃肠道运动，通过抑制乙酰胆碱酯酶、升高胃窦十二指肠黏膜和空肠黏膜内 5-羟色胺的表达水平、降低血管活性肠肽的表达水平调节胃肠功能，还通过刺激胃壁神经丛、引起大肠蠕动等增强对胃肠功能的调节作用；通过抑制肠细胞膜上 Na^+-K^+-ATP 酶的产生，阻碍上皮细胞离子主动转运，降低钠离子转运吸收程度，抑制肠内水分吸收，从而增加肠道蠕动，促进排便；通过抑制肿瘤细胞的异常增殖及诱导肿瘤细胞凋亡，调节血管内皮生长因子等肿瘤相关基因的表达，抑制癌细胞异常增殖、分化，从而起到抗肿瘤的作用。

【研发现状】

根据六磨汤的主治和功用，现已开发出木香顺气丸、四磨汤口服液等相关中成药。

1. 木香顺气丸

组成：木香、砂仁、醋香附、槟榔、甘草、陈皮、厚朴、枳壳（炒）、苍术（炒）、青皮（炒）、生姜。

功用：行气化湿，健脾和胃。

主治：湿浊中阻、脾胃不和所致的胸膈痞闷、脘腹胀痛、呕吐恶心、嗳气纳呆。

2. 四磨汤口服液

组成：木香、枳壳、槟榔、乌药。

功用：顺气降逆，消积止痛。

主治：用于婴幼儿乳食内滞证，症见腹胀、腹痛、啼哭不安、厌食纳差、腹泻或便秘；中老年气滞、食积证，症见脘腹胀满、腹痛、便秘；腹部手术后促进肠胃功能的恢复。

第十七章

理血剂

第一节　活血祛瘀剂

桃核承气汤

【来源】东汉张仲景著《伤寒论》。

太阳病不解，热结膀胱，其人如狂，血自下，下者愈。其外不解者，尚未可攻，当先解其外；外解已，但少腹急结者，乃可攻之，宜桃核承气汤。

【异名】桃仁承气汤（《医方类聚》卷五十四引《伤寒括要》）。

【组成】桃仁_{去皮尖，五十个}（12g）　大黄_{四两}（12g）　桂枝_{去皮，二两}（6g）　甘草_{炙，二两}（6g）　芒硝_{二两}（6g）

【用法】上五味，以水七升，煮取二升半，去滓，内芒硝，更上火微沸，下火，先食温服五合，日三服（现代用法：水煎服，芒硝冲服）。

【功用】破血，泻热，下瘀。

【主治】下焦蓄血证。少腹急结，大便色黑，小便自利，甚则谵语、烦渴，其人如狂，至夜发热，及血瘀经闭，痛经，跌打损伤。

【方解】本方由调胃承气汤化裁，减芒硝用量，加桃仁、桂枝而成。方中大黄苦寒，下瘀泻热，桃仁苦甘平，活血破瘀，二者合用，瘀热并治，共为君药。芒硝咸苦寒，软坚泻热，助大黄行泻热下瘀之效；桂枝辛甘温，通行血脉，既助桃仁活血祛瘀，又防硝、黄寒凉凝血之弊，共为臣药；炙甘草护胃安中的同时，还能缓解方中其他药物的峻烈性质，为佐使药。

【配伍特点】活血攻下，相辅相成；寒中寓温，以防凉遏。

【使用注意】本方为破血下瘀之剂，孕妇禁用；忌海藻、菘菜（《外台秘要》引《古今录验》）。

【方论选录】

1. 桃仁，润物也，能泽肠而滑血；大黄，行药也，能推陈而致新；芒硝，咸物也，能软坚而润燥；甘草，平剂也，能调胃而和中；桂枝，辛物也，能利血而行滞。又曰：血寒则止，血热则行。桂枝之辛热，君以桃、硝、黄，则入血而助下行之性矣，斯其制方之意乎！（吴崑《医方考》）

2. 桃仁承气，治太阳热结解而血复结于少阳枢纽间者，必攻血通阴，乃得阴气上承。大黄、芒硝、甘草本皆入血之品，必主之以桃仁，直达血所，攻其急结，仍佐桂枝泄太阳随经之余热，内外分解，庶血结无留恋之处矣。（王子接《绛雪园古方选注》）

3. 甘以缓之，辛以散之。少腹急结，缓以桃仁之甘；下焦蓄血，散以桂枝辛热之气，寒以取之；热甚搏血，故加二物于调胃承气汤中也。（成无己《注解伤寒论》）

【附方】

1. 抵当汤（《伤寒论》）　水蛭熬，三十个（6g）　虻虫去翅足，熬，三十个（6g）　桃仁去皮尖，二十个（5g）　大黄酒洗，三两（9g）　上四味，以水五升，煮取三升，去滓，温服一升，不下者，更服。功用：破瘀下血。主治：下焦蓄血证。症见少腹硬满，小便自利，喜忘，如狂或发狂，大便色黑易解；或妇女经闭，少腹硬满拒按者。

2. 抵当丸（《伤寒论》）　水蛭熬，二十个（4g）　虻虫去翅足，熬，二十个（4g）　桃仁去皮尖，二十五个（6g）　大黄三两（9g）　上四味，捣筛，分四丸，以水一升，煮一丸，取七合，服之。晬时当下血，若不下者，更服。功用：破血逐瘀。主治：下焦蓄血之少腹硬满，发热，小便自利。

【临床应用】

桃核承气汤临床主要用于治疗心血管疾病，如缺血性心脏病、房颤等。桃核承气汤也常用于治疗妇科诸症，如盆腔瘀血，此外，本方用于辅助治疗急性脑梗死与血管性痴呆等脑血管疾病，可以加快大脑血流速度，改善临床症状。桃核承气汤具有降血糖、降血脂的作用，联合二甲双胍可治疗2型糖尿病，缓解症状，降低中医证候评分。桃核承气汤联合胃复春胶囊可以治疗胃肠穿孔术后早期炎症性肠梗阻，有利于促进患者恢复。除上述功效外，桃核承气汤还可用于治疗牙痛、齿衄、噎膈、呕血、跌仆等证。

【基础研究】

现代研究发现，桃核承气汤具有抗炎、抗氧化、降血压、改善肾功能、抗肾纤维化、保护血管、抗雌激素、调节免疫功能等多种作用。组方通过抑制NF-κB和MAPK信号通路，显著降低前列腺组织中IL-1β、IL-6和TNF-α等炎症细胞因子的表达，抑制p38丝裂原活化蛋白激酶信号通路，下调单核细胞趋化蛋白1的表达，从而改善慢性炎症；通过增加一氧化氮含量和提高外周血总抗氧化能力，发挥抗氧化作用；通过促进内皮细胞自噬，调节血管平滑肌细胞的收缩，发挥保护血管内皮功能和降血压的作用；通过调控 NLRP3/Caspase-1 通路阻断细胞焦亡，延缓肾纤维化，抑制 Wnt4、β-catenin 和 MMP-7 等因子来调控 Wnt/β-catenin 通路，减轻肾纤维化；通过激活 PI3K/AKt 信号通路促进血管内皮祖细胞的增殖和分化，发挥保护血管的作用；通过大豆苷元发挥弱雌激素样作用，同时也会与雌激素竞争受体，从而起到抗雌激素的作用；通过促进 T 淋巴细胞转化，提高肝炎患者血内巨噬细胞的吞噬功能，调节免疫。

【研发现状】

根据桃核承气汤的配伍原理，现已开发出莫家清宁丸等相关中成药。

莫家清宁丸

组成：大黄、桃仁、杏仁、枳壳、厚朴、黄芩、法半夏、香附、木香、麦芽、陈皮、侧柏叶、黑豆、车前子、桑叶、绿豆、白术。

功用：清理胃肠，泻热润便。

主治：用于饮食停滞，腹肋膨胀，头昏耳鸣，口燥舌干，咽喉不利，两目红赤，牙齿疼痛，大便秘结，小便赤黄。

温经汤

【来源】宋代陈自明著《妇人大全良方》。

若经道不通，绕脐寒疝痛彻，其脉沉紧。此由寒气客于血室，血凝不行，结积血为气所冲，新血与故血相搏，所以发痛。譬如天寒地冻，水凝成冰。宜温经汤及桂枝桃仁汤、万病丸。

【异名】指迷温经汤（《观聚方要补》卷九引《十便良方》）。

【组成】当归半两（3g）　川芎半两（3g）　芍药半两（3g）　桂心半两（3g）　牡丹皮半两（3g）　莪术半两（3g）　人参一两（6g）　甘草一两（6g）　牛膝一两（6g）

【用法】上㕮咀，每服五钱（15g）。水一盏半，煎至八分，去滓温服（现代用法：水煎服）。

【功用】温经补虚，化瘀止痛。

【主治】痛经、月经后期证属寒凝血瘀者。经期小腹冷痛拒按，得热痛减，或经期错后，量少，经色紫暗有块，畏寒肢冷，舌暗，苔白，脉沉紧或沉迟。

【方解】方中肉桂温经散寒，通脉调经为君。当归补血活血，调经止痛；牛膝活血祛瘀，引血下行，二者助肉桂温经活血，为臣。川芎乃血中之气药，善活血行气调经；牡丹皮、莪术活血化瘀止痛；气属阳，故以人参大补元气，伍肉桂使阳气振奋，而寒邪去，以上为佐。甘草和中调药为使。全方共奏温经散寒、活血调经之效。

【配伍特点】温、补、消并用，温经散寒，活血化瘀，养血止痛。

【使用注意】阴虚有热，或血虚无瘀者忌用。

【方论选录】当归补血活血，调经止痛；牛膝活血祛瘀，引血下行，二者助肉桂温经活血，为臣。川芎乃血中之气药，善活血行气调经；牡丹皮、莪术活血化瘀止痛；气属阳，故以人参大补元气，伍肉桂使阳气振奋，而寒邪去，以上为佐。甘草和中调药为使。（尤昭玲《尤昭玲妇科临证用方》）

【附方】温经汤（《金匮要略》）吴茱萸三两（9g） 当归二两（6g） 芍药二两（6g） 川芎二两（6g） 人参二两（6g） 桂枝二两（6g） 阿胶烊化，二两（6g） 牡丹皮去心，二两（6g） 生姜二两（6g） 甘草二两（6g） 半夏半升（6g） 麦门冬去心，一升（9g） 上十二味药，以水一斗，煮取三升，分三次温服，阿胶烊冲。功用：温经散寒，养血祛瘀。主治：冲任虚寒、瘀血阻滞证。症见漏下不止，血色暗而有块，淋漓不畅，月经提前或延后，或一月再行，或经停不至，手心烦热，唇口干燥，宫寒不孕等。

【临床应用】

温经汤可缓解慢性盆腔炎引起的下腹疼痛、白带增多等症状。温经汤能缓解寒凝血瘀导致的痛经，减轻疼痛。此外，温经汤还可用于调治妇人宫冷、久不受孕的情况，通过温经散寒、养血祛瘀，改善子宫内环境，提高受孕率。

【基础研究】

现代研究发现，温经汤具有改善血供、抗炎、镇痛、调节免疫等多种作用。全方通过调节血管舒张－收缩功能、改善血液流变学，减少血管升压素，抗血小板聚集、抗血栓、改善血液循环，发挥活血化瘀作用，从而改善血供；通过抑制炎症因子的表达、巨噬细胞的黏附，抑制 NF-κB 介导的趋化因子的产生，抑制 MyD88/TLR4/NF-κB 信号通路等机制发挥抗炎作用；通过改变血清中的致痛物质及 5- 羟色胺和镇痛物质 β- 内啡肽的表达，抑制血管紧张素 II、去甲肾上腺素、前列腺素 F2α 等血管活性物质的表达，抑制瞬时受体电位香草素 1 型受体的激活，发挥镇痛作用；还可以通过激活 PI3K/AKt 通路，促进磷脂酰肌醇 -3- 羟激酶、蛋白激酶 B 磷酸化，恢复其抗凋亡作用，改善子宫缺血缺氧，治疗原发性痛经；通过增强自然杀伤细胞活性、促进 T 细胞增殖及刺激 B 细胞生成抗体等参与调节机体免疫，发挥免疫调节作用。

【研发现状】

根据温经汤的主治和功用，现已开发出中成药温经汤颗粒。

温经汤颗粒

组成：肉桂、酒当归、川芎、醋莪术、牡丹皮、酒牛膝、白芍、人参、炒甘草。

功用：温经补虚，化瘀止痛。

主治：用于血海虚寒，气血凝滞证。症见妇人月经不调，脐腹作痛，脉沉紧。

身痛逐瘀汤

【来源】清代王清任著《医林改错》。

凡肩痛、臂痛、腰疼、腿疼，或周身疼痛，总名曰痹证。明知受风寒，用温热发散药不愈，明知有湿热，用利湿降火药无功，久而肌肉消瘦，议论阴亏，随用滋阴药，又不效。至此便云：病在皮脉，易于为功，病在筋骨，实难见效。因不思风寒湿热入皮肤，何处作痛。入于气管，痛必流走；入于血管，痛不移处。如论虚弱，是因病而致虚，非因虚而致病。总滋阴，外受之邪，归于何处？总逐风寒，去湿热，已凝之血，更不能活。如水遇风寒，凝结成冰，冰成风寒已散。明此义，治痹症何难。古方颇多，如古方治之不效，用身痛逐瘀汤。

【组成】秦艽一钱（3g）　川芎二钱（6g）　桃仁三钱（9g）　红花三钱（9g）　甘草二钱（6g）　羌活一钱（3g）　没药二钱（6g）　当归三钱（9g）　灵脂炒，二钱（6g）　香附一钱（3g）　牛膝三钱（9g）　地龙去土，二钱（6g）

【用法】水煎服。

【功用】活血祛瘀，通经止痛，祛风除湿。

【主治】经行身痛证属血瘀者，周身疼痛，多为刺痛、钝痛或隐痛，可伴肢体麻木、重着感、屈伸不利、关节肿胀。

【方解】方中桃仁、红花为君药，活血化瘀，通经止痛；当归、川芎、秦艽、羌活、没药、五灵脂、香附为臣药，秦艽、羌活祛风除湿，散寒止痛；川芎、没药、五灵脂、香附则能够行血气，止疼痛；当归养血行血。佐药牛膝活血强筋骨，地龙通经活络，两药相配，疏通经络、利关节，行气血，止痹痛。甘草为使药，调和诸药。全方集活血化瘀、疏肝理气、通络止痛于一方，气行则血行，血行则瘀化，瘀化则络通而痛止。

【配伍特点】本方以活血化瘀为主，兼以行气通络止痛，气行则血行，血行则瘀化，瘀化则络通而痛止。

【使用注意】本方不宜久服，孕妇慎用。

【方论选录】方用川芎、当归、桃仁、红花活血散瘀，血活则风湿可平；牛膝、五灵脂、地龙行血舒络，通痹止痛；秦艽、羌活祛风除湿，风湿去，则血脉自畅，痹痛可除；香附行气活血而定痛；甘草益气和中，调和诸药。诸药同用，瘀散则血行，血行则风自灭，痹通络舒，诸痛自平。(《中国医学百科全书：方剂学》)

【临床应用】

身痛逐瘀汤临床常用于治疗腰腿痛、坐骨神经痛或周身疼痛、急性腰扭伤、风湿性关节炎等，可以明显减轻疼痛程度。身痛逐瘀汤联合骶管疗法治疗腰椎间盘突出症，可改善腰椎功能和活动度，减轻疼痛程度，减轻临床症状。身痛逐瘀汤还用于治疗腰椎间盘突出症术后腰腿痛，此外还可治疗坐骨神经痛，联合针灸治疗还能有效改善坐骨神经痛患者的腰椎功能。此外，身痛逐瘀汤可用于治疗类风湿关节炎并缓解症状。

【基础研究】

现代研究发现，身痛逐瘀汤具有抗炎、抗过敏、镇痛、抗骨质疏松、活血化瘀等多种作用。全方通过调控炎症信号转导、抑制 NF-κB 等转录因子的活化、激活 PPARα 信号通路等机制发挥抗炎作用；通过抑制毛细血管通透性的增加，兴奋下丘脑与垂体，促进肾上腺皮质激素分泌，发挥抗过敏性休克的作用；通过抑制磷脂酶 A_2 活性及环氧合酶 2 表达，降低花生四烯酸代谢途径前列腺素 E_2 的合成等发挥镇痛作用，也可以通过扩张脑血管，改善脑血液供应缓解头痛和偏头痛；通过调控 Wnt/β-catenin 信号通路等机制提高骨密度、改善骨组织形态，发挥抗骨质疏松作用；通过降低缺氧诱导因子 1α、血管内皮生长因子的信使核糖核酸水平，促进血液循环，改善血液流动，发挥活血化瘀作用。

【研发现状】

根据身痛逐瘀汤的主治和功用，现已开发出中成药通络祛痛膏。

通络祛痛膏

组成：当归、川芎、红花、花椒、胡椒、丁香、肉桂、荜茇、干姜、大黄、冰片、樟脑、薄荷脑。

功用：通络，散寒除湿，消肿止痛。

主治：关节炎，颈椎病，肌肉疼痛。

通窍活血汤

【来源】清代王清任著《医林改错》。

通窍活血汤所治之病，开列于后……头发脱落、眼疼白珠红、糟鼻子、耳聋年久、白癜风、紫癜风、紫印脸、青记脸如墨、牙疳、出气臭、妇女干劳、男子劳病、交节病作、小儿疳证……通窍全凭好麝香，桃红大枣老葱姜，川芎黄酒赤芍药，表里通经第一方。

【组成】赤芍一钱（3g）　川芎一钱（3g）　桃仁研泥，三钱（9g）　红花三钱（9g）　老葱切碎，三根（6g）　鲜姜切碎，三钱（9g）　红枣去核，七个（5g）　麝香绢包，五厘（0.15g）

【用法】用黄酒半斤，将前七味煎一盅，去渣，将麝香入酒内，再煎二沸，临卧服（现代用法：黄酒煎，麝香后下，临卧服）。

【功用】通窍活络，祛风止痛。

【主治】血瘀所致的脱发，暴发火眼，酒渣鼻，耳聋，白癜风，紫癜风，牙疳，男女劳病，小儿疳证等。

【方解】方中麝香辛香走窜，功专开窍通闭止痛，为君。桃仁味苦、甘、性平，归心、肝、大肠经，质润多脂，红花味辛性温，入心肝经，善走厥阴血分而活血化瘀，二者相伍，祛瘀之力大增，以散血中之滞，以理血中之壅；赤芍苦寒，专入肝经血分，善活血祛瘀；川芎辛温，既能行气，又能活血，寓活血于理气之中。四药行血活血调经，以为君药之助，为臣。老葱、生姜温通上下之气；黄酒辛香，疏通经络。三者协同，使气血运行道路得以通利，为佐。大枣味甘性缓，调和营卫，且可制约芳香药物辛燥走窜之性，是为佐使。

【配伍特点】全方活血与通窍并用，瘀血化，脑络通，则头痛可止。

【方论选录】

方中赤芍、川芎行血活血，桃仁、红花活血通络，葱、姜通阳，麝香开窍，黄酒通络，佐以大枣缓和芳香辛窜药物之性。其中麝香味辛性温，功专开窍通闭，解毒活血。（《〈医林改错〉评注》）

【临床应用】

通窍活血汤临床常用于治疗脑出血、阿尔茨海默病、颅脑外伤等导致的认知功能下降的疾病。本方可有效除瘀血、生新血，醒脑开窍，减轻临床症状。通窍活血汤还可改善脑梗死患者神经功能，提升肢体运动能力。本方还被用于缺血性脑血管疾病如短暂性脑缺血发作、缺血性脑卒中、脑缺血再灌注损伤、慢性脑供血不足等脑血管疾病的治疗。

【基础研究】

现代研究发现，通窍活血汤具有改善脑部血液循环、抗氧化、镇静、抗动脉粥样硬化、改善脑认知功能、修复神经元损伤和改善血管内皮功能等多种作用。通窍活血汤通过调控钙离子通道，使肌电兴奋性增强，从而改善脑部血液循环；通过升高超氧化物歧化酶和谷胱甘肽过氧化物酶的活性，发挥抗氧化作用；通过调节中枢 5- 羟色胺和多巴胺受体，发挥镇静作用；通过改善冠状动脉血流量，降低血液黏稠度，抑制低密度脂蛋白胆固醇的氧化，减少动脉粥样硬化及斑块的形成，发挥抗动脉粥样硬化作用；通过增加脑组织星形胶质细胞标志物胶质纤维酸性蛋白、谷氨酸转运体 -1 和谷氨酰胺合成酶蛋白表达，增加海马锥体细胞密度、减少海马凋亡细胞数量，促进突触分化并增强突触功能，改善海马区神经可塑性，改善脑认知功能；通过激活 cAMP/PKA 信号通路，发挥修复神经元损伤的作用；通过抑制血管因子内皮素 -1，促进血管内皮生长因子的生成，发挥改善血管内皮功能的作用。

【研发现状】

根据通窍活血汤的主治和功用特点，现已开发出中成药活血通脉片。

活血通脉片

组成：鸡血藤、桃仁、丹参、赤芍、红花、降香、郁金、三七、川芎、陈皮、木香、石菖蒲、人参、麦冬、冰片。

功用：行气活血，通脉止痛。

主治：冠心病，心绞痛，气滞血瘀证。

膈下逐瘀汤

【来源】清代王清任著《医林改错》。

膈下逐瘀汤所治之症，开列于后……积块、小儿痞块、痛不移处、卧则腹坠、肾泻、久泻……膈下逐瘀桃牡丹，赤芍乌药元胡甘，归芎灵脂红花壳，香附开郁血亦安。

【组成】灵脂炒，二钱（6g） 当归三钱（9g） 川芎二钱（6g） 桃仁研泥，三钱（9g） 丹皮二钱（6g） 赤芍二钱（6g） 乌药二钱（6g） 元胡一钱（3g） 甘草三钱（9g） 香附钱半（4.5g） 红花三钱（9g） 枳壳钱半（4.5g）

【用法】水煎服。

【功用】活血逐瘀，破癥消结。

【主治】积聚痞块，痛不移处，卧则腹坠，及肾泻、久泻由瘀血所致者。

【方解】当归养血活血，桃仁、红花破血逐瘀，养血药与逐瘀药同用，可使瘀血祛而不伤阴血，共为君药，以消积块；川芎行气活血，赤芍、丹皮清热凉血，活血化瘀，五灵脂逐瘀，共为臣药；佐香附、乌药、枳壳、延胡索行气止痛；川芎不仅养血活血，更能行血中之气，增强逐瘀之力，兼为佐药；甘草调和诸药。全方以逐瘀活血和行气药物居多，使气帅血行，更好发挥其活血逐瘀、破癥消结之效。

【配伍特点】本方重用活血化瘀药，配伍行气止痛药，重在逐瘀破结，兼以行气止痛。

【使用注意】病轻者少服，病重者多服，病去药止，不可多服。

【方论选录】本方系王清任"五逐瘀汤"之一。该方用药除选用王氏活血化瘀常用的基础药群桃仁、红花、当归、川芎、赤芍、丹皮、甘草外，尚有三个特点：一是重用赤芍、川芎，李时珍指出，活血化瘀药"少用则活血，多用则破血"，故本方重用以逐瘀破结；二是配延胡索、五灵脂加强化瘀止痛之功；三是伍枳壳、香附、乌药，既疏肝理气止痛，又使气行则血行，故本方行气止痛作用较大。总之，本方行气止痛作用较好，偏于逐瘀破结，对气机阻滞、瘀血蓄积冲任胞宫所致之痛经，且胁腹疼痛较甚者较为适宜。（文乐兮《中医妇科方剂选讲》）

【临床应用】

膈下逐瘀汤临床用于治疗肝炎、糖尿病、宫外孕及疼痛类疾病。治疗慢性活动性肝炎，有助于改善患者的血瘀症状，促进肝功能恢复。治疗糖尿病可辅助改善血液循环，缓解相关症状。此外，膈下逐瘀汤可用于治疗血瘀气滞引起的宫外孕和不孕症，改善患者的生育能力。对于胸腹部慢性疼痛、痛有定处的患者，膈下逐瘀汤能缓解疼痛症状。用于治疗冠心病、心绞痛时，膈下逐瘀汤能活血化瘀、行气止痛，缓解胸膜粘连引起的胸痛、憋气等症状。本方还可用于治疗乳腺增生。

【基础研究】

现代研究发现，膈下逐瘀汤具有抗炎、止痛、减轻肝脏损伤、改善肝纤维化程度、调节肠道微生态、抗癌和调节激素水平等多种作用。膈下逐瘀汤通过抑制单核巨噬细胞 NLRP3、凋亡相关斑点样蛋白、天冬氨酸蛋白水解酶的表达及 IL-18 和 IL-1β 的释放，抑制炎症反应；通过促进纤溶酶活性，改善组织微循环状态，从而起到止痛作用；通过改善慢性乙醇暴露导致的肝脏自噬，降低氧化应激导致的溶酶体损伤，发挥减轻肝脏损伤的作用；通过抑制 IL-13 表达，发挥抑制肝纤维化形成的作用；通过增加厚壁菌门、双歧杆菌属的比例，提高肠道菌群多样性和丰富性，发挥调节肠道微生态的作用；通过上调胃癌细胞中 p53 基因的活性，抑制聚腺苷酸二磷酸核糖聚合酶-1 基因的表达，抑制胃癌细胞的增殖，发挥抗癌作用；通过抑制缺氧诱导因子-1α 基因的表达，抑制胃癌细胞的增殖和迁移，通过降低 B 淋巴细胞瘤-2/Bcl-2 相关 X 蛋白比值和损伤胃癌细胞脱氧核糖核酸，抑制 SGC-7901 人胃癌细胞的生长并诱导其凋亡；通过调控基质金属蛋白酶、雌激素受体 1/2、P450 芳香化酶基因、细胞色素 P450 酶 1A1、细胞色素 P450 酶 1B1、17β-羟基类固醇脱氢酶、低密度脂蛋白受体等基因靶位，调控黄体生成素、雌二醇、总睾酮水平，发挥激素水平调节作用。

【研发现状】

根据王清任的活血化瘀相关理论，现已开发出血府逐瘀胶囊、少腹逐瘀胶囊等中成药。

1. 血府逐瘀胶囊

组成：桃仁（炒）、红花、赤芍、川芎、枳壳（麸炒）、柴胡、桔梗、当归、地黄、牛膝、甘草。

功用：活血祛瘀，行气止痛。

主治：气滞血瘀所致的胸痹、头痛日久、痛如针刺而有定处、内热烦闷、心悸失眠、急躁易怒。

2.少腹逐瘀胶囊

组成：当归、蒲黄、五灵脂（醋制）、赤芍、小茴香（盐炒）、延胡索（醋制）、没药、川芎、肉桂、炮姜。

功用：温经活血，散寒止痛

主治：月经不调，产后腹痛，慢性盆腔炎。

会厌逐瘀汤

【来源】清代王清任著《医林改错》。

会厌逐瘀是病源，桃红甘桔地归玄，柴胡枳壳赤芍药，水呛血凝立可痊。

【组成】桃仁砂，五钱（15g）　红花五钱（15g）　甘草三钱（9g）　桔梗三钱（9g）　生地四钱（12g）　当归二钱（6g）　玄参一钱（3g）　柴胡一钱（3g）　枳壳二钱（6g）　赤芍二钱（6g）

【用法】水煎服。

【功用】活血化瘀，散结利咽。

【主治】会厌瘀血证。呃逆，慢喉喑，喉痹等属气滞血瘀者。

【方解】桃仁、红花活血破瘀，共为君药；生地黄、当归、赤芍养血活血，共为臣药；柴胡、枳壳调和气血，升降气机；玄参滋养柔润，利咽散结；桔梗升降肺气、引活血祛瘀药上达病所，共为佐药；甘草为使，调和诸药。诸药相配，疏肝解郁而不耗气，活血化瘀而不伤血，共奏活血化瘀、散结利咽之效。

【配伍特点】本方以活血、养血、行气、散结为原则，活血而不耗血，祛瘀又能生新，利咽并能散结。

【使用注意】孕妇忌用。

【方论选录】本方由《伤寒论》四逆散以枳壳易枳实，合桃红四物汤去川芎加玄参、桔梗而成。四逆散能调气血，利升降；桃红四物汤为养血活血方。去川芎者，因其辛温性燥，恐伤阴津；增入玄参，意在助生地以滋养柔润；桔梗乃利咽圣药，能升降肺气，并佐柴胡、枳壳升降气机，引活血祛瘀药上达病所。（彭怀仁《中医方剂大辞典》）

【临床应用】

会厌逐瘀汤临床用于咽喉疾病的治疗，如声带肥厚、声带小结等。会厌逐瘀汤可用于治疗慢性咽炎，特别是有咽干堵塞感的患者。对于慢性肥厚性喉炎、声带小结与息肉、假性球麻痹、喉源性咳嗽等疾病，会厌逐瘀汤治疗也有一定疗效，可以缓解声音嘶哑、声带充血肥厚、吞咽困难等症状。

【基础研究】

现代研究发现，会厌逐瘀汤具有抗炎、增强免疫力、抗血栓、止血、抗衰老、舒张血管、改善肝功能、调节代谢、抗盆腔粘连和促进造血功能等多种作用。该方通过抑制 PPAR/AKT、NF-κB 信号通路减少炎症介质的产生，发挥抗炎作用；通过介导 β_1 肾上腺素受体、毒蕈碱型胆碱 M_2 受体、糖原合成酶激酶 3β 基因、B 细胞淋巴瘤 2 和细胞间黏附分子等多种靶点，提升机体免疫功能；通过提高人体的血浆纤溶酶原激活剂的活性溶解局部血栓，延长血小板和血栓形成时间，发挥抗血栓作用；通过降低增高的血小板表面活性和聚集性，发挥止血作用；通过清除氧自由基抑制线粒体肿胀和脂质过氧化反应，保护线粒体结构和功能的正常，发挥抗衰老作用；通过增加股动脉血流量及降低血管阻力，发挥血管扩张作用；通过降低谷丙转氨酶改善肝功能；通过兴奋子宫和肠道平滑肌，发挥抗盆腔粘连作用；通过升高外周血红细胞、白细胞、血红蛋白等含量，对抗化学药物、放射线照射引起的骨髓造血功能抑制，从而促进造血功能。

根据王清任的活血化瘀相关理论，现已开发出血府逐瘀胶囊、少腹逐瘀胶囊等中成药。

1. 血府逐瘀胶囊

组成：桃仁（炒）、红花、赤芍、川芎、枳壳（麸炒）、柴胡、桔梗、当归、地黄、牛膝、甘草。

功用：活血祛瘀，行气止痛。

主治：气滞血瘀所致的胸痹、头痛日久、痛如针刺而有定处、内热烦闷、心悸失眠、急躁易怒。

2. 少腹逐瘀胶囊

组成：当归、蒲黄、五灵脂（醋制）、赤芍、小茴香（盐炒）、延胡索（醋制）、没药、川芎、肉桂、炮姜。

功用：温经活血，散寒止痛。

主治：月经不调，产后腹痛，慢性盆腔炎。

补肾活血汤

【来源】清代赵濂著《伤科大成》。

伤肾者，两耳立聋，额黑面浮白光，常如哭状，肿如弓形，主半月死。先服疏风理气汤，次以补肾活血汤。

【组成】熟地三钱（9g） 杜仲一钱（3g） 杞子一钱（3g） 破故纸三钱（9g） 菟丝子三钱（9g） 归尾一钱（3g） 没药一钱（3g） 萸肉一钱（3g） 红花五分（1.5g） 独活一钱（3g） 淡苁蓉一钱（3g）

【用法】水煎服。

【功用】补肾壮筋，活血止痛。

【主治】损伤后期，肝肾虚弱。症见筋骨酸痛无力，尤以腰部为甚，舌淡苔白，脉细弱。

【方解】方中熟地黄、当归为君。熟地黄补血滋阴，益精填髓；当归补血活血，养血又兼止痛，与熟地黄相配，滋补肝肾之阴，养血活血。杜仲、菟丝子、补骨脂、枸杞子、山萸肉、肉苁蓉共为臣药，填补精血，强壮筋骨，年老体弱，伤后致虚者，尤宜大剂补益肝肾、强壮筋骨之品；佐以当归尾、红花、独活、没药活血祛瘀，通络止痛，既治痹阻之余患，又防止大量补益之品太过滋腻壅滞。使以甘草调和诸药。诸药合用，标本同治，共奏补肾养血通脉，行气止痛之功。

【配伍特点】重用补肾，佐以活血，补消并行。

【使用注意】孕妇慎用。

【方论选录】损伤后期，肝肾亏损，筋骨失养，则腰膝无力，酸软作痛，尤以腰部为甚，是虚中有实，瘀滞湿阻，经脉不畅之故。治当补益肝肾，强壮筋骨，佐以活血止痛之法。方中熟地黄、杜仲、菟丝子、补骨脂、枸杞、山茱萸、肉苁蓉填补精血，强壮筋骨，先天禀赋不足，年老体弱，伤后致虚者，尤宜大剂补益肝肾、强壮筋骨之品；配以归尾、红花、独活、没药活血祛瘀，通络止痛，治痹阻之余患，且可监制上述补益之品，以免滋腻之弊。（黄荣宗《骨伤方剂学》）

【临床应用】

补肾活血汤临床常用于各种损伤后期筋骨酸痛无力症状的治疗，尤以腰部伤患者的治疗为主。本方还可用于退行性骨关节病、糖尿病肾病等患者的治疗。

【基础研究】

现代研究发现，补肾活血汤具有抗炎、改善微循环、防治骨质疏松、改善勃起功能、改善免疫功能等多种作用。补肾活血汤通过抑制 TNF-α 等炎症因子和前列腺素 E_7 的产生发挥抗炎作用；通过调控电压门控钙离子通道抑制钙离子流入，舒张外周血管，解除小血管痉挛，改善微循环；通过调节维生素 D 介导的骨硬化蛋白分泌，调控 OPG/RANKL/RANK 信号通路，提高可罗索蛋白的表达，抑制股骨近端磷脂酰肌醇 3- 激酶、蛋白激酶 B 的表达，抑制骨细胞凋亡，发挥防治骨质疏松的作用；通过促进性激素的分泌维持内分泌代谢的平衡，同时增强阴茎海绵体的血液灌注，改善勃起功能；通过增加 T 淋巴细胞数量、改善吞噬功能、提升淋巴细胞转化率，增强免疫功能。

【研发现状】

根据补肾活血汤的主治和功用特点，现已开发出腰痛丸、藤黄健骨丸、归芪活血胶囊等中成药。

1. 腰痛丸

组成：杜仲叶（盐炒），盐补骨脂，狗脊（制），续断，当归，赤芍，炒白术，牛膝，泽泻，肉桂，乳香（制），土鳖虫（酒炒）。

功用：补肾活血，强筋止痛。

主治：用于肾阳不足、瘀血阻络所致的腰痛及腰肌劳损。

2. 藤黄健骨丸

组成：熟地黄、鹿衔草、骨碎补（烫）、淫羊藿、鸡血藤、肉苁蓉、莱菔子（炒）。

功用：补肾，活血，止痛。

主治：肥大性脊椎炎，颈椎病，跟骨刺，增生性关节炎，大骨节病。

3. 归芪活血胶囊

组成：黄芪、当归、白芍、制何首乌、枸杞子、槲寄生、鹿茸、骨碎补、威灵仙、透骨草、人工麝香、葛根、川芎。

功用：益气补肾，活血通络。

主治：用于颈椎病（神经根型及以神经根型为主的混合型）肝肾不足、气虚血瘀证，症见颈项疼痛沉重，肩背酸痛，手臂麻木，肢体痿软无力，眩晕，舌质暗红或淡，有瘀斑，苔薄白，脉沉弱或沉弦涩。

活络效灵丹

【来源】清代张锡纯著《医学衷中参西录》。

治气血凝滞，疝瘕癥瘕，心腹疼痛，腿疼臂疼，内外疮疡，一切脏腑积聚，经络湮淤。

【组成】当归五钱（15g）　丹参五钱（15g）　生明乳香五钱（15g）　生明没药五钱（15g）

【用法】上药四味作汤服。若为散，一剂分作四次服，温酒送下。

【功用】活血化瘀，通络镇痛。

【主治】气血凝滞所致的心腹疼痛，内外疮疡及癥瘕积聚等。

【方解】当归为君，丹参为臣，活血化瘀，通络止痛，兼以养血；佐伍乳香、没药以增强活血行气、消肿定痛之力。四药合用，有活血通络、化瘀止痛之功。

【配伍特点】祛瘀止痛力强，药简力专。

【使用注意】无血瘀者忌用；孕妇慎用。

【方论选录】本方所治诸症皆由瘀血凝滞所致，故宜祛瘀止痛为主。方中当归活血养血，丹参助当归以加强活血祛瘀之力；乳香、没药活血祛瘀，行气止痛。诸药合用，使瘀去络通，则疼痛自止。本方祛瘀止痛之力颇强，为治疗血瘀所致心腹诸痛，癥瘕积聚，以及跌打损伤，瘀血肿痛之有效方剂。（彭怀仁《中医方剂大辞典》）

【临床应用】

活络效灵丹临床用于治疗骨髓炎、肥大性脊椎炎、风湿性关节炎、急性扭挫伤、急性乳腺炎、糖尿病肾病等疾病。此外，活络效灵丹联合针刺治疗有助于改善腰背肌筋膜炎患者的临床症状，促进康复。活络效灵丹加味配合牵引可以用于治疗腰椎间盘突出症。

【基础研究】

现代研究发现，活络效灵丹具有减轻脑缺血损伤、抗肿瘤、抗氧化、缓解骨关节炎退行性病变、抗炎、抗代谢、提高造血能力、抗心律失常等多种作用。活络效灵丹通过抑制血栓形成、血小板聚集和激活磷脂酶 C 和蛋白激酶 C 途径来减轻脑缺血损伤，通过减弱氧化应激和炎症反应，缓解脑缺血再灌注损伤；通过诱导肿瘤细胞凋亡、抑制肿瘤细胞增殖、防止致癌刺激和激活肿瘤细胞周期阻滞，发挥抗肿瘤作用；通过缓解软骨细胞外基质的降解改善骨关节炎退行性病变；通过调控 NF-kB、p38MAPK 等信号通路，下调环氧合酶 1 的表达，发挥抗炎作用；通过刺激 IL-6 和集落刺激因子的分泌来提高造血能力。研究还发现，活络效灵丹对肾上腺素、强心苷和氯化钡等诱发的多种动物心律失常具有明显对抗作用，能对抗羊角拗苷及哇巴因中毒所致的心律失常，使之转为正常节律。

【研发现状】

根据活络效灵丹的主治和功用特点，现已开发出复方丹参片、当归丹参丸、丹参滴丸等相关中成药。

1. 复方丹参片

组成：丹参、当归、三七、冰片。

功用：活血化瘀，理气止痛。

主治：冠心病心绞痛及气滞血瘀所导致的胸闷、心前区刺痛等症状。

2. 当归丹参丸

组成：当归、丹参。

功用：活血调经，散瘀止痛。

主治：女性月经不调，痛经，月经不畅，闭经等症状。

3. 丹参滴丸

组成：丹参、红花、冰片。

功用：活血化瘀，理气止痛。

主治：胸痹，冠心病心绞痛，高脂血症。

第二节　止血剂

小蓟饮子

【来源】宋代严用和著《济生方》。

治下焦结热血淋。

【组成】生地黄_{洗，五两（15g）} 小蓟根_{五两（15g）} 滑石_{五两（15g）} 通草_{二两（6g）} 蒲黄_{炒，二两（6g）} 淡竹叶_{二两（6g）} 藕节_{二两（6g）} 当归_{去芦，酒浸，二两（6g）} 山栀子仁_{二两（6g）} 甘草_{炙，二两（6g）}

【用法】上㕮咀，每服四钱，水一盏半，煎至八分，去滓，温服，空心食前（现代用法：水煎服）。

【功用】凉血止血，清热利水。

【主治】下焦热结，血淋，尿血等症。

【方解】方中小蓟甘凉入血分，功善清热凉血止血，又可利尿通淋，为君药。生地黄甘苦性寒，凉血止血，养阴清热；蒲黄、藕节助君药凉血止血，并能消瘀，共为臣药。君臣相配，使血止而不留瘀。热在下焦，宜因势利导，故以滑石、竹叶、木通清热利水通淋；栀子清泄三焦之火，导热从小便而出；当归养血和血，引血归经，尚有防诸药寒凉滞血之功，以上共为佐药。甘草缓急止痛，和中调药，为使药。诸药合用，共成以凉血止血为主、利水通淋为辅之剂。

【配伍特点】凉血、清利并用，止血不留瘀，清利不伤阴。

【使用注意】本方证主要是由下焦瘀热所致，故用药亦以清下焦之热为主，佐以利水止血。至于血淋日久正虚，宜参用补血药治疗，非本方所宜。

【方论选录】方中小蓟凉血止血，为君药；辅以藕节、蒲黄助君药凉血止血，并能消瘀，使血止而不留瘀，滑石清热利水通淋，木通、淡竹叶、栀子清泄心、肺、三焦之火热从下而去，生地养阴清热、凉血止血，当归养血和血，共为臣、佐药；甘草缓急止痛，调和诸药，是为使药。诸药合用，共成凉血止血，利水通淋之功。（筱敏《中医辞海》）

【临床应用】

小蓟饮子临床主要用于泌尿生殖系统疾病的治疗，包括 IgA 肾病、前列腺切除术后出血、急性肾炎、膀胱癌、膀胱癌大出血、非肌层浸润性膀胱癌术后、放射性膀胱炎、血精症、经皮肾镜取石术后血尿、肾挫伤、紫癜性肾炎、尿路感染等。此外，小蓟饮子联合左氧氟沙星可治疗急性膀胱炎合并血尿；联合透明质酸钠可治疗宫颈癌放疗后急性放射性膀胱炎；联合来氟米特可治疗孤立性血尿型紫癜性肾炎；联合左氧氟沙星可治疗急性膀胱炎合并血尿。

【基础研究】

现代研究发现，小蓟饮子具有止血、抗炎、抗肿瘤、降压等多种作用。小蓟饮子通过激活 PI3K/AKt/Nrf2 信号通路，上调 miR-21、JAK 激酶表达，下调 PTEN 表达，发挥抗炎作用；小蓟饮子中小蓟水提液具有止血、抗肿瘤、降血压、抗氧化、抗菌的作用，通过使局部血管收缩，抑制纤溶，发挥止血作用；通过使白血病细胞 K562、肝癌细胞 Hep-G2、宫颈癌细胞 Hela、胃癌细胞 BGC823 四种癌细胞在形态上发生皱缩、变圆、脱壁、裂碎等变化，使其生长受到抑制，发挥抗肿瘤的作用；通过激活 NO/NOS 信号通路，上调血浆中介素的含量，发挥肾性降压的作用。

【研发现状】

根据小蓟饮子的主治和功用特点，现已开发出止血宝胶囊、血尿安胶囊等相关中成药。

1. 止血宝胶囊

组成：小蓟。

功用：凉血止血，祛瘀消肿。

主治：鼻出血，吐血，尿血，便血，崩漏下血。

2. 血尿安胶囊

组成：肾茶、小蓟、白茅根、黄柏。

功用：清热利湿，凉血止血。

主治：湿热蕴结所致的尿血、尿频、尿急、尿痛等。

槐花散

【来源】宋代许叔微著《普济本事方》。

治肠风脏毒，槐花散。

【异名】槐花汤（《证治准绳·类方》卷三引《医学统旨》）。

【组成】槐花炒 柏叶烂杵, 焙 荆芥穗 枳壳去穰, 细切, 麸炒黄, 各等分

【用法】上修事了，方秤等分，细末，用清米饮调下二钱。空心食前服（现

代用法：水煎服）。

【功用】清肠止血，疏风行气。

【主治】肠风脏毒，便血、痔疮出血、口干口渴、发热、舌红苔黄腻、小便短赤等。

【方解】本方所治之证乃风热与湿热毒邪壅遏肠道，损伤脉络，血渗外溢所致。治宜清肠凉血，疏风行气。方中槐花苦寒，泻热清肠，凉血止血，为君。侧柏叶苦涩性寒，清热凉血，燥湿收敛，与槐花相合可加强凉血止血之功，为臣。荆芥穗辛散疏风，微温不燥，炒黑能入血分，疏风理血；枳壳宽肠行气，顺肠胃腑气下行，共为佐使。四药相配，寓行气于止血之中，寄清疏于收涩之内，相反相成。

【配伍特点】本方行气于止血之中，疏风于清肠之内，相反相成。

【使用注意】本方药性寒凉，只可暂用，不宜久服，便血日久属气虚或阴虚者及脾胃素虚者不宜使用。

【方论选录】

1. 槐花气味苦寒，入手足阳明、厥阴。柏叶气味苦辛微寒，入足太阴。荆芥穗气味辛温，入足太阳、少阳。枳壳气味苦寒，入足太阴。此脏毒肠风下血不止，纯用辛凉苦寒之药，以泄肠胃之热，血得凉而宁静，则病自然减耳。（叶天士《类证普济本事方释义》）

2. 此手足阳明药也。侧柏养阴燥湿，最清血分；槐花疏肝泻热，能凉大肠；荆芥散瘀搜风；枳壳宽肠利气。（汪昂《医方集解》）

【临床应用】

槐花散临床常用于治疗溃疡性结肠炎、放射性肠炎、痔疮术后出血及其他肛肠疾病导致的出血、过敏性紫癜等疾病。单用槐花散可治疗轻中度溃疡性结肠炎，联合糖皮质激素可治疗溃疡性结肠炎急性期；合桃花汤可治疗溃疡性结肠炎活动期寒热错杂证；合四君子汤可治疗放射性肠炎中气亏虚、气不摄血证；合十灰散可治疗放射性肠炎热毒内蕴、损伤肠络证。

【基础研究】

现代研究发现，槐花散的主要有效成分包括槲皮素、芦丁、山柰酚、川陈皮素、挥发油等，具有止血、抗炎、保护肠黏膜屏障等多种作用。槐花散通过抑制 NLRP3 的激活，抑制血清中 TNF-α、IL-2、IL-4、IL-1β 的释放，发挥抗炎作用；槐花散中槲皮素具有保护肠道黏膜的作用，通过调节肠道菌群组成、黏膜层厚度、肠上皮细胞及细胞间的紧密连接蛋白等，发挥保护肠黏膜屏障的作用；通过抑制 IL-6/JAK-1/STAT-3、NF-κB、KRAS/MEK-ERK 信号通路的激活，发挥抗炎 – 癌转化的作用。

【研发现状】

根据槐花散的主治和功用，现已开发出中成药复方槐花胶囊。

复方槐花胶囊

组成：槐花、地榆炭、黄柏。

功用：清热解毒，凉血止血。

主治：便血、痔血、慢性胃炎出血等。

凉血地黄汤

【来源】清代祁坤著《外科大成》。

治痔肿痛出血。

【组成】归尾一钱五分（4.5g）　生地二钱（6g）　赤芍一钱（3g）　黄连炒，二钱（6g）枳壳一钱（3g）　黄芩炒黑，一钱（3g）　槐角炒黑，三钱（9g）　地榆炒黑，二钱（6g）　荆芥炒黑，一钱（3g）　升麻五分（1.5g）　天花粉八分（2.4g）　甘草五分（1.5g）

【用法】上一剂。加生侧柏二钱，用水二大盅，煎一盅，空心服三四剂，则痛止肿消，更外兼熏洗（现代用法：水煎服或外用）。

【功用】清热凉血润肠。

【主治】痔肿痛出血。

【方解】方中生地黄为君，清热凉血；当归尾、赤芍、枳壳、黄连共为臣药，当归尾、赤芍凉血和血；佐天花粉、地榆、荆芥、升麻，天花粉清热泻火消肿，助黄芩、黄连清热，地榆助槐角清大肠之火而凉血止血，荆芥助枳壳祛风行气，升麻引诸药上行；甘草为使，调和诸药，合升麻清热解毒；诸药合用，共奏清热凉血之功。

【配伍特点】本方以益气养血为主，佐以清热凉血药物，补泻兼备。

【使用注意】脾胃虚寒者慎用；忌生冷辛辣食物。

【方论选录】方中生地黄、赤芍清热凉血、止血，养阴生津润肠；地榆炭、槐角、荆芥凉血泻热，收敛止血；黄芩、黄连、天花粉生津泻火，清心肺胃肠之热；当归补血活血，逐瘀生新；升麻升阳举陷；枳壳行气导滞，宽中除胀；甘草调和诸药。全方合用，共同起到清热凉血止血、润燥疏风之作用，且该方药性平和。（巩跃生《中原历代中医药名家文库》）

【临床应用】

凉血地黄汤临床常用于治疗痔疮。可改善痔疮出血情况，促进环状混合痔患者术后创面愈合，缓解疼痛，改善肛门功能；配合针灸疗法可以促进混合痔患者术后创面恢复及缓解疼痛；联合雷火灸可促进混合痔外剥内扎术后创面愈合；联合生肌玉红膏可治疗肛裂。凉血地黄汤临床随证加减，也用于治疗多种皮肤科疾病，如银屑病、过敏性紫癜、湿疹等。

【基础研究】

现代研究发现，凉血地黄汤具有止血、抗炎、促创面愈合等作用。凉血地黄汤通过抑制血清 IL-6、IL-8 及 TNF-α 的释放，发挥抗炎作用；通过上调血清转化生长因子 -β、表皮生长因子、Ⅰ型胶原蛋白水平，促进新生血管形成，发挥促进痔疮术后创面愈合的作用；通过降低血浆凝血酶原时间、活化部分凝血活酶时间，上调凝血酶原活动度、纤维蛋白水平，改善肝硬化凝血功能，发挥止血作用。

【研发现状】

根据凉血地黄汤的主治和功用，现已开发出中成药地槐消银颗粒。

地槐消银颗粒

组成：生地黄、槐花、牡丹皮、紫草、大青叶、拳参、黄芩、苦参、海桐皮、蝉蜕、郁金。

功用：清热凉血，祛风养血。

主治：银屑病及其他皮肤病。

茜根散

【来源】明代张介宾著《景岳全书》。

治衄血不止，心神烦闷。

【组成】茜根二钱（6g）　黄芩二钱（6g）　阿胶炒珠二钱（6g）　侧柏叶二钱（6g）　生地黄二钱（6g）　甘草炙，一钱（3g）

【用法】水一盏半，姜三片，煎七分，食远服（现代用法：姜三片，水煎服）。

【功用】滋阴降火，凉血止血。

【主治】阴虚火旺出血证。肌肤斑点淡红，或时有齿衄、鼻衄；女子月经过多等。

【方解】方中茜草根、侧柏叶凉血止血，为君药；茜草又能活血散瘀，可防止血留瘀。黄芩泻火解毒，凉血止血；阿胶补血止血滋阴；生地黄清热凉血，滋阴生津，共为臣药。甘草解毒调药，为佐使药。诸药协同，共奏凉血止血，滋阴清热之功。

【配伍特点】本方集凉血止血、滋阴清热之功于一体，止血不留瘀，滋阴不恋邪。

【使用注意】茜根散属于寒凉之剂，寒以制"火"、制"热"，但易伤胃气，中病即止，不宜久服；对于有出血倾向者、孕妇及对茜根散成分过敏的患者，应谨慎使用或避免使用。

【方论选录】方中茜草根、侧柏叶、黄芩清热凉血止血。生地黄、阿胶滋阴养血止血，甘草和中解毒。（贾先红《国医大师孙光荣中医临床六步辨治程式应用医案集》）

【临床应用】

茜根散临床主要用于紫癜的治疗，包括过敏性紫癜、血小板减少性紫癜，还用于治疗阴虚火旺所致的鼻衄、肌衄、尿血、吐血，对于老年人肌衄阴虚火旺者尤为适用。茜根散也可用于治疗热病引起的下痢脓血不止等症状。

【基础研究】

现代研究发现，茜根散具有止血、抗炎、抗过敏等作用。茜根散通过抑制可溶性细胞间黏附分子 -1、可溶性血管细胞黏附分子 -1、IL-6、IL-8、TNF-α 等的释放，阻断血管内皮细胞和白细胞之间的作用位点，减轻毛细血管和小动脉的无菌性炎症，发挥抗炎作用。

【研发现状】

根据茜根散的主治和功用，现已开发出中成药茜芷胶囊。

茜芷胶囊

组成：川牛膝、三七、茜草、白芷。

功用：活血止血，祛瘀生新，消肿止痛。

主治：子宫出血，小腹疼痛，跌打损伤。

第十八章

治风剂

第一节　疏散外风剂

小续命汤

【来源】唐代孙思邈著《备急千金要方》。

治卒中风欲死，身体缓急，口目不正，舌强不能语，奄奄忽忽，神情闷乱，诸风服之皆验，不令人虚方。

【异名】续命汤（《外台秘要》卷十四引《深师方》）、黄芩汤（《圣济总录》卷七）、小续命加姜汁汤（《伤寒图歌活人指掌》卷四）。

【组成】麻黄　防己　人参　黄芩　桂心　甘草　芍药　川芎　杏仁各一两（各3g）　附子一枚（2g）　防风一两半（4.5g）　生姜五两（15g）

【用法】上十二味，㕮咀，以水一斗二升，先煮麻黄三沸，去沫，内诸药，煮取三升。分三服，甚良。不瘥，更合三四剂，必佳（现代用法：水煎服）。

【功用】扶正祛风。

【主治】正气内虚，风邪外袭。中风卒起，不省人事，神气愦乱，半身不遂，筋急拘挛，口眼㖞斜，语言謇涩，牙关紧闭，厥冷；或顽痹不仁，风湿腰痛。

【方解】麻黄、桂枝为君，温阳益气，散寒通络；人参大补元气，附子温阳散寒，二者共同助君药温阳益气，散寒通络；川芎活血行气；防风则能祛风解表，共为臣药；佐以黄芩清热燥湿，制约附子温燥之性，防止温阳太过而伤阴；芍药养血柔肝，缓急止痛；杏仁降肺气；防己利水消肿；生姜则能发散风寒，增强麻黄发散风寒之力。甘草为使药，调和诸药。诸药相配，共奏扶正祛风之功。

【配伍特点】本方集祛风、散寒、益气、扶正于一体，既注重祛邪外出，又兼顾扶正固本。

【方论选录】

1. 小续命汤虽本古方，而麻黄、桂枝两方皆在其中。以其本虚，必加人参驾驭麻、桂，发越在表之邪，又需附子直入少阴，搜逐在里之邪，不使外内交攻，正气立断，续命之名，信乎不虚。其余川芎、黄芩、防风、防己，不过为麻黄之使，以祛标热耳。方治卒中风欲死，病死于暴，故用麻黄必兼杏仁开发肺气之逆满，殊不可缺。（张璐《千金方衍义》）

2. 古人以此方混治中风，未详其证。崑谓麻黄、杏仁，麻黄汤也，仲景以之治太阳证之伤寒；桂枝、芍药，桂枝汤也，仲景以之治太阳证之中风。如此言之，则中风而有头疼、身热、脊强者，皆在所必用也。人参、甘草，四君子之二也，《局方》用之以补气；芍药、川芎，四物汤之二也，《局方》用之以养血。如此言之，则中风而有气虚、血者，皆在所必用也。风淫末疾，故佐以防风；湿淫腹疾，故佐以防己；阴淫寒疾，故佐以附子；阳淫热疾，故佐以黄芩。盖病不单来，杂揉而至，故其用药，亦兼该也。（吴崑《医方考》）

3. 方中用麻黄、桂枝、防风、防己大队入太阳之经、祛风逐湿者，以开其表。邪壅于外，则里气不宣，里既不宣，则郁而为热，故以杏仁利之，黄芩清之。而邪之所凑，其气必虚，故以人参、甘草，益气而调中；白芍、川芎护营而和血；用附子者，既可助补药之力，又能济麻黄以行表也。姜、枣为引者，亦假之以和营卫耳。（张秉成《成方便读》）

【临床应用】

小续命汤临床主要用于治疗脑卒中、关节炎、面瘫等病症。小续命汤是中医治疗脑卒中的重要方剂之一，能够改善脑卒中患者的症状，提高生活质量。对于关节炎患者，小续命汤能缓解关节疼痛、肿胀等症状。对于面瘫患者，小续命汤能改善其口眼㖞斜、语言謇涩等症状，促进面瘫的恢复。此外，小续命汤可治疗其他神经系统疾病，如多发性硬化、帕金森病等。

【基础研究】

现代研究发现，小续命汤具有保护神经细胞、抗炎、抗阿尔茨海默病等作用。小续命汤通过抑制 TLR-4/MyD-88/NF-κB 信号通路的激活，抑制脑组织线粒体凋亡，促进线粒体自噬，发挥保护神经细胞的作用；通过抑制小胶质细胞释放 TNF-α、IL-1β 等炎性因子，发挥抗炎作用；小续命汤含有姜酚、麻黄碱、川芎嗪、苦杏仁苷、黄芩苷、甘草酸等调节脂质代谢的有效成分，其通过抑制基质金属蛋白酶 -9、基质金属蛋白酶 -2、血管内皮生长因子的表达，发挥抗阿尔茨海默病的作用。

【研发现状】根据小续命汤的特点，现已开发出中成药大活络丸。

大活络丸

组成：蕲蛇、乌梢蛇、威灵仙、两头尖、麻黄、贯众、甘草、羌活、肉桂、广藿香、乌药、黄连、熟地黄、大黄、木香、沉香、细辛、赤芍、没药（制）、丁香、乳香（制）、僵蚕（炒）、天南星（制）、青皮、骨碎补（烫、去毛）、豆蔻、安息香、黄芩、香附（醋制）、玄参、白术（麸炒）、防风、龟甲（醋淬）、葛根、当归、血竭、地龙、犀角、人工麝香、松香、体外培育牛黄、冰片、红参、制草乌、天麻。

功用：祛风止痛，除湿豁痰，舒筋活络。

主治：用于风寒湿痹引起的肢体疼痛、手足麻木、筋脉拘挛、中风瘫痪、口眼㖞斜、半身不遂、言语不清。

当归饮子

【来源】宋代严用和著《严氏济生方》。

治心血凝滞，内蕴风热，发见皮肤遍身疮疥，或肿，或痒，或脓水浸淫，或发赤疹瘑癗。

【组成】当归去芦，三两（9g） 白芍药三两（9g） 川芎三两（9g） 生地黄洗，三两（9g） 白蒺藜炒，去尖，三两（9g） 防风去芦，三两（9g） 荆芥穗三两（9g） 何首乌二两（6g） 黄芪去芦，二两（6g） 甘草炙，一两（3g）

【用法】上㕮咀，每服四钱，水一盏半，姜五片，煎至八分，去滓温服。不拘时候（现代用法：水煎服）。

【功用】养血活血，祛风止痒。

【主治】血虚有热，风邪外袭。皮肤遍身疮疥，或肿或痒，或发赤疹瘙痒。

【方解】方中当归为君，当归补血、行气活血，既能加强补血之力，又能使气血运行通畅。白芍、生地黄、川芎、黄芪共为臣药，黄芪大补脾肺之气，以资气血化生之源，使气旺而血自生，同时气旺使得防御功能增强，腠理致密，抵御外邪之力强；生地黄养阴生津，制首乌补益精血，滋阴润燥。白芍养血平肝，敛阴和营，以增强卫外功效。荆芥、防风、白蒺藜、何首乌为佐，荆芥轻扬透散，祛风止痒，防风辛温发散，气味俱升，善于祛风，既可散肌表风邪，又可除经络留湿，二者相配，增祛风止痒之力；白蒺藜平肝疏肝，祛风止痒，与白芍相配，收平抑肝风之功，与荆芥、防风合用，增强祛除外风之力；何首乌补精血、滋阴津，能解皮肤疮、疹、疥、癣之毒。使以甘草益气和中，调和诸药。

【配伍特点】补气药与养血药相配，气血并补，体现"治风先治血，血行风自灭"之意，佐以祛风药，祛风止痒。

【使用注意】脾胃虚弱者慎用；证属湿热者禁用；避免食用辛辣、油腻、刺激性食物，以免影响药效。

【方论选录】方中荆芥辛散气香，清扬透散，长于祛风止痒，且微温不烈，药性和缓；何首乌养血润燥止痒。二者配伍，共建养血祛风止痒之功，为君药。白蒺藜、防风疏风止痒；当归、白芍、生地黄、川芎养血活血敛阴。同为君药之助，为臣药。黄芪益气固表，巩固藩篱，为佐药。炙甘草调和诸药，为使。全方标本兼顾，其四物汤一治血虚之本，二则活血行血，有"血行风自灭"之意，再则可防诸祛风药辛温苦燥伤及阴血。全方配伍，可达祛邪不伤正之目的。（尤昭玲《尤昭玲妇科临证用方》）

【临床应用】

当归饮子临床主要治疗瘙痒性皮肤病，如湿疹、荨麻疹、老年性紫癜等，特别是对老年患者应用较多。当归饮子能减少过敏反应，从而减轻湿疹症状。可改善皮肤干燥、瘙痒，抓破后血痕累累，夜间瘙痒等症状，起到养血润燥、祛风止痒的作用。当归饮子也可治疗其他皮肤病症，如皮肤疮疖、脓水浸淫、赤疹等。

【基础研究】

现代研究发现，当归饮子具有调控线粒体功能、保护神经、抗神经炎症、抗氧化、调节脂质代谢、抗阿尔茨海默病等多种作用。当归饮子通过上调线粒体内 Mitofilin 蛋白的表达，下调线粒体 p53 和 Bcl-2 关联 X 蛋白水平，抑制半胱天冬酶 -9、半胱天冬酶 -3 的活化和神经细胞凋亡，发挥调控线粒体功能的作用；通过激活 PINK-1/Parkin 线粒体自噬通路，清除异常线粒体，抑制一氧化氮对神经元的毒性作用，发挥保护神经细胞的作用；通过抑制小胶质细胞 TLR-4/My-D88 炎症信号通路的活化，下调小胶质细胞外泌体 miR-9-5P 基因表达，抑制 IL-1β、TNF-α 的释放，发挥抗神经炎症的作用；通过上调超氧化物歧化酶水平，抑制活性氧产生，发挥抗氧化作用。另外，当归饮子具有抗阿尔茨海默病的作用，通过抑制基质金属蛋白酶 -9、基质金属蛋白酶 -2、血管内皮生长因子的释放，降低总胆固醇、低密度脂蛋白胆固醇、载脂蛋白 B100 水平，上调高密度脂蛋白胆固醇、载脂蛋白 A1 水平，调节脂质代谢水平，从而发挥抗阿尔茨海默病的作用。

大秦艽汤

【来源】金代刘完素著《素问病机气宜保命集》。

中风，外无六经之形证，内无便溺之阻格，知血弱不能养筋，故手足不能运动，舌强不能言语，宜养血而筋自荣，大秦艽汤主之。

【异名】秦艽汤（《校注妇人良方》卷三）。

【组成】秦艽三两（9g）　甘草二两（6g）　川芎二两（6g）　当归二两（6g）　白芍药二两（6g）　细辛半两（1.5g）　川羌活一两（3g）　防风一两（3g）　黄芩一两（3g）　石膏二两（6g）　吴白芷一两（3g）　白术一两（3g）　生地黄一两（3g）　熟地黄一两（3g）　白茯苓一两（3g）　川独活二两（6g）

【用法】上十六味，锉，每服一两，水煎，去渣，温服，无时（现代用法：水煎服）。

【功用】祛风清热，调理气血。

【主治】风邪初中经络，症见恶寒发热，肢体挛急，苔白或黄，脉浮数或弦细。

【方解】秦艽能祛散一身之风邪，专逐足太阳膀胱经风邪，为君药。白芷祛足阳明胃经风邪；川芎散足厥阴肝经风邪；细辛、独活散足少阴肾经风邪；防风能搜逐各经风邪，共为臣药。风邪乘虚而入，散风药在所必用，但散风药多辛散燥烈，故佐以生地黄、熟地黄、当归、白芍养血和血，白术、茯苓益气补中，黄芩清上焦之浮热，石膏散胃中之火，生地黄清下焦之热；炙甘草为使，调和各药。诸药相配，外散内补，邪正兼顾，共奏祛风清热、养血活血之效。

【配伍特点】辛温与甘寒并用，外散与内补共施，祛风清热，养血活血，气血兼顾。

【使用注意】脾胃虚寒、阳盛者慎用。

【方论选录】

1. 此方用归、芎、芍药、生熟地黄，以补血养筋，甚得体。既曰外无六经之形证，但当少用羌活、秦艽，引用以利关节。其防风、独活、细辛、白芷、石膏等药，恐太燥而耗血。虽用此，川芎止可六分之一，尤宜加竹沥、姜汁同剂最好，达者详之。（虞抟《医学正传》）

2. 中风，虚邪也。许学士云：留而不去，其病则实。故用祛风养血之剂。以秦艽为君者，攻一身之风也；以石膏为臣者，去胸中之火也。羌活散太阳百节之风疼。防风为诸风药中之军卒。三阳数变之风邪，责之细辛。三阴内淫之风湿，责之苓、术。去厥阴经之风，则有川芎。去阳明经之风，则有白芷。风热干乎气，清以黄芩。风热干乎血，凉以生地。独活疗风湿在足少阴。甘草缓风邪上逆于肺。用归、芍、熟地者，所以养血于疏风之后，一以济风药之燥，一使手得血而能握，足得血而能步也。（皇甫中《明医指掌》）

3. 此方刘宗厚与喻嘉言俱谓其风药太多，不能养血、益筋骨；汪切庵又谓用此方者，取效甚多。各执一见。予谓方中四物咸备，不可谓无血药也。若中风初起，表邪重者，用之尚可取效，然石膏、细辛二味必须减去。（费伯雄《医

方论》）

【临床应用】

大秦艽汤是治疗中风的常用经典方剂，现代临床应用亦较广泛，可用于治疗缺血性脑卒中、周围性面神经麻痹、颈椎病、风湿性关节炎及神经性皮炎等多系统疾病。脑梗死患者在常规治疗的基础上加大秦艽汤裁方治疗，有利于改善神经功能，提高日常生活能力。大秦艽汤用于治疗免疫系统疾病，如风湿性关节炎、痛风性关节炎等，可缓解其关节肿胀、疼痛症状。此外，本方还可用于治疗腰椎间盘突出症、坐骨神经痛及退行性关节炎等疾病。

【基础研究】

现代研究发现，大秦艽汤具有抗炎、改善免疫功能、抗氧化、脑缺血保护等多种作用。大秦艽汤对脑小血管病大鼠脑组织损伤具有保护作用，能够显著改善脑小血管病大鼠动物行为学表现，改善脑小血管病大鼠脑组织病理形态及脑组织超微结构，增加脑小血管病大鼠海马体体积。大秦艽汤能明显减少细胞凋亡，促进神经元存活，升高 BDNF、BCL-2 蛋白表达水平，降低 BAD 蛋白表达水平。大秦艽汤能明显促进血管新生，升高 VEGFA 蛋白、VEGFR2 蛋白表达水平。

牵正散

【来源】宋代杨倓著《杨氏家藏方》。

治口眼㖞斜。

【异名】祛风散（《鲁府禁方》卷一），三神散（《仙拈集》卷一）。

【组成】白附子 白僵蚕 全蝎去毒，并生用，各等分（各 5g）

【用法】上为细末，每服一钱，热酒调下，不拘时候（现代用法：共为细末，每次 3g，温酒送服，日服 2～3 次；亦可作为汤剂，水煎服）。

【功用】祛风化痰，通络止痉。

【主治】风痰阻于头面经络所致的口眼㖞斜。

【方解】方中白附子味辛，性温，归胃、肝二经，具有祛风痰、定惊搐、解毒散结、止痛之功，尤善驱散头面之风，为君药。全蝎性味辛平，归肝经，具有息风镇痉，通络止痛，攻毒散结之功；僵蚕味咸、辛，性平，归肝、肺、胃经，具有息风止痉，祛风止痛，化痰散结之效；全蝎、僵蚕均具有祛风止痉之效，其中全蝎善于通络，僵蚕尤善化痰，共为臣药，合用既能助君药祛风化痰，又能通络止痉。热酒调服，既可引药入络，又可宣通血脉，为佐使药。诸药相伍，共奏祛风化痰、通畅经络之功。

【配伍特点】辛温上行，使风散痰消，经络通畅，药简力宏。

【使用注意】本方用药偏于温燥，对风痰阻络偏寒者为宜。方中白附子、全蝎为有毒之品，临证慎酌用量，不宜久服。

【方论选录】

1. 故以全蝎色青善走者，独入肝经，风气通于肝，为搜风之主药；白附之辛散，能治头面之风；僵蚕之清虚，能解络中之风；三者皆治风之专药，用酒调服，以行其经。所谓同气相求，衰之以属也。（张秉成《成方便读》）

2. 芎、防之属，可以驱外来之风，而内生之风，非其治也；星、夏之辈，足以治湿土之痰，而虚风之痰，非其治也。斯三物者，疗内生之风，治虚热之痰，得酒引之，能入经而正口眼。又曰：白附之辛，可使驱风；蚕、蝎之咸，可使软痰；辛中有热，可使从风；蚕、蝎有毒，可使破结。医之用药，有用其热以攻热，用其毒以攻毒者，《大易》所谓同气相求，《内经》所谓衰之以属也。（吴崐《医方考》）

【附方】止痉散（《流行性乙型脑炎中医治疗法》）全蝎　蜈蚣各等分　每服1～1.5g，温开水送服，每日2～4次。功用：祛风止痉，通络止痛。主治：痉厥，四肢抽搐；亦可治疗顽固性头痛、偏头痛、关节痛等。

【临床应用】

牵正散临床用于治疗周围性面瘫、麻痹性斜视、眼睑痉挛等头面五官科疾病。对于周围性面瘫，牵正散能缓解周围性面瘫患者的神经损伤，缓解多种神经疼痛及神经麻痹，使患者面部表情肌肉瘫痪、前额皱纹消失、口角下垂等症状得到改善，缩短治疗周期，且患者的依从性较好，具有较好的治疗效果。对于麻痹性斜视，牵正散可减小患者斜视度，缩短复视像距离，改善眼球运动受限程度。此外，牵正散还用于治疗儿童抽动障碍、贲门失弛缓症、带状疱疹后神经痛、三叉神经痛、血管神经性头痛、下颌关节炎等多种疾病。

【基础研究】

现代研究发现，牵正散具有抗炎、保护神经等作用。牵正散通过抑制NF-κB信号通路的激活，抑制IL-2、IL-4和TNF-α的产生，发挥抗炎作用；通过降低血清脂蛋白相关磷脂酶A2水平，发挥改变血流动力学的作用；通过改善线粒体复合物酶活性，上调其亚基mRNA的表达，提高脑黑质TH阳性神经元数量，发挥保护神经的作用。

【研发现状】

根据牵正散的主治和功用，现已开发出痫愈胶囊、牵正胶囊、医痫丸、复方牵正膏等相关中成药。

1. 痫愈胶囊

组成：天麻、僵蚕、胆南星、石菖蒲、白附子、钩藤、黄芪、党参、丹参、当归、酸枣仁、远志、柴胡、郁金、神曲、甘草。

功用：豁痰开窍，安神定惊，息风解痉。

主治：风痰闭阻所致的癫痫抽搐、小儿惊风、面肌痉挛等病症。

2. 牵正胶囊

组成：白附子、僵蚕、地龙、蜈蚣、全蝎、半夏、天麻、川芎、羌活、防风、黄芪、钩藤、桂枝、白芥子。

功用：祛风化痰，通络止痉。

主治：颜面不正，皮肌麻木，口眼㖞斜等面神经炎疾病。

3. 医痫丸

组成：生白附子、白僵蚕、全蝎、天南星、半夏、猪牙皂、乌梢蛇、蜈蚣、白矾、雄黄、朱砂。

功用：祛风化痰，定痫止搐。

主治：痰阻脑络所致的癫痫。症见抽搐昏迷、双目上吊、口吐涎沫等。

4. 复方牵正膏

组成：白附子、地龙、全蝎、僵蚕、川芎、白芷、当归、赤芍、防风、生姜、樟脑、冰片、薄荷脑、麝香草酚。

功用：祛风活血，舒经活络。

主治：风邪中络。症见口眼㖞斜、肌肉麻木、筋骨疼痛等。

清上蠲痛汤

【来源】明代龚廷贤著《寿世保元》。

论一切头痛主方，不问左右偏正新久，皆效。

【组成】当归酒洗，一钱（3g）　小川芎一钱（3g）　白芷一钱（3g）　细辛三分（1g）　羌活一钱（3g）　独活一钱（3g）　防风一钱（3g）　菊花五分（1.5g）　蔓荆子五分（1.5g）　苍术米泔浸，一钱（3g）　片芩酒炒，一钱五分（4.5g）　麦冬一钱（3g）　甘草生，三分（1g）

【用法】上锉一剂，生姜煎服（现代用法：水煎服）。

【功用】祛风清热除湿，活血通络止痛。

【主治】一切头痛，不问左右、偏正、新久。

【方解】方中以羌活、独活为祛风胜湿之要药，前人认为，头为人之巅，"至高之处唯风可到达"，故以治风药为君药，二药其味多辛，其性主散，辛散轻扬，性主上浮，具有祛风胜湿、疏经通脉、活血止痛之功效，可散高巅之邪，疏通气血经脉而善治头痛。防风，风药之走卒，能助君药祛风胜湿；白芷、蔓荆子二药合用，祛风而能止痛；细辛芳香走窜，引经活络，增活血化瘀止痛之效；四药合用以助风药之力，为臣药。因"治风先治血""久痛必瘀"，故配以当归、川芎养血活血止痛，以使逆乱之气血趋于平和，使"血行风自灭"；菊花善清心肺脑之热；黄芩虽寒凉，但酒炒可缓解其性，有燥湿之效，与辛燥之品配伍，既可缓升散之性，又可防过热之患；苍术燥湿健脾祛痰，祛风湿止痛；麦冬有滋阴润燥之效，可避风药发散而损伤津液之弊，以达祛风不伤津之目的，六药合用共为佐药。使以甘草，调和诸药，甘以缓之，以缓诸风药走窜升散之烈性，与诸药配伍，又寓辛甘发散之意。诸药合用，共奏祛风清热、通络止痛之效。

【配伍特点】集众多辛散疏风药于一方，共奏疏风止痛之效，升散中寓有清降，具有疏风止痛而不温燥，寒温并用，气血同调的特点。

【使用注意】久用、重用易耗气伤血，故应中病即止。必要时须与补虚扶正药物为伍。肝肾阴虚而风阳上扰之头痛，以及气血虚弱之头痛，均非所宜。

【方论选录】片芩清热泻火，小川芎祛风止痛，配合当归养血活血，共为君药；细辛、白芷、羌活、独活、防风、苍术疏风止痛，为臣药；其余为佐使药。（程如海、李家庚《中国名方全书》）

【附方】祛风清上散（《证治准绳》）黄芩二钱（6g）羌活一钱（3g）白芷一钱（3g）防风一钱（3g）柴胡一钱（3g）川芎一钱二分（3.6g）甘草五分（1.5g）荆芥八分（2.4g）水二盅，煎八分，食后服。功用：清热祛风。主治：眉棱骨痛，风热上攻。

【临床应用】

清上蠲痛汤临床用于治疗偏头痛、颈源性头痛、三叉神经痛、顽固性头痛、血管性头痛等病症。对于颈源性头痛，清上蠲痛汤可显著改善患者的头痛症状，改善颈部活动度，增加局部血流量。对于顽固性头痛，清上蠲痛汤能明显缓解头痛症状，降低头痛的复发率。对于三叉神经痛，清上蠲痛汤止痛效果亦较好，且不易复发。对于偏头痛，清上蠲痛汤可有效改善头痛症状。

【基础研究】

目前关于清上蠲痛汤的实验研究还很少。已有研究提示，清上蠲痛汤可能具有镇痛、抗炎、保护神经等作用。清上蠲痹汤中川芎通过上调 GABA 通路中 GABA、GAD 表达和下调 GAT-1 表达，发挥镇痛作用；羌活提取物通过抑制一氧化氮的分泌，发挥抗炎作用，且其含有乙酸乙酯，具有镇痛作用；当归提取物当归油通过降低血清一氧化氮、一氧化氮合酶含量，促进 p-ERK1/2 蛋白的表达，发挥保护神经的作用，且当归油含苯酞类，通过抑制神经细胞凋亡、减轻氧化应激、抗血小板聚集，发挥保护神经的作用。

【研发现状】

根据清上蠲痛汤的主治和功用特点，现已开发出川芎清脑颗粒、正天胶囊、通天口服液等相关中成药。

1.川芎清脑颗粒

组成：川芎、当归、防风、白芷、麦冬、细辛、羌活、独活、苍术、菊花、蔓荆子、黄芩、甘草、生姜。

功用：祛风胜湿，活血止痛。

主治：用于风湿蒙蔽，瘀血阻滞引起的偏头痛。

2.通天口服液

组成：川芎、赤芍、天麻、羌活、白芷、细辛、菊花、薄荷、防风、茶叶、甘草。

功用：活血化瘀，祛风止痛。

主治：用于瘀血阻滞、风邪上扰所致的偏头痛，症见头部胀痛或刺痛，痛有定处，反复发作，头晕目眩，或恶心呕吐，恶风。

3.正天胶囊

组成：钩藤、川芎、麻黄、细辛、黑顺片、白芍、羌活、独活、防风、地黄、当归、鸡血藤、桃仁、红花、白芷。

功用：疏风活血，养血平肝，通络止痛。

主治：用于外感风寒、瘀血阻络、血虚失养、肝阳上亢引起的头痛；神经性头痛。

散偏汤

【来源】清代陈士铎著《辨证录》。

人有患半边头风者，或痛在右，或痛在左，大约痛于左者为多，百药治之罔效，人不知其故。此病得之郁气不宣，又加风邪袭之于少阳之经，遂致半边头痛也。其病有时重有时轻，大约遇顺境则痛轻，遇逆境则痛重，遇拂抑之事而更加之风寒之天，则大痛而不能出户。痛至岁久，则眼必缩小，十年之后，必至坏目，而不可救药矣。治法急宜解其肝胆之郁气。虽风入于少阳之胆，似乎解郁宜解其胆，然而胆与肝为表里，治胆者必须治肝。况郁气先伤肝而后伤胆，肝舒而胆亦舒也。方用散偏汤。

【组成】白芍五钱（15g）　川芎一两（30g）　郁李仁一钱（3g）　柴胡一钱（3g）　白芥子三钱（9g）　香附二钱（6g）　甘草一钱（3g）　白芷五分（1.5g）

【用法】水煎服。

【功用】疏风解郁，化痰祛瘀。

【主治】郁气不宣，复因风邪袭于少阳之经，以致半边头痛。

【方解】方中川芎为君药，其味辛性温，入肝、胆、心包经，具有活血行气、祛风通络之功，辛香走窜为血中气药，可上行头目，中开郁结，下行血海，为治诸头痛之要药。香附辛香气浓为气中血药，善走能降，疏肝解郁，行气畅中，入血分助川芎祛瘀通络；柴胡引药入少阳经，疏肝胆气机以行气开郁，又载药上行至头目；白芍味酸敛阴，养血和营，柔肝止痛，合川芎平肝气，生肝血，合甘草以酸甘化阴，使阴血平复，筋得所养；白芷祛风解表，胜湿止痛；白芥子辛温，豁痰理气，善除一切皮里膜外之痰；上五药共为臣药。郁李仁药性主降，理气解郁，既防川芎辛散太过，又合白芷助川芎以散头风，为佐药。甘草缓急，调和诸药，为使药。诸药配合，共奏疏风解郁，化痰祛瘀之效。

【配伍特点】疏散风寒中兼有通络祛瘀之功，疏达气血之中又寓祛痰通窍之用，通中有敛，相互为用。

【使用注意】中病即止，切勿过服。

【方论选录】夫川芎止头痛者也，然而川芎不单止头痛，同白芍用之，尤能平肝之气，以生肝之血。肝之血生，而胆汁亦生，无干燥之苦，而后郁李仁、白芷用之，自能上助川芎以散头风矣。况又益之柴胡、香附以开郁，白芥子以消痰，甘草以调和滞气，则肝胆尽舒而风于何藏？故头痛顿除也。惟是一二剂之后，不可多用者，头痛既久，不独肝胆血虚，而五脏六腑之阴阳尽虚也。若单治胆肝以舒郁，未免消烁真阴，风虽出于骨髓之外，未必不因劳、因感而风又入于骨髓之中。故以前方奏功之后，必须改用补气补血之剂，加八珍汤者治之，以为善后之策也。（彭怀仁《中医方剂大辞典》）

【临床应用】

散偏汤临床用于治疗偏头痛、顽固性头痛、三叉神经痛、中风偏瘫等病症。对于偏头痛，散偏汤能改善患者头痛发作频率及持续时间，减轻疼痛程度，提高远期疗效，安全性较高，可减少止痛药使用频率。对于急性缺血性中风偏瘫，散偏汤有很好的治疗效果，可降低致残率，提高患者的生活质量。此外，散偏汤还可用于治疗血管神经性头痛、颈椎病、肺癌脑转移、多囊卵巢综合征、颈性眩晕、小儿发作性头痛、眶上神经痛等多种疾病。

【基础研究】

现代研究发现，散偏汤具有抗炎、镇痛、抗凋亡、保护神经的作用。散偏汤的活性成分柚皮素、木犀草素、藁本内酯是治疗偏头痛的核心成分，并通过抑制 p38 MAPK/iNOS、TRP、AMPK、PI3K/AKt、TGF-β 等信号通路的激活，抑制 TNF-α、IFN-γ、IL-1β、IL-17 的释放，发挥抗炎的作用；通过抑制 CGRP 疼痛信号通路，上调 PENK 蛋白表达，发挥镇痛的作用；通过上调 SIRT-1、Bcl-2 水平，下调 p-ERK1/2、HIF-1α、Bcl-2 关联 X 蛋白、Caspase-3 水平，抑制细胞凋亡，发挥保护神经的作用。散偏汤可能通过调节 TRP、AMPK、PI3K/

AKt等炎症相关通路治疗慢性偏头痛，其对TRPV1蛋白的调节发挥了重要作用，并对伤害性刺激感受、脂代谢和免疫反应等具有潜在的调节作用。

【研发现状】

根据散偏汤的主治和功用，现已开发出治偏痛胶囊等相关中成药。

治偏痛胶囊

组成：川芎、柴胡、白芷、香附、白芍、郁李仁、白芥子、甘草。

功用：行气，活血，止痛。

主治：用于血管性头痛和偏头痛。

四物消风饮

【来源】清代吴谦著《医宗金鉴》。

四物消风饮调荣，血滋风减赤色平，荆防鲜蝉兼独活，柴薄红枣水煎浓。

【异名】四物消风散（《医钞类编》卷二十二）。

【组成】生地三钱（9g）　当归二钱（6g）　荆芥　防风各一钱五分（各4.5g）　赤芍　川芎　白鲜皮　蝉蜕　薄荷各一钱（各3g）　独活　柴胡各七分（各2.1g）

【用法】加红枣肉二枚，水二盅，煎八分，去渣服（现代用法：加红枣2枚，水煎服）。

【功用】调荣滋血消风。

【主治】血虚风燥证。皮损反复迁延日久，斑疹多色淡红，伴心烦易怒，口干，舌淡，苔白，脉细。

【方解】方中生地黄性凉，其味甘、苦，具有滋阴清热、凉血生津之效，当归、川芎养血活血和营，三药配伍合用，共为君药。荆芥、防风为祛风解表散邪之药对，具有搜风止痒之效，配伍蝉蜕、独活、薄荷，祛风解表之力增强，上五药共为臣药。制何首乌补肝肾，益精血，滋阴养血；麻子仁润燥，活血，二者助君药补血活血润燥。因湿性黏滞，浸淫腠理，日久耗气伤阴，致卫表不固，营卫不和，故配伍白鲜皮清热燥湿，祛肌肤湿邪，白芍养血和营，共为佐药。诸药配伍，共奏调营、滋血、消风之效。

【配伍特点】养血活血而不滞血，祛风解表而止痒。

【使用注意】气血虚弱者忌用；服药期间，忌辛辣、鱼腥、厚味及烟酒、浓茶。

【方论选录】如服上防风升麻汤不效，即用四物消风饮，生地三钱，当归二钱，荆芥、防风各钱半，赤芍、川芎、白鲜皮、蝉蜕、薄荷各一钱、独活、柴胡各七分、红枣二枚、水煎服，必能见功。此消风毒要药也。（鲍相璈《验方新编》）

【附方】

1. 消风散（《太平惠民和剂局方》）　荆芥穗　甘草_炒　川芎　羌活　白僵蚕_炒　防风_{去芦}　茯苓_{去皮用白底}　蝉壳_{去土，微炒}　藿香叶_{去梗}　人参_{去芦}，各二两（各6g）　厚朴_{去粗皮，姜汁涂，炙熟}　陈皮_{去瓤，洗，焙，各半两（各1.5g）}　上为细末。每服二钱，茶清调下。如久病偏风，每日三服，便觉轻减。如脱着沐浴，暴感风寒，头痛声重，寒热倦疼，荆芥茶清调下，温酒亦得，可并服之。小儿虚风，目涩昏困，又急、慢惊风，乳香荆芥汤调下半钱，不拘时候。功用：祛风止痒，健脾除湿。主治：诸风上攻，头目昏痛，项背拘急，肢体烦疼，肌肉蠕动，目眩眩晕，耳啸蝉鸣，眼涩好睡，鼻塞多嚏，皮肤顽麻，瘙痒瘾疹；又治妇人血风，头皮肿痒，眉棱骨痛，眩晕欲倒，痰逆恶心。

2. 当归饮子（《济生方》）　当归_{去芦}　白芍药　川芎　生地黄_洗　白蒺藜_{炒，去尖}　防风_{去芦}　荆芥穗各一两（各9g）　何首乌　黄芪_{去芦，各半两（各6g）}　甘草_{炙，半两（3g）}　上㕮咀，每服四钱（12g），水一盏半，加生姜五片，煎至八分，去滓温服，不拘时候。功用：养血活血，祛风止痒。主治：血虚有热，风邪外袭。症见皮肤疮疥，或肿或痒，或发赤疹瘙痒。

【临床应用】

四物消风饮临床用于治疗慢性湿疹、慢性荨麻疹、过敏性紫癜等多种皮肤疾病。对于慢性湿疹，四物消风饮能有效改善湿疹患者皮损程度、皮损面积、瘙痒程度、红斑颜色、丘疹数量、糜烂程度及渗出等症状。四物消风饮加减治疗过敏性紫癜，疗程短，治愈率高，毒副作用小，且能有效预防肾损害。对于荨麻疹，四物消风饮能有效减少风团数量并减轻瘙痒程度。四物消风饮在妇科疾病中的应用也较为常见，能调节内分泌、改善血液循环，从而缓解痛经、月经不调等妇科疾病症状。此外，四物消风饮还用于治疗慢性唇炎、老年皮肤瘙痒症、肛门瘙痒症等多种疾病。

【基础研究】

目前，四物消风饮的实验研究还很少。已有研究显示，四物消风饮可能具有增强免疫功能、促进造血功能、抗肿瘤、缓解皮肤毒性等多种作用。四物消风饮中生地黄主要成分为梓醇、地黄苷、二氢梓醇、毛蕊花糖苷，能通过促进淋巴母细胞的转化、促进IL-2的释放、增加T淋巴细胞数量，发挥增强免疫功能的作用；荆芥主要成分为挥发油类、萜类及黄酮类，通过提高淋巴细胞亚群及血清中免疫因子水平，调节炎症反应，增强机体免疫功能；当归主要成分为正丁烯酰内酯、烟酸、阿魏酸和当归多糖，能通过多种途径刺激骨髓粒-单系祖细胞造血，发挥促造血功能的作用；川芎主要成分包括苯酞及其二聚体、神经酰胺、生物碱、多糖等，能通过抑制肿瘤细胞增殖、癌基因的表达，诱导肿瘤细胞凋亡，发挥抗肿瘤的作用，且川芎所含藁本内酯及丁基苯酞具有抗真菌作用，能提高伊曲康唑的敏感性；白鲜皮主要成分为芍药苷、芍药内酯苷、苯甲酸及挥发油，能有效抑制同心性毛癣菌及许兰氏黄癣菌等皮肤真菌；薄荷主要成分为挥发油、大黄素、氨基酸及黄酮类化合物，可抑制肺炎克雷伯菌、表皮葡萄球菌、铜绿假单胞菌等多种菌株，具有改善皮肤毒性反应的作用。

【研发现状】

根据四物消风饮的主治和功用，现已开发出消风止痒颗粒、白癜风胶囊等相关中成药。

1. 消风止痒颗粒

组成：防风、蝉蜕、地骨皮、苍术（炒）、亚麻子、当归、地黄、木通、荆芥、石膏、甘草。

功用：消风清热，除湿止痒。

主治：丘疹性荨麻疹，也用于湿疹、皮肤瘙痒症。

2. 白癜风胶囊

组成：补骨脂、黄芪、红花、川芎、当归、香附、桃仁、丹参、乌梢蛇、紫草、白鲜皮、山药、干姜、龙胆、蒺藜。

功用：益气行滞，活血解毒，利湿消斑，祛风止痒。

主治：白癜风。

地黄饮

【来源】清代吴谦著《医宗金鉴》。

地黄饮治血风疮，痒盛不眠血燥伤，首乌丹皮生熟地，黑参归蒺草红僵。

【组成】生地　熟地　何首乌生，各三钱（9g）　当归二钱（6g）　丹皮　黑参　白蒺藜炒，去刺　僵蚕炒，各一钱五分（各4.5g）　红花　甘草生，各五分（各1.5g）

【用法】水煎，早晚服。

【功用】凉血润燥，祛风止痒。

【主治】血风疮、旋耳疮迁延日久，血虚化燥生风，身体或耳内生疮如粟米，瘙痒无度，疮面粗糙，上覆痂皮或鳞屑，心烦便秘，夜不得寐。

【方解】方中熟地黄偏于补血，生地黄偏于凉血，二者同用滋阴养血、补而不燥；何首乌生用重在补益，入肝经，有养血祛风之效，三者共为君药。当归、红花、玄参共为臣药，其中当归补血活血养肝，兼有宣通气分之功，红花活血调经，兼能润燥养血，两者助熟地黄养血活血之力；玄参入肾，既能滋阴，又能降浮火，清血分之热，与熟地黄相合，攻补兼施。牡丹皮清热凉血，僵蚕、白蒺藜祛风止痒平肝，共为佐药。甘草调和诸药，为使药。诸药合用，共奏凉血润燥、祛风止痒之效。

【配伍特点】攻补兼施，补而不燥，标本同治。

【使用注意】服药期间，忌食椒、酒、鸡、鹅。

【方论选录】方中熟地黄养血入肾，何首乌禀春气以生，而为风木之化，入通于肝，故有养血祛风之用。方中用生首乌，《本草新编》云："首乌味本甘而气本温，生者原本益人，又何必制之耶。况生者味涩……正宜味涩以止益，奈何反制其不涩，使补者不补也。"生用补益之力更佳。生地黄甘寒，养阴兼凉血，补而不燥，共为君药；当归伍熟地，增加君药养血之力，兼有活血之功；玄参色黑入血分，濡润中兼可去浮游之火；红花少用，活血中有养血之力，共为臣药；白蒺藜平肝祛风兼有补益之性，炙僵蚕祛风止痒，共为佐药；甘草解毒兼调和诸药为使。(闫景东《医宗金鉴·外科心法要诀》皮肤病方剂应用探讨)

【临床应用】

地黄饮临床用于治疗特应性皮炎、皮肤瘙痒症、湿疹、牛皮癣等疾病。对于特应性皮炎，地黄饮能改善皮肤水肿、糜烂、干燥或苔藓样等症状，应用时的不良反应少。对于老年性皮肤瘙痒症，加味地黄饮治疗该病疗效确切，能提高治疗有效率，改善皮肤瘙痒和继发皮损等症状。此外，地黄饮还可以用于治疗寻常性银屑病、视网膜静脉阻塞、缓慢性心律失常、视疲劳干涩症、手足皲裂、类风湿关节炎等多种疾病。

【基础研究】

现代研究发现，地黄饮具有抗变态反应、修复皮肤屏障等多种作用。地黄饮能改善特应性皮炎小鼠的皮损及瘙痒症状，其作用机制可能与干预 JAK1/STAT3 信号通路、有效调节 Th1/Th2 轴上的细胞因子、影响皮肤屏障功能有关。地黄饮还可能通过减少肥大细胞浸润，使免疫环境向 Th2 型细胞偏移的程度降低，从而缓解特应性皮炎小鼠的症状。

【研发现状】

根据地黄饮的主治和功用特点，现已开发出中成药消银胶囊。

消银胶囊

组成：地黄、牡丹皮、赤芍、当归、苦参、金银花、玄参、牛蒡子、蝉蜕、白鲜皮、防风、大青叶、红花。

功用：清热凉血，养血润肤，祛风止痒。

主治：用于血热风燥型白疕和血虚风燥型白疕，症见皮疹为点滴状、基底鲜红色、表面覆有银白色鳞屑，或皮疹表面覆有较厚的银白色鳞屑，较干燥，基底淡红色，瘙痒较甚。

第二节　平息内风剂

三甲复脉汤

【来源】清代吴瑭著《温病条辨》。

1. 下焦温病，热深厥甚，脉细促，心中憺憺大动，甚则心中痛者，三甲复脉汤主之。

2. 燥久伤及肝肾之阴，上盛下虚，昼凉夜热，或干咳，或不咳，甚则痉厥者，三甲复脉汤主之。

【组成】炙甘草六钱（18g）　干地黄六钱（18g）　生白芍六钱（18g）　麦冬不去心，五钱（15g）　阿胶烊化，三钱（9g）　麻仁三钱（9g）　生牡蛎五钱（15g）　生鳖甲生八钱（24g）　生龟板一两（30g）

【用法】水八杯，煮取八分三杯，分三次服（现代用法：水煎服）。

【功用】滋阴养血，潜阳息风。

【主治】温病后期水不涵木、虚风内动之候。症见手足蠕动或瘛疭，心中憺憺大动，甚则时时欲脱，形消神倦，齿黑唇裂，舌干绛或光绛无苔，脉虚。

【方解】方中重用龟甲、鳖甲为君药，二者均为血肉有情之品，具有滋阴养液、潜阳息风之功。干地黄、生白芍养阴益血，敛阴柔肝；牡蛎咸寒质重，平肝潜阳，可助君药潜阳息风，三者共为臣药。阿胶、麦冬、麻仁养血滋阴为佐，与君臣药为伍，滋水涵木，滋阴息风。重用炙甘草，既补心气以除心悸；与白芍配伍酸甘化阴，又可增强滋阴息风之力；为佐使，还可和中调药。诸药配伍，共奏滋阴复脉、潜阳息风之功。

【配伍特点】以大队滋阴养液药为主，配以介类潜阳之品，寓息风于滋养之中，使阴血得复，浮阳得潜，则虚风自息。

【使用注意】邪热炽盛之抽搐、痉厥，或产后失血导致亡阳者，勿用本方。

【方论选录】二甲复脉，防痉厥之渐，即痉厥已作，亦可以二甲复脉止厥。兹又加龟甲名之三甲者，以心中大动，甚则痛而然也。心中动者，火以水为体，肝风鸱张，立刻有吸尽西江之势，肾水本虚，不能济肝而后发痉，既痉而水难猝补，心之本体欲失，故憺憺然大动。甚则痛者，阴维为病主心痛，此证热久伤阴，八脉丽于肝肾，肝肾虚而累及阴维，故心痛，非如寒气客于心胸之痛可用温通，故以镇肾气、补任脉、通阴维之龟甲止心痛，合入肝搜邪之二甲，相济成功也。。（田代华《临床实用方剂大辞典》）

【附方】大定风珠（《温病条辨》）生白芍六钱（18g）　阿胶三钱（9g）　生龟板四钱（12g）　干地黄六钱（18g）　麻仁二钱（6g）　五味子二钱（6g）　生牡蛎四钱（12g）　麦冬

连心，六钱（18g）　炙甘草四钱（12g）　鸡子黄生，二枚（2个）　鳖甲生，四钱（12g）　水八杯，煮取三杯，去滓，入阿胶烊化，再入鸡子黄，搅令相得，分三次服。功用：滋阴息风。主治：阴虚风动证。温病后期，神倦瘛疭，舌绛苔少，脉气虚弱，时时欲脱。

【临床应用】

三甲复脉汤临床用于治疗冠心病、高血压、心律失常、血管性痴呆、脑动脉硬化等心脑血管疾病。对于冠心病室性期前收缩，三甲复脉汤能减少患者室性期前收缩次数，改善中医证候，对心肌缺血也有改善作用。对于高血压，三甲复脉汤可改善血栓前状态，有助于控制患者的血压，减轻眩晕症状，提高患者生活质量。三甲复脉汤治疗快速性心律失常疗效确切，能改善患者心脏自主神经功能活动，降低心室率。此外，三甲复脉汤还可用于治疗产后痉症、妊娠期高血压病、失眠症、更年期综合征、帕金森病、骨质疏松症、儿童多动症、甲状腺功能亢进症、小儿多汗症、皮肤瘙痒症等多种疾病。

【基础研究】

现代研究发现，三甲复脉汤具有保护神经元、降压、抗炎、改善自主神经功能紊乱等多种作用。三甲复脉汤通过抑制 α- 突触核蛋白基因表达，激活酪氨酸羟化酶，发挥保护神经元的作用；通过降低血清凝血酶原激活物抑制剂 -1、血管性血友病因子的含量，发挥降压作用；通过抑制 IL-17，发挥抗炎作用；通过降低血清促卵泡激素、促黄体生成素水平，升高雌二醇水平，发挥改善自主神经系统功能紊乱的作用。

【研发现状】

根据补气养血复脉治法，现已开发出养心定悸口服液等相关中成药。

养心定悸口服液

组成：地黄、麦冬、红参、大枣、阿胶、芝麻、桂枝、生姜、炙甘草。

功用：养血益气，复脉定悸。

主治：用于气虚血少，心悸气短，心律不齐，盗汗失眠，咽干舌燥，大便干结。

第十九章

治燥剂

第一节　清宣外燥剂

沙参麦冬汤

【来源】清代吴瑭著《温病条辨》。

燥伤肺胃阴分，或热或咳者，沙参麦冬汤主之。

【组成】沙参三钱（9g）　玉竹二钱（6g）　生甘草一钱（3g）　冬桑叶一钱五分（4.5g）　麦冬三钱（9g）　生扁豆一钱五分（4.5g）　花粉一钱五分（4.5g）

【用法】水五杯，煮取二杯，日再服（现代用法：水煎服）。

【功用】清养肺胃，生津润燥。

【主治】燥伤肺胃阴分证。咽干口燥，或身热，或干咳，舌红少苔，脉细数。

【方解】方中沙参、麦冬具有甘寒养阴、清热润燥之效，善治燥伤肺胃阴津，二者为君药。玉竹养阴润燥，天花粉清热生津，两药加强君药作用，清滋胃液，共为臣药。佐以桑叶清疏肺燥、宣散止咳，扁豆健脾而助运化，达疏邪布津、肃清肺气之目的；生甘草甘平和中，调和诸药，为使药，且有养胃之效。诸药合用，共奏养阴清热、润燥生津之功。

【配伍特点】诸药配伍，使肺胃之阴得复，燥热之气得除，清不过寒，润不呆滞。

【使用注意】本方偏于滋腻，痰湿内阻者忌用；方中药物多为寒凉之品，脾胃虚寒者慎用，以免导致脾胃不适；外感表证未解者不宜用本方，以免闭门留寇，使表邪难解。

【方论选录】方中沙参、麦冬清养肺胃，玉竹、花粉生津解渴，生扁豆、生甘草益气培中、甘缓和胃，配以桑叶，轻宣燥热，合而成方，有清养肺胃、生津润燥之功。（彭怀仁《中医方剂大辞典》）

【附方】清燥救肺汤（《医门法律》）　桑叶经霜者，去枝、梗，净叶，三钱（9g）　石膏煅，二钱五分（7.5g） 甘草一钱（3g） 人参七分（2g） 胡麻仁炒，研，一钱（3g） 真阿胶八分（2.5g） 麦门冬去心，一钱二分（3.5g） 杏仁泡，去皮尖，炒黄，七分（2g） 枇杷叶刷去毛，蜜涂，炙黄，一片（3g） 水一碗，煎六分，频频二三次，滚热服。功用：清燥润肺，益气养阴。主治：温燥伤肺证。身热头痛，干咳无痰，气逆而喘，咽喉干燥，鼻燥，胸满胁痛，心烦口渴，舌干少苔，脉虚大而数。

【临床应用】

沙参麦冬汤临床用于治疗肺癌、慢性支气管炎、慢性咽炎、小儿咳嗽、干燥综合征、胸膜炎、肺结核等疾病。对于慢性支气管炎，沙参麦冬汤可以改善患者的肺功能，提高临床有效率，缩短患者的症状控制时间。对于肺结核，沙参麦冬汤可增强机体免疫功能，治疗效果较好。对于小儿支原体肺炎，沙参麦冬汤能有效抑制患儿的炎症反应，并且用药安全性较高。对于干燥综合征，沙参麦冬汤可有效改善临床症状，提高患者免疫力。此外，沙参麦冬汤还可用于治疗功能性便秘、糖尿病、银屑病、口周皮炎、甲状腺功能亢进症、痤疮、慢性胃炎等多种疾病。

【基础研究】

现代研究发现，沙参麦冬汤具有抗肿瘤、保护胃黏膜、抗纤维化等作用。沙参麦冬汤通过抑制 EGFR/MEK/ERK 信号通路的激活，诱导癌细胞凋亡、自噬，发挥抗肿瘤的作用；通过抑制 PI3K/AKt 信号通路的异常激活，上调 PTEN 基因的表达，抑制上皮细胞过度凋亡，发挥保护胃黏膜的作用；通过抑制 PI3K/AKt 信号通路的激活，促进 M_2 型巨噬细胞极化，发挥抗肺组织纤维化作用。

【研发现状】

根据沙参麦冬汤的主治和功用特点，现已开发出参麦颗粒、阴虚胃痛颗粒等相关中成药。

1. 参麦颗粒

组成：红参、南沙参、麦冬、黄精、山药、枸杞子。

功用：养阴生津。

主治：用于面黄肌瘦，津少口渴，腰膝酸软，食欲不振，头晕眼花，心悸气短，神经衰弱。

2. 阴虚胃痛颗粒

组成：北沙参、麦冬、石斛、川楝子、玉竹、白芍、甘草（炙）。

功用：养阴益胃，缓急止痛。

主治：用于胃阴不足引起的胃脘隐隐灼痛，口干舌燥，纳呆干呕；慢性胃炎见上述症状者。

桑杏汤

【来源】清代吴瑭著《温病条辨》。

秋感燥气，右脉数大，伤手太阴气分者，桑杏汤主之。

【组成】桑叶一钱（3g） 杏仁一钱五分（4.5g） 沙参二钱（6g） 象贝一钱（3g） 香豉一钱（3g） 栀皮一钱（3g） 梨皮一钱（3g）

【用法】水二杯，煮取一杯，顿服之，重者再作服（现代用法：水煎服）。

【功用】润肺止咳，清宣温燥。

【主治】外感温燥证。头痛，身热不甚，微恶风寒，口渴，咽干鼻燥，干咳无痰，或痰少而黏，舌红，苔薄白而干，脉浮数而右脉大。

【方解】方中桑叶疏散风热，清肺润燥，凉血止血；杏仁止咳平喘，润肠通便；桑叶甘寒清肺，制约杏仁温热燥肺，杏仁苦温，制约桑叶清肺伤肺，桑叶助杏仁降气止咳，杏仁助桑叶疏风清肺，二者相制互用，共为君药。浙贝母归肺、心经，清热化痰止咳，解毒散结消痈；沙参归肺、胃经，养阴清热，润肺化痰，益胃生津，共为臣药；浙贝母可助沙参养阴生津，沙参可助浙贝母止咳化痰，二者上下相滋。栀子皮泻火除烦、清热利湿、凉血解毒，梨皮清心润肺、降火生津，栀子皮助梨皮润肺养阴之用，二者相须为用，共为佐药。豆豉和胃除烦、去寒热。诸药配伍，共奏清肺润燥止咳之功效。

【配伍特点】本方为辛凉甘润之法，轻宣凉润之方，使燥热除而肺津复，则诸症自愈。

【使用注意】本方所治之证邪气轻浅，诸药用量较轻，煎煮时间不宜过长。

【方论选录】此因燥邪伤上，肺之津液素亏，故见右脉数大之象，而辛苦温散之法，似又不可用矣。止宜轻扬解外，凉润清金耳。桑乃箕星之精，箕好风，故善搜风，其叶轻扬，其纹象络，其味辛苦而平，故能轻解上焦脉络之邪。杏仁苦辛温润，外解风寒，内降肺气。但微寒骤束，胸中必为不舒，或痰或滞，壅于上焦，久而化热，故以香豉散肌表之客邪，宣胸中之陈腐。象贝化痰，栀皮清热。沙参、梨皮养阴降火，两者兼之，使邪去而津液不伤，乃为合法耳。（张秉成《成方便读》）

【临床应用】

桑杏汤临床用于治疗上呼吸道感染、支气管扩张、慢性支气管炎、百日咳、肺炎支原体感染等疾病。对于肺燥咳嗽患者，桑杏汤可提高临床疗效，改善临床症状，且具有良好的安全性。对于急性肺损伤，桑杏汤可减少炎性介质的释放，从而有效改善肺组织炎性浸润。对于小儿肺炎支原体感染，桑杏汤可显著缩短肺炎症状及体征消失时间，抑制炎症反应，改善其呼吸功能和肺功能。此外，桑杏汤还可以用于治疗失声、肠燥便秘、哮喘等多种疾病。

【基础研究】

现代研究发现，桑杏汤具有保护肺组织、增强气道免疫功能等作用。桑杏汤通过促进气道黏液和肺泡表面活性物质分泌，上调 AQP-5 基因表达，抑制血清高迁移率族蛋白 B_1、TNF-α、IL-6 的释放，发挥对肺组织的保护作用；通过增加气道免疫球蛋白 G-R，促进气道分泌黏液，发挥增强气道免疫功能的作用。

【研发现状】

根据清肺润燥治法，现已开发出秋燥感冒颗粒、川贝清肺糖浆等相关中成药。

1.秋燥感冒颗粒

组成：桑叶、北沙参、竹叶、前胡、伊贝母、桔梗、麦冬、苦杏仁（炒）、甘草、菊花、山豆根。

功用：清燥退热，润肺止咳。

主治：用于感冒病秋燥证，症见恶寒发热，鼻咽、口唇干燥，干咳少痰，舌边尖红，苔薄白而干或薄黄少津。

2.川贝清肺糖浆

组成：枇杷叶、苦杏仁、川贝母、麦冬、地黄、甘草、桔梗、薄荷。辅料为蔗糖、山梨酸钾。

功用：清肺润燥，止咳化痰。

主治：用于干咳，咽干，咽痛。

清燥救肺汤

【来源】清代喻嘉言著《医门法律》。

治诸气膹郁，诸痿喘呕。

【异名】清燥汤（《伤寒大白》卷四）。

【组成】桑叶去枝梗, 三钱（9g）　石膏煅, 二钱五分（7.5g）　甘草一钱（3g）　人参七分（2g）　胡麻仁炒, 研, 一钱（3g）　真阿胶八分（2.5g）　麦门冬去心, 一钱二分（3.5g）　杏仁泡, 去皮尖, 炒黄, 七分（2g）　枇杷叶刷去毛, 蜜涂, 炙黄一片（3g）

【用法】水一碗，煎六分，频频二三次滚热服（现代用法：水煎服）。

【功用】清燥润肺，益气养阴。

【主治】温燥伤肺证。身热头痛，干咳无痰，气逆而喘，咽喉干燥，鼻燥，胸满胁痛，心烦口渴，舌干少苔，脉虚大而数。

【方解】方中桑叶质轻辛凉，宣肺清燥；石膏辛甘大寒，肺胃燥热，共为君药。麦冬甘寒，养阴生津，可助桑叶清除温燥，并兼顾损伤之津液；阿胶、胡麻仁助麦冬养阴润燥，共为臣药。《难经·第十四难》云："损其肺者，益其气。"土为金之母，故用人参益气补中，培土生金；《素问·脏气法时论》曰："肺苦气上逆，急食苦以泄之。"故配少量杏仁、枇杷叶苦降肺气，止咳平喘，共为佐药；甘草调和药性，诸药合用，共奏清燥润肺、益气养阴之效。

【配伍特点】诸药合用，宣、清、润、补、降五法并用，气阴双补，培土生金，清热不伤正，扶正不敛邪。

【使用注意】本方证虽属外燥，但温燥伤肺较重，故临证可依肺热及阴伤之程度，调整桑叶、石膏、麦冬等药之用量，不可拘泥，当圆机活法。

【方论选录】燥曰清者，伤于天之燥气，当清以化之，非比内伤血燥宜于润也。肺曰救者，燥从金化，最易自戕肺气。《经》言秋伤于燥，上逆而咳，发为痿厥。肺为娇脏，不容缓图，故曰救。石膏之辛，麦门之甘，杏仁之苦，肃清肺经之气。人参、甘草生津补土，培肺之母气。桑叶入肺走肾，枇杷叶入肝走肺，清西方之燥，泻东方之实。阿胶、胡麻色黑入肾，壮生水之源，虽亢火害金，水得承而制之，则肺之清气肃而治节行，尚何有喘呕痿厥之患哉？（王子接《绛雪园古方选注》）

【附方】沙参麦冬汤（《温病条辨》）沙参三钱（9g） 玉竹二钱（6g） 生甘草一钱（3g） 冬桑叶一钱五分（4.5g） 麦冬三钱（9g） 生扁豆一钱五分（4.5g） 花粉一钱五分（4.5g） 水五杯，煮取二杯，日再服。久热久咳者，加地骨皮三钱（9g）。功用：清养肺胃，生津润燥。主治：燥伤肺胃阴分证。症见咽干口燥，或身热，或干咳，舌红少苔，脉细数。

【临床应用】

清燥救肺汤具有清燥润肺、养阴益气的功效，古代主治诸气膹郁、诸痿喘呕，现代临床多用于治疗温燥伤肺、气阴两伤所致的呼吸系统、耳鼻喉、皮肤系统、消化系统等疾病。清燥救肺汤临床主要用于治疗放射性肺损伤、支气管扩张症、慢性支气管炎、上呼吸道感染、大叶性肺炎、肺癌等肺系疾病。对于放射性肺损伤，清燥救肺汤可降低放射性肺炎发生率，改善部分免疫指标水平，减轻细胞炎性反应。对于慢性支气管炎，清燥救肺汤能有效止咳化痰，缓解支气管炎症，促进呼吸系统和免疫应答机制自主恢复。对于肺癌，清燥救肺汤可延长患者生存期，并提高生存率，减轻症状群对日常生活的影响，提高患者生活质量，并可抑制肿瘤标志物和细胞因子表达，稳定机体免疫功能。清燥救肺汤可以发挥抗非小细胞肺癌作用，同时还可减轻肺癌术后并发症、放疗导致的放射性肺损伤及使用化疗靶向药物后产生的不良反应。清燥救肺汤治疗特发性肺纤维化患者，具有抗炎作用及肺损伤修复作用，能降低生物标志物水平，缓解病情，提升患者运动耐力、生活质量及临床疗效。此外，清燥救肺汤还可用于治疗鼻炎、鼻出血、咽炎、便秘、皮肤干燥症、皮肤瘙痒症、银屑病、重症肌无力等多种病症。

【基础研究】

现代研究发现，清燥救肺汤具有抗炎、抗肿瘤、增强免疫功能等作用。清燥救肺汤通过激活 AMPK 信号通路，上调自噬关键分子酵母 Atg-6 同系物、III型磷脂酰肌醇 3- 激酶的含量，激活细胞自噬，下调缺氧诱导因子 -α、原癌基因的表达，降低乳酸脱氢酶 A、糖酵解乳酸的含量，发挥抗肿瘤的作用。清燥救肺汤通过抗肿瘤血管生成、诱导癌细胞凋亡、抑制能量代谢、改善免疫功能等方式发挥抗非小细胞肺癌的作用。清燥救肺汤诱导肺癌细胞自噬体膜及溶酶体形成的机制可能是通过激活 Beclin-1、VPS34 蛋白，上调 ATG9A、ACSS2 mRNA 表达，抑制 TFE3 mRNA 表达实现的。清燥救肺汤通过抑制 IL-6、TNF-α 的释放，提高外周血淋巴细胞水平，发挥抗炎及增强机体免疫功能的作用。

【研发现状】

根据清燥救肺汤的主治和功用特点，现已开发出清燥润肺合剂、枇杷叶膏、蜜炼川贝枇杷膏等相关中成药。

1. 清燥润肺合剂

组成：桑叶、石膏、甘草、黑芝麻、北沙参、麦冬、枇杷叶。

功用：清燥润肺。

主治：用于燥气伤肺，干咳无痰，气逆而喘，咽干鼻燥，心烦口渴。

2. 枇杷叶膏

组成：枇杷叶。辅料为蔗糖、纯化水。

功用：清肺润燥，止咳化痰。

主治：用于肺热燥咳，痰少咽干。

3. 蜜炼川贝枇杷膏

组成：川贝母、枇杷叶、桔梗、陈皮、水半夏、北沙参、五味子、款冬花、杏仁水、薄荷脑。辅料为蔗糖、蜂蜜。

功用：清热润肺，止咳平喘，理气化痰。

主治：用于肺燥之咳嗽，痰多，胸闷，咽喉痛痒，声音沙哑。

第二节 滋润内燥剂

麦门冬汤

【来源】东汉张仲景著《金匮要略》。

大逆上气，咽喉不利，止逆下气者，麦门冬汤主之。

【异名】麦冬汤（《兰台轨范》卷五）。

【组成】麦门冬七升（42g）　半夏一升（6g）　人参三两（9g）　甘草二两（6g）　粳米三合（6g）　大枣十二枚（4枚）

【用法】上六味，以水一斗二升，煮取六升，温服一升，日三夜一服。

【功用】滋养肺胃，降逆下气。

【主治】

1. 虚热肺痿。咳唾涎沫，短气喘促，咽干口燥，舌红少苔，脉虚数。

2. 胃阴不足证。气逆呕吐，口渴咽干，舌红少苔，脉虚数。

【方解】方中麦门冬甘寒清润，养阴生津，滋液润燥，兼清虚热，为君药。臣以半夏降逆下气，化痰和胃，一则降逆以止咳、呕，二则开胃行津以助润肺，三则防大剂量麦冬之滋腻壅滞，麦冬得半夏滋而不腻，半夏得麦冬燥不伤津，二者相反相成。人参健脾补气，脾胃健运则水谷津液自化，上润于肺，甘草、粳米、大枣甘润性平，合人参以和中滋液，培土生金，以上共为佐药。诸药相合，共奏滋养肺胃，降逆下气之功，使肺胃阴复，逆气得降，中土健运，诸症自愈。

【配伍特点】于大量甘寒清润之中佐以辛温降逆之品，主从有序，滋润得宜，滋而不腻，温而不燥，培土生金，肺胃并治。

【使用注意】脾胃虚寒者、风寒咳嗽者、肺痿属虚寒证者禁忌用。

【方论选录】于竹叶石膏汤中偏除方名二味，而加麦门冬数倍为君。人参、甘草、粳米以滋肺母，使水谷之精皆得以上注于肺，自然沃泽无虞。当知火逆上气，皆是胃中痰气不清，上溢肺隧，占据津液流行之道而然。是以倍用半夏，更用大枣通津涤饮为先，奥义全在乎此。（张璐《千金方衍义》）

【临床应用】

麦门冬汤临床用于治疗肺纤维化、慢性支气管炎、肺结核、肺癌、慢性胃炎、胃及十二指肠溃疡等疾病。对于肺纤维化，麦门冬汤能有效改善临床症状，提高肺功能。对于气管炎伴严重咳嗽，麦门冬汤有止咳、抑制呼吸道高反应性、促进黏液纤毛运动及肺泡表面活性物质分泌的作用。对于肺癌，麦门冬汤能改善患者体重减轻症状和体力状况，减轻化疗引起的相关不良反应，提高生活质量。对于慢性萎缩性胃炎，麦门冬汤可有效缓解患者的临床症状，调节胃肠道激素水平，减轻机体炎症，降低氧化应激相关因子水平。此外，麦门冬汤还可用于治疗妊娠呕吐、口腔溃疡、食管炎、胃下垂、干燥综合征等多种疾病。

【基础研究】

现代研究发现，麦门冬汤具有止咳、抗纤维化、抗糖尿病、抗肿瘤、保护胃黏膜等多种作用。麦门冬汤通过抑制 STAT-3/PD-1/PD-L1、JAK-2/STAT-1、PI3K/AKt/mTOR 信号通路，减少细胞外基质沉积，抑制内质网应激，激活自噬，发挥抗纤维化作用。麦门冬汤及其主要成分麦冬甾体皂苷类化合物通过抑制缓激肽和速激肽的释放，激活中性肽链内切酶的活性，发挥镇咳作用。麦门冬汤通过上调 β- 连环蛋白、丝 / 苏氨酸蛋白激酶、Bcl-2 蛋白的表达，下调天冬氨酸蛋白水解酶 -3、TNF-α 蛋白的表达，发挥抗糖尿病作用。麦门冬汤通过抑制 PI3K/AKt、NF-κB 信号通路的激活，诱导肿瘤细胞凋亡，上调 miR-149-3p 和下调 Wnt/β 连环蛋白水平，发挥抗肿瘤作用。麦门冬汤通过调节胃肠道激素水平，抑制 IL-8、TNF-α、IL-10 的释放，提高超氧化物歧化酶水平，降低丙二醛含量，发挥保护胃肠黏膜的作用。

【研发现状】

根据麦门冬汤的功用和主治特点，现已开发出阴虚胃痛颗粒、养阴清肺丸等相关中成药。

1. 阴虚胃痛颗粒

组成：北沙参、麦冬、石斛、川楝子、玉竹、白芍、炙甘草。

功用：养阴益胃，缓急止痛。

主治：胃阴不足所致的胃脘隐隐灼痛，口干舌燥，纳呆干呕；慢性胃炎、消化性溃疡见上述证候者。

2. 养阴清肺丸

组成：地黄、麦冬、玄参、川贝母、白芍、牡丹皮、薄荷、甘草。

功用：养阴润燥，清肺利咽。

主治：用于阴虚肺燥，咽喉干痛，干咳少痰或痰中带血。

第二十章

祛湿剂

第一节 化湿和胃剂

平胃散

【来源】宋代太平惠民和剂局著《太平惠民和剂局方》。

治脾胃不和，不思饮食，心腹胁肋胀满刺痛，口苦无味，胸满短气，呕哕恶心，噫气吞酸，面色萎黄，肌体瘦弱，怠惰嗜卧，体重节痛，常多自利，或发霍乱，及五噎八痞，膈气翻胃，并宜服之。

【组成】苍术去粗皮, 米泔浸二日, 五斤（2700g） 厚朴去粗皮, 姜汁制, 炒香 陈皮去白, 各三斤二两（1080g） 甘草炒, 三十两（1000g）

【用法】上为细末，每服二钱，以水一盏，入生姜二片，干枣两枚，同煎至七分，去姜、枣，带热服，空心、食前。入盐一捻，沸汤点服亦得（现代用法：共研细末，每服 4～6g，姜枣煎汤送下；亦可作汤剂，加生姜 2 片、大枣 2 枚，水煎服）。

【功用】燥湿运脾，行气和胃。

【主治】湿滞脾胃证。脘腹胀满，不思饮食，口淡无味，恶心呕吐，嗳气吞酸，肢体沉重，怠惰嗜卧，常多自利，舌苔白腻而厚，脉缓。

【方解】方中苍术辛香温燥，善健脾除湿，为君药。厚朴辛温而散，能行脾胃气滞，又能燥湿，气行则湿化，与苍术相须而配，为臣药。陈皮气香辛温，能行能降，善理气燥湿运脾，升发脾阳，助苍术、厚朴燥湿行气之力益彰，为佐药。甘草甘平入脾，既可益气补中而实脾，又能调和诸药，为使药。加少许生姜、大枣同煎煮，可增补脾和胃之效。诸药配合，升降有序，共奏燥湿运脾，行气和胃之效。

【配伍特点】苦辛芳香温燥，燥湿与行气并用，主以燥化，辅以行气；主以运脾，兼以和胃。

【使用注意】本方中药物辛苦温燥，易耗气伤津，故阴津不足或脾胃虚弱者及孕妇不宜使用。

【方论选录】

1. 夫土曰稼穑，不及为之卑坚，太过则曰敦阜。平胃者，平胃中之敦阜也。然土无成位，湿无专主，皆从化而来，从化而去，随人之脏气使然，阴虚者化为湿热，阳虚者化为寒湿。故治此者，当因其未化而化之，乃无后患。故用苍术辛温燥湿，辟恶强脾，可散可宣者，为化湿之正药。厚朴苦温，除湿而散满；陈皮辛温，理气而行痰，以佐苍术之不及。但物不可太过，过刚则折，当如有制之师，能戡祸乱而致太平。故以甘草中州之药，能补能和者，赞辅之，使湿去而土不伤，致于平和也。（张秉成《成方便读》）

2. 此湿土太过之证，经曰敦阜是也。苍术味甘而燥，甘则入脾，燥则胜湿；厚朴性温味苦，温则益脾，苦则燥湿，故二物可以平敦阜之土。陈皮能泄气，甘草能健脾，气泄则无湿郁之患，脾强则有制湿之能，一补一泄，又用药之则也。（吴崑《医方考》）

【附方】

1. 不换金正气散《易简方》，原名不换金散） 藿香 厚朴 苍术 陈皮 半夏 甘草各等分（各10g） 上㕮咀，每服四钱（12g），水一盏，加生姜三片，煎至六分，去滓热服。功用：解表化湿，和胃止呕。主治：湿浊内停兼表寒证。症见呕吐腹胀，恶寒发热，或霍乱吐泻，或不服水土，舌苔白腻等。

2. 柴平汤《景岳全书》） 柴胡（6g） 人参（6g） 半夏（6g） 黄芩（6g）甘草（6g） 陈皮（6g） 厚朴（6g） 苍术（6g）（原著本方无用量） 水二盅，加姜、枣煎服。功用：和解少阳，祛湿和胃。主治：湿疟。症见一身尽痛，手足沉重，寒多热少，脉濡。

【临床应用】

平胃散临床用于治疗慢性胃炎、胃及十二指肠溃疡、溃疡性结肠炎、消化道功能紊乱、非酒精性脂肪肝、肥胖型糖尿病等疾病。对于慢性胃炎，平胃散有助于改善患者胃脘痛、上腹胀、嘈杂反酸、暖气纳差等症状。对于消化性溃疡，平胃散具有良好的治疗效果，能改善患者的胃脘不适症状，对幽门螺杆菌的根除率也较高。对于非酒精性脂肪肝，平胃散能减轻肝脏炎症反应，调节肝脏氧化应激水平。对于肥胖型糖尿病，平胃散能够改善患者的临床症状，提高生活质量，减轻体重，增加胰岛素敏感性，调节血糖、血脂水平。此外，平胃散还可用于治疗便秘、腹泻、代谢综合征、失眠、肿瘤不完全性肠梗阻、小儿肠系膜淋巴结炎等疾病。

【基础研究】

现代研究发现，平胃散具有抗炎、调节免疫功能、抗氧化、改善胃动力、改善肠道屏障免疫功能、降血糖、抗肿瘤等多种作用。平胃散通过调节 MAPK、NF-κB 信号通路，抑制 IL-2、IL-6、TNF-α 的释放，发挥抗炎的作用；通过负向调控辅助性 T 细胞介导的免疫反应，发挥调节免疫功能的作用；通过降低丙二醛，升高超氧化物歧化酶，发挥抗氧化作用；通过兴奋胆碱能系统，增加胃动素和胃液的分泌，发挥促胃动力作用；通过上调谷氨酰胺和血清分泌型免疫球蛋白 A 的含量，增加乳酸杆菌、减少大肠杆菌，改善肠道微环境，发挥改善肠道屏障免疫功能的作用。平胃散提取物通过上调丙酮酸激酶的生物活性，促进糖酵解，发挥降血糖的作用。平胃散中的川陈皮素通过抑制 STAT-3 信号通路，抑制 SGC-7901 人胃癌细胞上皮－间充质转化，发挥抗肿瘤的作用。

【研发现状】

根据平胃散的主治和功用，现已开发出平胃胶囊、舒肝平胃丸等相关中成药。

1.平胃胶囊

组成：苍术、厚朴、木香、枳壳、陈皮、北柴胡、赤芍、白及、三棱、莪术、海螵蛸、浙贝母、黄连、蒲公英、鸡内金、延胡索。

功用：燥湿健脾，疏肝理气，和胃止痛，活血消滞。

主治：慢性胃炎、胃及十二指肠溃疡等病。

2.舒肝平胃丸

组成：陈皮、枳壳、法半夏、厚朴、甘草、苍术、焦槟榔。

功用：疏肝和胃，化湿导滞。

主治：肝胃不和、湿浊中阻所致的胸胁胀满，胃脘痞塞疼痛，嘈杂嗳气，呕吐酸水，大便不调。

3.理气平胃合剂

组成：黄连、菖蒲、苍术、陈皮、厚朴、木香、香附、乌药、檀香、高良姜、砂仁、百合、瓜蒌、丹参、三七、白及、海螵蛸、瓦楞子（煅）、炙甘草、白术。

功用：清热化湿，理气和胃，抑酸止痛。

主治：慢性胃炎、功能性消化不良等消化系统疾病。

六和汤

【来源】宋代太平惠民和剂局著《太平惠民和剂局方》。

治心脾不调，气不升降，霍乱转筋，呕吐泄泻，寒热交作，痰喘咳嗽，胸膈痞满，头目昏痛，肢体浮肿，嗜卧倦怠，小便赤涩，并伤寒阴阳不分，冒暑伏热烦闷，或成痢疾，中酒烦渴畏食，妇人胎前产后，并宜服之。

【异名】六合汤（《普济方》卷一一七）。

【组成】缩砂仁　半夏汤洗七次　杏仁去皮、尖　人参　甘草炙，各一两（各3g）　赤茯苓去皮　藿香叶拂去尘　白扁豆姜汁略炒　木瓜各二两（各6g）　香薷　厚朴姜汁制，各四两（各12g）

【用法】上锉，每服四钱，水一盏半，生姜三片，枣子一枚，煎至八分，去滓，不拘时候服（现代用法：将药物研成粗末，每次取12g，加入生姜3片、大枣1枚，用水煎服，每日2次。也可以使用饮片作为汤剂水煎服，各药用量按常规剂量酌减）。

【功用】解表散寒，化湿和中。

【主治】治心脾不调，气不升降，霍乱转筋，呕吐泄泻，寒热交作，痰喘咳嗽，胸膈痞满，头目昏痛，肢体浮肿，嗜卧倦怠，小便赤涩，并伤寒阴阳不分，冒暑伏热烦闷，或成痢疾，中酒烦渴畏食，妇人胎前产后，并宜服之。

【方解】方中藿香辛温，芳香行散，化浊解表，和中止呕，为君药。臣以厚朴、香薷，芳香醒脾，化湿和中，发散表邪，助君药之力。砂仁、半夏和胃止呕；人参、扁豆益气健脾化湿；木瓜、赤茯苓渗湿利水；杏仁苦泄宣肺下气；配伍姜、枣发散而调和营卫，上九味共为佐药。甘草甘温，益气和中并调和诸药，为使药。诸药合用，辛能散气，香能醒脾，淡能渗湿，甘能补益，共奏芳香化湿、和胃健脾、止呕止泻之功。六腑以通为顺，脾胃之枢升降平衡，则六腑之气通降畅利，六腑气平而治。

【配伍特点】化湿与健脾兼顾，调理脾胃以和六腑。

【使用注意】六和汤有清热作用，方中清热药苦寒，易伤脾胃，故脾胃虚寒者慎用。

【方论选录】

1.六和者，和六腑也。脾胃者，六腑之总司，故凡六腑不和之病，先于脾胃而调之。此知务之医也。香能开胃窍，故用藿、砂；辛能散逆气，故用半、杏；淡能利湿热，故用茯、瓜；甘能调脾胃，故用扁、术；补可以去弱，故用参、草；苦可以下气，故用厚朴。夫开胃散逆，则呕吐除；利湿调脾，则二便治；补虚去弱，则胃气复而诸疾平。盖脾胃一治，则水精四布，五经并行，虽百骸九窍，皆太和矣，况于六腑乎？（吴崑《医方考》）

2.此足太阴、阳明药也。藿香、砂仁、杏仁、厚朴，香能舒脾，辛能行气，而砂仁、厚朴，兼能化食；木瓜酸能平肝舒筋，（肝木乘脾故转筋。木瓜酸能敛肺，助肺金以平肝邪，故治霍乱、转筋。）扁豆、赤苓，淡能渗湿清热，而扁豆又能散暑和脾；半夏辛温，散逆而止呕；参、术甘温，补正以匡邪；甘草补中，协和诸药；姜、枣发散而调荣卫，皆所以和之也。或加香薷者，用以祛暑；加紫苏者，用以发表散寒也。（汪昂《医方集解》）

【附方】藿香正气散（《太平惠民和剂局方》）　大腹皮　白芷　紫苏　茯苓去皮，各一两（各3g）　半夏曲　白术　陈皮去白　厚朴去粗皮，姜汁炙　苦桔梗各二两（各6g）　藿香去土，三两（9g）　甘草炙，二两半（6g）　上为细末，每服二钱（6g），水一盏，姜三片，枣一枚，同煎至七分，热服。如欲出汗，衣背盖，再煎并服。功用：解表化湿，理气和中。主治：外感风寒，内伤湿滞证。霍乱吐泻，恶寒发热，头痛，胸膈满闷，脘腹疼痛，舌苔白腻，脉浮或濡缓。以及山岚瘴疟等。

【临床应用】

六和汤古代主要用于治疗暑湿伤脾、脾胃不和所致的霍乱吐泻、痰喘咳嗽、胸膈痞满、头目昏痛、肢体浮肿、嗜卧倦怠、不思饮食、小便赤涩等症，现代主要应用于消化系统疾病，临床用于治疗胃溃疡、溃疡性结肠炎、急性肠炎等疾病。对于胃溃疡，六和汤可以减轻炎症反应和氧化应激，缓解胃溃疡症状。对于溃疡性结肠炎，六和汤可以增强机体免疫力，提高肠壁屏障功能，有效改善溃疡性结肠炎的黏液脓血便、腹泻、腹痛以及里急后重等主要症状，有较好的治疗效果。此外，六和汤还可用于治疗小儿传染性肝炎、更年期综合征、风疹、糖尿病、中暑、胃肠型感冒等多种病症。

【基础研究】

现代研究发现，六和汤具有抗炎、抗氧化等作用。六和汤通过抑制MAPK信号通路的激活，抑制TNF-α、丙二醛的释放，下调p-p38 MAPK、p-JNK水平，升高超氧化物歧化酶含量，发挥抗炎、抗氧化的作用。

【研发现状】

根据六和汤的主治和功用特点，现已开发出香砂养胃颗粒、人参健脾丸、藿香正气散、藿香正气液等相关中成药。

1. 香砂养胃颗粒

组成：木香、砂仁、白术、陈皮、茯苓、姜半夏、醋香附、枳实（炒）、姜厚朴、广藿香、甘草。

功用：温中和胃。

主治：胃阳不足、湿阻气滞所致的胃痛、痞满，症见胃痛隐隐，脘闷不舒，呕吐酸水，嘈杂不适，不思饮食，四肢倦怠。

2. 人参健脾丸

组成：人参、白术（麸炒）、茯苓、山药、陈皮、木香、砂仁、炙黄芪、当归、酸枣仁（炒）、远志（制）。

功用：健脾益气，和胃止泻。

主治：脾胃虚弱所致的饮食不化，脘闷嘈杂，恶心呕吐，腹痛便溏，不思饮食，体弱倦怠。

3. 藿香正气散

组成：藿香、大腹皮、白芷、茯苓、半夏曲、白术、陈皮、苦桔梗、厚朴、甘草。

功用：解表化湿，理气和中。

主治：外感风寒，内伤湿滞证。恶寒发热，头痛，胸膈满闷，脘腹疼痛，恶心呕吐，肠鸣腹泻，舌苔白腻，以及山岚瘴疟等。

4. 藿香正气液

组成：苍术、陈皮、厚朴（姜制）、白芷、茯苓、大腹皮、生半夏、甘草浸膏、广藿香油、紫苏叶油等。

功用：解表化湿，理气和中。

主治：外感风寒，内伤湿滞或夏伤暑湿所致的感冒，头痛昏重，胸膈满闷，脘腹疼痛，呕吐泄泻；胃肠型感冒见上述证候者。

养胃汤

【来源】明代王肯堂著《证治准绳》。

治外感风寒，内伤生冷，憎寒壮热，头目昏疼，不问风寒二证，夹食停痰，俱能治之，但感风邪，以微汗为好。

【异名】人参养胃汤（《太平惠民和剂局方》卷二）。

【组成】半夏汤洗七次　厚朴去粗皮，姜汁炒　苍术米泔浸一宿，洗切，炒，各一两（各30g）　橘红七钱半（22.5g）　藿香叶洗去土　草果去皮膜　茯苓　人参去芦，各半两（各15g）　炙甘草二钱半（7.5g）

【用法】上㕮咀，每服四钱，水一盏半，姜七片，乌梅一个，煎六分，热服（现代用法：加生姜7片，乌梅1个，水煎服）。

【功用】温中解表，燥湿除疟。

【主治】外感风寒，内伤生冷，憎寒壮热，头目昏疼，肢体拘急，不问风寒二证，及内外之殊，兼能治四时瘟疫。

【方解】方中以半夏为君药，能入中焦，燥湿兼以和胃降逆，用姜制更增其化痰燥湿之功。苍术为燥湿运脾之要药，助君药燥湿化痰，为臣药。配味苦性燥之厚朴，可助君臣燥湿之力，且厚朴长于行气除满，使气行则湿化；橘红有理气和胃、燥湿醒脾之功，亦可增苍术、厚朴燥湿行气之力；配以藿香，既外开肌腠以散风寒表湿，又内化湿浊以和中；湿停困脾，配人参、茯苓、甘草，奏补益脾胃以助运化水湿之效；草果辛温，可燥湿温中以除寒湿之邪，兼可截疟除痰；煎煮时加生姜温化寒湿，解半夏之毒，加乌梅以散收相合，使祛邪而不伤正，以上共为佐使药。诸药相合，共奏温中解表，燥湿除疟之功。

【配伍特点】燥湿健脾以内化湿浊，解表散寒以外散风寒表湿，表里同治，以除湿治里为主。

【使用注意】孕妇及肝肾功能不全者慎用，汤剂在饭后 1 小时饮用，每次饮用量不宜过大，以免药物直接刺激胃肠，增加胃肠负担。

【方论选录】《内经》曰：阴之所生，本在五味；阴之五宫，伤在五味。故饥则胃气弱，而阴无所生；饱则胃气强，而五宫因以损，是饥饱皆足以伤胃也。胃伤则营卫虚而谷气乖，乖则争，争则邪正分，寒热作，而成疟矣。方中有人参、茯苓、甘草之甘，可以补胃之不足；有陈皮、苍术、厚朴之辛，可以平胃之有余；半夏之辛，可使醒脾；藿香之香，可使开胃；乌梅之酸，可使收阴；草果之温，可使消滞。（吴崑《医方考》）

【临床应用】

养胃汤临床用于治疗慢性萎缩性胃炎、消化性溃疡、胃癌、胃下垂、反流性食管炎、溃疡性结肠炎等消化系统疾病。对于慢性萎缩性胃炎，养胃汤修复胃黏膜的疗效确切，能有效改善患者的临床症状。对于胃癌，养胃汤能减轻幽门螺杆菌阳性胃癌前病变患者的痞满、呕吐等症状，改善胃黏膜病理状态，提升幽门螺杆菌的清除率，且未增加不良反应，能提高患者的生活质量，减少不良反应的发生。对于反流性食管炎，养胃汤能有效改善临床症状，有较好的治疗效果，且不易复发。此外，养胃汤还可用于治疗肺结核、慢性支气管炎、妊娠恶阻、中风、糖尿病、类风湿关节炎等多种疾病。

【基础研究】

现代研究发现，养胃汤具有促胃动力等作用。养胃汤化学成分的 UPLC-Q-TOF-MS 定性分析，鉴别出 226 个化学成分，包括 24 个木脂素、18 个生物碱、9 个苯丙素苷、76 个黄酮、59 个三萜、17 个有机酸、7 个姜辣素、8 个内酯及 8 个其他成分；养胃汤化学成分的 UPLC-QQQ-MS/MS 定量分析，所测 26 个成分（厚朴酚、和厚朴酚、木兰花碱、木兰箭毒碱、木兰苷 A、木兰苷 B、橙皮苷、川陈皮素、橘皮素、甜橙黄酮、芸香柚皮苷、柚皮素、人参皂苷 Rb_1、6-姜辣素、甘草苷、甘草酸、甘草素、异甘草素、异甘草苷、芹糖异甘草苷、毛蕊花糖苷、异毛蕊花糖苷、绿原酸、新绿原酸、咖啡酸、芦丁）在测定浓度范围内线性关系良好，相关系数均大于 0.9969，精密度、重复性和稳定性良好，平均加样回收率为 96.5% ～ 104.2%，RSD ≤ 4.0%；UPLC-Q-TOF-MS 鉴定大鼠灌服养胃汤后的代谢产物，发现养胃汤的代谢途径包括氧化、还原、脱甲基、脱甲氧基、水解、甲基化、葡萄糖醛酸结合、硫酸酯化结合、乙酰化结合、N- 乙酰半胱氨酸结合等。养胃汤通过提高表皮生长因子水平，降低胃动素、可溶性白介素 –2 受体水平，保护胃黏膜，发挥促胃动力的作用。另外，养胃汤中的厚朴通过提高胃动素和胃泌素水平、促进 Cajal 间质细胞增殖，发挥促胃动力的作用。

【研发现状】

根据养胃汤的主治和功用，现已开发出养胃颗粒、养胃舒胶囊等相关中成药。

1. 养胃颗粒

组成：炙黄芪、党参、陈皮、香附、白芍、山药、乌梅、甘草。

功用：养胃健脾，理气和中。

主治：脾虚气滞所致的胃痛，症见胃脘不舒，胀满疼痛，嗳气食少；慢性萎缩性胃炎见上述证候者。

2. 养胃舒胶囊

组成：山楂、乌梅、党参、黄精、北沙参、白术（炒）、玄参、山药。

功用：养胃健脾，补脾阳，养阴生津，活血化瘀行气，理气和中。

主治：慢性胃炎、消化性溃疡等疾病。

第二节　清热祛湿剂

藿朴夏苓汤

【来源】清代石寿棠著《医原》。

湿之化气，为阴中之阳，氤氲浊腻，故兼证最多，变迁最幻，愈期最缓。其见证也，面色混浊如油腻，口气浊腻不知味，或生甜水，舌苔白腻，膜原邪重则舌苔满布，厚如积粉，板贴不松，脉息模糊不清，或沉细似伏，断续不匀，神多沉困嗜睡。斯时也，邪在气分，即当分别湿多热多。

【异名】藿朴胃苓汤（《湿温时疫治疗法》）。

【组成】杜藿香二钱（6g）　真川朴一钱（3g）　姜半夏钱半（4.5g）　赤苓三钱（9g）　光杏仁三钱（9g）　生薏仁四钱（12g）　白蔻仁六分　猪苓钱半（4.5g）　淡香豉三钱（9g）　建泽泻钱半（4.5g）

【用法】先用丝通草三钱或五钱，煎汤代水（现代用法：加通草 9g，水煎服）。

【功用】化湿解表。

【主治】湿温初起。身热恶寒，肢体倦怠，胸闷口腻，舌苔薄白，脉濡缓。

【方解】方中用芳香化湿浊之要药藿香为君药，既可开肌腠，散外邪，使邪气从皮肤腠理而出，又能内化湿浊，辟秽和中止呕。厚朴、豆蔻仁燥湿运脾，行气化湿除满，共为臣药。杏仁在上宣利上焦肺气，通调水道，使气化湿亦化；茯苓、泽泻、猪苓、薏苡仁、通草在下淡渗利水，通调水道，使湿邪从肾与膀胱排泄；以上共为佐药。诸药配伍，辛温芳香兼具辛开苦降，上下宣通，使湿去则热自清。

【配伍特点】辛开苦降，上下宣通。

【使用注意】服药期间忌食生冷、油腻、辛辣刺激食物，以免影响药物疗效，助长体内湿热，与本方治疗作用相悖。

【方论选录】方用香豉、藿香，白蔻仁芳化宣通肺卫以疏表湿，使阳不内郁，则身热自解；藿香、白蔻仁、厚朴芳香化湿；厚朴、半夏燥湿运脾，使脾能运化水湿，不为湿邪所困，则胸闷肢倦、苔滑口腻等症即愈；再用杏仁开泄肺气于上，使肺气宣降则水液自调；茯苓、猪苓、薏苡仁、泽泻淡渗利湿于下，使水道畅通，则湿有去路，共奏开源节流之功。全方用药照顾到上、中、下三焦，以燥湿芳化为主，开宣肺气、淡渗利湿为辅，与三仁汤结构略同。此方宣肺达表于上，淡渗利湿于下，体现上下分消之法。（陈潮祖《中医方剂与治法》）

【附方】三仁汤《温病条辨》 杏仁五钱（15g） 飞滑石六钱（18g） 白通草二钱（6g） 白蔻仁（二钱） 竹叶二钱（6g） 厚朴二钱（6g） 生薏苡仁六钱（18g） 半夏五钱（15g） 甘澜水八碗，煮取三碗，每服一碗，日三服。功用：宣畅气机，清利湿热。主治：湿热初起及暑温夹湿之湿重于热证。症见头痛恶寒，身重疼痛，肢体倦怠，面色淡黄，胸闷不饥，午后身热，苔白不渴，脉弦细而濡。

【临床应用】

藿朴夏苓汤临床用于治疗慢性胃炎、溃疡性结肠炎、肠易激综合征、反流性食管炎等胃肠系统疾病。对于慢性胃炎，藿朴夏苓汤可以改善胃肠激素水平，降低中医证候积分和炎性因子水平。对于溃疡性结肠炎，藿朴夏苓汤可以促进肠黏膜愈合及屏障功能恢复。对于急性肠炎，藿朴夏苓汤可减少患者每日腹泻次数，改善大便性状，减轻肛门灼热、排便不适感等症状，调节肠道菌群，有效提高患者生活质量。此外，藿朴夏苓汤还可用于治疗上呼吸道感染、肺炎、糖尿病、甲状腺功能亢进症、三叉神经痛、高尿酸血症、口疮等多种疾病。

【基础研究】

现代研究发现，藿朴夏苓汤具有抗炎、降血糖、保肝、改善肾功能等多种药理作用。藿朴夏苓汤通过调控 NF-κB 炎症通路，抑制 TNF-α、IL-1β 和 IL-6

的生成，减轻炎症反应；通过上调胰腺 - 十二指肠同源异型盒基因 1 的表达，提高抗氧化水平，改善胰岛 β 细胞功能，产生降血糖作用；通过抑制 TGF-β/Smad 通路，下调肝脏胶原合成相关基因的表达，减少肝脏胶原蛋白沉积，改善肝纤维化；抑制 TGF-β/Smad/p38MAPK 信号转导通路，减轻足细胞凋亡和肾小球硬化，保护肾脏。

【研发现状】

根据藿朴夏苓汤的主治和功用特点，现已开发出香砂和中丸、藿香正气散、藿香正气液等相关中成药。

1. 香砂和中丸

组成：陈皮、土炒苍术、姜厚朴、麸炒枳壳、醋青皮、山楂、砂仁、甘草、广藿香、清半夏、土炒白术、茯苓、炒六神曲。

功用：健脾燥湿，和中消食。

主治：脾胃不和，不思饮食，胸满腹胀，恶心呕吐，噫气吞酸。

2. 藿香正气散

组成：藿香、大腹皮、白芷、茯苓、半夏曲、白术、陈皮、苦桔梗、厚朴、甘草。

功用：解表化湿，理气和中。

主治：外感风寒，内伤湿滞证。恶寒发热，头痛，胸膈满闷，脘腹疼痛，恶心呕吐，肠鸣腹泻，舌苔白腻，以及山岚瘴疟等。

3. 藿香正气液

组成：苍术、陈皮、厚朴（姜制）、白芷、茯苓、大腹皮、生半夏、甘草浸膏、广藿香油、紫苏叶油等。

功用：解表化湿，理气和中。

主治：外感风寒，内伤湿滞或夏伤暑湿所致的感冒，头痛昏重，胸膈满闷，脘腹疼痛，呕吐泄泻；胃肠型感冒见上述证候者。

茵陈蒿汤

【来源】东汉张仲景著《伤寒论》。

阳明病，发热汗出者，此为热越，不能发黄也。但头汗出，身无汗，剂颈而还，小便不利，渴引水浆者，此为瘀热在里，身必发黄，茵陈蒿汤主之。

【异名】茵陈汤（《外台秘要》卷四）、涤热汤（《圣济总录》卷六十）、大茵陈汤（《证治准绳·类方》卷五）、茵陈栀子大黄汤（《济阳纲目》卷三十四）、茵陈大黄汤（《症因脉治》卷三）。

【组成】茵陈蒿六两（18g）　栀子擘，十四枚（12g）　大黄去皮，二两（6g）

【用法】上三味，以水一斗二升，先煮茵陈，减六升，内二味，煮取三升，去滓，分三服。

【功用】清热利湿退黄。

【主治】黄疸阳黄。一身面目俱黄，黄色鲜明，发热，无汗或但头汗出，口渴欲饮，恶心呕吐，脉微满，小便短赤，大便不爽或秘结，舌红苔腻，脉沉数或滑数有力。

【方解】方中茵陈蒿为临床治黄疸要药，其性苦寒降泄，具有清热利湿、利胆退黄之功，为君药。栀子泻火除烦、清热利湿、凉血解毒，合茵陈可使湿热从小便而去，为臣药。大黄泻下攻积、清热泻火、凉血解毒、逐瘀通经、利湿退黄，为佐药。三药相伍，清利与泻热并进，前后分消，又泻下通腑，导湿热从二便而去，则腹满自减，黄疸渐消。

【配伍特点】清利与泻热并进，通利二便，前后分消，湿邪得除，瘀热得去，黄疸自退。

【使用注意】凡阴黄者、脾胃气虚者、孕妇皆禁用。

【方论选录】

1. 王冰曰：小热之气，凉以和之；大热之气，寒以取之。发黄者，热之极也，非大寒之剂，则不能彻其热。茵陈蒿味苦寒，酸苦涌泄为阴，酸以涌之，苦以泄之，泄其热者，必以苦为主，故以茵陈蒿为君。心法南方火而主热，栀子味苦寒，苦入心而寒胜热，大热之气，必以苦寒之物胜之，故以栀子为臣。大黄味苦寒，宜补必以酸，宜下必以苦，推除邪热，必假将军攻之，故以大黄为使。苦寒相近，虽甚热，大毒必祛除，分泄前后，复得利而解矣。（成无己《伤寒明理论》）

2. 大热之气，寒以取之，故用茵陈；苦入心而寒胜热，故用栀子；推除邪热，必借将军，故用大黄。又曰：茵陈、栀子能导湿热由小便而出，故用之。（吴崑《医方考》）

3. 茵陈发汗利水，以泄太阴、阳明之湿热，故为治黄之主药……茵陈、栀子能导湿热由小便出，大黄能导湿热由大便出。（汪昂《医方集解》）

【附方】

1. 栀子柏皮汤 《伤寒论》 栀子十五枚（10g） 甘草炙，一两（3g） 黄柏二两（6g） 上三味，以水四升，煮取一升半，去滓，分温再服。功用：清热利湿。主治：黄疸，热重于湿证。症见身热，发黄，心烦懊侬，口渴，苔黄。

2. 茵陈四逆汤 《伤寒微旨论》 甘草 茵陈各二两（各6g） 干姜一两半（4.5g） 附子破八片，一个（6g） 水煎服。功用：温里助阳，利湿退黄。主治：阴黄。症见黄色晦暗，皮肤冷，背恶寒，手足不温，身体沉重，神倦食少，口不渴或渴喜热饮，大便稀溏，舌淡苔白，脉紧细或沉细无力。

【临床应用】

茵陈蒿汤临床用于治疗乙型肝炎、非酒精性脂肪肝病、急性黄疸型肝炎、肝硬化、肝癌等肝胆疾病。对于慢性乙型肝炎，茵陈蒿汤能改善患者肝功能，减轻炎症反应，提高治疗效果，且无严重不良反应，安全性较高。对于急性黄疸型肝炎，茵陈蒿汤临床治疗效果显著，能促进症状改善和肝功能恢复。对于新生儿高胆红素血症，茵陈蒿汤可降低胆红素水平，加速黄疸的消退，减少光疗法治疗时间。对于阻塞性黄疸，茵陈蒿汤可以促进患者胆汁酸排泄，减轻黄疸，保护肝功能，有效改善患者的临床症状，提高患者的临床治疗有效率，耐受性较好。此外，茵陈蒿汤还可以用于治疗胰腺炎、反复呼吸道感染、痤疮、湿疹、高脂血症等多种疾病。

【基础研究】

现代研究发现，茵陈蒿汤具有解热、抗菌、抗病毒、抗纤维化、抗炎、抗肿瘤、保肝利胆等药理作用。茵陈蒿汤通过调节缬氨酸水平、抑制炎症因子的表达发挥解热作用；通过与过氧化物酶偶联，抑制幽门螺杆菌与糖蛋白中碳水化合物表位结合，发挥抗菌作用；通过降低乙型肝炎病毒活性，发挥抗病毒作用；通过抑制库普弗细胞和星状细胞的活化，发挥抗纤维化作用；通过抑制 NF-κB 炎症通路，降低血液中 TNF-α、IL-6 等促炎细胞因子的水平，发挥抗炎作用；通过调节肿瘤相关靶蛋白，抑制肿瘤细胞增殖和诱导肿瘤细胞凋亡，产生抗肿瘤作用；通过扩张肝内胆管毛细血管，促进胆汁分泌，增加胆汁流量，从而改善肝脏微循环，同时减少肠道毒素吸收，增加胆红素排泄，发挥保肝利胆作用。

【研发现状】

根据茵陈蒿汤的配伍和主治、功用特点，现已开发出舒肝宁注射液、茵栀黄注射液、茵栀黄颗粒、茵栀黄口服液、茵栀黄软胶囊、茵栀黄片等相关药品。

1.舒肝宁注射液

组成：茵陈提取物、栀子提取物、黄芩苷、板蓝根提取物、灵芝提取物。

功用：清热解毒，利湿退黄，益气扶正，保肝护肝。

主治：用于湿热黄疸，症见面目俱黄，胸胁胀满，恶心呕吐，小便黄赤，乏力，纳差，便溏；急、慢性病毒性肝炎见上述症状者。

2.茵栀黄注射液

组成：茵陈提取物、栀子提取物、黄芩苷、金银花提取物（以绿原酸计）。辅料为无水葡萄糖、葡甲胺、甘油。

功用：清热，解毒，利湿，退黄。

主治：用于肝胆湿热，面目悉黄，胸胁胀痛，恶心呕吐，小便黄赤；急性、迁延性、慢性肝炎属上述证候者。

3.茵栀黄颗粒

组成：茵陈提取物（绵茵陈）、栀子提取物、黄芩提取物（以黄芩苷计）、金银花提取物。

功用：清热解毒，利湿退黄。

主治：用于肝胆湿热所致的黄疸，症见面目悉黄、胸胁胀痛、恶心呕吐、小便黄赤；急、慢性肝炎见上述证候者。

4.茵栀黄口服液

组成：茵陈提取物、栀子提取物、黄芩提取物、金银花提取物。

功用：清热解毒，利湿退黄。

主治：用于肝胆湿热所致的黄疸，症见面目悉黄、胸胁胀痛、恶心呕吐、小便黄赤；急、慢性肝炎见上述证候者。

5.茵栀黄软胶囊

组成：茵陈提取物、栀子提取物、黄芩苷、金银花提取物。

功用：清热解毒，利湿退黄。有退黄疸和降低谷丙转氨酶的作用。

主治：用于湿热毒邪内蕴所致的急性、慢性肝炎和重症肝炎（Ⅰ型）。也可用于其他型重症肝炎的综合治疗。

6.茵栀黄片

组成：茵陈提取物、栀子提取物、黄芩苷、金银花提取物。

功用：清热解毒，利湿退黄。有退黄疸和降低谷丙转氨酶的作用。

主治：用于湿热毒邪内蕴所致的急性、慢性肝炎和重症肝炎（Ⅰ型）。也可用于其他型重症肝炎的综合治疗。

栀子柏皮汤

【来源】东汉张仲景著《伤寒论》。

伤寒身黄发热，栀子柏皮汤主之。

【异名】柏皮汤（《鸡峰普济方》卷十）、柏皮散（《永乐大典》卷一零三三引《全婴方》）。

【组成】肥栀子擘，十五个（10g）　甘草炙，一两（3g）　黄柏二两（6g）

【用法】上三味，以水四升，煮取一升半，去滓，分温再服。

【功用】清热利湿。

【主治】黄疸，热重于湿证。身热，发黄，心烦懊恼，口渴，苔黄。

【方解】方中栀子性苦寒，泻火除烦，善泻三焦而通调水道，使湿热从小便而出，为君药。黄柏亦苦寒，具有清热燥湿、泻火解毒之功，善治五脏肠胃热结发黄，为臣药。炙甘草甘缓和中，既健脾又防栀子、黄柏苦寒伤胃，为佐使药。诸药配伍，共奏清泻里热、祛湿之效，使小便利、大便通，湿热得去而黄疸自消。

【配伍特点】清泄里热为主，兼以祛湿。

【使用注意】黄疸初起兼表者，阳黄湿重热轻者不宜使用。

【方论选录】

发黄，身热不止者，阳邪未去也。大便利，故不用大黄。小便利，故不用五苓。但以栀子、柏皮之苦胜其热，甘草之甘缓其势，则治法毕矣。（吴崑《医方考》）

【附方】茵陈蒿汤（《伤寒论》） 茵陈蒿六两（18g） 栀子擘，十四枚（12g） 大黄去皮，二两（6g） 上三味，以水一斗二升，先煮茵陈，减六升，内二味，煮取三升，去滓，分三服。功用：清热利湿退黄。主治：黄疸阳黄。一身面目俱黄，黄色鲜明，发热，无汗或但头汗出，口渴欲饮，恶心呕吐，脉微满，小便短赤，大便不爽或秘结，舌红苔腻，脉沉数或滑数有力。

【临床应用】

栀子柏皮汤临床用于治疗肝纤维化、肝损伤、肝癌、肝炎、胆囊炎、胰腺炎、炎症性肠病等疾病。对于肝纤维化，栀子柏皮汤有保护肝功能、减轻肝脏组织坏死及缓解炎症的作用。对于免疫性肝损伤，栀子柏皮汤能促进胆汁的分泌，有明显的保护肝脏作用。对于原发性肝癌，栀子柏皮汤临床治疗效果显著，能提高患者生活质量，且不良反应少，患者依从性更好。对于炎症性肠病，栀子柏皮汤能有效改善肛门疼痛下坠、便溏、排便次数增多等症状。此外，栀子柏皮汤还可用于治疗痛风、胫骨疲劳性骨膜炎、痤疮、皮炎等多种疾病。

【基础研究】

现代研究发现，栀子柏皮汤具有抗炎、解热、保肝利胆、抗纤维化等药理作用。栀子柏皮汤通过抑制 NF-κB 和 p38MAPK 通路、激活 NRF2 信号通路，抑制促炎细胞因子分泌，发挥抗炎作用；通过调节缬氨酸水平、抑制促炎细胞因子的表达发挥解热作用；通过促进胆汁分泌、抗氧化损伤、抑制 NF-κB 表达发挥保肝利胆作用；通过调节 HIF-1 信号通路，发挥抗肝纤维化作用。

【研发现状】

根据清热利湿治法，现已开发出中成药四妙丸。

四妙丸

组成：苍术、牛膝、盐黄柏、薏苡仁。

功用：清热利湿。

主治：用于湿热下注所致的痹病，症见足膝红肿，筋骨疼痛。

栀子大黄汤

【来源】东汉张仲景著《金匮要略》。

酒黄疸，心中懊憹，或热痛，栀子大黄汤主之。

【异名】大黄汤（《圣济总录》卷六十）、大黄散（《圣惠》卷五十五）、枳实大黄汤（《普济方》卷一四二）、栀子汤（《千金翼》卷十八）、枳实大黄栀子豉汤（《千金》卷十）。

【组成】栀子十四枚（12g） 大黄一两（3g） 枳实五枚（15g） 淡豆豉一升（25g）

【用法】上四味，以水六升，煮取二升，分温三服。

【功用】清解湿热，利胆退黄。

【主治】湿热蕴于中焦，见心胸不安、烦躁不眠、身热便难等症。

【方解】方中栀子清热解毒、清心除烦，清三焦实热，为君药。淡豆豉为臣药，具有清热除烦、宣发郁热之功，用之宣通上焦；栀子与淡豆豉君臣相配，善清胸中之郁热，对实热郁蒸于胃脘者尤宜。枳实燥湿化痰，行气于中焦；大黄泻下攻积，活血化瘀，则泻于下焦，大黄配枳实消积泻热，二者共为佐药。诸药相伍，使肝得以疏泄，胆得以通利，共奏利湿退黄之功。

【配伍特点】上下分消，清热于内，透热于外，行气消满，泻邪而不伏郁。

【使用注意】大黄苦寒沉降，脾胃虚寒，食少便溏者忌用。

【方论选录】栀子、香豉皆能治心中懊憹，大黄荡涤实热，枳实破结逐停，去其宿积也。（赵以德《金匮玉函经二注》）

【临床应用】

栀子大黄汤临床用于治疗黄疸型肝炎、新生儿病理性黄疸、胰腺炎、酒精性肝病等疾病。对于黄疸型肝炎，栀子大黄汤可以改善肝功能指标。对于新生儿病理性黄疸，栀子大黄汤可促进胆汁分泌，提高胆汁流量，调节胃肠功能，促进胆红素排泄。对于胰腺炎，栀子大黄汤有助于排出肠道有害内容物及积气，迅速减轻腹痛、腹胀等症状，同时还可改善胰液的排出，减轻胰管梗阻、胰液淤滞，降低胰管内压，减少胰酶溢出等。此外，栀子大黄汤还可用于治疗心绞痛、复发性口腔溃疡、腹痛、便秘等多种疾病。

【基础研究】

现代研究发现，栀子大黄汤具有抗炎、保肝等药理作用。栀子大黄汤通过降低 TNF-α、IL-1β、IL-6 及前列腺素内过氧化物合酶 2 的水平，发挥抗炎作用；通过抑制氧化应激、炎症反应、肝细胞凋亡等途径发挥保肝作用。

【研发现状】

根据栀子大黄汤的主治和功用特点，现已开发出胆康胶囊等相关中成药。

胆康胶囊

组成：柴胡、蒲公英、大黄、郁金、茵陈、人工牛黄、栀子、薄荷素油。

功用：疏肝利胆，清热解毒，理气止痛。

主治：用于急、慢性胆囊炎，胆道结石。

宣痹汤

【来源】清代吴瑭著《温病条辨》。

湿聚热蒸，蕴于经络，寒战热炽，骨骱烦疼，舌色灰滞，面目萎黄，病名湿痹，宣痹汤主之。

【组成】防己五钱（15g）　杏仁五钱（15g）　滑石五钱（15g）　连翘三钱（9g）　山栀三钱（9g）　薏苡仁五钱（15g）　半夏醋炒，三钱（9g）　晚蚕沙三钱（9g）　赤小豆皮三钱（9g）（赤小豆乃五谷中之赤小豆，味酸肉赤，凉水浸取皮用，非药肆中之赤小豆。药肆中之赤小豆乃广中野豆，赤皮蒂黑肉黄，不入药者也）

【用法】水八杯，煮取三杯，分温三服（现代用法：水煎，分三次温服）。

【功用】清热祛湿，通络止痛。

【主治】湿热痹。湿聚热蒸，蕴于经络，寒战热炽，骨骱烦疼，舌色灰滞，面目萎黄，小便短赤，苔黄腻或灰滞。

【加减】痛甚，加片子姜黄二钱（6g），海桐皮三钱（9g）。

【方解】本方治证是因湿热郁于经络而成。湿热之邪，痹阻经络，故治宜清利湿热，宣通经络。方中防己具有清热利湿、通络止痛之效，能够走经络之湿，以之为君药善治湿热痹证。臣以蚕沙、薏苡仁加强君药除湿行痹、通利关节、通络止痛之力。佐以连翘、山栀子、滑石、赤小豆清热利湿，可助君臣药共除湿热之邪。半夏燥湿化浊，配合杏仁宣肺利气，宣降气机，气行则湿化。诸药合用，有清热利湿，宣痹止痛之功。

【配伍特点】清热利湿与宣通经络相结合，强化除湿行痹之力。

【使用注意】本方宜于湿热阻滞经络之痹证，风寒湿痹证非本方所宜。孕妇、老年人、儿童等特殊人群，使用宣痹汤前应咨询医师，必要时需调整方剂或采取其他治疗措施。服药期间应注意饮食调理，避免食用辛辣、油腻等可能加重湿热的食物。

【方论选录】

1.此条以舌灰目黄，知其为湿中生热；寒战热炽，知其在经络；骨骱疼痛，知其为痹证。若泛用治湿之药，而不知循经入络，则罔效矣。故以防己急走经络之湿，杏仁开肺气之先，连翘清气分之湿热，赤豆清血分之湿热，滑石利窍而清热中之湿，山栀肃肺而泻湿中之热，薏苡淡渗而主挛痹，半夏辛平而主寒热，蚕沙化浊道中清气。痛甚加片子姜黄、海桐皮者，所以宣络而止痛也。（吴瑭《温病条辨》）

2. 本方所治是因湿热郁于经络而成之热痹。湿热之邪，痹阻经络，故治宜清利湿热，宣通经络。方中防己辛寒入肺，宣通上焦，透热外出，发散水气，味苦入脾，燥湿健脾，以运中焦，苦寒入膀胱，导热下行而利小便，疏利三焦水湿且长于走经络而宣痹止痛，故以之为主药。以杏仁宣肺利气，发散水气，以蚕沙、苡仁健脾和中，除湿行痹，通利关节，半夏燥湿化浊，以连翘、栀子、滑石、赤小豆、清热利湿，共为辅佐之品。诸药合用，有宣通三焦，清热利湿，宣痹止痛之功效。本方虽为湿热痹阻于经络之热痹而设，吴鞠通曰："湿温而类及热痹。"总观全方，仍不离湿温三焦分消之法，此或可为治热痹之一得也。（傅衍魁《医方发挥》）

【附方】当归拈痛汤《医学启源》 羌活半两（15g） 防风三钱（9g） 升麻一钱（3g） 葛根二钱（6g） 当归身三钱（9g） 人参二钱（6g） 甘草五钱（15g） 苦参酒浸，二钱（6g） 黄芩炒，一钱（3g） 知母酒洗，三钱（9g） 茵陈酒炒，五钱（15g） 猪苓三钱（9g） 泽泻三钱（9g） 上锉如麻豆大，每服一两（30g），水二盏半，先以水拌湿，候少时，煎至一盏，去滓温服。待少时，美膳压之。功用：利湿清热，疏风止痛。主治：湿热相搏，外受风邪证。遍身肢节烦痛，或肩背沉重，或脚气肿痛，脚膝生疮，舌苔白腻或微黄，脉濡数。

【临床应用】

宣痹汤临床多用于治疗痛风性关节炎，能够显著改善痛风患者的临床症状，降低血尿酸水平，安全性较高。本方也用于缓解类风湿关节炎活动期湿热痹阻型患者的关节痹痛症状，并可降低 DAS28 评分，且不良反应发生率低。此外，宣痹汤还可用于治疗强直性脊柱炎、骨关节炎及 IgA 肾病等多种疾病。

【基础研究】

现代研究发现，宣痹汤具有解热、抗炎、改善肾功能等药理作用。宣痹汤通过降低腺苷酸环化酶、环磷酸腺苷、蛋白激酶 A 和 NF-κB 表达，进而抑制 EP3 信号通路而发挥解热作用。此外，宣痹汤也能直接作用于体温调节中枢，抑制体温调定点的上移，促进退热；通过抑制环氧合酶 2 和 5- 脂氧合酶的生成，发挥抗炎作用；通过降低尿红细胞、尿蛋白水平，减少肾组织中免疫球蛋白 A 沉积，发挥改善肾功能的作用。

【研发现状】

根据宣痹汤的主治和功用，现已开发出湿热痹片、风痛安胶囊等相关中成药。

1. 湿热痹片

组成：苍术、忍冬藤、地龙、连翘、黄柏、薏苡仁、防风、川牛膝、粉草薢、桑枝、防己、威灵仙。

功用：祛风除湿，清热消肿，通络定痛。

主治：用于湿热痹阻证，症见肌肉或关节红肿热痛，有沉重感，步履艰难，发热，口渴不欲饮，小便黄淡。

2. 风痛安胶囊

组成：防己、通草、桂枝、姜黄、石膏、薏苡仁、木瓜、海桐皮、忍冬藤、黄柏、滑石粉、连翘。

功用：清热利湿，活血通络。

主治：湿热阻络所致的痹病，症见关节红肿热痛、肌肉酸痛；风湿性关节炎见上述证候者。

连朴饮

【来源】清代王士雄著《霍乱论》。

治湿热蕴伏而成霍乱，兼能行食涤痰。

【异名】王氏连朴饮（《温病学讲义》）

【组成】制厚朴二钱（6g）　川连姜汁炒　石菖蒲　制半夏各一钱（各3g）　香豉炒　焦栀各三钱（9g）　芦根二两（60g）

【用法】水煎，温服（现代用法：水煎服）。

【功用】清热化湿，理气和中。

【主治】湿热蕴伏而成霍乱。症见上吐下泻，胸脘痞闷，心烦躁扰，小便短赤，舌苔黄腻，脉滑数等。

【方解】本方为主治湿热霍乱以吐泻为主之常用方。其证因于湿热蕴伏，清浊相干，属湿热并重之证。治疗宜清热化湿，理气和中。方中黄连性味苦寒，可清热燥湿，厚朴苦辛温，长于行气化湿，两者共为君药，建清热祛湿、行气和胃之功。栀子苦寒，半夏燥湿降逆而和胃，两者皆为臣药。石菖蒲芳香化湿而悦脾，增强君药化湿和胃止呕之力，焦栀和香豉清郁热，除烦闷；芦根重用，其性甘寒质轻，清热和胃，除烦止呕，可利小便，导湿热，无恋邪之患。诸药配伍，共奏清热化湿、理气和中之效。

【配伍特点】辛开苦降，温清并用，药物精专，配伍得当。

【使用注意】寒湿霍乱及脾胃虚寒者，不宜使用本方。

【方论选录】

1.本证属湿热并重，治疗宜清热与燥湿并行。方中黄连、栀子苦寒，清热泻火燥湿。厚朴、半夏、石菖蒲三药相配，苦温与辛温并用，辛开苦泄，燥湿化浊。半夏又有和胃降逆止呕之功。豆豉宣郁透热。芦根清热生津。诸药配伍，为燥湿清热之良方。（赵绍琴《温病纵横》）

2.霍乱吐利为本方主证，湿热内蕴为本证病机，而胸脘痞闷，舌苔黄腻，小便短赤，则为湿热的诊断依据。湿热之邪蕴伏中焦，脾胃升降之机失常，遂致胃浊不降而呕，脾不升清而泻，清浊相干而吐泻交作。治法不在止泻止吐，惟求湿热一清，脾胃得和，则诸症自愈。方中用黄连、山栀清热解毒，苦寒燥湿；厚朴、半夏燥湿行滞；菖蒲、香豉芳香化浊；芦根宣肺祛湿，清热生津。合用以成清热燥湿，理气化浊之功。（冉小峰《历代名医良方注释》）

【附方】蚕矢汤（《霍乱论》） 晚蚕沙五钱（15g） 生苡仁 大豆黄卷各四钱（各12g） 陈木瓜三钱（9g） 川连姜汁炒，三钱（9g） 制半夏 黄芩 通草各一钱（各3g） 焦栀一钱五分（4.5g） 陈吴萸泡淡，三分（1g） 地浆或阴阳水煎，稍凉徐服。功用：清热利湿，升清降浊。主治：湿热霍乱。症见吐泻，腹痛转筋，口渴烦躁，舌苔黄厚而干，脉濡数。

【临床应用】

连朴饮临床常用于治疗胆汁反流性胃炎、浅表性胃炎、动脉粥样硬化等疾病。对胆汁反流性胃炎及浅表性胃炎，连朴饮除可明显缓解症状外，还能明显改善胃镜下充血、水肿、糜烂等急性活动性炎症。对于动脉粥样硬化斑块，连朴饮也有显著的临床疗效，可以有效预防冠心病，减少心肌梗死、脑梗死及心绞痛的发生。此外，连朴饮还可用于治疗湿温、口腔溃疡、肠伤寒、副伤寒等疾病。

【基础研究】

现代研究发现，连朴饮具有抗真菌、抗炎、抗氧化、保肝、镇痛、治疗胃肠功能紊乱等药理作用。连朴饮通过提高真菌细胞内活性氧的水平，破坏其线粒体，产生抗真菌作用；通过调节柠檬酸循环和组氨酸代谢，下调 TNF-α、IL-1β 的表达，抑制炎症反应；通过直接清除自由基和提高机体抗氧化酶活性间接消灭自由基，发挥抗氧化作用；通过抑制 NLRP3 信号通路，减缓炎症反应，同时促进肝细胞自噬及凋亡、抑制促炎细胞因子释放，延缓肝纤维化，保护肝脏；通过抑制前列腺素 E_2 的合成和释放，缓解疼痛；通过拮抗氧化应激，改善胃肠运动障碍。

【研发现状】

根据连朴饮的主治和功用特点，现已开发出中成药泻痢消片、小儿泻痢片。

1.泻痢消片

组成：黄连（酒炙）、苍术（炒）、白芍（酒炙）、木香、吴茱萸（盐炙）、厚朴（姜炙）、槟榔、枳壳、陈皮、泽泻、茯苓、甘草。

功用：清热燥湿，行气止痛，化浊止痢。

主治：用于湿热泻痢，泄泻急迫，泻而不爽，大便黄褐色或便脓血，肛门灼热，腹痛，里急后重，心烦，口渴，小便黄赤，舌质红，苔薄黄或黄腻，脉濡数；急性肠炎、结肠炎、痢疾等见上述证候者。

2.小儿泻痢片

组成：葛根、黄芩、黄连、厚朴、白芍、茯苓、焦山楂、乌梅、甘草、滑石粉。

功用：清热化湿，止泻止痢。

主治：用于湿热腹泻，红、白痢疾等。

猪苓汤

【来源】东汉张仲景著《伤寒论》。

1.若脉浮发热，渴欲饮水，小便不利者，猪苓汤主之。

2.少阴病，下利六七日，咳而呕渴，心烦不得眠者，猪苓汤主之。

【异名】猪苓散（《太平圣惠方》卷十六）。

【组成】猪苓去皮　茯苓　泽泻　阿胶　滑石碎，各一两（各10g）

【用法】上五味，以水四升，先煮四味，取二升，去滓，内阿胶烊消，温服七合，日三服（现代用法：原方水煎，阿胶烊消，每日分3次服）。

【功用】利水渗湿，清热养阴。

【主治】水热互结伤阴证。发热心烦，口渴欲饮，小便不利，或心烦不寐，或咳嗽，或呕恶，或下利，舌红苔白或微黄，脉细数。

【方解】方中猪苓归肾、膀胱经，淡渗利水，苦能下降，甘淡又能渗利走散，以"性之最利者"（王子接《绛雪园古方选注》）作为方中君药，充分发挥利水作用。臣以泽泻、茯苓，泽泻甘淡，益猪苓利水渗湿之力，性寒兼可泄热；茯苓甘淡，助猪苓利水渗湿，且能健脾以助运湿。三者相须为用，相得益彰，奏通利水道、清热祛湿之效。滑石甘淡寒，能利水，清膀胱热结，可加强利水渗湿及清热之效，一药两用，使水去热清；以上诸药并无修复阴伤之功，且渗利之品易耗其阴，阿胶甘咸，可滋阴润燥，既益已伤之阴，又防诸药渗利重伤阴血，与滑石均为佐药。五药配伍，祛邪而不伤正，共奏利水渗湿、养阴清热之功。

【配伍特点】利水渗湿与清热养阴并进，则利水而不伤阴，滋阴而不敛邪，使水湿去，邪热清，阴津复，诸症除。

【使用注意】阳明病，汗出多而渴者，不可与猪苓汤，以汗多胃中燥，猪苓汤复利其小便故也。（张仲景《伤寒论》）

【方论选录】

1.议曰：猪苓汤与五苓散二方，大同而异者也。但五苓散中有桂、术，兼治于表也；猪苓汤中有滑石，兼治于内也。今此脉浮发热，本为表，又渴欲饮水，小便不利，乃下焦热也。少阴下利，不渴者为寒。今此下利渴，又咳又呕，心烦不得眠，知非虚寒，乃实热也。故用猪苓为君，茯苓为臣，轻淡之味，而理虚烦，行水道。泽泻为佐，而泄伏水。阿胶、滑石为使，镇下而利水道者也。（许宏《金镜内台方议》）

2.猪苓质枯，轻清之象也，能渗上焦之湿；茯苓味甘，中宫之性也，能渗中焦之湿；泽泻味咸，润下之性也，能渗下焦之湿；滑石性寒，清肃之令也，能渗湿中之热；四物皆渗利，则又有下多亡阴之惧，故用阿胶佐之，以存津液于决渎尔。（吴崑《医方考》）

3.五味皆润下之品，为少阴枢机之剂。猪苓、阿胶，黑色通肾，理少阴之本也；茯苓、滑石，白色通肺，滋少阴之源也；泽泻、阿胶，咸先入肾，壮少阴之体；二苓、滑石，淡渗膀胱，利少阴之用。故能升水降火，有治阴和阳，通理三焦之妙。（柯琴《伤寒论注》）

4.仲景制猪苓汤，以行阳明、少阴二经水热，然其旨全在益阴，不专利水。盖伤寒在表，最忌亡阳，而里虚又患亡阴。亡阴者，亡肾中之阴，与胃家之津液也。故阴虚之人，不但大便不可轻动，即小水亦忌下通。倘阴虚过于渗利，津液不致耗竭乎？方中阿胶养阴，生新去瘀，于肾中利水，即于肾中养阴；滑石甘滑而寒，于胃中去热，亦于胃家养阴；佐以二苓之淡渗者行之，既疏浊热，而不留其瘀壅，亦润真阴，而不苦其枯燥，源清而流有不清者乎？顾太阳利水用五苓者，以太阳职司寒水，故急加桂以温之，是暖肾以行水也；阳明、少阴之用猪苓，以二经两关津液，特用阿胶、滑石以润之，是滋养无形，以行有形也。利水虽同，寒温迥别，惟明者知之。（罗美《古今名医方论》）

5.此足太阳、阳明药也。热上壅则下不通，下不通热益上壅。又湿郁则为热，热蒸更为湿，故心烦而呕渴，便秘而发黄也。淡能渗湿，寒能胜热，茯苓甘淡，渗脾肺之湿；猪苓甘淡，泽泻咸寒，泻肾与膀胱之湿；滑石甘淡而寒，体重降火，气轻解肌，通行上下表里之湿；阿胶甘平润滑，以疗烦渴不眠。要使水道通利，则热邪皆从小便下降，而三焦俱清矣。（汪昂《医方集解》）

【临床应用】

猪苓汤临床主要用于治疗急慢性尿路感染、肾病综合征、慢性肾盂肾炎、肾结石、慢性肾小球肾炎、糖尿病肾病、IgA 肾病、肾癌等肾系疾病。猪苓汤能改善复发性尿路感染患者的尿路炎症，提高治疗效果，减少副作用，降低复发率；也能够改善肾病综合征患者的肾功能，减轻肾小管间质病变，改善临床症状。对于慢性肾炎，猪苓汤能改善肾小球滤过功能，减轻肾小管间质病变。猪苓汤也能够促进泌尿系结石的排出。此外，猪苓汤还可用于治疗慢性胃炎、肾积水、乳糜尿、肾盂肾炎、肾结核、子宫出血、肠出血、咯血等多种疾病。

【基础研究】

现代研究发现，猪苓汤具有抗炎、利尿、抗肿瘤、抗肾结石等药理作用。猪苓汤通过降低 TNF-α、IL-1β 的表达水平，发挥抗炎作用；通过改变 Na$^+$/K$^+$ 平衡、降低血清血管升压素含量、下调水通道蛋白 2 和肾脏 γ- 上皮钠通道蛋白的表达，发挥利尿作用；通过调控细胞周期、提高自然杀伤细胞活性、调节巨噬细胞极化、提高 T 细胞数量和功能等机制，发挥抗肿瘤作用；通过抑制电解质紊乱，阻止草酸钙沉积，从而治疗肾结石。

【研发现状】

根据猪苓汤的主治和功用，现已开发出中成药分清五淋丸。

分清五淋丸

组成：木通、车前子（盐炒）、黄芩、茯苓、猪苓、黄柏、大黄、萹蓄、瞿麦、知母、泽泻、栀子、甘草、滑石。

功用：清热泻火，利尿通淋。

主治：湿热下注所致的淋证，症见小便黄赤、尿频尿急、尿道灼热涩痛。

泽泻汤

【来源】东汉张仲景著《金匮要略》。

心下有支饮，其人苦冒眩，泽泻汤主之。

【异名】泽泻散（《普济方》卷一九一）、泽泻饮（《杏苑》卷四）。

【组成】泽泻五两（15g）　白术二两（6g）

【用法】上二味，以水二升，煮取一升，分温再服（现代用法：水煎服）。

【功用】利水除饮，健脾制水。

【主治】饮停心下，头目眩晕，胸中痞满，咳逆水肿。

【方解】方中泽泻归肾、膀胱经，甘淡又能渗利走散，使水湿从小便而出，为君药。白术归脾、肾经，健脾益气，利水消肿，助脾运化水湿，为臣药。两药相须为用，重在利水，兼健脾以制水，为治脾虚水饮内停之良方。

【配伍特点】甘寒淡渗，将利水与健脾相结合。

【方论选录】

1. 冒者，昏冒而神不清，如有物冒蔽之也；眩者，目眩转而乍见玄黑也。泽泻泻水气，白术补土气以胜水也。（尤怡《金匮要略心典》）

2. 此方所治之冒眩，乃水饮停于中焦，浊阴上冒，清阳被遏所致。治当利湿化饮，健脾和中。本方泽泻白术两药相伍，一者重在祛湿，使已停之饮从小便而去；一者重在健脾，使水湿既化而不复聚。高学山称此为"泽泻利水而决之于沟渠，白术培土而防之于堤岸"，其意甚当。（段富津《金匮要略方义》）

【临床应用】

泽泻汤临床主要用于治疗眩晕、高血压等疾病。对于水饮上犯导致的眩晕，泽泻汤可明显改善患者的头晕目眩症状。泽泻汤联合半夏白术天麻汤可以有效降低高血压患者的血压，缓解临床症状。此外，泽泻汤还可用于治疗高脂血症、中耳炎等多种疾病。

【基础研究】

现代研究发现，泽泻汤具有抗炎、利尿、降压、降脂、改善代谢等药理作用。泽泻汤通过抑制 NF-κB、MAPK 通路，下调 TNF-α、IL-6 和 IL-1β 水平而发挥抗炎作用；通过抑制肾脏中水通道蛋白 2 的表达，减少肾脏对水的重吸收，产生利尿作用；通过升高一氧化氮合酶水平、增加一氧化氮生成及激活 AMPK 信号通路，调节血压；通过促进脂质转运和胆固醇代谢、排泄，减少脂质在肝脏的沉积，同时促进胆固醇向胆汁酸转化，改善血脂；通过抑制神经肽 Y 及其受体的表达，降低食欲，减少热量摄入，改善体内异常代谢。

【研发现状】

根据泽泻汤的主治和功用特点，现已开发出眩晕宁颗粒、蓝芪降脂合剂等相关中成药。

1. 眩晕宁颗粒

组成：泽泻、白术、茯苓、法半夏、女贞子、墨旱莲、菊花、牛膝、陈皮、甘草。

功用：健脾利湿，滋肾平肝。

主治：痰湿中阻，肝肾不足引起的头昏头晕。

2. 蓝芪降脂合剂

组成：绞股蓝、决明子（炒）、黄芪、泽泻、白术（炒）、丹参、淫羊藿。

功用：益气活血，健脾祛湿。

主治：高脂血症脾虚夹湿证。

除湿胃苓汤

【来源】清代吴谦著《医宗金鉴》。

此证俗名蛇串疮，有干湿不同，红黄之异，皆如累累珠形……湿者色黄白，水疱大小不等，作烂流水，较干者多疼，此属脾肺二经湿热，治宜除湿胃苓汤。

【组成】苍术炒　厚朴姜炒　陈皮　猪苓　泽泻　赤茯苓　白术土炒　滑石　防风　山栀子生，研　木通各一钱（各3g）　肉桂　甘草生，各三分（各1g）

【用法】水二盅，灯心五十寸，煎八分，食前服（现代用法：水煎服）。

【功用】清热除湿，健脾利水。

【主治】脾肺二经湿热壅遏，致生火丹，作烂疼痛；腰缠火丹（俗名蛇串疮）。属湿者，色黄白，水疱大小不等，作烂流水，较干者多疼。

【方解】本方为《丹溪心法》之胃苓汤加栀子、木通、滑石、防风而成。方中厚朴、苍术为君药，苍术燥湿健脾，祛风散寒；厚朴燥湿消痰，下气除满，与苍术配合，增强燥湿之力；猪苓、泽泻、茯苓能利水渗湿，助水湿从小便排出；白术健脾益气，燥湿利水，配合茯苓增强健脾利湿作用；滑石、木通利尿通淋，帮助水湿从小便排出；以上诸味合为臣药。佐以陈皮燥湿化痰，防风、肉桂两者配合，散寒止痛，温阳行水，山栀清泻三焦之湿热。甘草为使，益气补中，调和各药。诸药配伍，共奏清热除湿、健脾利水之功。

【配伍特点】燥湿与利水结合，燥湿健脾，利水渗湿，调和气机，建清热燥湿、健脾利水之功。

【使用注意】若以火盛为主者则不宜用。

【方论选录】脾虚湿蕴型带状疱疹是由于素体脾胃亏虚，外感风湿火毒之邪，或内伤情志，或因饮食不洁而发。其病机特点为本虚标实，脾胃虚弱为本，湿、热、瘀为标。脾虚湿蕴型带状疱疹患者主要症状为皮肤大面积出现水疱，疱壁柔软并渗出液体，疼痛不明显，身体疲累感严重，四肢乏力，大便不成形，应以健脾利湿、清热解毒为中医治疗原则。使用除湿胃苓汤治疗，可获得良好的临床疗效。（梁海莹等《范瑞强分期论治带状疱疹及其后遗神经痛经验》）

【临床应用】

除湿胃苓汤临床主要用于治疗带状疱疹、湿疹等疾病。对于湿盛型带状疱疹，除湿胃苓汤可减轻患者的疼痛和皮损，促进病情恢复。对于湿疹，除湿胃苓汤能有效改善患者的皮损和瘙痒症状，降低复发率。此外，除湿胃苓汤还用于治疗牛皮癣、脂溢性皮炎、慢性荨麻疹、痤疮、银屑病等多种皮肤疾病，以及女性型脱发、慢性肛周湿疹、重症疱疹样皮炎伴皮肤溃疡继发皮肤感染等多种疾病。

【基础研究】

现代研究发现，除湿胃苓汤具有抗炎、调节免疫、改善胃肠道功能、保肝等药理作用。除湿胃苓汤通过影响 TNF 信号通路、辅助性 T 细胞 17 分化、NF-κB 通路等发挥抗炎作用；通过上调 IFN-γ 和下调 IL-4 水平维持 Th1/Th2 细胞因子间的动态平衡，调节免疫功能；通过激活迷走神经，调节胃肠平滑肌收缩活动及血清胃泌素、胃窦组织缩胆囊素、生长抑素水平，调节胃肠道功能；通过诱导超氧化物歧化酶、过氧化氢酶、谷胱甘肽过氧化物酶、谷胱甘肽还原酶表达，增强肝细胞抗氧化能力，抑制 TNF-α 表达，保护肝脏。

【研发现状】

根据除湿胃苓汤的组成、功用和配伍特点，现已开发出中成药平胃丸。

平胃丸

组成：苍术（炒）、厚朴（制）、陈皮、甘草（炙）。辅料为大枣、生姜。

功用：燥湿健脾，宽胸消胀。

主治：用于脾胃湿盛，不思饮食，脘腹胀满，恶心呕吐，吞酸嗳气。

防己黄芪汤

【来源】东汉张仲景著《金匮要略》。

风湿，脉浮，身重，汗出，恶风者，防己黄芪汤主之。

【异名】防己汤（《脉经》卷八）、木防己汤（《外台秘要》卷二十引《深师方》）、汉防己汤（《伤寒类证活人书》卷十七）、逐湿汤（《永乐大典》卷 13879 引《风科集验方》）、白术煎（《仙拈集》卷一）、黄芪防己汤（《杂病源流犀烛》卷五）。

【组成】防己一两（12g）　白术七钱半（9g）　黄芪去芦，一两一分（15g）　甘草炒，半两（6g）

【用法】上锉麻豆大，每抄五钱匕（15g），生姜四片，大枣一枚，水盏半，煎八分，去滓，温服，良久再服。（现代用法：加生姜4片，大枣1枚，水煎服）。

【功用】益气祛风，健脾利水。

【主治】表虚之风水或风湿。汗出恶风，身重或肿，或肢节疼痛，小便不利，舌淡苔白，脉浮。

【方解】本方所治风水或风湿，乃因表虚卫气不固，风湿之邪伤于肌表，水湿郁于肌腠所致。在表之风湿，当从汗解，但因表虚卫气不足，须益气固表与祛风行水并用。方中以防己、黄芪共为君药，防己祛风行水，能通行十二经，除湿止痛；黄芪益气固表，利水消肿，两者相合，祛邪又不伤正气，扶正又不留邪气。臣以白术补气健脾祛湿，既增防己祛湿行水之效，又助黄芪益气固表之力。生姜发汗解表，大枣则能补中益气，调和营卫，两者合用，达调和营卫之效，甘草益气健脾，助运水湿，也可调和诸药。诸药配伍，邪正兼顾，共奏益气祛风，健脾利水之功。

【配伍特点】补气与利湿兼施，脾肺双补，使利水而不伤正，扶正而不留邪。

【使用注意】水肿实证而兼有恶心、腹胀、便溏等肠胃症状者，不宜使用本方；若水湿壅盛，汗不出者，虽有脉浮恶风亦非本方所宜。使用本方必须权衡虚实之轻重缓急，恰当配伍，务使固表不留邪，祛邪不伤正，若补之不当，则邪气反实，散之太过，表气益虚。使用本方以微微汗出为宜，不可大发其汗，因湿为阴邪，其性重浊黏滞，尤其是此为表虚证，更当审慎；应注意服药方法及药后调护。原书中"良久再服"，"坐被上，又以一被绕腰以下，温令微汗"，足资借鉴。

【方论选录】

1.此证风湿，皆从阳受之，其病在外，故脉浮汗出。凡身重，有肌肉痿而重者，有骨痿而重者。此之身重，乃风湿在表，故不作痛，虚其卫气，而湿者为身重。由是以黄芪实卫，甘草佐之；防己去湿，白术佐之。然则风湿二邪，独无散风之药，何耶？盖汗出多，知其风已不留，但以表虚而风出入乎其间，因之恶风尔。惟实其卫，正气壮则风自退，此不治而治者也。（赵以德《金匮玉函经二注》）

2.此言风湿中有脾气不能运，湿不为汗衰者，又不得泥微发汗之例。谓上条之一身尽疼，邪虽遍体，正气犹能自用，且发热则势犹外出也。假若身重，则肌肉之气，湿主之，虽脉浮汗出恶风，似邪犹在表，然湿不为汗解，而身重如故，则湿欲搏风，而风热盛不受搏，反搏肌肉之正气，明是脾胃素虚，正不胜邪，外风内湿，两不相下。故以术、甘健脾强胃为主，加芪以壮卫气，而以一味防己，逐周身之风湿。谓身疼发热之湿，邪尚在筋膜，此则正气为湿所痹。故彼用薏苡、炙草靖内，以佐麻、杏所不逮，此反用芪、术、甘为主，协力防己，以搜外之风湿。盖湿既令身重，则虽脉浮汗出恶风，不可从表散也。然姜多枣少，宜散之意，在其中矣。（徐彬《金匮要略论注》）

【附方】防己茯苓汤（《金匮要略》）　防己三两（9g）　黄芪三两（9g）　桂枝三两（9g）　茯苓六两（18g）　甘草二两（6g）　上五味，以水六升，煮取二升，分温三服。功用：利水消肿，益气通阳。主治：卫阳不足之皮水。症见四肢肿，水气在皮肤中，四肢聂聂动者。

【临床应用】

防己黄芪汤临床主要用于治疗肾脏疾病。对于肾病综合征及高血压肾病，防己黄芪汤能有效缓解患者的浮肿、腹胀、腰痛等临床症状，提高生活质量。对于慢性心力衰竭，防己黄芪汤能明显改善患者的水肿、心悸、气喘等症状，临床效果良好。此外，防己黄芪汤还可用于治疗膝骨关节炎、类风湿关节炎、痛风、糖尿病并发症、腹泻、肥胖、癌性腹水等多种疾病。

【基础研究】

现代研究发现，防己黄芪汤具有抗炎、镇痛、调节免疫、利尿、保护肾功能、抑制新生血管、抗肿瘤、调节脂质代谢等药理作用。防己黄芪汤通过降低 TNF-α、IL-1β 和 IL-6 等促炎细胞因子水平，发挥抗炎作用；通过减少前列腺素 E_2 炎症介质的生成，发挥镇痛作用；通过抑制 T 淋巴细胞增殖，发挥免疫调节作用；通过下调肾水通道蛋白 1、水通道蛋白 2、水通道蛋白 3、水通道蛋白 4 的过度表达，促进水钠的排放，增加尿量；通过靶向调控 MAPK1 基因和 PI3K/AKt 通路减轻肾损伤，保护肾功能；通过抑制血管内皮生长因子表达和 JAK/STAT 信号通路阻止新生血管生成；通过诱导乳腺癌细胞凋亡、抑制增殖、抗血管生成产生抗乳腺癌作用；通过调节 AMPK 信号转导通路和胰岛素敏感性，调节脂质代谢。

【研发现状】

根据防己黄芪汤的主治和功用特点，现已开发出防己关节丸等相关中成药。

防己关节丸

组成：防己、白术、茯苓、甘草、肉桂、党参、制川乌。

功用：祛湿散寒，健脾利水。

主治：风寒湿痹，关节疼痛。

防己茯苓汤

【来源】东汉张仲景著《金匮要略》。

皮水为病，四肢肿，水气在皮肤中，四肢聂聂动者，防己茯苓汤主之。

【异名】木防己汤（《外台秘要》卷二十引《深师方》）、防己汤（《圣济总录》卷三十二）、茯苓汤（《鸡峰普济方》卷十九）、防己加茯苓汤（《赤水玄珠》卷五）。

【组成】防己三两（9g）　黄芪三两（9g）　桂枝三两（9g）　茯苓六两（18g）　甘草二两（6g）

【用法】上五味，以水六升，煮取二升，分温三服（现代用法：水煎服）。

【功用】益气健脾，温阳利水。

【主治】皮水病。四肢肿，肢体沉重疼痛，四肢聂聂动者。

【方解】本方主治脾虚失运，水湿潴留于四肢皮中所致的皮水。茯苓甘淡平，入心、肺、脾经，一药两用，既可渗湿利水消肿，又可健脾和胃扶正，取其双效，标本同治；防己走表，增强利水消肿之力，与茯苓共为君药。臣以桂枝助阳化气行水，又可调和营卫，使水湿从小便而去。黄芪补气固表，益气健脾，为佐药。甘草作为使药，调和诸药。全方共奏益气健脾，温阳利水之功。

【配伍特点】补中有利，扶正祛邪，两相兼顾。

【使用注意】若皮水患者而内有郁热者，或里水证，一身面目黄肿，其脉沉者，不宜使用本方。

【方论选录】

1. 此证与风水脉浮用防己黄芪汤同，而有浅深之异。风水者，脉浮在表，土气不发，用白术、姜、枣发之；此乃皮水郁其荣卫，手太阴不宣。治法：金郁者泄之，水停者以淡渗，故用茯苓易白术；荣卫不得宣行者，散以辛甘，故用桂枝、甘草以易姜、枣。《内经》云：肉蠕动，名曰微风。以四肢聂聂动者，为风在荣卫，触于经络而动，故桂枝、甘草亦得治之也。（赵以德《金匮玉函经二注》）

2. 本方去白术、姜、枣，加茯苓（为君）、桂枝，名防己茯苓汤，治水在皮肤，四肢聂聂而动，名皮水。防己行经络，茯苓善渗泄，黄芪达皮肤，桂枝走肢节。（汪昂《医方集解》）

3. 皮中水气，浸淫四末，而壅遏卫气，气水相逐，则四肢聂聂动也。防己、茯苓善驱水气，桂枝得茯苓，则不发表而反行水，且合黄芪、甘草，助表中之气，以行防己、茯苓之力也。（尤怡《金匮要略心典》）

【临床应用】

防己茯苓汤临床主要用于治疗慢性肾小球肾炎、肾病综合征、肝硬化腹水等疾病。对于慢性肾小球肾炎、肾病综合征及肝硬化腹水，防己茯苓汤可通过调节体内的水液代谢，从而缓解患者水肿等症状。对于痛风性关节炎及类风湿关节炎，防己茯苓汤与西药同用可明显提高临床疗效。此外，防己茯苓汤还可用于治疗风湿热痹、营养不良性水肿合并小腿溃疡、尿毒症、妊娠水肿、心源性水肿等多种疾病。

【基础研究】

现代研究发现，防己茯苓汤具有抗炎、抗氧化、免疫调节、抗心肌纤维化、保肝等药理作用。防己茯苓汤通过抑制炎症介质诱导型一氧化氮合成酶和环氧化酶的表达和提高抗氧化能力，发挥抗炎和抗氧化作用；通过激活巨噬细胞、胶质细胞、自然杀伤细胞、树突状细胞和 T 淋巴细胞，来提高机体免疫力；通过抑制前列腺素 E_2 的合成和释放，发挥镇痛作用；通过调控 PI3K/AKt/p65 信号通路、细胞凋亡通路、细胞衰老通路及 TGF-β 通路发挥抗心肌纤维化作用；

通过调节嵌合抗原受体表达，抑制 CYP2E1 酶的活性，减轻氧化应激和炎症，保护肝脏。

【研发现状】

根据防己茯苓汤的主治和功用，现已开发出肾炎消肿片、肾炎舒颗粒等相关中成药。

1. 肾炎消肿片

组成：桂枝、泽泻、陈皮、香加皮、苍术、茯苓、姜皮、大腹皮、关黄柏、椒目、冬瓜皮、益母草。

功用：健脾渗湿，通阳利水。

主治：脾虚气滞，水湿内停所致水肿，症见肢体浮肿，晨起面肿甚，按之凹陷，身体重倦，尿少，脘腹胀满，舌苔白腻，脉沉缓；急、慢性肾炎见上述证候者。

2. 肾炎舒颗粒

组成：苍术、茯苓、白茅根、防己、人参（去芦）、黄精、菟丝子、枸杞子、金银花、蒲公英。

功用：益肾健脾，利水消肿。

主治：脾肾阳虚，水湿内停所致水肿，症见浮肿，腰痛，乏力，怕冷，夜尿多；慢性肾炎见上述证候者。

真武汤

【来源】东汉张仲景著《伤寒论》。

1. 太阳病，发汗，汗出不解，其人仍发热，心下悸，头眩，身𝅘动，振振欲擗地者，真武汤主之。

2. 少阴病，二三日不已，至四五日，腹痛，小便不利，四肢沉重疼痛，自下利者，此为有水气。其人或咳，或小便利，或下利，或呕者，真武汤主之。

【异名】玄武汤（《千金翼方》卷十）、固阳汤（《易简方》）。

【组成】茯苓三两（9g）　芍药三两（9g）　生姜切，三两（9g）　白术二两（6g）　附子一枚，炮，去皮，破八片（9g）

【用法】上五味，以水八升，煮取三升，去滓，温服七合，日三服（现代用法：水煎服）。

【功用】温阳利水。

【主治】

1. 阳虚水泛证。小便不利，四肢沉重疼痛，浮肿，腰以下为甚，畏寒肢冷，腹痛，下利，或咳，或呕，舌淡胖，苔白滑，脉沉细。

2. 太阳病发汗太过，阳虚水泛证。汗出不解，其人仍发热，心下悸，头眩，身𥆧动，振振欲擗地。

【方解】本方为脾肾阳虚，水气内停之证而设。本方以附子为君药，附子辛甘性热，用之温肾助阳，以化气行水，兼暖脾土，以温运水湿。茯苓、白术共为臣药，茯苓淡渗利水，利小便以除水邪；白术益气健脾燥湿，二药相合，既可增强益气健脾祛湿之效，又可助附子温阳利水之功。佐以生姜之温散，既助附子温阳散寒，又合苓、术宣散水湿。白芍亦为佐药，白芍味酸苦性微寒，用于此方，其义有四：一者利小便以行水气，《神农本草经》言其能"利小便"，《名医别录》亦谓之"去水气，利膀胱"；二者柔肝缓急以止腹痛，可解水饮下注肠间所致之腹痛；三者敛阴舒筋以解筋肉𥆧动；四者可防附子燥热伤阴，以利于久服缓治。以上诸药配伍，可温脾肾、利水湿，共奏温阳利水之功。

【配伍特点】一是以温阳药与利水药配伍，温补脾肾之阳以治其本，利水祛湿以治其标，标本兼顾，扶正祛邪；二是补阳药与养阴药同用，俾温阳而不伤阴，益阴而不留邪，阳生阴长，刚柔相济，阴平阳秘，则诸症可愈。

【使用注意】忌醋、猪肉、桃、李、雀肉等。

【方论选录】

1. 真武，北方水神也，而属肾，用以治水焉。水气在心下，外带表而属阳，必应发散，故治以真武汤。青龙汤主太阳病，真武汤主少阴病。少阴，肾水也，此汤可以和之，真武之名得矣。茯苓味甘平，白术味甘温。脾恶湿，腹有水气，则脾不治。脾欲缓，急食甘以缓之。渗水缓脾，必以甘为主，故以茯苓为君，白术为臣。芍药味酸微寒，生姜味辛温。《内经》曰：湿淫所胜，佐以酸辛。除湿正气，是用芍药、生姜酸辛为佐也。附子味辛热。《内经》曰：寒淫所胜，平以辛热。温经散湿，是以附子为使也。（成无己《伤寒明理论》）

2. 真武一方，为北方行水而设。用三白者，以其燥能治水，淡能伐肾邪而利水，酸能泄肝木以疏水故也。附子辛温大热，必用为佐者何居？盖水之所制者脾，水之所行者肾也。肾为胃关，聚水而从其类。倘肾中无阳，则脾之枢机虽运，而肾之关门不开，水虽欲行，孰为之主？故脾家得附子，则火能生土，而水有所归矣；肾中得附子，则坎阳鼓动，而水有所摄矣。更得芍药之酸，以收肝而敛阴气，阴平阳秘矣。若生姜者，并用以散四肢之水气而和胃也。（罗美《古今名医方论》）

【附方】附子汤（《伤寒论》）　附子炮，去皮，破八片，二枚（15g）　茯苓三两（9g）　人参二两（6g）　白术四两（12g）　芍药三两（9g）　上五味，以水八升，煮取三升，去滓，温服一升，日三服。功用：温经助阳，祛寒化湿。主治：寒湿内侵，身体骨节疼痛，恶寒肢冷，苔白滑，脉沉微。

【临床应用】

对于慢性肾炎、肾或输尿管结石伴肾积水、慢性肾衰竭及肾病综合征等泌尿系统疾病，真武汤能降低尿蛋白水平，改善肾功能，提高临床疗效。对于心力衰竭、扩张型心肌病等循环系统疾病，真武汤能改善其临床症状和心功能指标。对于慢性阻塞性肺疾病、慢性支气管炎等呼吸系统疾病，真武汤能调节体内的水液代谢，改善呼吸功能，减轻咳、痰、喘等症状。对于慢性结肠炎、腹泻型肠易激综合征、小儿秋季腹泻等消化道疾病，真武汤能改善患者的腹痛、腹泻等临床症状。此外，真武汤还可用于治疗痛经、崩漏、带下病、荨麻疹、顽固性湿疹、带状疱疹、瘙痒症、银屑病等多种疾病。

【基础研究】

现代研究发现，真武汤具有利尿、抗炎、抗氧化、抗肿瘤、强心等药理作用。真武汤通过抑制 IL-17 介导的足细胞凋亡，减少集合管、肾小管对水和无机盐的重吸收，发挥利尿作用；通过降低 TNF-α、IL-4、IL-8 的含量，抑制 TLR4/NF-κB/HIF-1α 反应环，发挥抗炎作用；通过清除羟基和超氧阴离子抑制脂质过氧化，发挥抗氧化作用；通过细胞毒作用抑制肿瘤细胞增殖，发挥抗肿瘤作用；通过兴奋 β_2 受体，使 Na^+ 吸收和 K^+ 分泌更活跃，发挥强心作用。

【研发现状】

根据真武汤的主治和功用特点，现已开发出参附强心丸、肾康宁片等相关中成药。

1. 肾康宁片

组成：黄芪、丹参、茯苓、泽泻、益母草、淡附片、锁阳、山药。

功用：补脾温肾，渗湿活血。

主治：用于脾肾阳虚，血瘀湿阻所致的水肿，症见浮肿，乏力，腰膝冷痛；慢性肾炎见上述证候者。

2. 参附强心丸

组成：人参、附子（制）、桑白皮、猪苓、葶苈子、大黄。

功用：益气助阳，强心利水。

主治：用于慢性心力衰竭引起的心悸、气短、胸闷喘促、面肢浮肿等症，属于心肾阳衰者。

附子汤

【来源】东汉张仲景著《伤寒论》。

少阴病，得之一二日，口中和，其背恶寒者，当灸之，附子汤主之。

【组成】附子炮，去皮，破八片，二枚（15g）　茯苓三两（9g）　人参二两（6g）　白术四

两（12g） 芍药三两（9g）

【用法】上五味，以水八升，煮取三升，去滓，温服一升，日三服（现代用法：水煎服）。

【功用】温经助阳，祛寒化湿。

【主治】阳虚寒湿内侵证。身体骨节疼痛，恶寒肢冷，苔白滑，脉沉微。

【方解】本方可治少阴阳虚，寒湿入侵之证。方中重用附子为君，取其辛甘大热之性，具有温肾助阳、散退阴寒之功效；臣以白术、茯苓，益气健脾祛湿，使湿有出路，且白术可增强附子祛寒湿之邪之功；气属阳，阳虚必兼气虚，佐以人参补益元气，复脉固脱；更佐芍药养阴和营，缓急止痛，以缓解身痛、腹痛等症；且芍药与附子相配，能温经护营。全方共奏温经助阳、祛寒化湿之效。

【配伍特点】温里助阳药与甘温益气、健脾渗湿药相配，旨在温补以祛寒湿，稍佐以养阴和营之品，使温里助阳而又无伤阴之弊。

【使用注意】方中附子有毒，其主要毒性成分是双酯型生物碱，经加热煎煮易被水解，变成低毒的乌头次碱，或无毒的乌头原碱。故应用本方时一定要注意合理炮制、煎煮和剂量，谨防中毒。

【方论选录】

1.四逆诸方皆有附子，于此独名附子汤，其意重于附子，他方皆附子一枚，此方两枚可见也。附子之用不多，则其力岂能兼散表里之寒哉？二枚生用，生则辛热兼走，不独温少阴之经，而又走卫气以治背恶寒也。邪之所凑，其气必虚，参、术、茯苓，皆甘温益气，以补卫外之虚，辛热与温补相合，则气可益而邪可散矣。既用生附子辛热，而又用芍药者，以敛阴气，使卫中之邪，不遽全进于阴耳。（汪琥《伤寒论辨证广注》）

2.附子汤，少阴固本御邪之剂，功在倍用生附，力肩少阴之重任，故以名方。其佐以太、厥之药者，扶少阴之阳而不调太、厥之开阖，则少阴之枢纽终不得和，故用白术以培太阴之开，白芍以收厥阴之阖，茯苓以利少阴之枢纽。独是少阴之邪，其出者从阴内注于骨，苟非生附，焉能直入少阴注于骨间？散寒救阳尤必人参佐生附，方能下鼓水中之元阳，上资君火之热化，全赖元阳一起，而少阴之病霍然矣。再论药品与真武相同，唯生、熟分两各异，其补阳镇阴之分歧，只在一味转旋，学者所当深心体会。"（王子接《绛雪园古方选注》）

【临床应用】

附子汤临床用于治疗风湿性关节炎、类风湿关节炎、坐骨神经痛、慢性心功能不全、慢性肾炎等疾病。对于风湿性关节炎、类风湿关节炎及坐骨神经痛，附子汤能缓解患者的关节疼痛及肿胀等症状。对于慢性心功能不全，附子汤可改善患者的心功能，降低再住院率。对于慢性肾炎，附子汤能促进体内水液代谢和排泄，改善肾功能，缓解症状，提高患者生存质量。此外，附子汤还可用于治疗肝炎、慢性肠炎、盆腔炎、带下病、月经后期及某些功能减退引起的脏器下垂（胃下垂、子宫脱垂）等多种疾病。

【基础研究】

现代研究发现，附子汤具有抗炎、免疫调节、保肝、抗肿瘤等药理作用。附子汤通过抑制 PI3K/AKt 信号通路，减少 TNF-α、IL-17A 的产生，减轻炎症反应；通过激活 P38/MAPK 信号转导通路，上调 T 细胞及自然杀伤细胞、改变溶酶体相关膜蛋白 -1 和自然杀伤细胞受体的表达，增强适应性免疫；通过调节组成性雄烷受体蛋白的表达，抑制 CYP2E1 酶的活性，减轻氧化应激和炎症，保护肝脏；通过诱导肿瘤细胞自噬和凋亡、下调 p62 和 Bcl-2 表达，抑制肿瘤细胞增殖。

【研发现状】

根据附子汤的主治和功用，现已开发出附桂骨痛片、肾炎温阳片等相关中成药。

1. 附桂骨痛片

组成：附子、制川乌、肉桂、党参、当归、炒白芍、淫羊藿、醋乳香。

功用：温阳散寒，益气活血，消肿止痛。

主治：阳虚寒湿所致的颈椎及膝关节增生性关节炎，症见骨关节疼痛，屈伸不利，麻木肿胀，遇热则减，畏寒肢冷。

2. 肾炎温阳片

组成：人参、黄芪、附子、党参、茯苓、肉桂、香加皮、木香、大黄、白术、葶苈子。

功用：温肾健脾，化气行水。

主治：慢性肾炎脾肾阳虚证，症见全身浮肿，面色苍白，脘腹胀满，纳少便溏，神倦尿少。

苓桂术甘汤

【来源】东汉张仲景著《金匮要略》。

1. 心下有痰饮，胸胁支满，目眩，苓桂术甘汤主之。

2. 夫短气，有微饮，当从小便去之，苓桂术甘汤主之。

【异名】茯苓桂枝白术甘草汤（《伤寒论》卷三）、甘草汤（《备急千金要方》卷十八）、茯苓汤（《圣济总录》卷五十四）。

【组成】茯苓四两（12g）　桂枝三两（9g）　白术三两（9g）　甘草炙，二两（6g）

【用法】上四味，以水六升，煮取三升，分温三服（现代用法：水煎服）。

【功用】温阳化饮，健脾利水。

【主治】中阳不足之痰饮。胸胁支满，目眩心悸，或短气而咳，舌苔白滑，脉弦滑或沉紧。

【方解】方中茯苓甘淡为君，健脾利水，渗湿化饮，既能消除已聚之痰饮，又善平饮邪之上逆。桂枝为臣，温阳化气，平冲降逆。苓、桂相伍，一利一温，温阳行水之功著，为阳虚水停之常用配伍。白术为佐，健脾燥湿，苓、术相须，健脾祛湿之力彰，是治病求本之意。炙甘草甘温和中，配白术能益气健脾，培土制水；配桂枝可辛甘化阳，温补中焦，并可调和诸药而兼佐使之用；与茯苓同用，茯苓可消除甘草引起的中满腹胀。四药合用，温阳健脾以治其本，祛湿化饮以治其标，标本兼顾，实为治疗痰饮之良方。

【配伍特点】通阳化气药与健脾利水药合用，全方温而不燥，利而不峻，标本兼顾，配伍严谨，为治疗痰饮病之和剂。

【使用注意】

1. 本方药性偏于辛温，阴虚火旺或湿热阻遏所致痰饮者，不宜使用。

2. 饮与水同类，欲蠲其饮，宜利其水，此即"当从小便去之"之意，服后小便不利者则利，小便少者则多，此乃饮邪从小便而去之佳兆。

【方论录录】君以茯苓，以清胸中之肺气，则治节出而逆气自降。用桂枝以补心血，则营气复而经络自和。白术培既伤之元气，而胃气可复。甘草调和气血，而营卫以和，则头自不眩而身不振摇矣。（柯琴《伤寒来苏集》）

【附方】茯苓桂枝甘草大枣汤（《伤寒论》）　茯苓半斤（15g）　桂枝去皮，四两（12g）　甘草炙，二两（6g）　大枣擘，15枚　上四味，以甘澜水一斗，先煮茯苓，减二升，内诸药，煮取三升，去滓，温服一升，日三服。功用：温通心阳，化气行水。主治：发汗后，其人脐下悸，欲作奔豚。伤寒发汗后，腹下气满，小便不利。

【临床应用】

苓桂术甘汤临床可用于治疗循环系统、呼吸系统、消化系统疾病。对于心肌缺血、心绞痛、心力衰竭，苓桂术甘汤可以改善患者心室功能，改善患者动态心电图、心率变异性指标等，提高临床疗效。对于肺动脉高压合并慢性阻塞性肺疾病，苓桂术甘汤可缓解肺动脉高压合并慢性阻塞性肺疾病患者的临床症状，同时在抑制心室重构及降低肺动脉血压方面亦有疗效。对于功能性消化不良，苓桂术甘汤可缓解患者胀满、食欲不振、嗳气等症状，改善相关理化指标，提高患者的生活质量。对于非酒精性脂肪肝，苓桂术甘汤可以改善肝脂肪变性，降低体内甘油三酯含量，缓解患者临床症状。对于肝硬化腹水，苓桂术甘汤对患者的症状、体征及主要理化指标均有改善，可改善患者的预后。此外，苓桂术甘汤还可用于治疗眩晕、卵巢过度刺激综合征、尿潴留、胃潴留、梅尼埃病等多种疾病。

【基础研究】

现代研究发现，苓桂术甘汤具有抗炎、抗氧化、调节免疫、利尿、保肝、改善心脏功能等药理作用。苓桂术甘汤通过下调血清中 IL-6、IL-1β、IL-18、TNF-α 等促炎细胞因子水平，增加抗炎因子 IL-10 分泌，发挥抗炎作用；通过清除氧自由基，起到抗氧化作用；通过调节 PI3K/AKt 通路、Nrf2/BNIP3 通路减轻氧化应激；通过激活 T 淋巴细胞，促进 T 淋巴细胞的增殖和诱导 T 淋巴细胞分泌细胞因子，从而调节免疫；通过竞争肾细胞表面醛固酮受体，逆转醛固酮效应，抑制肾小管对水和电解质的重吸收，从而发挥抗醛固酮的利尿作用；通过下调肝组织 DGAT2、PKCε 的表达，保护肝脏；通过提高血清中一氧化氮合酶的活性，增加一氧化氮含量，保护心肌细胞。

【研发现状】

根据苓桂术甘汤的主治和功用，现已开发出中成药苓桂术甘颗粒。

苓桂术甘颗粒

组成：茯苓、桂枝、白术、甘草。

功用：温阳化饮，健脾利湿。

主治：中阳不足之痰饮，症见胸胁支满，目眩心悸，短气而咳，舌苔白滑，脉弦滑。

甘姜苓术汤

【来源】东汉张仲景著《金匮要略》。

肾着之病，其人身体重，腰中冷，如坐水中，形如水状，反不渴，小便自利，饮食如故，病属下焦。身劳汗出，衣里冷湿，久久得之，腰以下冷痛，腹重如带五千钱，甘姜苓术汤主之。

【异名】甘草干姜茯苓白术汤（《金匮要略》卷中）、肾着汤（《备急千金要方》卷十九）。

【组成】甘草二两（6g）　干姜四两（12g）　茯苓四两（12g）　白术二两（6g）

【用法】上四味，以水五升，煮取三升，分温三服（现代用法：水煎服）。

【功用】祛寒除湿。

【主治】肾着。身重，腰下冷痛，腰重如带五千钱，饮食如故，口不渴，小便自利，舌淡苔白，脉沉迟或沉缓。

【方解】方中干姜辛热重用为君，味辛则能散能行，以散寒除湿通痹，温热之性则能通阳化气。茯苓甘淡为臣，健脾利水，使水湿之邪从小便而去。茯苓与干姜相配，一热一利，热以胜寒，利以渗湿，祛湿而不伤正。白术苦温为佐，健脾燥湿，助茯苓祛湿之力。与干姜配伍，一温一补，脾胃健则寒湿祛，此治本之图也。甘草和中健脾为佐，调和诸药，合术、苓补脾助运以祛湿止痛，合干姜辛甘化阳以培土散寒。四药相伍，共奏温中散寒，补脾胜湿之功。

【配伍特点】温中散寒药物和健脾祛湿药物相伍，辛散温热以祛寒，甘淡健脾以渗湿。

【使用注意】身重、腰痛属湿热内侵者，忌用本方。

【方论选录】肾受冷湿，着而不去，则为肾着。身重，腰中冷，如坐水中，腰下冷痛，腹重如带五千钱，皆冷湿着肾，而阳气不化之征也。不渴，上无热也。小便自利，寒在下也。饮食如故，胃无病也，故曰病在下焦。身劳汗出，衣里冷湿，久久得之，盖所谓清湿袭虚，病起于下者也。然其病不在肾之中脏，而在肾之外腑，故其治法，不在温肾以散寒，而在燠土以胜水。甘、姜、苓、术，辛温甘淡，本非肾药，名肾着者，原其病也。（尤怡《金匮要略心典》）

【临床应用】

甘姜苓术汤临床主要用于治疗寒湿腰痛、腰椎间盘突出症、腰肌劳损性腰痛等腰部疾病。对于上述腰部疾病，甘姜苓术汤可以缓解疼痛，有效改善患者病情及功能障碍，预后良好，复发风险较低。此外，甘姜苓术汤还可用于治疗坐骨神经痛、双下肢乏力、水肿、双下肢静脉曲张、慢性盆腔炎性痛经等多种疾病。

【基础研究】

现代研究发现，甘姜苓术汤具有抗炎、抗氧化、调节免疫功能、改善心血管功能、镇痛等药理作用。甘姜苓术汤通过降低血清中IL-1β、TNF-α等促炎细胞因子的水平，抑制炎症反应；通过清除自由基，减轻氧化应激；通过减少IL-2、IL-4、IL-5的分泌，发挥免疫调节作用；通过抑制血小板聚集，减少血栓形成，同时减弱血管对前列腺素的收缩反应，保护心血管系统；通过调节花生四烯酸代谢，发挥镇痛作用。

【研发现状】

根据甘姜苓术汤的主治和功用特点，现已开发出益肾化湿颗粒等相关中成药。

益肾化湿颗粒

组成：人参、黄芪、白术、茯苓、泽泻、半夏、羌活、独活、防风、柴胡、黄连、白芍、陈皮、炙甘草、生姜、大枣。

功用：升阳补脾，益肾化湿，利水消肿。

主治：慢性肾小球肾炎脾虚湿盛证所致蛋白尿，兼见水肿，疲倦乏力，畏寒肢冷，纳少等。

实脾散

【来源】宋代严用和著《严氏济生方》。

治阴水，先实脾土。

【异名】实脾饮（《证治准绳·类方》）。

【组成】厚朴去皮，姜制，炒　白术　木瓜去瓤　木香不见火　草果仁　大腹子　附子炮，去皮脐　白茯苓去皮　干姜炮，各一两（各30g）　甘草炙，半两（15g）

【用法】上咬咀，每服四钱，水一盏半，生姜五片，枣子一枚，煎至七分，去滓，温服，不拘时候（现代用法：加生姜5片，大枣1枚，水煎服）。

【功用】温阳健脾，行气利水。

【主治】脾肾阳虚，水气内停之阴水。身半以下肿甚，手足不温，口中不渴，胸腹胀满，大便溏薄，舌苔白腻，脉沉弦而迟。

【方解】方中以附子、干姜为君，附子温肾助阳，肾阳得温，则能化气行水。干姜温运脾阳，使中焦健运，脾阳振奋，水湿得以温化。二药相合，温肾暖脾，扶阳抑阴，共为君药。茯苓、白术为臣，健脾和中，渗湿利水消肿。君臣相协，共奏温脾暖肾、利水渗湿之效。然土气之不足，则木气以强凌弱，木克土也，方中木瓜酸温，能于土中泻木，兼以祛湿利水；气能化水，气滞则水停，气行则湿化，故方中配伍厚朴宽肠降逆；木香调理脾胃滞气；大腹子行气利水消肿；草果辛热燥烈之性较强，治湿郁伏邪，五药同用，共奏醒脾化湿，行气导滞之效，为佐药。甘草、生姜、大枣补脾和中，甘草调和药性，生姜温散水气，为佐使药。诸药合用，共奏温阳健脾、行气利水之功。

【配伍特点】以健脾利水药与温阳祛寒药相配，使健脾则能利水，阳复则寒祛，并伍以行气化湿之品，扶正祛邪，标本兼顾。

【使用注意】本方温阳行气之力较强，若属阳水者则忌用。

【方论选录】此足太阴药也。脾虚故以白术、苓、草补之；脾寒故以姜、附、草蔻温之；脾湿故以大腹、茯苓利之，脾满故以木香、厚朴导之。然土之不足，由于水之有余，木瓜酸温，能于土中泻木，兼能行水，与木香同为平肝之品，使木不克土而肝和，则土能制水而脾实矣。经曰：湿胜则地泥，泻水正所以实土也。（汪昂《医方集解》）

【附方】鸡鸣散（《类编朱氏集验医方》）　槟榔七枚（15g）　陈皮　木瓜各一两（各12g）　吴茱萸二钱（3g）　桔梗半两（6g）　生姜和皮，半两（6g）　紫苏茎叶三钱（4g）　上为粗末，分作八服。隔宿用水三大碗，慢火煎，留碗半，去滓，留水二碗，煎滓取一小碗。两次以煎相和，安顿床头，次日五更分二三服。功用：行气降浊，宣化寒湿。主治：湿脚气。症见足胫肿重无力，麻木冷痛，行动不便；或挛急上冲，甚至胸闷泛恶。风湿流注，症见发热恶寒，脚足痛不可忍，筋脉浮肿。

【临床应用】

实脾散临床用于治疗慢性肾小球肾炎、心源性水肿、肝硬化腹水等疾病。对于慢性肾小球肾炎，实脾散可以改善肾功能，减少患者尿白蛋白排泄，改善患者的临床症状。对于心源性水肿，实脾散可改善症状，改善心功能，提高临床疗效和患者生活质量。对于肝硬化腹水，实脾散可以改善肝功能，减少腹水量，临床疗效较好。

【基础研究】

现代研究发现，实脾散具有抗炎、抗氧化、增强免疫功能、利尿等药理作用。实脾散通过抑制 NF-κB 和激活 Nrf2/HO-1 信号通路，抑制 TNF-α、IL-6、活性氧、一氧化氮和前列腺素 E_2 的生成，发挥抗炎和抗氧化作用；通过延长淋巴细胞寿命、增加 T 淋巴细胞表面白细胞介素 -2 受体表达、激活 T 淋巴细胞和 B 淋巴细胞，增强机体免疫功能；通过抑制肾脏对电解质的重吸收，使尿量及 Na^+ 的排泄增加，发挥利尿作用。

【研发现状】

根据实脾散的主治和功用，现已开发出中成药肾炎消肿片。

肾炎消肿片

组成：桂枝、泽泻、陈皮、香加皮、苍术、茯苓、姜皮、大腹皮、黄柏、椒目、冬瓜皮、益母草。

功用：健脾渗湿，通阳利水。

主治：急、慢性肾炎脾虚湿盛证，症见肢体浮肿，晨起面肿甚，午后腿肿较重，按之凹陷，身体重困，尿少，脘胀食少，舌苔白腻，脉沉缓。

茯苓桂枝甘草大枣汤

【来源】东汉张仲景著《伤寒论》。

发汗后，其人脐下悸者，欲作奔豚，茯苓桂枝甘草大枣汤主之。

【异名】甘草大枣汤（《医方类聚》卷五十三引《神巧万全方》）、苓桂甘枣汤（《类聚方》）、茯苓汤（《圣济总录》卷二十六）、茯苓桂甘汤（《直指》卷十八）、茯苓桂枝汤（《伤寒总病论》卷三）。

【组成】茯苓半斤（15g）　桂枝去皮，四两（12g）　甘草炙，二两（6g）　大枣擘，15 枚

【用法】上四味，以甘澜水一斗，先煮茯苓，减二升，内诸药，煮取三升，去滓，温服一升，日三服（现代用法：水煎服）。

【功用】温通心阳，化气行水。

【主治】发汗后，其人脐下悸，欲作奔豚。伤寒发汗后，腹下气满，小便不利。

【方解】方中茯苓甘淡为君，健脾气，固堤坝，利水邪，行津液，安魂魄，养心神，重用先煎以增强健脾利水之力，制水于下。桂枝为臣，温阳化气，平冲降逆。甘草为佐，甘温以滋心液，配桂枝可辛甘化阳，以补心阳之虚，阳生阴化奉于心。大枣为使，健脾补中，使中焦气实，堤坝坚固，以防水气上泛。四药合用，温阳健脾，伐水降冲，防患于未然。

【配伍特点】温阳化气药与健脾利水药合用，标本兼顾，配伍严谨。

【方论选录】此方即苓桂术甘汤，去白术加大枣倍茯苓也。彼治心下逆满，气上冲胸，此治脐下悸，欲作奔豚，盖以水停中焦，故用白术，水停下焦，故倍茯苓。脐下悸，是邪上干心也，其病由汗后而起，自不外乎桂枝之法。仍以桂枝、甘草补阳气，生心液，倍加茯苓以君之，专伐肾邪，用大枣以佐之，益培中土，以甘澜水煎，取其不助水邪也。土强自可制水，阳建则能御阴，欲作奔豚之病，自潜消而默化矣。若已作奔豚，肾阴邪盛，又非此药所能治，则当从事乎桂枝加桂汤法矣。（吴谦《医宗金鉴》）

【临床应用】

茯苓桂枝甘草大枣汤临床用于治疗癫病、神经衰弱、心血管神经症、奔豚病等精神神经类疾病。茯苓桂枝甘草大枣汤能明显改善患者脐下悸、气上冲等临床症状。对于慢性胃炎、消化不良、胃肠道功能紊乱、胃液分泌过多等消化系统疾病，茯苓桂枝甘草大枣汤能缓解患者呕吐、腹痛等症状。此外，茯苓桂枝甘草大枣汤还可用于治疗失眠、耳源性眩晕、更年期综合征、心源性水肿等多种疾病。

【基础研究】

现代研究发现，茯苓桂枝甘草大枣汤具有抗炎、抗氧化、免疫调节、保肝、利尿、保护神经等药理作用。茯苓桂枝甘草大枣汤通过抑制 TNF-α/NF-κB 信号通路，减少 IL-1β、IL-6、TNF-α 等促炎细胞因子生成，发挥抗炎作用；通过清除活性氧自由基，发挥抗氧化作用；通过促进淋巴细胞增殖，发挥免疫调节作用；通过调节雄烷受体 CAR 蛋白表达，抑制 CYP2E1 酶的活性，减轻氧化应激，保护肝脏；通过抑制肾小管和集合管重吸收，发挥利尿作用；通过恢复 β-淀粉样蛋白产生和清除的不平衡及调节肠道微生物群来保护神经。

【研发现状】

根据茯苓桂枝甘草大枣汤的配伍特点，现已开发出桂枝茯苓丸、桂枝茯苓胶囊、前列舒丸等中成药。

1. 桂枝茯苓丸

组成：桂枝、茯苓、牡丹皮、赤芍、桃仁。

功用：活血，化瘀，消癥。

主治：妇人宿有癥块，或血瘀闭经，行经腹痛，产后恶露不尽。

2. 桂枝茯苓胶囊

组成：桂枝、茯苓、牡丹皮、桃仁、白芍。

功用：活血，化瘀，消癥。

主治：妇人瘀血阻络所致癥块、经闭、痛经、产后恶露不尽；子宫肌瘤，慢性盆腔炎包块，痛经，子宫内膜异位症，卵巢囊肿见上述证候者；也可用于女性乳腺囊性增生病属瘀血阻络证者，症见乳房疼痛、乳房肿块、胸肋胀闷；或用于前列腺增生属瘀阻膀胱证者，症见小便不爽、尿细如线或点滴而下、小腹胀痛者。

3. 前列舒丸

组成：熟地黄、薏苡仁、冬瓜子、山茱萸、山药、牡丹皮、苍术、桃仁、泽泻、茯苓、桂枝、附子、韭菜子、淫羊藿、甘草。

功用：扶正固本，益肾利尿。

主治：肾虚所致的淋证，症见尿频、尿急、排尿滴沥不尽；慢性前列腺炎及前列腺增生症见上述证候者。

茵陈术附汤

【来源】清代程国彭著《医学心悟》。

阴黄之证，身冷，脉沉细，乃太阴经中寒湿，身如熏黄，不若阳黄之明如橘子色也。当问其小便利与不利，小便不利，宜本方；小便自利，茵陈术附汤主之。

【异名】茵陈姜附汤（《笔花医镜》卷一）。

【组成】茵陈一钱（3g）　白术二钱（6g）　附子五分（1.5g）　干姜五分（1.5g）　甘草炙，一钱（3g）　肉桂去皮，三分（1g）

【用法】水煎服。

【功用】温阳利湿。

【主治】阴黄。身冷，脉沉细，小便自利。

【方解】方中茵陈为君，清热利湿，利胆退黄，为治黄疸之专药。白术益气健脾，燥湿利水；附子、干姜温阳散寒，与茵陈相配伍，加强健脾祛湿之力，温化寒湿退黄，共为臣药。肉桂为佐，暖肝温肾，散寒止痛。甘草为使，调和诸药，与附子、干姜相配为四逆汤，温中回阳。诸药合用，共奏温中健脾、利湿退黄之功。

【配伍特点】温阳散寒、健脾燥湿、清热利湿三组药物组合，体现了中医"温阳利湿"的治疗原则。

【使用注意】阳黄患者，即因湿热熏蒸肝胆，胆汁外溢肌肤而引起的黄疸，不宜使用。

【方论选录】又有寒湿之黄，黄如熏黄色，暗而不明，或手足厥冷，脉沉细，此名阴黄。阳黄者，栀子柏皮汤；若便闭不通，宜用茵陈大黄汤。阴黄者，茵陈五苓散；如不应，用茵陈姜附汤。（程国彭《医学心悟》）

【附方】茵陈蒿汤（《金匮要略》） 茵陈蒿六两（18g） 栀子十四枚（12g） 大黄二两（6g） 上三味，以水一斗二升，先煮茵陈，减六升，内二味，煮取三升，去滓，分三服。功用：清热，利湿，退黄。主治：湿热黄疸，一身面目俱黄，黄色鲜明，发热，无汗或但头汗出，口渴欲饮，恶心呕吐，腹微满，小便短赤，大便不爽或秘结，舌红苔黄腻，脉沉数或滑数有力。

【临床应用】

茵陈术附汤临床主要用于治疗黄疸。对于肝炎、肝衰竭、肝硬化引起的黄疸，茵陈术附汤能减轻患者黄疸症状，改善肝功能。此外，茵陈术附汤还可用于治疗寒湿内停引起的水肿、腹胀等多种疾病。

【基础研究】

现代研究发现，茵陈术附汤具有抗炎、保肝、利胆等药理作用。茵陈术附汤通过抑制 NF-κB 通路减少 IL-1β、TNF-α 等的产生，发挥抗炎作用；通过逆转胆汁酸紊乱、促进胆红素代谢、减轻肝细胞坏死，改善胆汁淤积。

第三节　祛湿化浊剂

完带汤

【来源】清代傅山著《傅青主女科》。

故妇人有终年累月下流白物，如涕如唾，不能禁止，甚则臭秽者，所谓白带也。夫白带乃湿盛而火衰，肝郁而气弱，则脾土受伤，湿土之气下陷，是以脾精不守，不能化荣血以为经水，反变成白滑之物，由阴门直下，欲自禁而不可得也。治法宜大补脾胃之气，稍佐以舒肝之品，使风木不闭塞于地中，则地气自升腾于天上，脾气健而湿气消，自无白带之患矣。方用完带汤。

【组成】白术土炒，一两（30g） 山药炒，一两（30g） 人参二钱（6g） 白芍酒炒，五钱（15g） 车前子_{酒炒}、三钱（9g） 苍术_制、三钱（9g） 甘草_{一钱}（3g） 陈皮_{五分}（2g） 黑芥穗_{五分}（2g） 柴胡_{六分}（2g）

【用法】水煎服。

【功用】补脾疏肝，化湿止带。

【主治】脾虚肝郁，湿浊下注之带下证。带下色白，清稀无臭，倦怠便溏，舌淡苔白，脉缓或濡弱。

【方解】方中白术补脾益气，燥湿利水；山药健脾补中，补肾以固带脉，使带脉约束有权，则带下可止。两药重用为君药，意在健脾运气，除湿消浊。人参补中健脾，加强君药补脾之效；苍术燥湿运脾，车前子利湿泄浊，资君药祛湿化浊之力；白芍柔肝理脾，共为臣药。陈皮健脾燥湿，理气和中，使君药补而不滞，又可令气行而湿化；柴胡疏肝解郁，升举阳气，黑芥穗引血归经，和血顺气，三药疏肝理气解郁，脾健湿消，共为佐药。甘草益气补中，调和诸药，为使药。诸药相配，培土疏木，肝脾同治，补中寓散，升清除湿，使脾气健运，肝气条达，清阳得升，湿浊得化，则带下自止。

【配伍特点】在大量补脾药物的基础上，配伍小量疏肝之品，补散并用，寓补于散之中，寄消于升之内，使气旺脾健而阳升湿化。

【使用注意】本方为脾虚白带而设，若带下赤白或赤黄，稠黏臭秽，苔黄脉数，属湿热下注者，则非本方所宜。

【方论选录】此方脾、胃、肝三经同治之法。寓补于升，寄消于散。开提肝木之气，则肝血不燥，何致下克于脾土；补益脾土之元，则脾经不湿，何难分消夫水气。至于补脾而兼补胃者，脾胃表里也，脾非胃气之强，则脾不能旺，补胃正所以补脾耳。（陈士铎《辨证录》）

【附方】易黄汤（《傅青主女科·女卷》） 山药_{炒，一两}（30g） 芡实_{炒，一两}（30g） 黄柏_{盐水炒}、二钱（6g） 车前子_{酒炒}、一钱（3g） 白果_碎、十枚 水煎，连服四剂。功用：健脾利湿，清热止带。主治：黄带。脾虚湿热，带下黄白，稠黏腥臭，腰酸腿软者。

【临床应用】

完带汤临床主要用于治疗带下疾病、阴道炎、盆腔炎性疾病、宫颈上皮内瘤变、多囊卵巢综合征等妇科疾病。对于阴道炎，完带汤能减轻外阴阴道瘙痒、烧灼痛等症状，使阴道分泌物减少，提高临床治愈率，减少复发。对于盆腔炎性疾病，完带汤能减轻下腹部疼痛、腰骶部胀痛和下坠感，改善白带异常症状。此外，完带汤还用于治疗慢性结肠炎、痤疮、过敏性鼻炎等多种疾病。

【基础研究】

现代研究发现，完带汤具有抗炎、保肝等药理作用。完带汤可通过薯蓣皂苷元、毛蕊异黄酮等活性成分作用于 MAPK1、TGF-β_1 等靶点，抑制炎症反应，从而发挥治疗盆腔炎性疾病后遗症的作用。完带汤也可通过减轻机体氧化应激反应，保护肝脏。

【研发现状】

根据完带汤的主治和功用特点，现已开发出中成药除湿白带丸。

除湿白带丸

组成：党参、炒白术、山药、白芍、芡实、炒车前子、当归、苍术、陈皮、白果仁、荆芥炭、柴胡、黄柏。

功用：健脾益气，除湿止带。

主治：脾虚湿盛所致带下病，症见带下量多，色白质稀，纳少，腹胀，便溏。

第四节　祛风胜湿剂

桂枝芍药知母汤

【来源】东汉张仲景著《金匮要略》。

诸肢节疼痛，身体魁羸，脚肿如脱，头眩短气，温温欲吐，桂枝芍药知母汤主之。

【异名】桂芍知母汤（《沈注金匮要略》卷五）。

【组成】桂枝四两（12g）　芍药三两（9g）　甘草二两（6g）　麻黄二两（6g）　生姜五两（15g）　白术五两（15g）　知母四两（12g）　防风四两（12g）　附子炮，二枚（6g）

【用法】上九味，以水七升，煮取二升，温服七合，日三服（现代用法：水煎服）。

【功用】祛风除湿，温经宣痹，养阴清热。

【主治】历节。肢体疼痛肿大，脚肿如脱，身体瘦弱，头眩短气，温温欲吐，或发热，舌淡苔白，脉沉细。

【方解】方中以桂枝、附子为君，桂枝温经通络，附子散寒祛湿，两药共用，能祛风除湿以通脉，温经散寒以助阳。麻黄、防风、白术为臣，麻黄发汗解表散寒；防风祛风除湿；白术祛风湿，除痹痛，三药合用，能疏风散寒，祛湿止痛。麻黄、白术与桂枝相配，能发汗，祛表里风湿；白术与附子相伍，祛寒湿，止痹痛。知母、白芍、生姜为佐药，知母清热滋阴，白芍养血和营，生姜和胃止呕。甘草为使，调和诸药。甘草与生姜相配，和胃调中；甘草与白芍相配，缓急舒筋止痛。诸药合用，共奏宣痹通经之功，使邪去热解，痹痛得愈。

【配伍特点】寒温并用，以温为主，温经散寒以助阳；攻补兼施，以攻为主，祛风除湿止痹痛；刚柔相济，温燥不伤阴，凉柔不恋邪。

【使用注意】附子有毒，须先煎半小时，并与生甘草合用，以缓解其毒性。

【方论选录】桂枝、麻黄、防风，散湿于表；芍药、知母、甘草，除热于中；白术、附子，驱湿于下；而用生姜最多，以止呕降逆，为湿热外伤肢节，而复上冲心胃之治法也。（尤怡《金匮要略心典》）

【临床应用】

桂枝芍药知母汤临床多用于治疗骨关节疾病。对于风湿性关节炎、类风湿关节炎、骨关节炎，桂枝芍药知母汤能缓解关节疼痛、肿大、活动不利等症状。对于颞下颌关节紊乱综合征、坐骨神经痛、梨状肌综合征，桂枝芍药知母汤能缓解患者的关节疼痛和功能障碍症状。此外，桂枝芍药知母汤还可用于治疗神经性头痛、肩周炎等多种疾病。

【基础研究】

现代研究发现，桂枝芍药知母汤有抗炎、止痛、改善关节微循环、调节免疫等作用。桂枝芍药知母汤通过抑制 cGAS/STING/NF-κB 通路，降低炎症因子水平，减轻类风湿关节炎大鼠关节肿胀和关节炎症；通过作用于前列腺素、血管内皮生长因子、IL-6 等靶点，干扰炎症相关信号通路，抑制骨破坏，抑制破骨细胞分化，减少骨吸收，抑制血管新生，缓解类风湿关节炎；通过抑制 SD 雌鼠骨质疏松症模型 NF-κB 受体活化因子配体 RANKL 的表达，提高骨保护素表达，濡养骨骼，以促进骨代谢平衡，改善骨质疏松症；通过平衡患者免疫功能，降低类风湿因子水平，促进关节功能恢复；通过抑制 TNF-α 和 IFN-γ 联合介导的细胞因子风暴，治疗与细胞因子风暴相关的肺损伤。

【研发现状】

根据桂枝芍药知母汤的主治和功用特点，现已开发出中成药祛风舒筋丸。

祛风舒筋丸

组成：防风、桂枝、麻黄、威灵仙、制川乌、制草乌、炒苍术、茯苓、木瓜、秦艽、炒骨碎补、牛膝、甘草、海风藤、青风藤、穿山龙、老鹳草、茄根。

功用：祛风散寒，除湿活络。

主治：风寒湿痹阻所致的痹病，症见关节疼痛，局部恶风寒，屈伸不利，四肢麻木，腰腿疼痛。

三痹汤

【来源】宋代陈自明著《妇人大全良方》。

治血气凝滞，手足拘挛、风痹、气痹等疾皆疗。

【组成】川续断　杜仲去皮、切、姜汁炒　防风　桂心　细辛　人参　茯苓　当归　白芍药　甘草各一两（各15g）　秦艽　生地黄　川芎　独活各半两（各6g）　黄芪　川牛膝各一两（各15g）

【用法】上咬咀为末，每服五钱，水二盏，姜三片，枣一枚，煎至一盏，去滓热服，无时候，但腹稍空服（现代用法：加姜枣，水煎服）。

【功用】补益肝肾，益气和血，祛风除湿。

【主治】肝肾气血不足，手足拘挛，风痹，气痹等疾。手足拘挛，或肢节屈伸不利，或麻木不仁，舌淡苔白，脉细或涩。

【方解】方中以人参、黄芪为君，人参大补元气，黄芪补气养血。当归、川芎、白芍、生地黄、续断、杜仲、牛膝为臣。当归、川芎、白芍、生地黄合用，取四物汤之意。当归补血活血，川芎活血行气，白芍养血调经，生地黄清热凉血。续断、杜仲、牛膝合用，补益肝肾，强壮筋骨。防风、秦艽、独活、细辛、桂心为佐，祛风除湿，散寒通络。茯苓、甘草、大枣、生姜为使，益气健脾，调和药性。诸药合用，共奏益气活血，补肾散寒，祛风除湿之功效。

【配伍特点】本方兼顾气血双补、祛风除湿、温阳散寒、补益肝肾等方面，能够全面治疗肝肾气血不足、风寒湿痹之虚实夹杂者。

【方论选录】此足三阴药也。喻嘉言曰：此方用参、芪、四物一派补药，内加防风、秦艽以胜风湿，桂心以胜寒，细辛、独活以通肾气，凡治三气袭虚而成痹患者，宜准诸此。（汪昂《医方集解》）

【附方】蠲痹汤（《杨氏家藏方》）　当归去土，酒浸一宿　羌活去芦头　姜黄　黄芪蜜炙　白芍药　防风去芦头，各一两半（各45g）　甘草炙，半两（15g）　上咬咀，每服半两，水二盏，加生姜五片，枣三枚，同煎至一盏，去滓温服，不拘时候。功用：祛风除湿，益气和营。主治：风痹。症见身体烦疼，项背拘急，肩臂肘痛，举动艰难及手足麻痹。

【临床应用】

三痹汤临床用于骨关节类疾病的治疗。对于风湿性关节炎、类风湿关节炎、膝骨关节炎，三痹汤能有效缓解疼痛，改善关节功能，提高患者的生活质量。对于腰椎管狭窄症及腰椎间盘突出症，三痹汤能减轻疼痛，改善腰椎功能，提高患者的生活质量。此外，三痹汤还可用于治疗神经性疼痛。

【基础研究】

现代研究发现，三痹汤具有解热、抗炎、抗菌、镇静、解痉、镇痛、降血压、扩张血管、利尿、抗贫血、增强免疫等作用。三痹汤通过抑制NLRP3信号通路的激活，降低大鼠血清IL-1β、IL-18水平，改善佐剂诱导的关节炎大鼠滑膜损伤的程度；通过降低 TNF-α、IL-6、IL-8 等炎症因子水平，缓解肩关节疼痛，促进关节功能康复；通过下调关节滑膜 TNF-α、单核细胞趋化蛋白 -1、IL-17 等表达，上调转化生长因子 -β 表达，从而抑制细胞炎性因子，减轻关节肿胀及滑膜细胞增生，延缓关节损伤；通过下调类风湿因子、免疫球蛋白、C 反应蛋白、血小板水平，发挥调节机体免疫功能，改善类风湿关节炎免疫损伤。

【研发现状】

根据三痹汤的主治和功用，现已开发出中成药尪痹片、痹祺胶囊。

1.尪痹片

组成：地黄、熟地黄、续断、附子、独活、骨碎补、桂枝、淫羊藿、防风、威灵仙、皂角刺、羊骨、白芍、狗脊、知母、伸筋草、红花。

功用：补肝肾，强筋骨，祛风湿，通经络。

主治：肝肾不足，风湿阻络所致的尪痹，症见肌肉、关节疼痛，局部肿大，僵硬畸形，屈伸不利，腰膝酸软，畏寒乏力；类风湿关节炎见上述证候者。

2.痹祺胶囊

组成：马钱子粉、地龙、党参、茯苓、白术、川芎、丹参、三七、牛膝、甘草。

功用：益气养血，祛风除湿，活血止痛。

主治：气血不足，风湿瘀阻所致的痹病，症见肌肉关节酸痛，关节肿大、僵硬变形或肌肉萎缩，气短乏力；风湿、类风湿关节炎，腰肌劳损，软组织损伤见上述证候者。

羌活胜湿汤

【来源】金代李东垣著《内外伤辨惑论》。

肩背痛不可回顾者，此手太阳气郁而不行，以风药散之。脊痛项强，腰似折，项似拔，此足太阳经不通行，以羌活胜湿汤主之。

【组成】羌活　独活各一钱（各6g）　藁本　防风　甘草炙　川芎各五分（各3g）　蔓荆子三分（2g）

【用法】上㕮咀，都作一服，水二盏，煎至一盏，去滓，食后温服（现代用法：水煎服）。

【功用】祛风胜湿止痛。

【主治】外伤于湿，郁于太阳，肩背痛，脊痛项强，或一身尽痛，或身重不能转侧，脉浮；邪在少阳、厥阴，卧而多惊。

【方解】方中羌活祛上部风湿，独活除下部风湿，二者相合，祛风除湿，通利关节，共为君药。防风、藁本祛风散寒，胜湿止痛，助君药祛风湿止痛之功，同为臣药。川芎活血通络，祛风止痛；蔓荆子祛头面风湿而止痛，为佐药。甘草调和诸药，为使药。诸药配伍，可祛风胜湿，宣痹止痛。

【配伍特点】通过小剂量辛温行散药物，达到微微发汗、蠲痹止痛的效果，使客于肌表之风湿随汗而解。

【方论选录】此治头项之湿，故用羌、防、芎、藁一派风药，以祛上盛之邪。然热虽上浮，湿本下著，所以复用独活透达少阴之经。其妙用尤在缓取微似之汗，故剂中加用甘草，以缓诸药辛散之性，则湿著之邪，亦得从之缓去，无藉大开汗孔，急驱风邪之法，使肌腠馁弱无力，湿邪因之内缩，但风去而湿不去也。（张璐《张氏医通》）

【附方】九味羌活汤（《此事难知》卷上）　羌活一两半（9g）　防风一两半（9g）　苍术一两半（9g）　细辛五分（3g）　川芎一两（6g）　白芷一两（6g）　生地黄一两（6g）　黄芩一两（6g）　甘草一两（6g）　上九味，咬咀，水煎服。若急汗，热服，以羹粥投之；若缓汗，温服，而不用汤投之。功用：发汗祛湿，兼清里热。主治：外感风寒湿邪，内有蕴热证。症见恶寒发热，肌表无汗，头痛项强，肢体酸痛，口苦微渴，舌苔白或微黄，脉浮或浮紧。

【临床应用】

羌活胜湿汤临床用于治疗颈肩腰腿痛、关节炎等疾病。对于腰痛，羌活胜湿汤可有效缓解或消除患者腰部疼痛，改善腰部功能，对促进患者早期康复、提高生活质量具有积极作用。对于颈椎病，羌活胜湿汤能提高治疗有效率，缓解患者疼痛，改善颈椎功能。对于膝骨关节炎，羌活胜湿汤可减轻患者的疼痛，提高患者的生活质量，且不良反应少。对于肩周炎，羌活胜湿汤可提高临床治疗效果，减轻患者的疼痛程度，提高远期疗效，且临床安全性高。对于类风湿关节炎，羌活胜湿汤可提高患者的生活质量，改善患者疼痛、晨僵等临床症状。

【基础研究】

现代研究发现，羌活胜湿汤具有抗炎等药理活性。羌活胜湿汤可通过 PI3K/AKt 信号通路和 MAPK 信号通路发挥抗炎作用，抑制 TNF-α、IL-6、IL-1β、血管内皮生长因子 A、氯霉素乙酰转移酶、雌激素受体 1、环加氧酶 2 等产生，还可以作用于脂多糖介导的信号通路，发挥抗炎作用。

【研发现状】

根据羌活胜湿汤的主治和功用，现已开发出狗皮膏、疏风定痛丸等相关中成药。

1.狗皮膏

组成：生川乌、生草乌、羌活、独活、青风藤、香加皮、防风、铁丝威灵仙、苍术、蛇床子、麻黄、高良姜、小茴香、官桂、当归、赤芍、木瓜、苏木、大黄、油松节、续断、川芎、白芷、乳香、没药、冰片、樟脑、丁香、肉桂。

功用：祛风散寒，活血止痛。

主治：风寒湿邪、气血瘀滞所致的痹病，症见四肢麻木，腰腿疼痛，筋脉拘挛；或跌打损伤，闪腰岔气，局部肿痛；或寒湿瘀滞所致的脘腹冷痛，行经腹痛，寒湿带下，积聚痞块。

2.疏风定痛丸

组成：马钱子粉、麻黄、乳香、没药、千年健、自然铜、地枫皮、桂枝、牛膝、木瓜、甘草、杜仲、防风、羌活、独活。

功用：祛风散寒，活血止痛。

主治：风寒湿闭阻、瘀血阻络所致的痹病，症见关节疼痛、冷痛、刺痛或疼痛致甚，屈伸不利，局部恶寒，腰腿疼痛；四肢麻木及跌打损伤所致的局部肿痛。

羌活胜风汤

【来源】元代倪维德著《原机启微》。

羌活胜风汤治眵多眊矂，紧涩羞明，赤脉贯睛，头痛鼻塞，肿胀涕泪，脑巅沉重，眉骨酸疼，外翳如云雾、丝缕、秤星、螺盖。

【异名】羌活胜湿汤（《张氏医通》）。

【组成】白术五分（1.5g） 枳壳 羌活 川芎 白芷 独活 防风 前胡 桔梗 薄荷各四分（各1.2g） 荆芥 甘草各三分（各1g） 柴胡七分（2.1g） 黄芩五分（1.5g）

【用法】作一服，水二盏，煎至一盏，去滓，热服（现代用法：水煎热服）。

【功用】祛风清热。

【主治】羌活胜风汤治眵多眊矂，紧涩羞明，赤脉贯睛，头痛鼻塞，肿胀涕泪，脑巅沉重，眉骨酸疼，外翳如云雾、丝缕、秤星、螺盖。

【方解】方中枳壳下气降逆，白术升清降浊，共为君药。羌活升而能沉，独活祛风止痛，可疗目疾。防风、白芷宣上通窍，川芎通上达下，前胡宣泄下气，皆为臣药。桔梗除寒散热，宣泄下气，薄荷、荆芥穗清利上焦，甘草调和诸药为佐。柴胡降泄清肝，黄芩清上焦热，防风邪入里化热为使。诸药合用，共奏清热降浊、疏风通络之功。

【配伍特点】全方配伍，升降结合，辛凉并用，具有升清降浊之效。

【方论选录】上方为风热不制而作也。夫窍不利者，皆脾胃不足之证。故先以白术、枳壳调治胃气为君；羌活、川芎、白芷、独活、防风、前胡诸治风药皆主升发为臣；桔梗除寒热，薄荷、荆芥清利上焦，甘草和百药为佐。柴胡解热，行少阳、厥阴经，黄芩疗上热，主目中赤肿为使。又治伤寒愈后之病。热服者，热性炎上，令在上散，不令流下也。眼生翳者，随翳所见经络加药。翳凡自内眦而出者，加蔓荆子治太阳经，加苍术去小肠膀胱之湿。内眦者，手太阳、足太阳之属也。自锐眦而入客主人斜下者，皆龙胆草，为胆草味苦，与胆味合。小加人参，益三焦之气，加藁本乃太阳经风药。锐眦客主人者，足少阳、手少阳、手太阳之属也。凡自目系而下者，倍加柴胡行肝气，加黄连泻心火。目系者，足厥阴、手少阴之属也。自抵过而上者，加木通导小肠中热，五味子酸以收敛。抵过者，手太阳之属也。（王肯堂《证治准绳》）

【临床应用】

羌活胜风汤临床主要用于治疗疱疹病毒性角膜炎、糖尿病性眼肌麻痹、过敏性结膜炎等眼病。对于疱疹病毒性角膜炎，羌活胜风汤可以改善眼黑、视物模糊等症状。对于糖尿病性眼肌麻痹，羌活胜风汤可以缓解患者上睑下垂和眼球运动受限症状。对于过敏性结膜炎，羌活胜风汤有助于改善患者眼部瘙痒、眼睑水肿及结膜充血水肿等症状，能迅速减轻局部反应，有效降低复发率。此外，羌活胜风汤还可用于治疗麻痹性斜视、慢性结膜炎、虹膜睫状体炎、非化脓性角膜炎等多种疾病。

【基础研究】

目前关于羌活胜风汤的基础研究还很少。已有研究提示羌活胜风汤具有抗炎等药理活性。

【研发现状】

根据羌活胜风汤的主治和功用，现已开发出中成药拨云退翳丸。

拨云退翳丸

组成：密蒙花、蒺藜、菊花、木贼、楮实子、薄荷、天花粉、蝉蜕、蔓荆子、蛇蜕、荆芥穗、当归、川芎、花椒、黄连、地骨皮、甘草。

功用：散风清热，退翳明目。

主治：风热上扰所致的目翳外障，视物不清，隐痛流泪，眼角干涩，视力下降，眼眶胀痛等症。

蠲痹汤

【来源】清代程国彭著《医学心悟》。

通治风、寒、湿三气，合而成痹。

【组成】羌活　独活　秦艽各一钱（各3g）　桂心　甘草炙，各五分（各1.5g）　当归

桑枝各三钱（9g）　川芎七分（2.1g）　海风藤两钱（6g）　木香　乳香透明，各八分（各2.4g）

【用法】水煎服。

【功用】祛风除湿，蠲痹止痛。

【主治】痹证。风、寒、湿三气合而成痹。

【方解】方中以羌活、独活为君，散一身上下之风寒湿邪，通利关节而止痹痛。以海风藤、桑枝、秦艽为臣，助羌活、独活祛风除湿止痛，海风藤为祛风通络止痛之要药，桑枝祛风湿而善达四肢、经络，通利关节，秦艽祛风湿，通经络，止痹痛，善治热痹。当归、川芎两药寓"治风先治血，血行风自灭"之意。桂心祛风，通利关节。再佐以乳香、木香，使以甘草，全方共奏祛风除湿、活血通络，行气止痛之功。

【配伍特点】本方从风、寒、湿邪气立论，用药以祛风散寒除湿为主，佐以行气活血、温经通络之品。

【方论选录】蠲痹冷痹身寒厥，附归芪草桂羌防，肌热如火名热痹，羚犀升阳散火汤。蠲痹汤，即附子、当归、黄芪、炙草、官桂、羌活、防风，治痹病而身寒无热，四肢厥冷，名曰冷痹也。加味升阳散火汤，即内伤门升阳散火汤加羚羊角、犀角，治痹病而肌热如火，名曰热痹也。（吴谦《医宗金鉴》）

【临床应用】

蠲痹汤临床主要用于治疗腰椎间盘突出症、类风湿关节炎、膝关节骨性关节炎、肩周炎等肌肉骨骼系统疾病。对于腰椎间盘突出症，蠲痹汤有助于改善局部血液循环，加快机体新陈代谢，减轻患者疼痛。对于类风湿关节炎，蠲痹汤能缓解患者关节晨僵、疼痛、红肿等症状，发挥治疗作用。对于膝关节骨性关节炎，蠲痹汤可以缓解患者膝关节疼痛、屈伸不利等临床症状。对于肩周炎，蠲痹汤有助于改善患者肩关节活动度，减轻肩部疼痛。此外，蠲痹汤还用于治疗痛风、肩手综合征、坐骨神经痛、颈椎病、糖尿病周围神经病变、冠心病等多种疾病。

【基础研究】

现代研究发现，蠲痹汤具有抗炎、镇痛、增强免疫力等药理活性。蠲痹汤通过调控 SLC7A11–GSH–GPX4 轴抑制软骨细胞铁死亡，减轻炎性反应和细胞外基质降解；通过降低血清类风湿因子、抗环瓜氨酸肽抗体和 C 反应蛋白水平，改善类风湿关节炎症状；通过改善骨代谢，抑制炎症反应，控制强直性脊柱炎的进展；通过调节血清沉默调节蛋白 SIRT1、细胞衰老相关蛋白 ASF1A 的水平，治疗风寒湿痹型类风湿关节炎。

【研发现状】

根据蠲痹汤的主治和功用，现已开发出中成药蠲痹颗粒。

蠲痹颗粒

组成：制附子、黄芪、防己、桂枝、白芍、细辛、川芎、海桐皮、海风藤、大枣、甘草。

功用：温阳除湿，散寒止痛。

主治：类风湿关节炎，症见关节疼痛、压痛、肿胀、晨僵、屈伸不利等。

第二十一章

祛痰剂

第一节　燥湿化痰剂

温胆汤

【来源】唐代孙思邈著《备急千金要方》。

治大病后虚烦不得眠，此胆寒故也，宜服温胆汤。

【组成】半夏洗，二两（6g）　竹茹二两（6g）　枳实炙，二枚（6g）　橘皮三两（9g）生姜四两（12g）　甘草炙，一两（3g）

【用法】上六味，咬咀，以水八升煮取二升，分三服（现代用法：水煎服）。

【功用】温升胆气，理气化痰。

【主治】胆虚寒证。大病后，虚烦不得眠。

【方解】本方重用辛温之品，以生姜四两为君，辛温行散通阳，以温升少阳胆气，恢复其升发条达，理气化痰。半夏燥湿化痰，橘皮健脾理气化痰，枳实辛行苦降为臣，能增强理气化痰之力。佐以竹茹疏久郁之胆火，又能引诸药入胆经，配伍寒凉之枳实、竹茹又可防痰饮郁久化热。炙甘草为使，调和诸药。以"温"为主，全方合用，诸症自愈。

【配伍特点】全方寒温并用，以温为主，温升胆气，行气解郁，气顺痰消，则诸症自愈。

【方论选录】

1. 此足少阳、阳明药也。橘、半、生姜之辛温，以之导痰止呕，即以之温胆；枳实破滞，茯苓渗湿，甘草和中，竹茹开胃土之郁、清肺金之燥、凉肺金即所以平甲木也。如是则不寒不燥而胆常温矣。《经》又曰：胃不和则卧不安。又曰：阳气满不得入于阴，阴气虚故目不得瞑。半夏能和胃而通阴阳，故《内经》用治不眠。二陈非特温胆，亦以和胃也。（汪昂《医方集解》）

2. 夫人之六腑，皆泻而不藏，惟胆为清净之腑，无出无入，寄附于肝，又与肝相为表里。肝藏魂，夜卧则魂归于肝，胆有邪，岂有不波及于肝哉！且胆为甲木，其象应春，今胆虚即不能遂其生长发陈之令，于是土得木而达者，因木郁而不达矣。土不达则痰涎易生，痰为百病之母，所虚之处，即受邪之处，故有惊悸之状。此方纯以二陈、竹茹、枳实、生姜和胃豁痰、破气开郁之品，内中并无温胆之药，而以温胆名方者，亦以胆为甲木，常欲其得春气温和之意耳。（张秉成《成方便读》）

【附方】

1.十味温胆汤《世医得效方》 半夏汤洗 枳实去瓤，切，麸炒 陈皮去白，各三两（各9g） 白茯苓去皮，一两半（4.5g） 酸枣仁微炒 大远志去心，甘草水煮，姜汁炒 北五味子 熟地黄切，酒炒 条参各一两（各3g） 粉草五钱（1.5g） 上锉散，每服四钱，水一盏半，姜五片，枣一枚煎，不以时服。功用：化痰宁心，益气养血。主治：心胆虚怯，痰浊内扰证。症见触事易惊，失眠多梦，心悸短气，乏力自汗，四肢浮肿，饮食无味，心虚烦闷，坐卧不安。

2.黄连温胆汤《六因条辨》 黄连（6g） 半夏（9g） 竹茹（9g） 枳实（9g） 陈皮（9g） 茯苓（6g） 甘草（6g）（原著本方无用量）功用：清热化痰，定惊除烦。主治：胆胃痰热，上扰神明。症见心惊胆怯，性急善忘，多虑多思，烦闷欲呕，口苦呕涎，胸脘内热，舌苔浊腻略黄，脉滑数。

【临床应用】

温胆汤临床主要用于治疗高血压、慢性胆囊炎、支气管扩张症等疾病。对于高血压，温胆汤能降血压、降低尿微量白蛋白及肌酐水平，对肾功能有较好的保护作用。对于慢性胆囊炎，温胆汤可显著改善患者的临床症状、体征，安全性高。对于支气管扩张症，温胆汤可充分发挥中医药化痰优势，改善咳嗽、咳痰等临床症状。此外，温胆汤还可用于治疗失眠、抑郁症、糖尿病、精神分裂症、冠心病等多种疾病。

【基础研究】

现代研究发现，温胆汤具有神经保护、降血脂、抗炎、保护心功能等药理作用。温胆汤通过调节大鼠星形胶质细胞磷脂酰肌醇3-激酶、蛋白激酶B、哺乳动物雷帕霉素靶蛋白的表达，保护神经细胞；通过提高血清去甲肾上腺素、多巴胺、5-羟色胺等神经递质水平，缓解焦虑、抑郁症状，减轻神经功能和认知功能的损伤；通过调控心脏钠通道基因Sc5d启动子的甲基化，改善肥胖大鼠血清甘油三酯、总胆固醇、低密度脂蛋白胆固醇水平；通过降低血清TNF-α、IL-5水平，抑制炎症反应，改善体液免疫、细胞免疫和肺功能；通过提升射血分数，降低左室舒张与收缩末内径、血清心肌肌钙蛋白Ⅰ和N末端B型利钠肽前体，改善高血压急症心力衰竭患者的心功能。

【研发现状】

根据温胆汤的主治和功用，现已开发出安神温胆丸等相关中成药。

安神温胆丸

组成：制半夏、陈皮、竹茹、酸枣仁（炒）、枳实、远志（制）、五味子、人参、熟地黄、茯苓、朱砂、甘草、大枣。

功用：和胃化痰，安神定志。

主治：用于心胆虚怯，触事易惊，心悸不安，虚烦不寐。

金水六君煎

【来源】明代张介宾著《景岳全书》。

治肺肾虚寒，水泛为痰，或年迈阴虚，血气不足，外受风寒，咳嗽呕恶，多痰喘急等证。

【组成】当归二钱（6g）　熟地三五钱（9～15g）　陈皮一钱半（4.5g）　半夏二钱（6g）　茯苓二钱（6g）　炙甘草一钱（3g）

【用法】水二盅，生姜三五七片，煎七八分，食远温服（现代用法：水煎服，空腹温服）。

【功用】燥湿化痰，养血滋阴。

【主治】肺肾虚寒，水泛为痰，兼阴血不足证。咳嗽呕恶，喘急痰多，痰带咸味，或咽干口燥，自觉口咸，舌质红，苔白滑或薄腻。

【方解】本方即二陈汤去乌梅，加当归、熟地黄而成。方中熟地黄滋养肺肾，半夏健脾燥湿，降逆化痰，和中止呕为君。臣以陈皮理气健脾燥湿，当归养血和血。佐以茯苓健脾渗湿，生姜降逆化痰，制半夏之毒。使以甘草调和诸药，共奏理气健脾，燥湿化痰之效。

【配伍特点】当归、熟地黄与二陈汤同用，既补阴血，又化痰饮，滋培肾水，标本兼顾。

【方论选录】

1. 凡年高之人，血脉枯涩，经络隧道多不流利，若有湿热内盛，肺失治节之令，则咳嗽连声，断续不已。甚则周身经络掣痛，或闪气心痛，斯时也不得不以二陈之属化其痰，然恐血枯之人，不足以当其燥，故特加归、地以濡其血而泽其枯，方为不偏不倚，两得相宜，全在学者酌宜用之耳。（张秉成《成方便读》）

2. 二陈汤为祛痰之通剂，盖以痰之本，水也，茯苓利水以治其本。痰之动，湿也，茯苓渗湿以制其动。方中只此一味是治痰正药，其余半夏降逆，陈皮顺气，甘草调中，皆取之以为茯苓之佐使耳。故仲景书，凡痰多俱加茯苓，呕者加半夏，古圣不易之法也。此方取熟地寒润，当归辛润，加此二味，用为脾肾虚寒，水泛为痰之剂，不知肺寒非干姜、细辛合用不可，肾寒非姜、附重用不可。若用归、地之寒湿助其水饮，则阴霾四布，水势上凌而气逆咳嗽之病日甚矣。（谢观《中国医学大辞典》）

【附方】金水六君丸（《饲鹤亭集方》）　党参四两（120g）　熟地黄八两（240g）　天冬四两（120g）　白术四两（120g）　茯苓四两（120g）　甘草二两（60g）　陈皮二两（60g）　半夏三两（90g）　上为末，水为丸。每服三钱（9g），淡盐汤送下。功用：益精补血，止咳平喘。主治：肺肾虚寒，水泛为痰，年迈阴虚，气血不足，外受风寒，咳嗽呕恶，多痰喘急等症。

【临床应用】

金水六君煎临床主要用于治疗慢性支气管炎、慢性阻塞性肺疾病、支气管哮喘等疾病。对于慢性支气管炎，金水六君煎能改善患者的咳嗽、咳痰、喘息、胸闷症状，改善肺功能。对于慢性阻塞性肺疾病，金水六君煎能有效缓解咳嗽、咳痰、喘息、胸闷等症状，减少发作频率，提高患者生活质量。对于支气管哮喘，金水六君煎能改善患者的肺功能，缓解哮喘症状，减少发作频率，降低不良反应发生率。此外，金水六君煎还可用于治疗尘肺病、肺癌、呼吸道感染、慢性咳嗽、原发性高脂血症、非酒精性脂肪肝、放射性肺炎、帕金森病、脑血管后遗症、弥漫性肺间质纤维化等多种疾病。

【基础研究】

现代研究发现，金水六君煎具有抗氧化、抗炎等药理作用。金水六君煎通过降低肺组织中囊性纤维化跨膜转导调节因子 CFTR 表达，改善慢性阻塞性肺疾病气道病变；通过上调蛋白精氨酸甲基转移酶，调控 PRMT6-FOXO3 轴，抑制慢性阻塞性肺疾病小鼠骨骼肌萎缩；通过抑制巨噬细胞向 M_1 表型分化，促进巨噬细胞向 M_2 表型分化，降低 IL-6、IL-8 水平，抑制炎症反应，治疗慢性阻塞性肺疾病。

【研发现状】

根据金水相生原理，现已开发出河车大造丸、百合固金口服液、麦味地黄合剂、金水宝胶囊等中成药。

1.河车大造丸

组成：紫河车、熟地黄、天冬、麦冬、杜仲（盐炒）、牛膝（盐炒）、黄柏（盐炒）、醋龟甲。

功用：滋阴清热，补肾益肺。

主治：用于肺肾两亏，虚劳咳嗽，骨蒸潮热，盗汗遗精，腰膝酸软。

2. 百合固金口服液

组成：白芍、百合、川贝母、当归、地黄、甘草、桔梗、麦冬、熟地黄、玄参。

功用：养阴润肺，化痰止咳。

主治：用于肺肾阴虚，燥咳少痰，痰中带血，咽干喉痛。

3. 麦味地黄合剂

组成：熟地黄、山茱萸（制）、山药、茯苓、牡丹皮、泽泻、麦冬、五味子。

功用：滋肾养肺。

主治：用于肺肾阴亏，潮热盗汗，咽干，眩晕耳鸣，腰膝酸软。

4. 金水宝胶囊

组成：发酵虫草菌粉（Cs-4）。

功用：补益肺肾，秘精益气。

主治：用于肺肾两虚，精气不足，久咳虚喘，神疲乏力，不寐健忘，腰膝酸软，月经不调，阳痿早泄；慢性支气管炎，慢性肾功能不全，高脂血症，肝硬化见上述症状者。

小半夏加茯苓汤

【来源】东汉张仲景著《金匮要略》。

1. 卒呕吐，心下痞，膈间有水，眩悸者，半夏加茯苓汤主之。

2. 先渴后呕，为水停心下，此属饮家。小半夏加茯苓汤主之。

【异名】大半夏汤（《活人书》）、半夏茯苓汤（《鸡峰》）、茯苓半夏汤（《宣明论》）、小半夏汤（《伤寒心要》）、小半夏茯苓汤（《直指》）、小茯苓半夏汤（《普济方》）、茯苓散（《普济方》）、半夏加茯苓汤（《外台秘要》）。

【组成】半夏一升（24g）　生姜半斤（24g）　茯苓三两，一法四两（9g）

【用法】上三味，以水七升，煮取一升五合，分温再服（现代用法：水煎服）。

【功用】行水消痞，降逆止呕。

【主治】膈间停水证。突然呕吐，心下痞满，头眩心悸，口不渴等。

【方解】方中茯苓甘淡渗利，性平兼补，善渗湿利水，健脾宁心，使膈间之水从小便出，故为君药。生姜辛微温发散，既温散水湿，又开胃消痞，降逆止呕，为呕家圣药；半夏辛散温燥，善行散而燥湿化痰，消痞散结，降逆止呕。生姜兼治半夏之毒性，二药相杀相成，既助君药燥湿化饮，又消痞散结，降逆止呕，故为臣药。

【配伍特点】全方配伍，淡渗辛散，共奏行水消痞、降逆止呕之功。

【使用注意】本方淡渗辛散，故食积胀满、呕吐痞满者不宜服。

【方论选录】

1. 心下痞，膈间有水；胀吐者，阳气必不宣散也。《经》云：以辛散之。半夏、生姜皆味辛。《本草》：半夏可治膈上痰、心下坚、呕逆者；眩，亦上焦阳气虚，不能升发，所以半夏、生姜并治之；悸，则心受水凌，非半夏可独治，必加茯苓去水，下肾逆以安神，神安则悸愈矣。（赵以德《金匮玉函经二注》）

2. 此足太阳、阳明药也，半夏、生姜行水气而散逆气，能止呕吐；茯苓宁心气而泄肾邪，能利小便；火因水而下行，则悸眩止而痞消矣。（汪昂《医方集解》）

3. 又有卒呕吐，心下痞，膈间有水，眩而悸者，此饮邪弥浸于上下之证也。气逆则呕吐，气塞则心下痞，上阳不宣则眩，中阳不振则悸也，此皆膈间有支饮之水邪也，主之小半夏加茯苓汤，于燥土除水，温中散寒之治，倍用淡渗，使邪从小便而去。治凡饮之大法也，不止为支饮言。（魏荔彤《金匮要略方论本义》）

【附方】

1. 小半夏汤（《金匮要略》）半夏一升（6g）生姜半斤（9g）上二味，以水七升，煮取一升半，分温再服。功用：化痰散饮，和胃降逆。主治：痰饮呕吐。症见呕吐痰涎，口不渴，或干呕呃逆，谷不得下，舌苔白滑。

2. 茯苓丸（《是斋百一选方》）茯苓一两（6g）枳壳麸炒，去瓤，半两（3g）半夏二两（12g）风化朴硝一分（1g）上四味为细末，生姜自然汁煮糊为丸，如梧桐子大，每服三十丸，生姜汤下。功用：燥湿行气，软坚化痰。主治：痰伏中脘，流注经络证。症见两臂酸痛或抽掣，手不得上举，或左右时复转移，或两手麻木，或四肢浮肿，舌质白腻，脉沉细或弦滑。

【临床应用】

小半夏加茯苓汤临床主要用于治疗妊娠呕吐、化疗呕吐、眩晕等疾病。对于妊娠呕吐，小半夏加茯苓汤能有效缓解患者头晕、胸闷、厌食、恶心呕吐等不适症状。对于化疗呕吐，小半夏加茯苓汤能缓解患者呕吐、纳呆、恶心、腹胀等消化道症状，提高患者生活质量。对于高血压、梅尼埃病、颈椎病、脑梗死、椎－基底动脉供血不足等不同病因引起的眩晕，小半夏加茯苓汤能缓解患者头晕目眩、视物旋转、恶心呕吐、心悸、耳鸣等症状。此外，小半夏加茯苓汤还可用于治疗小儿秋季腹泻、呃逆、反流性食管炎、心功能不全及病毒性心肌炎等多种疾病。

【基础研究】

现代研究发现，小半夏加茯苓汤具有止呕、抗肿瘤等药理作用。小半夏加苓汤通过调节胃动素、胃泌素和血管活性肠肽的分泌，发挥抗化疗呕吐的作用；通过抑制胃蛋白酶原－Ⅱ，有效改善缺血性脑卒中后顽固性呃逆患者的中医证候；可抑制胃腺癌细胞 BGC-823 的增殖。小半夏加茯苓汤醇提物通过抑制癌基因和提高抑癌基因的表达，阻断癌细胞增殖途径；通过调节线粒体跨膜电位，促进胃腺癌细胞 BGC-g23 凋亡；通过降低增殖细胞核抗原蛋白的表达，提高小鼠血清中 TNF-α 的含量，控制肉瘤 S180 肿瘤细胞增殖，并激活免疫细胞，调节机体的免疫功能。

【研发现状】

根据小半夏加茯苓汤的配伍特点，现已开发出指迷茯苓丸、橘红痰咳颗粒等中成药。

1. 指迷茯苓丸

组成：半夏（制）、茯苓、玄明粉、枳壳（麸炒）。

功用：燥湿和中，化痰通络。

主治：用于痰湿阻络所致的筋络挛急，臂痛难举。

2. 橘红痰咳颗粒

组成：化橘红、百部（蜜炙）、苦杏仁、茯苓、水半夏（制）、五味子、白前、甘草。

功用：理气祛痰，润肺止咳。

主治：用于感冒、咽喉炎引起的痰多咳嗽、气喘。

导痰汤

【来源】宋代吴彦夔著《传信适用方》。

治痰厥，头昏晕。

【组成】半夏汤洗七次，四两（12g）　天南星细切，姜汁浸，一两（3g）　枳实去瓤，一两（3g）　橘红一两（3g）　赤茯苓一两（3g）

【用法】上为粗末。每服三大钱，水两盏，姜十片，煎至一盏，去滓温服，食后（现代用法：水煎服）。

【功用】燥湿祛痰，行气开郁。

【主治】痰厥证。胸膈痞塞，胁肋胀满，头晕头痛，呕气吐逆，咳嗽咳痰，喘急气短，不思饮食，不寐，舌苔白腻，脉滑。

【方解】导痰汤在二陈汤的基础上配以天南星、枳实，增强行气开郁之力。方中天南星燥湿化痰，祛风散结；枳实下气行痰，共为君药。半夏功专燥湿祛痰，橘红下气消痰，均为臣药，辅助君药加强豁痰顺气之力。茯苓健脾渗湿，杜绝生痰之源，煎加生姜，既制半夏之毒，又能协助半夏化痰降逆、温胃止呕。

全方共奏燥湿化痰，行气开郁之功。气顺则痰自下降，晕厥可除，痞胀得消。

【配伍特点】化痰以助行气，气顺则痰消，津液随气而顺。

【方论选录】

1. 卒中风邪，痰气闭塞，故胸膈痞满，迷闷不醒也。南星化风痰，枳实破滞气，合二陈治一切痰实为病。中风痰盛气壅者，洵可先用之以破气导痰，然后调其血气，而风无不解矣。（徐大椿《医略六书》）

2. 此为痰中、痰厥之借治方也。夫类中既因湿痰，则无论兼风与否，自应以燥湿化痰为根本不二之治法。本方即二陈汤加胆星、枳实是也。胆星祛风痰，合半夏有助燥湿之效，枳实能降泄，会二陈有推墙倒壁之功，故痰中症用之宜焉。（蔡陆仙《中国医药汇海》）

【附方】涤痰汤《奇效良方》 南星姜制 半夏汤洗七次，各二钱半（各6.5g） 枳实麸炒，二钱（6g） 茯苓去皮，二钱（6g） 橘红一钱半（4.5g） 石菖蒲 人参各一钱（各3g） 竹茹七分（2g） 甘草半钱（1.5g） 上作一服。水二盏，生姜五片，煎至一盏，食后服。功用：涤痰开窍。主治：中风痰迷心窍证。症见舌强不能言，喉中痰鸣，辘辘有声，舌苔白腻，脉沉滑或沉缓。

【临床应用】

导痰汤燥湿祛痰，行气开郁，主要用于治疗痰饮停阻所致的痰厥，或胸膈痞塞、胁肋胀满、头痛呕逆、喘急咳嗽、涕唾黏稠、食少纳呆、肢节疼痛等多种病证。导痰汤通过加减及与西药联用等方式，可广泛应用于临床各系统疾病的治疗，特别是神经系统、呼吸系统及妇科疾病。对于痰湿偏盛的单纯性肥胖，导痰汤可以减轻患者体重。对于急性缺血性脑梗死，导痰汤能有效控制患者病情发展，促进神经功能恢复，疗效明显。对于部分稳定型心绞痛，导痰汤能有效缓解患者心痛、心悸等临床症状。此外，导痰汤还可用于治疗类风湿关节炎、慢性支气管炎、肺癌、帕金森综合征、脂肪肝、高脂血症等疾病。

【基础研究】

现代研究发现，导痰汤具有降低胰岛素抵抗指数、改善心功能、调节糖脂代谢等药理作用。导痰汤通过调节肠道菌群丰度和多样性，降低胰岛素抵抗指数、促黄体生成素和雄激素水平，上调内分泌激素及微小 RNA-16 表达，下调程序性细胞死亡因子 -4 表达，降低卵巢颗粒细胞中热休克蛋白 -70、NF-κB、Caspase-3 的含量，治疗多囊卵巢综合征；通过降低 N 末端 B 型脑钠肽原和肌钙蛋白的表达，治疗痰浊闭阻型冠心病胸痛，改善患者相关症状及心功能；通过抑制 TLR4/NF-κB p65 信号通路，改善肥胖型多囊卵巢综合征胰岛素抵抗大鼠卵巢排卵和糖脂代谢功能。

第二节 清热化痰剂

清金化痰汤

【来源】明代叶文龄著《医学统旨》。

清金化痰汤，因火者，咽喉干痛，面赤，鼻出热气，其痰嗽而难出，色黄且浓，或带血丝，或出腥臭。

【组成】黄芩 山栀各一钱半（各4.5g） 桔梗二钱（6g） 麦门冬去心 桑皮 贝母 知母 瓜蒌仁炒 橘红 茯苓各一钱（各3g） 甘草四分（1.2g）

【用法】水二盅，煎八分，食后服（现代用法：水煎服）。

【功用】清火化痰。

【主治】肺火痰结证。咽喉干痛，面赤，鼻出热气，咳嗽，痰难出，色黄浓稠，或带血丝，或出腥臭，舌红苔黄腻，脉濡数。

【方解】方中黄芩、栀子清肺热泻火，为君药。瓜蒌、贝母清热涤痰，宽胸开结，桔梗宣肺化痰，桑白皮清泻肺火，麦冬、知母养阴清热，润肺止咳，共为臣药。佐以茯苓健脾利湿，湿去则痰自消，橘红理气化痰，使气顺则痰降。使以甘草润肺和中，调和诸药。故全方有清热润肺、化痰止咳之功。

【配伍特点】清热药、化痰药、滋阴药、益气药共用，清热化痰防伤阴，又兼顾脾胃。

【方论选录】清金化痰汤，因火者，咽喉干痛，面赤，鼻出热气，其痰嗽而难出，色黄且浓，或带血丝，或出腥臭。（叶文龄《医学统旨》）

【附方】

1.清金降火汤（《古今医鉴》） 陈皮一钱五分（4.5g） 半夏泡，一钱（4.5g） 茯苓一钱（3g） 桔梗一钱（3g） 枳壳麸炒，一钱（3g） 贝母去心，一钱（3g） 前胡一钱（3g） 杏仁去皮尖，一钱五分（4.5g） 黄芩炒，一钱（3g） 石膏一钱（3g） 瓜蒌仁一钱（3g） 甘草炙，三分（1g） 上锉一剂，生姜三片，水煎，食远临卧服。功用：清热泻火，化痰止咳。主治：肺胃郁火痰结证。症见咳嗽胸满，痰少而黏，面赤心烦，苔黄脉数。

2.清气化痰丸（《医方考》） 陈皮去白 杏仁去皮尖 枳实麸炒 黄芩酒炒 瓜蒌仁去油 茯苓各一两（各6g） 胆南星 制半夏各一两半（各9g） 姜汁为丸。每服二至三钱（6～9g），温开水送下。功用：清热化痰，理气止咳。主治：痰热咳嗽。症见咳嗽，痰黄稠，胸膈痞闷，甚则气急呕恶，舌质红，苔黄腻，脉滑数。

【临床应用】

清金化痰汤临床主要用于治疗肺炎、慢性阻塞性肺疾病急性加重期、支气管扩张症、慢性支气管炎、肺癌等呼吸系统疾病。对于支气管扩张症，清金化痰汤能改善患者咳嗽、咳痰、咯血等临床症状，改善气道功能，提高患者生活质量。对于慢性阻塞性肺疾病，清金化痰汤能改善患者肺功能，缓解呼吸困难，减少肺部感染，改善临床症状，延长生存期。对于慢性支气管炎，清金化痰汤能缓解病情，缩短治疗时间。此外，清金化痰汤还可用于治疗各类肺炎、急性肺损伤、小儿咳嗽等多种疾病。

【基础研究】

现代研究发现，清金化痰汤通过调控自噬、调控铁代谢、提高免疫功能、抗病毒等作用，减轻炎症反应，减少肺部损伤，起到治疗呼吸系统疾病的作用。p62 是一种自噬相关蛋白，在摄取泛素化蛋白聚合物的过程中起关键作用，与自噬水平呈负相关。研究发现，在慢性阻塞性肺疾病急性加重（AECOPD）大鼠模型中 p62 水平降低，清金化痰汤干预后 p62 表达水平显著升高，IL-1β、TNF-α、白三烯 B_4 及白三烯 C_4 等炎症反应指标降低，表明清金化痰汤可通过调控自噬减少气道炎症反应，从而达到治疗痰热郁肺型 AECOPD 的目的。铁是人体必需的微量元素，铁稳态对于机体功能的稳定至关重要。研究表明，清金化痰汤能提高 IL-10 水平，降低 IL-1β、TNF-α 水平，减轻肺部炎症反应，其作用机制可能与上调血清中铁调素表达、下调肺中转铁蛋白表达和上调铁调节蛋白 -2 表达有关。研究发现，清金化痰汤中的黄芩苷、京尼平苷、芒果苷等12 种活性成分具有抗病毒作用，并通过体内外实验发现清金化痰汤能降低肺组织病毒滴度，降低炎症因子水平。

【研发现状】

根据清肺化痰治法，现已开发出清金止嗽化痰丸、涤痰丸等中成药。

1. 清金止嗽化痰丸

组成：黄芩、熟大黄、知母、天花粉、麦冬、化橘红、浙贝母、枳壳（去瓤麸炒）、桑白皮（蜜炙）、苦杏仁（去皮炒）、前胡、百部、桔梗、甘草。

功用：清肺，化痰，止嗽。

主治：用于肺热痰盛引起的咳嗽黄痰，胸膈不畅，喉痛音哑，大便干燥。

2. 涤痰丸

组成：牵牛子（炒）、大黄、黄芩。

功用：清热化痰，开郁化痞。

主治：用于痰火郁结，气急风痫，湿热咳嗽，胸满作喘，痰涎壅盛，大便燥结。

清肺汤

【来源】明代龚廷贤著《万病回春》。

治一切咳嗽，上焦痰盛。

【组成】黄芩_{去朽心，一钱半（4.5g）}　桔梗_{去芦}　茯苓_{去皮}　陈皮_{去白}　贝母_{去心}　桑白皮_{各一钱（各3g）}　当归　天门冬_{去心}　山栀　杏仁_{去皮尖}　麦门冬_{去心，各七分（各2.1g）}　五味子_{七粒（2g）}　甘草_{三分（1g）}

【用法】上锉，加生姜、大枣，水煎，食后服（现代用法：水煎服）。

【功用】清肺化痰，润燥止咳。

【主治】一切咳嗽，上焦痰盛证。肺热咳嗽，咳痰不爽，舌苔黄腻。

【方解】方中黄芩清肺泻火，为君药。桑白皮、杏仁泻肺止咳平喘，麦冬、天冬滋阴润肺，贝母清热化痰，宣肺止咳，五味子敛肺止咳，山栀清热泻火，茯苓、陈皮健脾祛湿，共为臣药。佐以桔梗祛痰排脓，当归养血润肺。甘草调和诸药，为使药。全方共奏清肺化痰，润燥止咳之效。

【配伍特点】诸药配伍，主次得当，标本兼治，清热化痰止咳的同时，兼顾滋阴补虚。

【方论选录】清肺肺燥热咳嗽，二冬母草橘芩桑，痰加蒌半喘加杏，快气枳桔敛味良。清肺汤，即麦冬、天冬、知母、贝母、甘草、橘红、黄芩、桑白皮也。有痰燥而难出，加瓜蒌子。痰多加半夏，喘加杏仁，胸膈气不快加枳壳、桔梗，久则宜敛，加五味子。（吴谦《医宗金鉴》）

【附方】

1. 清金保肺汤（《医醇賸义》）　天门冬　麦门冬_{各一钱五分（各4.5g）}　南沙参　北沙参　玉竹　杏仁　蒌皮　蛤粉_{各三钱（各9g）}　石斛　贝母　茜根　茯苓_{各二钱（各6g）}　梨三片　藕五片　水煎服。功用：化痰止咳，清肺润燥。主治：肺受燥热。症见发热咳嗽，甚则喘而失血。

2. 清肺解毒汤（《杂病源流犀烛》）　黄芩　陈皮_{各一钱（各3g）}　贝母_{一钱半（4.5g）}　麦冬_{二钱（6g）}　赤苓_{七分（2.1g）}　蜜桑皮　甘草_{各五分（各1.5g）}　黄连_{酒炒七分（2.1g）}　蒲公英_{三钱（9g）}　煎好，再用大黄三钱切片，开水泡一时，澄汁一小杯冲服。功用：宣肺解毒，祛痰止咳。主治：疹出忽收，余毒入肺，咳嗽闷乱，胸胀喘急，狂言谵语，手足动摇。

【临床应用】

清肺汤临床主要用于治疗慢性阻塞性肺疾病、肺炎等肺系疾病。对于慢性阻塞性肺疾病，清肺汤能有效改善咳、痰、喘的临床症状。对于小儿咳嗽，清肺汤可以缓解咳嗽、气喘等症状。此外，清肺汤还可用于治疗支气管扩张症、痤疮、肛肠出血、扁桃体炎等多种疾病。

【基础研究】

现代研究发现，清肺汤具有抗炎、抗氧化、调节免疫、抗肿瘤等药理作用。清肺汤通过降低血清可溶性细胞间黏附分子–1、IFN-γ、血小板活化因子、高迁移率族蛋白B1水平，降低机体炎症反应，提高肺功能及血气指标；通过降低IL-6、降钙素原、TNF-α水平，缩短喘息性支气管炎患儿症状消失时间，改善肺功能和炎性症状；通过增加Kelch样ECH相关蛋白1、核转录因子E$_2$相关因子和血红素氧合酶1的表达，减少活性氧的含量，增加抗氧化指标超氧化物歧化酶的含量，降低氧化指标丙二醛的含量，调节肺炎支原体肺炎的氧化应激损伤。

【研发现状】

根据清肺汤的主治和功用，现已开发出中成药小儿清肺颗粒。

小儿清肺颗粒

组成：茯苓、清半夏、川贝母、百部、黄芩、胆南星、石膏、沉香、白前、冰片。

功用：清热化痰。

主治：小儿感冒、支气管炎、扁桃体炎，症见咳嗽、气喘、痰涎壅盛。

小陷胸汤

【来源】东汉张仲景著《伤寒论》。

小结胸病，正在心下，按之则痛，脉浮滑者，小陷胸汤主之。

【异名】陷胸汤（《太平圣惠方》）。

【组成】黄连一两（6g）　半夏洗，半升（12g）　瓜蒌实大者一枚（20g）

【用法】上三味，以水六升，先煮瓜蒌，取三升，去滓，内诸药，煮取二升，去滓，分温三服（现代用法：水煎服）。

【功用】除膈上结热，除痰去热，涤胸膈痰热，开胸膈气结。

【主治】小结胸病，心下按之则痛，舌苔黄腻，脉浮滑；及痰热互结而成的胸痹；或痰热在膈上而致的咳嗽面赤，胸腹常热，脉洪，苔黄腻。

【方解】方中瓜蒌实味甘，性寒，有清热涤痰之效，能除胸中之痰热邪气，又能宽胸利气散结，可治气郁不畅之胸满痞痛，为君药。黄连苦寒，能泻热降火，为臣药。瓜蒌实与黄连同用，可增强清热化痰之力。半夏降逆化痰、散结消痞，为佐药。半夏与黄连同用，辛开苦降，既清热化痰，又开郁除痞。

【配伍特点】全方配伍精当，苦降辛开，润燥相济。

【方论选录】

1. 黄连能泻胸中之热，半夏能散胸中之结，栝楼能下胸中之气。（吴崑《医方考》）

2. 以半夏之辛散之，黄连之苦泻之，栝楼之苦润涤之，所以除热散结于胸中也。先煮栝楼，分温三服，皆以缓治上之法。（罗美《古今名医方论》）

3. 黄连涤热，半夏导饮，栝楼润燥下行，合之以涤胸膈痰热，开胸膈气结，攻虽不峻，亦能突围而入，故名小陷胸汤。（吴谦《医宗金鉴》）

4. 黄连以泄结热，半夏以通阴阳，瓜蒌甘寒润滑，以清心肺之热，以荡上焦垢腻。胸中热必伤肺，此实以瓜蒌为君。热结未深，独在上焦，未近阳明之分，则无庸芒硝、大黄之下达。保肺去热，洁其膻中，无使阴阳扦格而已。（汪绂《医林纂要探源》）

5. 黄连苦以泻热，用代大黄；半夏辛以逐痰，用代甘遂；瓜蒌润以行滞，用代芒硝，不比大陷胸汤之峻厉也。（杨璿《伤寒瘟疫条辨》）

6. 此则因痰热互结，未成胃实。观其脉浮滑，知其邪在上焦，故但以半夏之辛温散结豁痰，栝楼之甘寒润燥涤垢，黄连之苦寒降火泄热。此方以之治伤寒亦可，以之治杂病亦可。即表未解而里有痰热者，皆可兼而用之。（张秉成《成方便读》）

【临床应用】

小陷胸汤临床主要用于治疗呼吸系统、消化系统及心血管系统疾病。对于慢性支气管炎、肺炎，小陷胸汤可以缓解咳嗽、咳痰等临床症状。对于慢性胃炎，小陷胸汤可以改善患者的症状，提高临床治疗有效率，降低复发风险。对于冠状动脉粥样硬化性心脏病、急性心肌梗死，小陷胸汤能有效改善患者的临床症状及血管内皮功能。此外，小陷胸汤还可用于治疗糖尿病、肥胖症、肿瘤等多种疾病。

【基础研究】

现代研究发现，小陷胸汤具有抗炎、调节免疫、降血糖、镇静等药理作用。小陷胸汤可通过激活表皮生长因子受体信号转导，下调 IL-6/STAT3 信号通路，改善免疫功能，减轻 5- 氟尿嘧啶诱导的肠黏膜炎症反应；通过调节血脂代谢、抑制炎症反应，缓解冠心病的心绞痛症状；通过降低 C 反应蛋白、IL-6、TNF-α 水平，辅助治疗肥胖型多囊卵巢综合征；通过降低空腹血糖、餐后 2 小时血糖、糖化血红蛋白水平，改善胰岛功能，治疗 2 型糖尿病；通过调节 ERK1/2、p38 信号通路，抑制 NF-κB 磷酸化与早期生长反应因子 Egr-1 的表达，延缓内皮细胞损伤；通过降低急性肺损伤大鼠体内炎症因子 NF-κB p65 的表达水平，减轻肺水肿。

【研发现状】

根据辛开苦降配伍原理，现已开发出中成药心速宁胶囊。

心速宁胶囊

组成：黄连、半夏、茯苓、枳实、常山、莲子心、苦参、青蒿、人参、麦冬、甘草。

功用：清热化痰，宁心定悸。

主治：痰热扰心所致的心悸、胸闷、心烦、易惊、口干口苦、失眠多梦、眩晕、脉结代等症。适用于冠心病、病毒性心肌炎引起的轻、中度室性期前收缩见上述症状者。

第三节　润燥化痰剂

二冬汤

【来源】清代程国彭著《医学心悟》。

治上消者，宜润其肺，兼清其胃，二冬汤主之。

【组成】天冬去心, 二钱（6g）　麦冬去心, 三钱（9g）　花粉一钱（3g）　黄芩一钱（3g）　知母一钱（3g）　甘草五分（1.5g）　人参五分（1.5g）　荷叶一钱（3g）

【用法】水煎服（现代用法：水煎服）。

【功用】养阴润肺，生津止渴。

【主治】消渴，上消，口渴多饮；肺热咳嗽，痰少，舌红，脉细数。

【方解】方中天冬性寒味甘苦，归肺、肾经，可滋阴润燥，清肺降火，麦冬性微寒，味甘微苦，归心、肺、胃经，具有养阴润肺、益胃生津、清心除烦之功，二者养肺胃之阴，共为君药。天花粉、黄芩、知母清除肺热，生津止渴，人参大补元气，生津止渴，共为臣药，少佐荷叶清泻郁热。甘草可调和诸药，为佐使药。全方扶正祛邪并用，以养阴益气为主，清热为辅，共奏养阴清热、生津止渴之功。

【配伍特点】二冬相须，增加养阴润肺、清解肺热之力。

【使用注意】虚寒证慎用。

【方论选录】人参、甘、麦大甘，以复胃津。天冬、天花粉苦甘，以清肺热。黄芩、知母苦降，以泄肺胃之火。（汪汝麟《证因方论集要》）

【临床应用】

二冬汤临床主要用于治疗糖尿病、甲状腺功能亢进症等疾病。对于糖尿病前期，二冬汤可有效降低患者血糖水平，改善胰岛功能，从而治疗糖尿病前期病变。对于 2 型糖尿病及其并发症，二冬汤可改善患者的视网膜病变、便秘、周围神经病变等。对于甲状腺功能亢进症，二冬汤可帮助调节激素水平，改善临床症状。此外，二冬汤还可用于治疗特发性室性期前收缩、放射性脑损伤、慢性支气管炎、顿咳、百日咳、慢性肾病等多种疾病。

【基础研究】

现代研究发现，二冬汤具有降糖、抗癌、抗炎等药理作用。二冬汤可调控神经活性配体－受体相互作用、钙信号和磷脂酰肌醇 3－激酶 / 蛋白激酶 B 等信号通路，从而治疗糖尿病。二冬汤可降低 2 型糖尿病模型大鼠的总胆固醇、甘油三酯、低密度脂蛋白、超氧化物歧化酶表达水平，升高高密度脂蛋白、丙二醛表达水平，促进血胰岛素的分泌，增强体内抗氧化酶活性，从而纠正和改善2 型糖尿病模型大鼠的糖代谢和脂代谢紊乱。二冬汤通过降低空腹胰岛素、胰岛素抵抗指数，升高胰岛 β 细胞功能指数，显著降低糖尿病前期患者的胰岛素抵抗，提高胰岛素敏感性。此外，二冬汤的含药血清能诱导肺癌细胞 A549 发生凋亡。

【研发现状】

根据二冬汤的主治和功用，现已开发出中成药二冬膏、贝母二冬膏。

1. 二冬膏

组成：天冬、麦冬。

功用：养阴润肺。

主治：用于肺阴不足引起的燥咳痰少，痰中带血，鼻干咽痛。

2. 贝母二冬膏

组成：川贝母、天冬、麦冬。

功用：润肺、化痰、止咳。

主治：用于阴虚肺燥，咳嗽咽干，痰少而黏之症。

第四节　温化寒痰剂

苓甘五味姜辛汤

【来源】东汉张仲景著《金匮要略》。

冲气即低，而反更咳，胸满者，用桂苓五味甘草汤，去桂加干姜、细辛，以治其咳满。

【组成】茯苓四两（9g）　甘草三两（9g）　干姜三两（9g）　细辛三两（9g）　五味半升（5g）

【用法】上五味，以水八升，煮取三升，去滓，温服半升，日三服（现代用法：水煎服）。

【功用】温肺化饮。

【主治】寒饮咳嗽。咳嗽痰多，清稀色白，胸膈痞满，舌苔白滑，脉弦滑。

【方解】方中用干姜为君，取其辛热之性，既温肺化饮，又温脾化湿。细辛为臣，以其辛散之性，温肺散寒化饮，助干姜温散凝聚之寒饮。干姜、细辛二药配伍以温阳化饮，其中干姜以温热为主，温阳化饮之力强，细辛以辛散为主，开郁散饮之力著，两者相伍，温肺化饮之力倍增。茯苓甘淡，健脾渗湿，既可化已聚之痰，又能杜生痰之源，亦为臣药。喘咳日久，必耗散肺气，方中诸药又以辛散温燥之药为主，恐更伤肺气，故佐以五味子敛肺止咳，与干姜、细辛为伍，散中有收，开阖相济，散不伤正，收不留邪，调和肺司开合之职。甘草和中，调和药性，为佐使药。综合全方，诸药合用，温散之中佐以酸收，开阖相济，使寒饮得去，肺气安和，药虽五味，配伍严谨，实为温化寒饮之良剂。

【配伍特点】药虽五味，法度严谨。诸药合用，散中有收，开中有阖，标本兼顾，使脾肺之寒得温，痰饮得除。

【使用注意】凡肺燥有热、阴虚咳嗽、痰中带血者，忌用本方。

【方论选录】服前汤（桂苓五味甘草汤）已，冲气即低，而反更咳胸满者，下焦冲逆之气既伏，而肺中伏匿之寒饮续出也。故去桂枝之辛而导气，加干姜、细辛之辛而入肺者，合茯苓、五味、甘草消饮驱寒，以泄满止咳也。（尤怡《金匮要略心典》）

【附方】冷哮丸（《张氏医通》）　麻黄泡，一两（3g）　川乌生一两（3g）　细辛一两（3g）　蜀椒一两（3g）　白矾生，一两（3g）　牙皂去皮弦子，酥炙，一两（3g）　半夏曲一两（3g）　陈胆星一两（3g）　杏仁去双仁者，连皮尖用，一两（3g）　甘草生，一两（3g）　紫菀茸二两（6g）　款冬花二两（6g）　上为细末，姜汁调神曲末打糊为丸，每遇发时，临卧生姜泡服二钱（6g），羸者一钱（3g），更以三建膏贴肺俞穴中，服后时吐顽痰，胸膈自宽。服此数日后，以补脾肺药调之，候发如前再服。功用：温肺散寒，涤痰化饮。主治：背受寒邪，遇冷即发喘嗽，胸膈痞满，倚息不得卧。

【临床应用】

苓甘五味姜辛汤临床用于治疗慢性支气管炎、肺炎、慢性阻塞性肺疾病、支气管哮喘等疾病。对于慢性支气管炎急性加重期，苓甘五味姜辛汤能有效控制感染，减轻气道损伤，促进病情恢复。对于肺炎，苓甘五味姜辛汤能快速缓解患者的发热、咳嗽、咳痰等症状。对于慢性阻塞性肺疾病，苓甘五味姜辛汤能够有效促进肺通气，增强呼吸功能，改善肺功能，缓解患者的咳、痰、喘等临床症状，提高患者生活质量。对于支气管哮喘慢性持续期，加味苓甘五味姜辛汤可减轻患者痰涎壅盛、喘急胸满、坐不得卧、痰多易出、面色青暗等证候，有效控制哮喘症状，减少患者痛苦。

【基础研究】

现代研究发现，苓甘五味姜辛汤具有抗炎等药理作用。苓甘五味姜辛汤通过抑制 TLR4/NF-κB 信号通路，降低炎症因子 IL-6、TNF-α 的水平，治疗脂多糖诱导的小鼠急性肺损伤；通过降低血清炎症指标 C 反应蛋白、血清淀粉样蛋白 A、IL-6 水平，缓解寒饮瘀阻型慢性阻塞性肺疾病临床症状，改善患者肺功能；通过降低 IL-2、IL-4 水平，提高水通道蛋白 1 的表达，治疗慢性支气管炎；通过降低炎症指标 TNF-α、IL-8 水平，提高动脉血氧分压，减轻肺损伤，从而发挥对慢性阻塞性肺疾病的治疗作用。

第五节　消风化痰剂

半夏白术天麻汤

【来源】清代程国彭著《医学心悟》。

眩，谓眼黑。晕者，头旋也……有湿痰壅遏者，书云"头旋眼花，非天麻、半夏不除"是也，半夏白术天麻汤主之。

【组成】半夏一钱五分（4.5g）　天麻一钱（3g）　茯苓一钱（3g）　橘红一钱（3g）　白术三钱（9g）　甘草五分（1.5g）

【用法】生姜一片，大枣二枚，水煎服（现代用法：水煎服）。

【功用】化痰息风，健脾祛湿。

【主治】风痰上扰证。眩晕，头痛，胸膈痞闷，恶心呕吐，舌苔白腻，脉弦滑等。

【方解】本方以二陈汤去乌梅，加天麻、白术、大枣而成。方中半夏燥湿化痰，降逆止呕，天麻化痰息风止眩晕，二者合用，长于治风痰眩晕头痛，共为君药。白术、茯苓健脾利湿化痰，根除生痰之源，与半夏、天麻配伍，加强健脾化痰之力，共为臣药。橘红理气化痰，使气顺痰消，为佐药。使以甘草和中调药，兼加姜、枣调和脾胃，生姜兼治半夏之毒。诸药合用，使风息痰消，眩晕自愈。

《医学心悟》另有一半夏白术天麻汤方，较本方白术减为一钱，且加蔓荆子一钱，虽健脾之力不及本方，但有清利头目之功，主治"痰厥头痛，胸膈多痰，动则眩晕"。

【配伍特点】风痰并治，肝脾同调，标本兼顾，以化痰息风治标为主，健脾祛湿治本为辅。

【使用注意】肝阳上亢所致眩晕头痛者慎用。

【方论选录】诸风掉眩，皆属于肝。肝风内动，痰浊上扰，故眩晕头痛；痰阻气滞，故胸膈痞闷。痰厥头痛，非半夏不能疗；眼黑头晕，风虚内作，非天麻不能除。故方中以半夏燥湿化痰，天麻息风止眩晕，二药合用为主药，以治风痰眩晕头痛；白术、茯苓健脾祛湿，以治生痰之源，为辅药；橘红理气化痰，甘草、生姜、大枣调和脾胃，均为佐使药。诸药相合，方简力宏，共同体现化痰息风，健脾祛湿之功。（冉小峰《历代名医良方注释》）

【临床应用】

半夏白术天麻汤临床用于治疗高血压病、眩晕、偏头痛、脑卒中等心脑血管疾病。对于高血压病，半夏白术天麻汤能有效降低收缩压和舒张压，达到控制血压的目的。对于眩晕，半夏白术天麻汤可减轻患者的眩晕症状。对于偏头痛，半夏白术天麻汤可减少患者发病次数与发作天数，提高患者生活质量。对于脑卒中，半夏白术天麻汤可增加局部脑血流量，降低血液黏稠度，改善微循环障碍，具有防止血栓形成及抗动脉粥样硬化的作用。此外，半夏白术天麻汤还可用于冠心病、高脂血症、颈动脉粥样硬化、椎动脉型颈椎病等多种疾病的治疗。

【基础研究】

现代研究发现，半夏白术天麻汤具有降压、抗心肌纤维化、抗内质网应激等药理作用。半夏白术天麻汤通过调节 Ang Ⅱ/TGF-β_1/Smad 信号通路，改善自发性高血压大鼠心肌纤维化；通过降低血清 TNF-α、IL-1β、IL-6 水平，升高脑组织磷脂酰肌醇 -3 激酶、蛋白激酶 B 水平，降低脑组织磷酸肌醇依赖性蛋白激酶、葡萄糖调控蛋白 78、磷酸化蛋白激酶 R 样内质网激酶、C/EBP 同源蛋白表达，抑制内质网应激反应，对大鼠脑缺血/再灌注损伤发挥保护作用。

【研发现状】

根据半夏白术天麻汤的主治和功用，现已开发出半夏天麻丸、天麻醒脑胶囊等相关中成药。

1. 半夏天麻丸

组成：法半夏、天麻、黄芪（蜜炙）、人参、苍术（米泔炙）、白术（麸炒）、茯苓、陈皮、泽泻、六神曲（麸炒）、麦芽（炒）、黄柏。

功用：健脾祛湿，化痰息风。

主治：用于脾虚湿盛、痰浊内阻所致的眩晕、头痛、如蒙如裹、胸脘满闷。

2. 天麻醒脑胶囊

组成：天麻、地龙、石菖蒲、远志、熟地黄、肉苁蓉。

功用：滋补肝肾，通络止痛。

主治：用于肝肾不足所致的头痛、头晕，记忆力减退，失眠，反应迟钝，耳鸣，腰酸。

第二十二章

消食剂

温脾丸

【来源】唐代孙思邈著《备急千金要方》。

治久病虚羸，脾气弱，食不消，喜噫方。

【组成】黄柏一两（15g）　大麦芽一两（15g）　吴茱萸一两（15g）　桂心一两（15g）　干姜一两（15g）　细辛一两（15g）　附子一两（15g）　当归一两（15g）　大黄一两（15g）　神曲一两（15g）　黄连一两（15g）

【用法】上十一味，末之，蜜丸如梧子。每服十五丸，空腹酒服，日三服（现代用法：水煎服，药量酌减）。

【功用】泻热消积，温阳除滞。

【主治】久病虚羸，脾气虚弱，食积不消。

【方解】本方运用附子大辛大热，补火助阳；大黄性苦寒，与辛热之附子相配，则具有温下之功，以攻逐寒积，共为君药。干姜、细辛增强附子温热之力，祛除阴寒，回阳通脉。补阳之力壮，需引热下达，故用肉桂补阳散寒，引火归原，将浮游之火下引，吴茱萸辛、苦，祛湿而下糟粕，升清化浊，共为臣药。细辛、当归调和经脉血气，同时黄连、黄柏与大黄配伍，三黄苦寒清火，泻上盛之热；麦芽、神曲消食导滞，通下积滞，共为佐药。全方补泻兼施，寒热同调。

【配伍特点】补泻兼施，寒热同调。

【方论选录】温脾丸反用三黄，专为真火式微，不能消磨宿食，蕴积于中而热积于上。非用三黄之苦寒标拔上盛，则萸、桂、姜、附入胃先助上热，何能直达下焦；又恐寒热相牾，更须细辛、当归调和经府气血；然后曲麦藉辛温之力得以消导。恬不顾虚羸，竟行辛烈峻攻者，正恐病势纠缠、他时愈难攻击也！（张璐《千金方衍义》）

【临床应用】

温脾丸临床用于治疗失眠、肠易激综合征、慢性肠炎等疾病。对于失眠，温脾丸可有效延长睡眠时间，减少睡眠中断，减少夜间清醒次数，提高睡眠质量，同时还能改善日间头晕、口干、肢冷等症状，提高患者生活质量。对于肠易激综合征，温脾丸加减可有效改善腹痛、腹泻、腹胀等胃肠不适症状，且能增强食欲，改善食欲不振情况，并有效防止复发。

【基础研究】

现代研究发现，温脾汤具有抑制前列腺增生、保护胃黏膜等药理作用。温脾汤可下调重组人 RAS 原癌基因家族成员 Rab27B 的表达，调节前列腺细胞旁分泌信号，维持前列腺稳态，抑制良性前列腺增生的发展；可降低胃肠黏膜二胺氧化酶、肠脂肪酸结合蛋白水平，改善胃肠黏膜屏障功能，提升幽门螺杆菌清除率。

第二十三章

治痈疡剂

第一节　散结消痈剂

四妙勇安汤

【来源】清代鲍相璈著《验方新编》。

此症生手、足各指，或生指头，或生指节、指缝。初生或白色痛极，或如粟米起一黄泡。其皮或如煮熟红枣，黑色不退，久则溃烂，节节脱落，延至手足背腐烂黑陷，痛不可忍……宜用顶大甘草，研极细末，用香麻油调敷……再用金银花、元参各三两，当归二两，甘草一两，水煎服。

【组成】金银花三两（90g）　元参三两（90g）　当归二两（60g）　甘草一两（30g）

【用法】水煎服，一连十剂，永无后患。药味不可少，减则不效，并忌抓擦为要（现代用法：水煎服）。

【功用】清热解毒，活血止痛。

【主治】热毒炽盛之脱疽。患肢暗红微肿灼热，溃烂腐臭，剧烈疼痛，甚至脚趾脱落，延及足背，发热口渴，舌红脉数。

【方解】本方适用于热毒炽盛，瘀阻经脉之证，治宜清热解毒，活血养血，通络止痛。方中重用金银花甘寒气清，尤善清热解毒，故为君药。玄参味苦甘咸寒而质润，长于清热凉血、泻火解毒，并能滋阴、散结软坚，为臣药，与金银花配伍既能清气分之热，又能解血分之毒。当归养血活血，既可行气血之凝滞，化瘀通脉而止痛，又合玄参养血滋阴而生新，共为臣药。甘草生用，取其泻火解毒之作用为佐使，配金银花以增强清热解毒之力。全方药仅四味，量大力专，合而用之，共奏清热解毒、活血止痛之效，是治疗热毒炽盛脱疽之良方。

【配伍特点】清热解毒之中寓养血活血之法，气血兼顾，药少量大效宏。

【使用注意】本方服法独特，"水煎服，一连十剂，永无后患，药味不可少"，旨在示人服用本方，一是要大剂连服，二是不可缺味。如此，方能获药精力宏之"妙"。

【方论选录】本方重用银花清热解毒为君药，玄参滋阴清热为臣药，当归和血和营为佐药，甘草和中解毒为使药，药味少，效用专，具有清热解毒、活血通脉之功，能使毒解、血行、肿消、痛止，主治脱疽溃烂，热毒正盛，而阴血耗伤者，甚为合适。（尤寅骏《四妙勇安汤临床应用的研究进展》）

【临床应用】

四妙勇安汤临床用于治疗糖尿病足溃疡、血栓闭塞性脉管炎、痛风、冠心病等疾病。对于糖尿病足溃疡，四妙勇安汤可以有效改善患者的临床症状，减轻患部肿痛，缩短感染治疗时间，并可促进伤口愈合。对于血栓闭塞性脉管炎，四妙勇安汤可提高踝肱指数，延长最大行走距离，改善恶寒、肢体冰冷、动脉搏动减弱的症状。对于痛风，四妙勇安汤可以有效降低血尿酸、缓解关节疼痛、促进关节功能活动及减少不良反应的发生。对于冠心病，四妙勇安汤可改善患者乏力、心前区不适等症状，还可使患者异常的血液黏度、血小板聚集率、红细胞比容趋于正常。此外，四妙勇安汤还可用于治疗皮肤瘙痒症、寻常性银屑病、白塞综合征、结节性红斑、过敏性紫癜等多种疾病。

【基础研究】

现代研究发现，四妙勇安汤具有抗炎、改善微循环、抗心肌缺血等药理作用。四妙勇安汤通过 PPARγ/NF-κB 信号通路，发挥抑制脂肪细胞炎症的作用；通过提高表皮生长因子及 C1q/ 肿瘤坏死因子相关蛋白 -9 水平，降低血清成纤维细胞生长因子 -21 水平，改善肢端动脉血流动力学及微血管循环，促进创面愈合；通过抑制 NLRP3 炎症通路的激活，降低血清半胱氨酸蛋白酶 -1、IL-1β、IL-18 水平，改善大鼠心肌缺血再灌注损伤，改善大鼠心功能，缓解炎症反应和心肌损伤，减少细胞凋亡及胶原纤维沉积等。

【研发现状】

根据玄参、金银花、甘草等配伍，现已开发出中成药通塞脉片。

通塞脉片

组成：当归、牛膝、黄芪、党参、石斛、玄参、金银花、甘草。

功用：活血通络、益气养阴。

主治：用于轻中度动脉粥样硬化性血栓性脑梗死（缺血性中风中经络）恢复期气虚血瘀证，症状表现为半身不遂、偏身麻木、口眼㖞斜、言语不利、肢体感觉减退或消失等；用于血栓性脉管炎（脱疽）毒热证。

五味消毒饮

【来源】清代吴谦著《医宗金鉴》。

夫疔疮者,乃火证也……初起俱宜服蟾酥丸汗之;毒势不尽,憎寒壮热仍作者,宜服五味消毒饮汗之。

【组成】金银花三钱(30g) 野菊花一钱二分(12g) 蒲公英一钱二分(12g) 紫花地丁一钱二分(12g) 紫背天葵子一钱二分(12g)

【用法】水二盅,煎八分,加无灰酒半盅,再滚二三沸时热服。渣如法再煎服,被盖出汗为度(现代用法:水煎服)。

【功用】清热解毒,消散疔疮。

【主治】火毒结聚之疔疮。疔疮初起,发热恶寒,疮形似粟,坚硬根深,状如铁钉,以及痈疡疖肿,局部红肿热痛,舌红苔黄,脉数。

【方解】本方重在清热解毒,消散疔疮。金银花既清热解毒,又消散痈疮,内外血气之毒皆清,故重用为君。蒲公英长于清热解毒,兼能消痈散结;紫花地丁清热解毒,凉血消痈,二者相配,增强清热解毒、消散痈肿之力,共为臣药。佐以野菊花、紫背天葵清热解毒而治痈疮疔毒,其中野菊花尤善治"痈肿疔毒、瘰疬眼瘜",加酒少量同煎,以助药势,宣通血脉,为佐使之用。本方苦寒,药简力专,共奏清热解毒,消散疔疮之功。

【配伍特点】独取苦寒清热解毒之品以同类相须,药简力专。

【使用注意】本方煎服加酒,煎后热服,且应"被盖出汗为度",方可效佳。

【方论选录】本方取金银花寒能解毒,甘不伤胃为主药,以宣通气血,疏散毒热;蒲公英、地丁,消痈毒,散结热为佐;野小菊、天葵根凉血散瘀为使。(岳美中《岳美中医案集》)

【临床应用】

五味消毒饮临床用于治疗带状疱疹、乳腺炎、痤疮等疾病。对于带状疱疹,五味消毒饮能有效治疗神经痛后遗症、降低不良反应发生率、止痛效果良好,明显减轻炎症及神经系统的损伤。对于乳腺炎,五味消毒饮能减轻临床症状、缓解疼痛,有效改善肿块大小及软硬度。对于痤疮,五味消毒饮可调节患者性激素水平,改善面部皮损情况。此外,五味消毒饮还可用于治疗皮炎、湿疹、尖锐湿疣、静脉炎等多种疾病。

【基础研究】

现代研究发现,五味消毒饮具有抗炎、保护心肌细胞等药理作用。五味消毒饮可降低 IL-6、IL-8、TNF-α 及尿酸水平,减轻关节肿痛;可降低血白细胞计数、降钙素原、C 反应蛋白水平,促进炎症吸收,改善急性化脓性扁桃体炎患儿临床症状;可降低 N 端 B 型脑钠肽前体、肌酸激酶同工酶 MB、心肌肌钙蛋白 I 水平、降钙素原水平,改善热毒壅滞型脓毒性心肌病临床症状。

【研发现状】

根据清热解毒治法，现已开发出清热暗疮片、热炎宁颗粒等中成药。

1. 清热暗疮片

组成：金银花、大黄浸膏、人工牛黄、蒲公英浸膏、珍珠层粉、山豆根浸膏、甘草、栀子浸膏。

功用：清热解毒，凉血散瘀。

主治：痤疮（粉刺）。

2. 热炎宁颗粒

组成：蒲公英、虎杖、北败酱、半枝莲。

功用：清热解毒。

主治：用于外感风热、内郁化火所致的风热感冒，发热，咽喉肿痛，口苦咽干，咳嗽痰黄，尿黄便结；化脓性扁桃体炎、急性咽炎、急性支气管炎、单纯性肺炎见上述证候者。

桔梗汤

【来源】东汉张仲景著《金匮要略》。

咳而胸满，振寒脉数，咽干不渴，时出浊唾腥臭，久久吐脓如米粥者，为肺痈，桔梗汤主之。

【异名】如圣汤（《太平惠民和剂局方》卷七）

【组成】桔梗一两（15g） 甘草二两（30g）

【用法】上二味，以水三升，煮取一升，分温再服（现代用法：水煎服）。

【功用】宣肺止咳，祛痰排脓。

【主治】肺痈，血痹。咳而胸满，振寒脉数，咽干不渴，时出浊唾腥臭，久久吐脓如米粥者。

【方解】方中甘草甘平，祛痰止咳，缓急止痛，清热解毒；桔梗苦辛性平，宣肺利咽，共建利咽止痛之功，又有消肿排脓之效。肺痈用桔梗，不只为排脓，亦治胸胁痛，《神农本草经》谓桔梗"治胸胁痛如刀刺"。本方药物组成虽简单，但组方精炼，方中甘草泻心火，桔梗开发肺气，二味同用，共奏开肺、清肺之效，为清肺中邪结之基础方。

【配伍特点】化痰与排脓并重。

【方论选录】除痰之药有碱性者为长，故咯痰不出者，用桔梗甘草汤，无不克日取效，以桔梗含有碱性故也。痰黏胸膈而不出，则用有碱性之桔梗以出之，所谓在高者引而越之也。胶痰在中脘，则用有碱性之皂荚以下之，所谓在下者引而竭之也。凡用药有彻上彻下之异，可因此而观其通矣。（曹颖甫《经方实

验录》）

【临床应用】

桔梗汤临床主要用于治疗呼吸系统疾病，如咽喉炎、食管炎、扁桃体炎、肺脓肿，尤其对咽喉炎、肺脓肿疗效显著。对于慢性咽炎，桔梗汤能缓解患者咽部黏膜炎症，减轻咽炎症状。对于过敏性鼻炎，桔梗汤能缓解患者鼻痒、鼻塞、喷嚏频作等症状，使鼻分泌物涂片检查恢复正常，且不良反应少。对于功能性便秘，桔梗汤能增加排便频次，缩短排便时间，改善粪便性状，缓解腹胀等症。此外，桔梗汤还可以治疗支气管炎、肺脓肿、支气管扩张症、食管炎等。

【基础研究】

现代研究发现，桔梗汤具有抗炎、祛痰、抗肿瘤等药理作用。桔梗汤总黄酮治疗慢性阻塞性肺疾病可能是通过抑制 TLR4/TRIF/IRF3 通路发挥作用。桔梗汤可改善急性肺损伤模型小鼠的肺系数及肺组织形态，降低肺泡灌洗液中丙二醛、TNF-α、IL-6 的含量，减少肺组织中髓过氧化物酶含量。代谢组学研究表明，桔梗汤可调节与急性肺损伤相关的 22 个代谢物，其中白三烯 D_4、二十二碳五烯酸、次黄嘌呤、L-5- 羟脯氨酸等代谢物主要与机体炎症反应和氧化应激相关，且被富集于谷胱甘肽代谢、嘌呤代谢和初级胆汁酸生物合成等通路。桔梗汤可促进肺脏 Th1 细胞募集，改善肺脏肿瘤免疫微环境，发挥抗肿瘤效应。

【研发现状】

根据桔梗汤的主治和功用，现已开发出中成药玄麦甘桔颗粒。

玄麦甘桔颗粒

组成：玄参、麦冬、甘草、桔梗。

功用：清热滋阴，祛痰利咽。

主治：用于阴虚火旺，虚火上浮，口鼻干燥，咽喉肿痛。

消瘰丸

【来源】清代程国彭著《医学心悟》。

瘰疬者，肝病也。肝主筋，肝经血燥有火，则筋急而生瘰。瘰多生于耳前后者，肝之部位也。其初起即宜消瘰丸消散之。

【组成】元参蒸，四两（12g）　牡蛎煅，醋研，四两（12g）　贝母去心，蒸，四两（12g）

【用法】共为末，炼蜜为丸，每服三钱，开水下，日二服（现代用法：蜜丸，每服 9g，开水送下，日 2 服，亦可作汤剂，水煎服）。

【功用】清热化痰，软坚散结。

【主治】瘰疬，痰核，瘿瘤初期。颈部结节，大小不等，形如串珠，皮色不变，按之坚硬，推之能动，不作寒热，不觉疼痛，日久破溃，久不收口，舌红，脉弦滑略数。

【方解】本证多因肺肾阴虚，虚火内灼成痰，痰凝胶结而成。方中君药浙贝母苦、寒，能清心肺之热，化痰散结消瘰，为治痰火瘰疬之要药。玄参咸、寒、质润，既清肺、胃、肾之热以泻火解毒，又可软坚散结，更能滋养阴液；牡蛎咸、微寒、归肝、肾经，可化痰软坚以散结，经过煅制醋淬加强入肝经和软坚散结之功，玄参与煅牡蛎二药共为臣药。三药合用，软坚散结治其标，养阴清热治其本，标本同治，能使热清痰化，阴虚得养，瘰疬自消。蜂蜜调和诸药，补益气阴，寓意扶正，为使药。

【配伍特点】清热与化痰并重，清化之中佐以行气、肃肺之品，使热清火降，气顺痰消。

【使用注意】阴疽流注不宜使用本方。

【方论选录】瘰疬之证，多在少年妇女，日久不愈，可令信水不调，甚或有因之成劳瘵者。其证系肝胆之火上升，与痰涎凝结而成。初起多在少阳部位，或项侧，或缺盆，久则渐入阳明部位。一颗至然高起者为瘰，数颗历历不断者为疬。身体强壮者甚易调治。（张锡纯《医学衷中参西录》）

【临床应用】

消瘰丸临床用于治疗乳腺增生、甲状腺结节等疾病。对于乳腺增生，消瘰丸能有效改善乳房疼痛及肿块大小、质地。对于甲状腺结节，消瘰丸可改善甲状腺结节大小及中医证候评分，对肝肾功能无明显影响，安全有效。此外，消瘰丸还可用于治疗甲状腺炎、甲状腺肿瘤、小儿腺样体肥大等多种疾病。

【基础研究】

现代研究发现，消瘰丸具有抗炎、调节免疫、抗肿瘤等药理作用。消瘰丸可通过调控 NLRP3 介导的细胞焦亡途径，降低附睾炎症水平，改善小鼠附睾上皮损伤；通过调节 NF-κB、缺氧诱导因子 -1α 通路，治疗恶性淋巴瘤；通过降低血清半胱氨酸白三烯、IL-2 和 TNF-α 水平，升高 IL-10 水平，改善脾虚痰聚型腺样体肥大患儿的症状。

【研发现状】

根据消瘰丸的主治和功用特点，现已开发出内消瘰疬丸、消瘿气瘰丸、乳癖消贴膏等中成药。

1. 内消瘰疬丸

组成：夏枯草、玄参、大青盐、海藻、浙贝母、薄荷、天花粉、蛤壳（煅）、白蔹、连翘、大黄（熟）、甘草、地黄、桔梗、枳壳、当归、玄明粉。

功用：软坚散结。

主治：瘰疬痰核或肿或痛。

2. 消瘿气瘰丸

组成：夏枯草、海藻、昆布、海螵蛸、蛤壳（煅）、海胆、陈皮、枳壳（去瓤麸炒）、黄芩、玄参。

功用：消瘿化痰。

主治：用于肝郁痰结引起的瘿瘤肿胀，瘰疬结核。

3. 乳癖消贴膏

组成：木香、夏枯草、赤芍、三七、鸡血藤、红花、牡丹皮、海藻、昆布、连翘、玄参、天花粉、蒲公英、漏芦、鹿角。

功用：软坚散结，清热解毒，活血止痛。

主治：用于乳癖气滞血瘀证，症见乳房结块、胀痛、压痛；乳腺囊性增生病见上述证候者。

阳和汤

【来源】清代王维德著《外科证治全生集》。

治鹤膝风、贴骨疽，及一切阴疽。如治乳癖乳岩，加土贝五钱。

【组成】熟地黄—两（30g） 麻黄五分（2g） 鹿角胶三钱（9g） 白芥子炒, 研, 二钱（6g） 肉桂—钱（3g） 生甘草—钱（3g） 姜炭五分（2g）

【用法】水煎服

【功用】温阳补血，散寒通滞。

【主治】阴疽，如贴骨疽、脱疽、流注、痰核、鹤膝风等。患处漫肿无头，皮色不变，酸痛无热，口中不渴，舌淡苔白，脉沉细或迟细。

【方解】本方为治阳虚寒凝阴疽之代表方。方中重用熟地黄，甘温滋补营血，填精益髓；配以甘咸性温、血肉有情之鹿角胶，温肾阳，益精血，二药合用，温阳补血，共为君药。肉桂、姜炭性辛热，入血分，温阳散寒，温通血脉，为臣药。白芥子辛温，可达皮里膜外，温化寒痰，通络散结；少量麻黄辛温达表，宣通毛窍，开肌腠，散寒凝，合为佐药。方中鹿角胶、熟地黄得姜、桂、芥、麻之宣通，则补而不滞；姜、桂、芥、麻得熟地黄、鹿角胶之滋补，则温散而不伤正。生甘草为佐使，解毒调药。治疗阴疽，犹如仲春温暖和煦之气普照大地，驱散阴霾而布阳和，故以"阳和"名之。

【配伍特点】滋补之中寓温散之法。

【使用注意】阳证疮疡红肿热痛，或阴虚有热，或疽已溃破者，不宜用此方。

【方论选录】夫痈疽流注之属于阴寒者，人皆知用温散之法矣。然痰凝血滞之证，若正气充足者，自可运行无阻，所谓邪之所凑，其气必虚，故其所虚之处，即受邪之处。病因于血分者，仍必从血而求之，故以熟地大补阴血之药为君。恐草木无情，力难充足，又以鹿角胶有形精血之属，以赞助之。但既虚且寒，又非平补之性可收速效。再以炮姜之温中散寒，能入血分者，引领熟地、鹿胶，直入其地，以成其功。白芥子能去皮里膜外之痰，桂枝入营，麻黄达卫，共成解散之勋，以宣熟地、鹿角胶之滞。（张秉成《成方便读》）

【附方】犀黄丸（《外科证治全生集》）　犀黄三分（1g）　乳香　没药各一两（各30g）　麝香一钱五分（4.5g）　共研和，取黄米饭一两捣烂，入末再捣，为丸，如萝卜子大，晒干，忌烘。每服三钱（9g），热陈酒送下。患生上部，临卧服；患生下部，空心服。功用：活血行瘀，解毒消痈。主治：火郁痰凝，气滞血瘀所致之乳岩、瘰疬、横痃、痰核、流注、肿痛、小肠痈等见舌红，脉滑数者。

【临床应用】

阳和汤临床用于治疗膝骨性关节炎、类风湿关节炎、肺癌等疾病。对于膝骨性关节炎，阳和汤可控制炎症的发展，减少抗生素的使用，且明显降低膝骨性关节炎的复发率。对于类风湿关节炎，阳和汤可缓解患者临床症状，改善理化指标，提高对病情的控制效果。对于肺癌，阳和汤可以缓解肺癌导致的咳嗽痰多，胸闷气憋，胸痛有定处、如锥如刺或咳痰血色暗红、面唇晦暗，并见少气懒言、声低畏寒、咽干等症状，同时可以提高患者生活质量及免疫力。此外，阳和汤还可用于治疗慢性心力衰竭、血栓闭塞性脉管炎、肌肉深部脓肿、病态窦房结综合征、心律失常、慢性支气管炎等多种疾病。

【基础研究】

现代研究发现，阳和汤具有抗炎、调节免疫、抗氧化应激、抗肿瘤等药理作用。阳和汤通过调控 PI3K/AKt/NF-κB 信号通路，抑制糖尿病足溃疡大鼠的炎症反应，促进血管新生，从而促进创面愈合；通过降低补体 C3、C4 水平，改善免疫功能，有效缓解早期浆细胞性乳腺炎患者的临床症状；通过调节 AMPK 信号通路中相关蛋白的表达以延缓成骨细胞衰老，减轻氧化应激，进而促进成骨分化，防治骨质疏松症；通过促进调节性 T 细胞分泌能促成骨细胞增殖分化的 IL-10，调节去卵巢诱导的骨质疏松模型小鼠 Th17/Treg 平衡；通过上调 IL-7、Bax 的表达，下调 TNF-α、Bcl-2、基质金属蛋白酶 2 的表达，抑制 Lewis 肺癌的生长。

【研发现状】

根据阳和汤的主治和功用，现已开发出中成药阳和解凝膏。

阳和解凝膏

组成：牛蒡草、凤仙透骨草、生川乌、桂枝、当归、大黄、生草乌、生附子、地龙、僵蚕、赤芍、白芷、白蔹、白及、川芎、续断、防风、荆芥、五灵脂、木香、香橼、陈皮、肉桂、乳香、没药、苏合香、人工麝香。

功用：温阳化湿，消肿散结。

主治：用于脾肾阳虚，痰瘀互结所致的阴疽，瘰疬未溃，寒湿痹痛。

第二节 托里透脓剂

托里消毒散

【来源】明代陈实功著《外科正宗》。

治痈疽已成，不得内消者，宜服此药以托之，未成者可消，已成者即溃，腐肉易去，新肉易生。此时不可用内消泄气、寒凉等药致伤脾胃为要。

【组成】人参一钱（3g） 川芎一钱（3g） 白芍一钱（3g） 黄芪一钱（3g） 当归一钱（3g） 白术一钱（3g） 茯苓一钱（3g） 金银花一钱（3g） 白芷五分（1.5g） 甘草五分（1.5g） 皂角刺五分（1.5g） 桔梗五分（1.5g）

【用法】水二盅，煎八分，食远服（现代用法：水煎服）。

【功用】益气托毒，消脓生肌。

【主治】疮疡肿毒，体虚气血不足，脓毒不易外达者；或痈疽疮形平塌，根盘散漫，难溃难腐者；或溃后脓水稀少，坚硬不消，腐肉不退者。

【方解】托里消毒散为补托法的代表方剂之一。方中黄芪为君药，补气升阳，有助于托毒外出。人参、白术、茯苓，健脾益气而利于生肌；当归、川芎、白芍补血活血，气血同调，托毒排脓，共为臣药。金银花、白芷、桔梗清热解毒，提脓生肌收口，为佐药。皂角刺消肿排脓，托疮毒促其早溃，甘草调和兼以清热解毒，共为使药。本方可使痈疽速溃，腐肉易脱，则新肉自生。

【配伍特点】补益气血与托毒消肿合用，使正气充则祛邪有力，余毒随即外泄而疾病得愈。

【使用注意】若疮疡已溃，脓毒外达者忌用。

【方论选录】参、芪、术、苓、草以益气分，归、芎、芍以滋血分，银花、白芷、连翘以解毒。（吴谦《医宗金鉴》）

【附方】硇砂散（《外科正宗》） 硇砂一钱（3g） 轻粉三分（0.9g） 冰片五厘（0.15g） 雄黄三分（0.9g） 上为末，用草秸咬毛，蘸药勤点痔上，日用五六次，自然渐化为水而愈。功用：化腐消毒，软坚消肿。主治：鼻痔，鼻中息肉，初如榴子，渐大下垂，舌紫暗肿胀，脉涩。

【临床应用】

托里消毒散临床用于治疗消化性溃疡、痤疮、骨髓炎等疾病。对于消化性溃疡，托里消毒散可改善胃脘隐痛、胀满、大便稀溏、神疲乏力、纳差等症状，同时可预防胰腺及胰周组织坏死等并发症。对于痤疮，托里消毒散可减轻皮疹症状，促进皮疹消退，提高患者生活质量。对于骨髓炎，托里消毒散可缩短慢性骨髓炎患者创面愈合时间、疼痛缓解时间。此外，托里消毒散还可用于治疗急性胆囊炎、溃疡性结肠炎、乳腺炎等多种疾病。

【基础研究】

现代研究发现，托里消毒散具有促血管生成、抗氧化应激、抗炎等药理作用。托里消毒散通过抑制血管内皮生长因子、核因子 E_2 相关因子 2 通路，促进溃疡处血管新生和抗氧化应激，进而提高创面愈合能力；通过加速上皮化和血管生成，改善皮瓣缺血再灌注损伤；通过抑制 TLR4/NF-κB 信号通路，降低血清 IFN-γ、TNF-α 水平，提高 IL-4、IL-10 和表皮生长因子水平，改善放射性直肠炎大鼠的直肠组织病理学改变。

第二十四章

儿科经典名方

泻黄散

【来源】宋代钱乙著《小儿药证直诀》。

治脾热弄舌。

【异名】泻脾散（《小儿药证直诀》卷下）、泻黄汤（《痘疹会通》卷四）。

【组成】藿香叶七钱（20g）　山栀子仁一钱（3g）　石膏五钱（15g）　甘草三两（90g）　防风去芦，切焙，四两（120g）

【用法】上药锉，同蜜酒微炒香，为细末，每服一钱至二钱（3～6g），水一盏，煎至五分，温服清汁，无时（现代用法：水煎服，药量酌减）。

【功用】泻脾胃伏火。

【主治】脾胃伏火证。口疮口臭，烦渴易饥，口燥唇干，舌红脉数，以及脾热弄舌等。

【方解】方中石膏、山栀清热泻火，能清上彻下，引热从小便而解，二药同为君药。防风疏散脾经伏火。藿香化湿醒脾，与防风相配伍，振奋脾胃气机，两药为臣药。甘草泻火和中，蜜、酒调服，可缓调中上二焦，三者皆为佐使。诸药相合，共奏泻脾胃伏火之功。

【配伍特点】以清泻为主，辅以升散，则清中有散，降中有升，寒凉而不致冰伏，升散而不助火焰；佐使以甘润和中，以使泻脾而不伤脾。

【使用注意】阴虚火旺之口疮口臭者不宜使用；小儿先天不足，大脑发育不全之弄舌者不宜使用。

【方论选录】脾家伏火，唇口干燥者，此方主之。唇者，脾之外候；口者，脾之窍，故唇口干燥，知脾火也。苦能泻火，故用山栀；寒能胜热，故用石膏；香能醒脾，故用藿香；甘能缓脾，故用甘草；用防风者，取其发越脾气而升散其伏火也。或问何以不用黄连？余曰：黄连苦而燥，此有唇口干燥，则非黄连所宜，故惟栀子之苦而润者为当耳！又问曰：既恶燥，何以不去防风？余曰：

东垣已言之矣，防风乃风药中之润剂也，故昔人审择而用之。（吴崑《医方考》）

【临床应用】

泻黄散临床用于治疗口腔溃疡、特应性皮炎、过敏性紫癜、剥脱性唇炎、功能性便秘、小儿手足口病、痤疮等疾病。对于小儿复发性口腔溃疡，泻黄散能改善患儿临床症状，减轻疼痛，促进溃疡面愈合，降低复发率，疗效显著。对于儿童特应性皮炎，泻黄散能改善患者皮肤灼热、红斑、渗出、瘙痒、烦渴、便干尿黄等症状，减轻皮损程度，提高临床疗效，且安全性高。对于小儿功能性便秘，泻黄散可以有效缓解口干口臭、腹胀腹痛、面红身热、小便色黄等症状，缩短排便间隔时间，改善机体功能状态，提高患者生活质量。

【基础研究】

现代研究发现，泻黄散具有调节糖脂代谢、调节免疫、镇痛、抗炎、调节胃肠功能等作用。泻黄散能降低肥胖胰岛素抵抗大鼠的食欲，减轻体重，纠正模型大鼠糖脂代谢紊乱，并逆转附睾周围脂肪组织形态的病理改变。泻黄散能改善亚氨基二丙腈诱发的多发性抽动症模型小鼠的摄食量、体重及行为学指标，调节血清 IL-6、TNF-α 等炎症因子水平。此外，泻黄散可以抑制醋酸引起的小鼠腹痛反应；可抑制二甲苯所致小鼠耳肿胀；可抑制胃液分泌，减少总酸排出，促进胃排空。

【研发现状】

根据泻黄散的主治和功用特点，现已开发出藿香清胃颗粒相关中成药。

藿香清胃颗粒

组成：广藿香、栀子、防风、南山楂、六神曲、甘草、石膏。

功用：清热化湿，醒脾消滞。

主治：脾胃伏火引起的消化不良，脘腹胀满，不思饮食、口苦口臭等症。

白术散

【来源】宋代钱乙著《小儿药证直诀》。

治脾胃久虚，呕吐泄泻，频作不止，津液苦竭，烦渴躁，但欲饮水，乳食不进，羸瘦困劣，因而失治，变成惊痫，不论阴阳虚实，并宜服。

【异名】七味白术散（《校注妇人良方》卷二十一）。

【组成】人参二钱五分（6g）　白茯苓五钱（15g）　白术炒，五钱（15g）　藿香叶五钱（15g）　木香二钱（6g）　甘草一钱（3g）　葛根五钱（15g）

【用法】上㕮咀，每服三钱，水煎（现代用法：水煎服）。

【功用】健脾益气，和胃生津。

【主治】脾胃虚弱，津虚内热证。呕吐泄泻，肌热烦渴。

【方解】方中人参甘温益气，健脾养胃，为君药。白术苦温，健脾燥湿，加强益气助运之力，为臣药。茯苓甘淡，健脾渗湿，葛根升阳生津，藿香化湿止呕，木香调理中焦气机，诸药合用为佐，奏健脾祛湿理气之功。炙甘草甘温，益气和中，调和诸药，为使药。

【配伍特点】本方以四君子汤加藿香、木香、葛根，温而不燥，补而不峻，祛湿行气，促进脾胃的运化功能。

【使用注意】本方功专温下，若实热内结，正盛邪实，殊非所宜。此外，服用本方后，若大便通利，则可转危为安；若药后大便不通，反见呕吐、肢冷、脉细，为病情恶化之象，应予注意。

【方论选录】脾虚肌热，泄泻者，此方主之。脾虚者，补之以甘，故用人参、白术、茯苓、甘草；肌热者，疗之以清，故解以葛根；脾困者，醒之以香，故佐以藿、木。（吴崑《医方考》）

【临床应用】

白术散临床主要用于治疗消化系统疾病。对于慢性消化不良，白术散可以增强脾胃功能，促进脾胃运化，恢复肠胃的蠕动功能。此外，白术散还可用于治疗婴幼儿腹泻、小儿疳证、小儿多尿、遗尿、流涎、肾病水肿等多种病症。

【基础研究】

现代研究发现，白术散具有抗炎、抗溃疡、镇静、镇痛、改善子宫胎盘绒毛微循环、调节肠管运动、保护血管内皮、抗血栓、抗氧化、增强造血功能、调节免疫功能、利尿和抗菌等多种作用。白术散通过降低炎症介质水平，抑制 JAK2/STAT3 通路的激活，抑制溃疡性结肠炎的炎症反应；通过降低胃液酸度、减少胃酸及胃蛋白酶的分泌量，发挥抗胃溃疡的作用；通过对抗咖啡因的兴奋作用，发挥镇静作用；通过升高血浆前列腺素 E_2 含量，降低前列腺素 F2α 含量、PGF2α/PGE2 和 TXB2/6-keto-PGF1α 比值，发挥镇痛作用；通过增强红细胞变形性、抗血小板聚集、改善血液流变性，降低血液黏度，发挥改善子宫胎盘绒毛微循环的作用；通过改善肠系膜微循环，抑制小肠的收缩，起到调节肠管运动的作用；通过稳定细胞膜、降低细胞膜通透性，增加一氧化氮水平、抑制血细胞对血管内皮的黏附和损伤，调节血管张力，起到保护血管内皮的作用；通过抑制凝血酶、二磷酸腺苷、胶原诱导的血小板聚集，发挥抗血栓作用；通过清除自由基、提高体内抗氧化酶活性、抑制脂质过氧化途径，降低或抵御自由基损伤，发挥抗氧化作用；通过促进骨髓微血管修复，增加微环境供氧，提高基质细胞生长及其黏附功能，改善骨髓微环境，促进骨髓造血细胞增生，增强造血功能；通过上调 CD28/IP3R/PLC-γ1/AP-1/NFAT 信号通路，维持 Th1/Th2 平衡，发挥免疫调节作用；通过抑制肾脏 Na^+-K^+-ATP 酶的活性，发挥利尿作用；通过抑制宋内志贺菌、大肠杆菌等微生物菌群发挥抗菌作用。

【研发现状】

根据白术散的主治和功用特点，现已开发出中成药和中理脾丸、参苓白术咀嚼片。

1. 和中理脾丸

组成：党参、白术、苍术、茯苓、甘草、陈皮、法半夏、藿香、砂仁、豆蔻、炒三仙、厚朴、木香。

功用：健脾和胃，理气化湿。

主治：脾胃不和所致的痞满、泄泻，症见胸膈痞满，脘腹胀闷，恶心呕吐，不思饮食，大便不调。

2. 参苓白术咀嚼片

组成：人参、茯苓、白术（炒）、山药、白扁豆（炒）、薏苡仁（炒）、莲子、砂仁、桔梗、甘草。

功用：健脾，益气。

主治：用于体倦乏力，食少便溏。

异功散

【来源】宋代钱乙著《小儿药证直诀》

温中和气，治吐泻不思乳食。凡小儿虚冷病，先与数服，以助其气。

【异名】五味异功散（《疬疡机要》）。

【组成】人参切去顶　茯苓去皮　白术　陈皮锉　甘草各等分（各6g）（原著本方无用量）

【用法】上为细末。每服二钱，水一盏，生姜五片，枣两个，同煎至七分，食前温服，量多少与之（现代用法：加生姜5片，枣2个，水煎服）。

【功用】益气补中，理气健脾。

【主治】脾虚气滞。饮食减少，胸脘痞闷，食入作胀，大便溏薄，神疲气短，身体羸瘦，或面部浮肿者。

【方解】方中人参性甘温，益气健脾，为君药。臣以味苦、辛，性温之陈皮，理气健脾，燥湿化痰；苦温之白术，健脾燥湿，加强益气健脾助运之力。佐以甘淡之茯苓，健脾渗湿，苓术相配，则健脾祛湿之功益著；生姜、大枣调和脾胃。使以炙甘草，益气和中，调和诸药。诸药配伍，共奏益气补中，理气健脾之功。

【配伍特点】温药补土，培土生金。

【使用注意】阴虚内热者慎用。

【方论选录】治脾胃虚寒，饮食少思，呕吐，或久患咳嗽，面浮气逆腹满等证。（张景岳《景岳全书》）

【附方】

1.六君子汤（《医学正传》）　陈皮一钱（3g）　半夏一钱五分（4.5g）　茯苓一钱（3g）　甘草一钱（3g）　人参一钱（3g）　白术一钱五分（4.5g）　上切细，作一服。加大枣二枚，生姜三片，新汲水煎服。功用：益气健脾，燥湿化痰。主治：脾胃气虚兼痰湿证。症见面色萎白，语声低微，气短乏力，食少便溏，恶心呕吐，胸脘痞闷或咳嗽痰多稀白等，舌淡苔白腻，脉虚。

2.香砂六君子汤（《古今名医方论》）　人参一钱（3g）　白术二钱（6g）　茯苓二钱（6g）　甘草七分（2g）　陈皮八分（2.5g）　半夏一钱（3g）　砂仁八分（2.5g）　木香七分（2g）　上加生姜二钱，水煎服。功用：益气化痰，行气温中。主治：脾胃气虚，痰阻气滞证。症见呕吐痞闷，不思饮食，脘腹胀痛，消瘦倦怠，或气虚肿满等。

【临床应用】

异功散临床主要用于治疗呼吸系统、消化系统疾病。对于支气管哮喘、支气管炎、反复呼吸道感染等呼吸系统疾病，异功散能减少痰液的生成，促进痰液排出，改善咳嗽、咳痰、气喘等症状，缩短病程，降低复发率。对于小儿厌食症、胃炎、泄泻等消化系统疾病，异功散能改善患儿的食欲与食量，也可改善腹胀、胃痛、消化不良等症状。此外，异功散还可用于治疗肿瘤、皮肤病、贫血等多种疾病。

【基础研究】

现代研究发现，异功散具有抗炎、促胃动力、抗阿尔茨海默病等多种作用。异功散通过抑制 NF-κB、MAPK 信号通路的激活，抑制 IL-1β、IL-6、TNF-α 产生，降低丙二醛含量，提高超氧化物歧化酶、过氧化氢酶、谷胱甘肽过氧化物酶活性，发挥抗炎、抗氧化作用；通过抑制 P 糖蛋白活性，升高血清胃动素、胃泌素、十二指肠组织中闭合蛋白、紧密连接蛋白 -1、连接黏附分子 -1 蛋白水平，促进人参皂苷 Rb-1 和人参皂苷 Re 的肠吸收，下调血清血管活性肠肽、降钙素基因相关肽水平，保护胃黏膜，发挥促胃动力的作用；通过抑制脑内 TNF-α/TNFRs、CXCL-12/CXCR-4 信号通路，减轻神经炎症，发挥抗阿尔茨海默病的作用。

【研发现状】

根据异功散的主治和功用特点，现已开发出六君子丸、香砂六君子丸、香砂养胃丸等相关中成药。

1.六君子丸

组成：人参、白术、茯苓、甘草、陈皮、半夏。

功用：健脾止泻。

主治：脾胃虚弱，消化不良，腹痛便溏。

2. 香砂六君子丸

组成：党参、炒白术、茯苓、制半夏、陈皮、甘草、木香、砂仁。

功用：益气健脾和胃。

主治：脾虚气滞，消化不良，嗳气食少，脘腹胀满，大便溏泄。

3. 香砂养胃丸

组成：木香、砂仁、白术、陈皮、茯苓、半夏（制）、醋香附、枳实（炒）、豆蔻（去壳）、姜厚朴、广藿香、甘草、生姜、大枣。

功用：温中和胃。

主治：用于胃阳不足、湿阻气滞所致的胃痛、痞满，症见胃痛隐隐、脘闷不舒、呕吐酸水、嘈杂不适、不思饮食、四肢倦怠。

消乳丸

【来源】明代鲁伯嗣著《婴童百问》。

温中快膈，止呕吐，消乳食，脉沉者，乃伤食不化故也。

【组成】香附_{炒，一两（30g）}　甘草_炙　陈皮_{各半两（各15g）}　缩砂仁　神曲_炒　麦芽_{炒，各一两（各30g）}

【用法】上为末，泡雪糕丸如黍米大，七岁以上绿豆大三十丸，食后姜汤下。（现代用法：制丸剂，食后服）。

【功用】温中快膈，止呕吐，消乳食。

【主治】小儿积滞证。呕吐乳食，脘腹胀痛，不欲吮乳，面黄身热，烦躁不宁，舌苔白厚，脉沉。

【方解】方中神曲甘、辛，性温，入脾、胃经，消食和胃；麦芽配伍神曲，二药合用，消食健胃和中，消导乳积，共为君药。陈皮芳香化浊，理气健脾；砂仁养胃醒脾，化湿行气，二药配伍消除湿阻气滞，助脾胃运化，共为臣药。佐以香附疏肝行气，调理脾胃气机。甘草调和诸药，且能补益脾土，为使药。诸药合用，消食和胃，行气健脾，胃气通降则食入呕止，共奏温中快膈，止呕吐，消乳食之功。

【配伍特点】神曲、麦芽消食，配伍香附、陈皮行气，消积滞的同时调畅中焦气机，助脾升胃降。全方药性平和，健脾而不碍脾，消乳而不伤中。

【方论选录】伤乳吐者，因乳食过饱，停蓄胃中，以致运化不及，吐多乳片，犹如物盛满而上溢也。其证身热面黄，肚腹膨胀。治宜消乳丸、保和丸化其宿乳，安胃和中，节其乳食，自然止也。（吴谦《医宗金鉴》）

【临床应用】

消乳丸临床主要用于治疗乳食积滞导致的各种小儿消化系统疾病。对于小儿积滞，消乳丸能改善腹胀，帮助小儿吮乳。对于小儿腹泻，消乳丸能改善脾胃功能，使小儿大便渐稠。此外，消乳丸还可用于治疗夜间不眠、夜啼、呕吐、气厥、脾疳等多种疾病。

【基础研究】

目前关于消乳丸的实验研究还很少。研究表明，消乳丸可能具有收缩平滑肌、促进胆汁分泌、消食等药理作用。方中附子的化学成分有挥发油、生物碱、黄酮、三萜类等。方中香附有促进胆汁分泌和保肝等作用；香附中的挥发油，特别是三萜类物质能促进肠胃动力。神曲的主要成分为挥发油、维生素B族、麦角固醇、苷类、淀粉酶和蛋白酶等。神曲中含有丰富的消化酶，发酵过程中因特定微生物或微生物群分解发酵基质产生淀粉酶、蛋白酶等，进而起到健胃消食的作用。麦芽主要含有多糖、酶、生物碱、维生素、氨基酸、蛋白质、黄酮、叶酸、酚类等多种化学成分。麦芽的功效包括行气消食、健脾开胃、退乳消胀，具有抗氧化、抗肿瘤、抗炎、消食、降血糖、保肝护肝等药理作用。

【现代研发】

根据消乳丸的主治和功用，现已开发出小儿消食颗粒、小儿化食丸等相关中成药。

1. 小儿消食颗粒

组成：鸡内金、山楂、六神曲、炒麦芽、槟榔、陈皮。

功用：消食化滞，健脾和胃。

主治：脾胃不和，消化不良，食欲不振，便秘，食滞，疳积。

2. 小儿化食丸

组成：六神曲、焦山楂、焦麦芽、焦槟榔、醋莪术、炒三棱、大黄、炒牵牛子。辅料为蜂蜜、苯甲酸钠。

功用：消食化滞，泻火通便。

主治：小儿胃热停食，脘腹胀满，恶心，呕吐，烦躁，大便干燥。

苏葶丸

【来源】清代吴谦著《医宗金鉴》。

小儿痰饮作喘者，因痰壅气逆也。其音如潮响，声如拽锯者，须急攻痰壅……若停饮喘急不得卧者，又当泻饮降逆，苏葶丸主之。

【异名】苏葶定喘丸（《医宗金鉴·删补名医方论》）。

【组成】南苏子炒　苦葶苈子微炒，各等分（10岁患儿服用剂量为南苏子和苦葶苈子各

1.9g，5～10 岁患儿服用剂量为南苏子和苦葶苈子各 0.9g，3～5 岁患儿服用南苏子 0.8g，苦葶苈子 0.4g。
若患儿兼有面身水肿、小便不利者，则参照《医宗金鉴·删补名医方论》中苏葶定喘丸剂量，即南苏子和
苦葶苈子各 5.6g。）

【用法】上为细末，蒸枣肉为丸，如麻子大，每服五丸至七丸，淡姜汤下
（现代用法：丸剂，姜汤送服）。

【功用】泻肺平喘。

【主治】饮停上焦攻肺证。喘满不得卧，面身水肿，小便不利。

【方解】本方所治乃饮邪上攻于肺所致。饮停上焦，肺气不得肃降而反上
逆，故喘满不得卧。饮邪泛溢肌肤，则面身水肿。饮停而水道失于通调，膀胱
气化不利，故小便不利。治宜泻肺化饮，降逆平喘。方中葶苈子苦寒，泻肺降
气，祛痰平喘，利水消肿；苏子辛温，降气祛痰，止咳平喘。二药均能化痰平
喘，且寒温互制，使痰除喘停而肿消。临床上无论寒痰、热痰均可加减使用。

【配伍特点】寒温互制。

【使用注意】忌一切咸物。

【方论选录】

1. 如水停胸，上攻肺，喘急不得卧者，用苏葶丸泻之，炒苏子、炒葶苈子
等分，研极细，煮红枣取净肉，捣膏糊药为丸，绿豆大。姜汤每下五分。（郑玉
坛《彤园医书》）

2. 若停饮喘急，不得卧者，又当泻饮降逆，用苏葶丸治之……若水停上攻
于肺，喘急不得卧，用苏葶丸以定其喘，亦最相宜。（周震《幼科医学指南》）

【附方】

1. 杏仁紫菀丸（王焘《外台秘要》）　葶苈子熬、二十分（60g）　贝母六分（18g）　杏
仁炮，十二分（36g）　紫菀六分（18g）　茯苓六分（18g）　五味子六分（18g）　人参八两
（240g）　桑白皮八两（240g）　上药治下筛，炼蜜为丸，如梧桐子大。每服八丸，渐
渐加至二十丸，煮枣汁送下，日二次，甚者夜一次。功用：泻肺热，止咳平喘。
主治：肺热而咳，上气喘急，不得坐卧，身面肿，不下食，小便不利者。

2. 通膈丸（王好古《癍论萃英》）　大黄　牵牛　木通各等分　上为细末，滴水为
丸，如粟粒大。每服三五十丸，量虚实加减。功用：利上下气血。主治：痘因
内伤，腹热足冷，胀满，大小便不利者。

【临床应用】

苏葶丸临床主要用于治疗肺源性心脏病、小儿热性哮喘、小儿肺炎支原体
肺炎和结核性胸膜炎等疾病。对于肺源性心脏病，苏葶丸合真武汤能缓解患者
心悸、咳痰、喘息、肿胀等临床症状，改善心功能与肺功能指标，减轻心肺组
织的损伤。对于小儿热性哮喘，苏葶丸配合麻杏石甘汤能明显缓解患儿的咳嗽、

气喘、胸闷等临床症状，改善哮鸣音等体征，加快患儿的康复速度。对于结核性胸膜炎，苏葶丸联合抗结核药可以促进胸腔积液的吸收，抑制胸膜增厚。

【基础研究】

现代研究表明，苏葶丸具有祛痰、平喘、利尿、强心等作用。在不同病证中，苏葶丸可与不同功效的方剂合用，发挥治疗作用。苏葶丸合平陈汤加减可降低免疫球蛋白、血清降钙素原、丙二醛水平，升高超氧化物歧化酶水平，改善痰湿闭阻型小儿肺炎支原体肺炎的临床症状。苏葶丸合麻杏石甘汤化裁可通过调控血清 C 反应蛋白、肿瘤坏死因子、D- 二聚体、白细胞介素 –18 水平，调节免疫应答，抗感染，治疗小儿支原体肺炎痰热闭肺证。苏葶丸合真武汤能通过调节炎症因子，降低血清 N 端 B 型利钠肽前体、血浆内皮素 –1 水平，改善心肺血管功能，治疗肺心病急性发作期合并左心衰竭。

【研发现状】

根据紫苏子和葶苈子的经典配伍，现已开发出止咳丸、小儿定喘口服液、复方咳喘胶囊等药品。

1. 止咳丸

组成：川贝母、罂粟壳、防风、桔梗、葶苈子、紫苏子、法半夏（砂炒）、麻黄、白前、前胡、紫苏叶、厚朴（姜炙）、白果、桑叶、黄芩（酒炙）、硼砂、南沙参、薄荷、陈皮、枳壳（麸炒）、茯苓、甘草。

功用：降气化痰，止咳定喘。

主治：用于风寒入肺，肺气不宣引起的咳嗽痰多，喘促胸闷，周身酸痛或久咳不止，以及老年支气管炎咳嗽。

2. 小儿定喘口服液

组成：麻黄、炒苦杏仁、莱菔子、葶苈子、紫苏子、黄芩、桑白皮、石膏、大青叶、鱼腥草、甘草。

功用：清热化痰，宣肺定喘。

主治：用于小儿支气管哮喘急性发作期轻症，中医辨证属肺热咳喘者。症见：咳喘哮鸣，痰稠难咳，发热或不发热，小便黄赤，大便干结，舌质红，苔黄。

3. 复方咳喘胶囊

组成：法半夏、莱菔子、白芥子、紫苏子、葶苈子、陈皮、茯苓、柴胡、黄芩、紫菀、款冬花、地龙、桔梗、甘草、盐酸溴己新。

功用：降气祛痰。

主治：用于治疗慢性支气管炎咳嗽。

人参五味子汤

【来源】清代陈复正著《幼幼集成》。

治久嗽脾虚，中气怯弱，面白唇白。

【组成】人参一钱（3g）　漂白术一钱五分（4.5g）　白云苓一钱（3g）　北五味五分（1.5g）　杭麦冬一钱（3g）　炙甘草八分（2.4g）

【用法】生姜三片，大枣三枚，水煎，温服（现代用法：水煎服，加生姜三片，大枣三枚）。

【功用】益气补中，健脾养胃，养阴清热。

【主治】脾虚久嗽，中气怯弱，面白唇白。小儿久嗽，脾肺气虚，乏力口渴，自汗气短。

【方解】人参五味子汤由生脉散（人参、麦冬、五味子）与四君子汤（人参、茯苓、白术、甘草）两方组合而成。方中人参性微温，味甘、微苦，归肺、脾、心经，可补益肺脾之气；五味子味酸、甘，性温，归肺、心、肾经，功善收敛肺气而止咳，生津涩精而滋补，共为君药。麦冬，性微寒，味甘、微苦，走心、肺、胃经，可清心肺之热，润肺胃之阴，为臣药。白术、茯苓，功能利水渗湿，健脾宁心，为佐药。炙甘草甘温益气，功善补脾和胃，调和诸药，为使药。全方共奏益气健脾，补肺止咳之功。

【配伍特点】本方配伍特点有二：一为补土生金，补脾药与敛肺止咳药同用，肺脾同调；二为标本兼顾，补益之中兼以清肺止咳，以治本为主。

【使用注意】服用此方期间不宜服用藜芦、五灵脂、皂荚或其制剂；不宜喝茶和吃萝卜。

【方论选录】人参五味子汤，治气血劳伤，咳脓咯血，寒热往来，夜出盗汗，羸瘦困乏，一切虚损肺痿之证并治。人参、五味子（炒，捣）　熟地黄　当归（酒炒）　白术（炒）　白茯苓　炙甘草　陈皮　桔梗（炒）　前胡各一钱，黄芪（炙）　地骨皮　桑白皮（炒）　枳壳（炒）　柴胡（各七分）。水一盅半，生姜三片，煎八分。食后服。（张景岳《景岳全书》）

【附方】人参五味子散（《仁斋直指方论》卷八引《太平圣惠方》）　人参　五味子　桔梗　白术　白茯苓　甘草炙　熟地黄　当归焙，半两（15g）　地骨皮三钱（9g）　前胡去苗，三钱（9g）　桑白皮炒，三钱（9g）　枳壳去瓤，炒，三钱（9g）　黄芪炙，三钱（9g）　陈皮去白，三钱（9g）　柴胡三钱（9g）　上㕮咀。每服八钱，水一盏半，加生姜三片，煎至八分，去滓，食后温服，一日三次。功用：益气健脾，化痰止咳。主治：男女老稚，诸虚百损，气血劳伤，涎喘咳脓，或嗽咯血，寒热往来，夜有盗汗，羸瘦困乏，一切虚损。

【临床应用】

人参五味子汤临床主要用于治疗小儿咳嗽、哮喘等肺系疾病。对于咳嗽，人参五味子汤能减轻患者咳嗽、咳痰等临床症状，缩短病程。对于哮喘，人参五味子汤能减少哮喘发作次数，缓解患者喘息、气急等症状。

【基础研究】

目前关于人参五味子汤的实验研究较少。已有研究发现，人参五味子汤具有抗炎、抗感染等作用，可通过调节 IL-8、IL-17 和瘦素的水平抑制体内炎症反应，缓解哮喘。

【研究现状】

根据人参五味子汤的主治和功用特点，现已开发出人参五味子颗粒、玉泉胶囊、固本咳喘片等相关中成药。

1. 人参五味子颗粒

组成：五味子、生晒参。

功用：益气敛阴，安神镇静。

主治：用于病后体虚，神经衰弱。

2. 玉泉胶囊

组成：天花粉、葛根、麦冬、人参、茯苓、乌梅、黄芪、甘草、地黄、五味子。

功用：养阴益气，生津止渴，清热除烦。

主治：气阴不足，口渴多饮，消食善饥；糖尿病属上述证候者。

3. 固本咳喘片

组成：党参、白术（麸炒）、茯苓、麦冬、盐补骨脂、炙甘草、醋五味子。

功用：益气固表，健脾补肾。

主治：脾虚痰盛，肾气不固所致的咳嗽痰多，喘息气促，动则喘剧；慢性支气管炎、肺气肿、支气管哮喘见上述证候者。

清宁散

【来源】清代陈复正著《幼幼集成》。

治心肺有热而令咳嗽，宜从小便利出。

【组成】桑白皮蜜炒　甜葶苈微炒　赤茯苓酒炒　车前子炒，各等分（各6g）　炙甘草减半（3g）（原著本方无用量）

【用法】上为细末，每服五分，生姜、大枣煎汤调服（现代用法：散剂，每服 4.5g，姜枣汤送服）。

【功用】清热止咳，泻肺利水。

【主治】咳嗽心肺郁热证。症见咳嗽阵作，痰稠难咳，发热口渴，小便短赤、心烦，或咽痛声哑，舌红少津，苔黄，脉滑数。

【方解】桑白皮性味甘寒，清肺热，泻肺气，利水消肿；葶苈子性味苦寒，开泻肺气，泻下逐痰，二药相配，增强清肺泻热，止咳化痰之力，共为君药。赤茯苓味甘淡，能利水渗湿，健脾宁心；车前子清热利尿通淋，引邪热从小便利出，能够协助桑白皮和葶苈子清除体内热邪和痰液，共为臣药。生姜、大枣、炙甘草养胃和中，培土生金，以扶肺气，兼调药性，为佐使之用。诸药同用，以奏清热止咳，泻肺利水之效。

【配伍特点】一是清热药与利尿药相配，引邪热从小便而出；二是少酌温补之品，既可培土生金以扶肺气，又可防苦寒损伤脾胃。

【使用注意】阴虚及痰湿咳嗽者慎用。

【方论选录】咳而喉中介介有声，面赤发热心烦，或咽喉痛，声哑者，此肺病兼见心证，宜清宁散……治心肺有热而令咳嗽，宜从小便利出。（陈复正《幼幼集成》）

【附方】清宁散（《育婴家秘》）桑白皮炒　葶苈炒　赤茯苓　车前子　栀子仁各等分　甘草炒，减半　细末，每服半钱，姜枣煎服。功用：清肺宁心，泻肺止咳。主治：咳嗽心肺有热者，宜小便利出之。

【临床应用】

清宁散临床用于治疗急性支气管炎、肺炎等儿科疾病及痤疮、酒渣鼻等皮肤病。对于急性支气管炎导致的咳嗽，清宁散可促进儿童咳嗽、咳痰等中医证候好转，提高临床治疗效果。对于痤疮，清宁散可缓解患者的丘疹、囊肿、结节、脓疱，使瘢痕缩小或变平软。对于酒渣鼻，清宁散可缓解患者弥漫性皮肤潮红、毛细血管扩张及丘疹、脓疱等症状。

【基础研究】

目前关于清宁散的实验研究还很少。清宁散中，羌活具有解热、抗炎、镇痛、抗心律失常、抗凝血、抗病原微生物等多种药理作用；栀子具有降血糖、抗动脉粥样硬化、抗抑郁、保肝利胆、抗肿瘤、抗菌、保护神经等多种药理作用；川芎具有扩张冠脉、增加冠脉血流量、降低心肌耗氧量、改善微循环、抗脑缺血、解热、镇静、抗肿瘤、抗辐射、调节免疫等多种药理作用；龙胆草具有解热、抗炎、利胆、保肝、健胃等多种药理作用。

【研发现状】

根据清宁散的主治和功用，现已开发出中成药儿童清肺丸。

儿童清肺丸

组成：桑白皮、瓜蒌皮、葶苈子、麻黄、苦杏仁、石膏、甘草、黄芩、板蓝根、橘红、法半夏、紫苏子、浙贝母、紫苏叶、细辛、薄荷、枇杷叶、白前、前胡、石菖蒲、天花粉、青礞石。

功用：清肺、化痰、止嗽。

主治：小儿风寒外束，肺经痰热所致的面赤身热，咳嗽气促，痰多黏稠，咽痛声哑。

《古代经典名方目录（第一批）》

编号	方名	原文			剂型
		出处	处方	制法及用法	
1	桃核承气汤	《伤寒论》(汉·张仲景) 太阳病不解，热结膀胱，其人如狂，血自下，下者愈。其外不解者，尚未可攻，当先解其外；外解已，但少腹急结者，乃可攻之，宜桃核承气汤	桃仁五十个（去皮尖），大黄四两，桂枝二两（去皮），甘草二两（炙），芒硝二两	上五味，以水七升，煮取二升半，去滓，内芒硝，更上火，微沸下火，先食温服五合，日三服	汤剂
2	旋覆代赭汤	《伤寒论》(汉·张仲景) 伤寒发汗，若吐若下，解后，心下痞鞕，噫气不除者，属旋覆代赭石汤	旋覆花三两，人参二两，生姜五两，代赭一两，甘草三两（炙），半夏半升（洗），大枣十二枚（擘）	上七味，以水一斗，煮取六升，去滓，再煎取三升，温服一升，日三服	汤剂
3	竹叶石膏汤	《伤寒论》(汉·张仲景) 伤寒解后，虚羸少气，气逆欲吐，竹叶石膏汤主之	竹叶二把，石膏一斤，半夏半升（洗），麦门冬一升（去心），人参二两，甘草二两（炙），粳米半斤	上七味，以水一斗，煮取六升，去滓，内粳米，煮米熟，汤成去米，温服一升，日三服	汤剂

编号	方名	原文			剂型
		出处	处方	制法及用法	
4	麻黄汤	《伤寒论》（汉·张仲景）①太阳病，头痛发热，身疼腰痛，骨节疼痛，恶风无汗而喘者，麻黄汤主之。②太阳病，脉浮紧，无汗，发热，身疼痛，八九日不解，表证仍在，此当复发汗。服汤已，微除，其人发烦目瞑，剧者必衄，衄乃解。所以然者，阳气重故也，宜麻黄汤。③脉浮而紧，浮则为风，紧则为寒，风则伤卫，寒则伤荣，荣卫俱病，骨节烦疼，可发其汗，宜麻黄汤	麻黄三两（去节），桂枝二两（去皮），甘草一两（炙），杏仁七十个（去皮尖）	上四味，以水九升，先煮麻黄，减二升，去上沫，内诸药，煮取二升半，去滓，温服八合，覆取微似汗，不须啜粥，余如桂枝法将息	汤剂
5	吴茱萸汤	《伤寒论》（汉·张仲景）①食谷欲呕，属阳明也，吴茱萸汤主之。②干呕，吐涎沫，头痛者，吴茱萸汤主之	吴茱萸一升（洗），人参三两，生姜六两（切），大枣十二枚（擘）	上四味，以水七升，煮取二升，去滓，温服七合，日三服	汤剂
6	芍药甘草汤	《伤寒论》（汉·张仲景）伤寒脉浮，自汗出，小便数，心烦，微恶寒，脚挛急……若厥愈足温者，更作芍药甘草汤与之，其脚即伸	白芍药、甘草各四两（炙）	上二味，以水三升，煮取一升五合，去滓，分温再服	汤剂
7	半夏泻心汤	《伤寒论》（汉·张仲景）若心下满而鞕痛者，此为结胸也，大陷胸汤主之。但满而不痛者，此为痞，柴胡不中与之，宜半夏泻心汤	半夏半升（洗），黄芩、干姜、人参、甘草（炙）各三两，黄连一两，大枣十二枚（擘）	上七味，以水一斗，煮取六升，去滓，再煎取三升，温服一升，日三服	汤剂
8	真武汤	《伤寒论》（汉·张仲景）①太阳病发汗，汗出不解，其人仍发热，心下悸，头眩，身𥆧动，振振欲擗地者，真武汤主之。②少阴病，二三日不已，至四五日，腹痛，小便不利，四肢沉重疼痛，自下利者，此为有水气，其人或咳，或小便利，或下利，或呕者，真武汤主之	茯苓、芍药、生姜（切）各三两，白术二两，附子一枚（炮，去皮，破八片）	上五味，以水八升，煮取三升，去滓，温服七合，日三服	汤剂

续表

编号	方名	原文			剂型
		出处	处方	制法及用法	
9	猪苓汤	《伤寒论》（汉·张仲景）①若脉浮发热，渴欲饮水，小便不利者，猪苓汤主之。②少阴病，下利六七日，咳而呕渴，心烦不得眠者，猪苓汤主之	猪苓（去皮）、茯苓、泽泻、阿胶、滑石（碎）各一两	上五味，以水四升，先煮四味，取二升，去滓，内阿胶烊消，温服七合，日三服	汤剂
10	小承气汤	《伤寒论》（汉·张仲景）①阳明病脉迟，虽汗出不恶寒者，其身必重，短气，腹满而喘，有潮热者，此外欲解，可攻里也。手足濈然而汗出者，此大便已鞕也，大承气汤主之。若汗多，微发热恶寒者，外未解也，其热不潮，未可与承气汤。若腹大满不通者，可与小承气汤，微和胃气，勿令至大泄下。②下利谵语者，有燥屎也，宜小承气汤。③若不大便六七日，恐有燥屎，欲知之法，少与小承气汤，汤入腹中，转矢气者，此有燥屎也，乃可攻之。若不转矢气者，此但初头鞕，后必溏，不可攻之，攻之必胀满，不能食也，欲饮水者，与水则哕。其后发热者，大便必复鞕而少也，以小承气汤和之。不转矢气者，慎不可攻也	大黄四两（酒洗），厚朴二两（炙，去皮），枳实三枚（大者，炙）	上三味，以水四升，煮取一升二合，去滓，分温二服。初服汤当更衣，不尔者，尽饮之，若更衣者，勿服之	汤剂
11	甘草泻心汤	《伤寒论》（汉·张仲景）伤寒中风，医反下之，其人下利日数十行，谷不化，腹中雷鸣，心下痞鞕而满，干呕心烦不得安，医见心下痞，谓病不尽，复下之，其痞益甚，此非结热，但以胃中虚，客气上逆，故使鞕也，属甘草泻心汤	甘草四两（炙），黄芩三两，干姜三两，大枣十二枚（擘），半夏半升（洗），黄连一两	上六味，以水一斗，煮取六升，去滓，再煎取三升，温服一升，日三服	汤剂

编号	方名	原文			剂型
		出处	处方	制法及用法	
12	黄连汤	《伤寒论》（汉·张仲景）伤寒胸中有热，胃中有邪气，腹中痛，欲呕吐者，黄连汤主之	黄连三两，甘草三两（炙），干姜三两，桂枝三两（去皮），人参二两，半夏半升（洗），大枣十二枚（擘）	上七味，以水一斗，煮取六升，去滓，温服，昼三服夜二服	汤剂
13	当归四逆汤	《伤寒论》（汉·张仲景）①手足厥寒，脉细欲绝者，当归四逆汤主之。②下利脉大者，虚也，以强下之故也。设脉浮革，因尔肠鸣者，属当归四逆汤	当归三两，桂枝三两（去皮），芍药三两，细辛三两，甘草二两（炙），通草二两，大枣二十五枚（擘）	上七味，以水八升，煮取三升，去滓，温服一升，日三服	汤剂
14	附子汤	《伤寒论》（汉·张仲景）少阴病，得之一二日，口中和，其背恶寒者，当灸之，附子汤主之	附子二枚（炮，去皮，破八片），茯苓三两，人参二两，白术四两，芍药三两	上五味，以水八升，煮取三升，去滓，温服一升，日三服	汤剂
15	桂枝芍药知母汤	《金匮要略》（汉·张仲景）诸肢节疼痛，身体魁羸，脚肿如脱，头眩短气，温温欲吐，桂枝芍药知母汤主之	桂枝四两，芍药三两，甘草二两，麻黄二两，生姜五两，白术五两，知母四两，防风四两，附子二两（炮）	上九味，以水七升，煮取二升，温服七合，日三服	汤剂
16	黄芪桂枝五物汤	《金匮要略》（汉·张仲景）血痹，阴阳俱微，寸口关上微，尺中小紧，外证身体不仁，如风痹状，黄芪桂枝五物汤主之	黄芪三两，芍药三两，桂枝三两，生姜六两，大枣十二枚	上五味，以水六升，煮取二升，温服七合，日三服	汤剂
17	半夏厚朴汤	《金匮要略》（汉·张仲景）妇人咽中如有炙脔，半夏厚朴汤主之	半夏一升，厚朴三两，茯苓四两，生姜五两，干苏叶二两	上五味，以水七升，煮取四升，分温四服，日三夜一服	汤剂
18	瓜蒌薤白半夏汤	《金匮要略》（汉·张仲景）胸痹不得卧，心痛彻背者，瓜蒌薤白半夏汤主之	瓜蒌实一枚，薤白三两，半夏半斤，白酒一斗	上四味，同煮，取四升，温服一升，日三服	汤剂

续表

编号	方名	原文			剂型
		出处	处方	制法及用法	
19	苓桂术甘汤	《金匮要略》（汉·张仲景）①心下有痰饮，胸胁支满，目眩，苓桂术甘汤主之。②夫短气有微饮，当从小便去之，苓桂术甘汤主之	茯苓四两，桂枝、白术各三两，甘草二两	上四味，以水六升，煮取三升，分温三服	汤剂
20	泽泻汤	《金匮要略》（汉·张仲景）心下有支饮，其人苦冒眩，泽泻汤主之	泽泻五两，白术二两	上二味，以水二升，煮取一升，分温再服	汤剂
21	百合地黄汤	《金匮要略》（汉·张仲景）百合病，不经吐、下、发汗，病形如初者，百合地黄汤主之	百合七枚（擘），生地黄汁一升	上以水洗百合，渍一宿，当白沫出，去其水，更以泉水二升，煎取一升，去滓，内地黄汁，煎取一升五合，分温再服。中病，勿更服，大便当如漆	汤剂
22	枳实薤白桂枝汤	《金匮要略》（汉·张仲景）胸痹心中痞，留气结在胸，胸满，胁下逆抢心，枳实薤白桂枝汤主之	枳实四枚，厚朴四两，薤白半斤，桂枝一两，瓜蒌实一枚（捣）	上五味，以水五升，先煮枳实、厚朴，取二升，去滓，内诸药，煮数沸，分温三服	汤剂
23	大建中汤	《金匮要略》（汉·张仲景）心胸中大寒痛，呕不能饮食，腹中寒，上冲皮起，出见有头足，上下痛而不可触近，大建中汤主之	蜀椒二合（去汗），干姜四两，人参二两	上三味，以水四升，煮取二升，去滓，内胶饴一升，微火煮取一升半，分温再服；如一炊顷，可饮粥二升，后更服。当一日食糜，温覆之	汤剂
24	橘皮竹茹汤	《金匮要略》（汉·张仲景）哕逆者，橘皮竹茹汤主之	橘皮二升，竹茹二升，大枣三十枚，生姜半斤，甘草五两，人参一两	上六味，以水一斗，煮取三升，温服一升，日三服	汤剂
25	麦门冬汤	《金匮要略》（汉·张仲景）大逆上气，咽喉不利，止逆下气者，麦门冬汤主之	麦门冬七升，半夏一升，人参二两，甘草二两，粳米三合，大枣十二枚	上六味，以水一斗二升，煮取六升，温服一升，日三夜一服	汤剂

编号	方名	原文			剂型
		出处	处方	制法及用法	
26	甘姜苓术汤	《金匮要略》（汉·张仲景）肾着之病，其人身体重，腰中冷，如坐水中，形如水状，反不渴，小便自利，饮食如故，病属下焦。身劳汗出，衣里冷湿，久久得之，腰以下冷痛，腹重如带五千钱，甘姜苓术汤主之	甘草、白术各二两，干姜、茯苓各四两	上四味，以水五升，煮取三升，分温三服	汤剂
27	厚朴七物汤	《金匮要略》（汉·张仲景）病腹满，发热十日，脉浮而数，饮食如故，厚朴七物汤主之	厚朴半斤，甘草、大黄各三两，大枣十枚，枳实五枚，桂枝二两，生姜五两	上七味，以水一斗，煮取四升，温服八合，日三服	汤剂
28	厚朴麻黄汤	《金匮要略》（汉·张仲景）咳而脉浮者，厚朴麻黄汤主之	厚朴五两，麻黄四两，石膏如鸡子大，杏仁半升，半夏半升，干姜二两，细辛二两，小麦一升，五味子半升	上九味，以水一斗二升，先煮小麦熟，去滓，内诸药，煮取三升，温服一升，日三服	汤剂
29	当归建中汤	《千金翼方》（唐·孙思邈）治产后虚羸不足，腹中疚痛不止，吸吸少气，或若小腹拘急挛痛引腰背，不能饮食，产后一月，日得服四五剂为善，令人强壮内补方	当归四两，桂心三两，甘草二两（炙），芍药六两，生姜三两，大枣十二枚（擘）	右六味，咬咀，以水一斗，煮取三升，分为三服，一日令尽	汤剂
30	温脾汤	《备急千金要方》（唐·孙思邈）治下久赤白连年不止，及霍乱，脾胃冷，实不消	大黄四两，人参、甘草、干姜各二两，附子一枚（大者）	右五味，咬咀，以水八升煮取二升半，分三服。临熟下大黄	汤剂
31	温胆汤	《备急千金要方》（唐·孙思邈）治大病后，虚烦不得眠，此胆寒故也，宜服温胆汤	半夏、竹茹、枳实各二两，橘皮三两，生姜四两，甘草一两	右六味，咬咀，以水八升煮取二升，分三服	汤剂
32	小续命汤	《备急千金要方》（唐·孙思邈）治卒中风欲死，身体缓急，口目不正，舌强不能语，奄奄忽忽，神情闷乱，诸风服之皆验，不令人虚方	麻黄、防己、人参、黄芩、桂心、甘草、芍药、川芎、杏仁各一两，附子一枚，防风一两半，生姜五两	右十二味，咬咀，以水一斗二升，先煮麻黄三沸，去沫，内诸药，煮取三升。分三服，甚良。不瘥，更合三、四剂，必佳	汤剂

编号	方名	原文			剂型
		出处	处方	制法及用法	
33	开心散	《备急千金要方》（唐·孙思邈） 开心散，主好忘方	远志、人参各四分，茯苓二两，菖蒲一两	右四味治下筛，饮服方寸匕，日三	散剂
34	槐花散	《普济本事方》（宋·许叔微） 治肠风脏毒，槐花散	槐花（炒），柏叶（烂杵焙），荆芥穗，枳壳（去穰细切，麸炒黄）	右修事了，方秤等分，细末，用清米饮调下二钱，空心食前服	散剂
35	竹茹汤	《普济本事方》（宋·许叔微） 治胃热呕吐，竹茹汤	干葛三两，甘草三分（炙），半夏三分（姜汁半盏，浆水一升煮耗半）	右粗末，每服五钱，水二盏，生姜三片，竹茹一弹大，枣一个，同煎至一盏，去滓温服	煮散
36	辛夷散	《严氏济生方》（宋·严用和） 治肺虚，风寒湿热之气加之，鼻内壅塞，涕出不已，或气息不通，或不闻香臭	辛夷仁、细辛（洗去土、叶）、藁本（去芦）、升麻、川芎、木通（去节）、防风（去芦）、羌活（去芦）、甘草（炙）、白芷各等分	右为细末，每服二钱。食后茶清调服	散剂
37	当归饮子	《严氏济生方》（宋·严用和） 治心血凝滞，内蕴风热，发见皮肤，遍身疮疥，或肿或痒，或脓水浸淫，或发赤疹痞瘟	当归（去芦）、白芍药、川芎、生地黄（洗）、白蒺藜（炒，去尖）、防风（去芦）、荆芥穗各一两，何首乌、黄芪（去芦）、甘草（炙）各半两	右㕮咀，每服四钱，水一盏半，姜五片，煎至八分，去滓温服。不拘时候	煮散
38	实脾散	《严氏济生方》（宋·严用和） 治阴水，先实脾土	厚朴（去皮，姜制，炒）、白术、木瓜（去瓤）、木香（不见火）、草果仁、大腹子、附子（炮，去皮脐）、白茯苓（去皮）、干姜（炮）各一两，甘草（炙）半两	右㕮咀，每服四钱，水一盏半，生姜五片，枣子一枚，煎至七分，去滓温服，不拘时候	煮散

编号	方名	原文			剂型
		出处	处方	制法及用法	
39	温经汤	《妇人大全良方》（宋·陈自明） 若经道不通，绕脐寒疝痛彻，其脉沉紧。此由寒气客于血室，血凝不行，结积血为气所冲，新血与故血相搏，所以发痛。譬如天寒地冻，水凝成冰。宜温经汤及桂枝桃仁汤、万病丸	当归、川芎、芍药、桂心、牡丹皮、莪术各半两，人参、甘草、牛膝各一两	右㕮咀，每服五钱。水一盏半，煎至八分，去滓温服	煮散
40	泻白散	《小儿药证直诀》（宋·钱乙） 治小儿肺盛，气急喘嗽	地骨皮（洗去土，焙）、桑白皮（细锉炒黄）各一两，甘草（炙）一钱	上锉散，入粳米一撮，水二小盏，煎七分，食前服	煮散
41	清心莲子饮	《太平惠民和剂局方》（宋·太平惠民和剂局） 治心中蓄积，时常烦躁，因而思虑劳力，忧愁抑郁，是致小便白浊，或有沙膜，夜梦走泄，遗沥涩痛，便赤如血；或因酒色过度，上盛下虚，心火炎上，肺金受克，口舌干燥，渐成消渴，睡卧不安，四肢倦怠，男子五淋，妇人带下赤白；及病后气不收敛，阳浮于外，五心烦热。药性温平，不冷不热，常服清心养神，秘精补虚，滋润肠胃，调顺血气	黄芩、麦门冬（去心）、地骨皮、车前子、甘草（炙）各半两，石莲肉（去心）、白茯苓、黄芪（蜜炙）、人参各七钱半	右锉散。每三钱，麦门冬十粒，水一盏半，煎取八分，去滓，水中沉冷，空心，食前服	煮散
42	甘露饮	《太平惠民和剂局方》（宋·太平惠民和剂局） 治丈夫、妇人、小儿胃中客热，牙宣口气，齿龈肿烂，时出脓血，目睑垂重，常欲合闭；或颊饥烦，不欲饮食，及赤目肿痛，不任凉药，口舌生疮，咽喉肿痛，疮疹已发、未发，皆可服之。又疗脾胃受湿，瘀热在里，或醉饱房劳，湿热相搏，致生疸病，身面皆黄，肢体微肿，胸满气短，大便不调，小便黄涩，或时身热，并皆治之	枇杷叶（刷去毛）、干熟地黄（去土）、天门冬（去心，焙）、枳壳（去瓤，麸炒）、山茵陈（去梗）、生干地黄、麦门冬（去心，焙）、石斛（去芦）、甘草（炙）、黄芩	右等分，为末。每服二钱，水一盏，煎至七分，去滓温服，食后，临卧。小儿一服分两服，仍量岁数加减与之	煮散

续表

编号	方名	原文			剂型
		出处	处方	制法及用法	
43	华盖散	《太平惠民和剂局方》（宋·太平惠民和剂局）治肺感寒邪，咳嗽上气，胸膈烦满，项背拘急，声重鼻塞，头昏目眩，痰气不利，呀呷有声	紫苏子（炒）、赤茯苓（去皮）、桑白皮（炙）、陈皮（去白）、杏仁（去皮尖、炒）、麻黄（去根、节）各一两，甘草（炙）半两	右七味为末。每服二钱，水一盏，煎至七分，去滓，食后温服	煮散
44	三痹汤	《妇人大全良方》（宋·陈自明）治血气凝滞，手足拘挛，风痹，气痹等疾皆疗	川续断、杜仲（去皮，切，姜汁炒）、防风、桂心、细辛、人参、茯苓、当归、白芍药、甘草各一两，秦艽、生地黄、川芎、川独活各半两，黄芪、川牛膝各一两	右㕮咀为末，每服五钱。水二盏，姜三片，枣一枚，煎至一盏，去滓热服，无时候，但腹稍空服	煮散
45	升阳益胃汤	《脾胃论》（金·李东垣）脾胃之虚，怠惰嗜卧，四肢不收，时值秋燥令行，湿热少退，体重节痛，口苦舌干，食无味，大便不调，小便频数，不嗜食，食不消。兼见肺病，洒淅恶寒，惨惨不乐，面色恶而不和，乃阳气不伸故也。当升阳益胃，名之曰升阳益胃汤	黄芪二两，半夏（汤洗）、人参（去芦）、甘草（炙）各一两，防风、白芍药、羌活、独活各五钱，橘皮（连穰）四钱，茯苓、泽泻、柴胡、白术各三钱，黄连二钱	上㕮咀，每服三钱，生姜五片，枣二枚，去核，水三盏，同煎至一盏，去渣，温服，早饭、午饭之间服之，禁忌如前。其药渐加至五钱止	煮散
46	清胃散	《兰室秘藏》（金·李东垣）治因服补胃热药，致使上下牙疼痛不可忍，牵引头脑，满面发热，大痛。足阳明之别络入脑，喜寒恶热，乃是手足阳明经中热盛而作也。其齿喜冷恶热	当归身、择细黄连、生地黄（酒制）各三分，牡丹皮五分，升麻一钱	上为细末，都作一服，水一盏半，煎至一盏，去滓，带冷服之	煮散
47	当归六黄汤	《兰室秘藏》（金·李东垣）治盗汗之圣药也	当归、生地黄、熟地黄、黄柏、黄芩、黄连各等分，黄芪加一倍	上为粗末，每服五钱，水二盏，煎至一盏，食前服。小儿减半服之	煮散

编号	方名	原文			剂型
		出处	处方	制法及用法	
48	圣愈汤	《兰室秘藏》（金·李东垣）治诸恶疮，血出多而心烦不安，不得睡眠，亡血故也，以此药主之	生地黄、熟地黄、川芎、人参各三分，当归身、黄芪各五分	上㕮咀，如麻豆大，都作一服。水二大盏，煎至一盏，去滓，稍热无时服	煮散
49	乌药汤	《兰室秘藏》（金·李东垣）治妇人血海疼痛	当归、甘草、木香各五钱，乌药一两，香附子二两（炒）	上㕮咀，每服五钱，水二大盏，去滓，温服，食前	煮散
50	羌活胜湿汤	《内外伤辨惑论》（金·李东垣）肩背痛不可回顾者，此手太阳气郁而不行，以风药散之。脊痛项强，腰似折，项似拔，此足太阳经不通行，以羌活胜湿汤主之	羌活、独活各一钱，藁本、防风、甘草（炙）、川芎各五分，蔓荆子三分	上㕮咀，都作一服，水二盏，煎至一盏，去渣，大温服，空心食前	煮散
51	当归补血汤	《内外伤辨惑论》（金·李东垣）治肌热，燥热，困渴引饮，目赤面红，昼夜不息。其脉洪大而虚，重按全无	黄芪一两，当归二钱（酒洗）	上件咀，都作一服。水二盏，煎至一盏，去渣，温服，空心食前	煮散
52	厚朴温中汤	《内外伤辨惑论》（金·李东垣）治脾胃虚寒，心腹胀满，及秋冬客寒犯胃，时作疼痛	厚朴（姜制）、橘皮（去白）各一两，甘草（炙）、草豆蔻仁、茯苓（去皮）、木香各五钱，干姜七分	上为粗散，每服五钱匕。水二盏，生姜三片，煎至一盏，去渣，温服，食前。忌一切冷物	煮散
53	地黄饮子	《黄帝素问宣明论方》（金·刘完素）喑痱证，主肾虚。内夺而厥，舌喑不能言，二足废不为用。肾脉虚弱，其气厥不至，舌不仁。经云：喑痱，足不履用，音声不出者。地黄饮子主之，治喑痱，肾虚弱厥逆，语声不出，足废不用	熟干地黄、巴戟（去心）、山茱萸、石斛、肉苁蓉（酒浸，焙）、附子（炮）、五味子、官桂、白茯苓、麦门冬（去心）、菖蒲、远志（去心）各等分	右为末，每服三钱，水一盏半，生姜五片，枣一枚，薄荷，同煎至八分，不计时候	煮散

续表

编号	方名	原文			剂型
		出处	处方	制法及用法	
54	大秦艽汤	《素问病机气宜保命集》（金·刘完素）中风，外无六经之形证，内无便溺之阻格，知血弱不能养筋，故手足不能运动，舌强不能言语，宜养血而筋自荣，大秦艽汤主之	秦艽三两，甘草二两，川芎二两，当归二两，白芍药二两，细辛半两，川羌活、防风、黄芩各一两，石膏二两，吴白芷一两，白术一两，生地黄一两，熟地黄一两，白茯苓一两，川独活二两	右十六味，锉，每服一两，水煎，去渣，温服，无时	煮散
55	三化汤	《素问病机气宜保命集》（金·刘完素）中风外有六经之形证，先以加减续命汤，随证治之，内有便溺之阻格，复以三化汤主之	厚朴、大黄、枳实、羌活各等分	右锉如麻豆大，每服三两，水三升，煎至一升半，终日服之。以微利为度，无时	汤剂
56	清金化痰汤	《医学统旨》（明·叶文龄）清金化痰汤，因火者，咽喉干痛，面赤，鼻出热气，其痰嗽而难出，色黄且浓，或带血丝，或出腥臭	黄芩、山栀各一钱半，桔梗二钱，麦门冬（去心）、桑皮、贝母、知母、瓜蒌仁（炒）、橘红、茯苓各一钱，甘草四分	水二盅，煎八分，食后服	汤剂
57	桑白皮汤	《景岳全书》（明·张景岳）治肺气有余，火炎痰盛作喘	桑白皮、半夏、苏子、杏仁、贝母、山栀、黄芩、黄连各八分	水二盅，姜三片，煎八分，温服	汤剂
58	金水六君煎	《景岳全书》（明·张景岳）治肺肾虚寒，水泛为痰，或年迈阴虚，血气不足，外受风寒，咳嗽呕恶，多痰喘急等证	当归二钱，熟地三五钱，陈皮一钱半，半夏二钱，茯苓二钱，炙甘草一钱	水二盅，生姜三五七片，煎七八分，食远温服	汤剂
59	暖肝煎	《景岳全书》（明·张景岳）治肝肾阴寒，小腹疼痛，疝气等证	当归二三钱，枸杞三钱，茯苓二钱，小茴香二钱，肉桂一二钱，乌药二钱，沉香一钱或木香亦可	水一盅半，加生姜三五片，煎七分，食远温服	汤剂

编号	方名	原文			剂型
		出处	处方	制法及用法	
60	玉女煎	《景岳全书》（明·张景岳）治水亏火盛，六脉浮洪滑大，少阴不足，阳明有余，烦热干渴，头痛牙疼，失血等证。若大便溏泄者，乃非所宜	生石膏三五钱，熟地三五钱或一两，麦冬二钱，知母、牛膝各一钱半	水一盅半，煎七分，温服或冷服	汤剂
61	保阴煎	《景岳全书》（明·张景岳）治男妇带浊遗淋，色赤带血，脉滑多热，便血不止，及血崩血淋，或经期太早，凡一切阴虚内热动血等证	生地、熟地、芍药各二钱，山药、川续断、黄芩、黄柏各一钱半，生甘草一钱	水二盅，煎七分。食远温服	汤剂
62	化肝煎	《景岳全书》（明·张景岳）治怒气伤肝，因而气逆动火，致为烦热胁痛，胀满动血等证	青皮、陈皮各二钱，芍药二钱，丹皮、栀子（炒）、泽泻各一钱半，土贝母二三钱	水一盅半，煎七八分。食远温服	汤剂
63	济川煎	《景岳全书》（明·张景岳）凡病涉虚损，而大便闭结不通，则硝、黄攻击等剂必不可用，若势有不得不通者，宜此主之	当归三五钱，牛膝二钱，肉苁蓉（酒洗去咸）二三钱，泽泻一钱半，升麻五分、七分或一钱，枳壳一钱	水一盅半，煎七八分，食前服	汤剂
64	固阴煎	《景岳全书》（明·张景岳）治阴虚滑泄，带浊淋遗，及经水因虚不固等证。此方专主肝肾	人参随宜，熟地三五钱，山药二钱（炒），山茱萸一钱半，远志七分（炒），炙甘草一二钱，五味子十四粒，菟丝子二三钱（炒香）	水二盅，煎七分，食远温服	汤剂
65	托里消毒散	《外科正宗》（明·陈实功）治痈疽已成不得内消者，宜服此药以托之，未成者可消，已成者即溃，腐肉易去，新肉易生，此时不可用内消泄气、寒凉等药致伤脾胃为要	人参、川芎、白芍、黄芪、当归、白术、茯苓、金银花各一钱，白芷、甘草、皂角针、桔梗各五分	水二盅，煎八分，食远服	汤剂

续表

编号	方名	原文			剂型
		出处	处方	制法及用法	
66	清上蠲痛汤	《寿世保元》（明·龚廷贤）论一切头痛主方，不论左右偏正新久，皆效	当归一钱（酒洗），小川芎一钱，白芷一钱，细辛三分，羌活一钱，独活一钱，防风一钱，菊花五分，蔓荆子五分，苍术一钱（米泔浸），片芩一钱五分（酒炒），麦门冬一钱，甘草三分（生）	上锉一剂，生姜煎服	煮散
67	清肺汤	《万病回春》（明·龚廷贤）治一切咳嗽，上焦痰盛	黄芩（去朽心）一钱半，桔梗（去芦）、茯苓（去皮）、陈皮（去白）、贝母（去心）、桑白皮各一钱，当归、天门冬（去心）、山栀、杏仁（去皮尖）、麦门冬（去心）各七分，五味子七粒，甘草三分	上锉，生姜、枣子煎，食后服	煮散
68	养胃汤	《证治准绳》（明·王肯堂）治外感风寒，内伤生冷，憎寒壮热，头目昏疼，不问风寒二证，夹食停痰，俱能治之，但感风邪，以微汗为好	半夏（汤洗七次）、厚朴（去粗皮、姜汁炒）、苍术（米泔浸一宿，洗切，炒）各一两，橘红七钱半，藿香叶（洗去土）、草果（去皮膜）、茯苓（去黑皮）、人参（去芦）各半两，炙甘草二钱半	右㕮咀，每服四钱，水一盏半，姜七片，乌梅一个，煎六分，热服	煮散
69	清骨散	《证治准绳》（明·王肯堂）专退骨蒸劳热	银柴胡一钱五分，胡黄连、秦艽、鳖甲（醋炙）、地骨皮、青蒿、知母各一钱，甘草五分	水二盅，煎八分，食远服	汤剂

编号	方名	原文			剂型
		出处	处方	制法及用法	
70	石决明散	《普济方》（明·朱橚）石决明散，治风毒气攻入头系眼昏暗，及头目不利	石决明、羌活（去芦头）、草决明、菊花各一两，甘草（炙，锉）半两	右为散，每服二钱，以水一盏。煎六分，和滓，食后、临卧温服	煮散
71	保元汤	《简明医彀》（明·孙志宏）治元气虚弱，精神倦怠，肌肉柔慢，饮食少进，面青㿠白，睡卧宁静……及有杂证，皆属虚弱，宜服	人参一钱，黄芪二钱，甘草五分，肉桂二分	右加生姜一片，水煎服	汤剂
72	达原饮	《温疫论》（明·吴又可）瘟疫初起先憎寒而后发热，日后但热而无憎寒也，初起二三日，其脉不浮不沉而数，昼夜发热，日晡益甚，头疼身痛，其时邪在伏脊之前，肠胃之后。虽有头疼身痛，此邪热浮越于经，不可认为伤寒表证，辄用麻黄、桂枝之类强发其汗。此邪不在经，汗之徒伤表气，热亦不减。又不可下，此邪不在里，下之徒伤胃气，其渴愈甚。宜达原饮	槟榔二钱，厚朴一钱，草果仁五分，知母一钱，芍药一钱，黄芩一钱，甘草五分	右用水一盅，煎八分，午后温服	汤剂
73	升陷汤	《医学衷中参西录》（清·张锡纯）治胸中大气下陷，气短不足以息	生黄芪六钱，知母三钱，柴胡一钱五分，桔梗一钱五分，升麻一钱	水煎服	汤剂
74	三甲复脉汤	《温病条辨》（清·吴瑭）①下焦温病，热深厥甚，脉细促，心中憺憺大动，甚则心中痛者，三甲复脉汤主之。②燥久伤及肝肾之阴，上盛下虚，昼凉夜热，或干咳，或不咳，甚则痉厥者，三甲复脉汤主之	炙甘草六钱，干地黄六钱，生白芍六钱，麦冬五钱（不去心），阿胶三钱，麻仁三钱，生牡蛎五钱，生鳖甲八钱，生龟板一两	水八杯，煮取八分三杯，分三次服	汤剂

续表

编号	方名	原文			剂型
		出处	处方	制法及用法	
75	沙参麦冬汤	《温病条辨》（清·吴瑭）燥伤肺胃阴分，或热或咳者，沙参麦冬汤主之	沙参三钱，玉竹二钱，生甘草一钱，冬桑叶一钱五分，麦冬三钱，生扁豆一钱五分，花粉一钱五分	水五杯，煮取二杯，日再服	汤剂
76	新加香薷饮	《温病条辨》（清·吴瑭）手太阴暑温，如上条证，但汗不出者，新加香薷饮主之	香薷二钱，银花三钱，鲜扁豆花三钱，厚朴二钱，连翘二钱	水五杯，煮取二杯，先服一杯，得汗止后服，不汗再服，服尽不汗，再作服	汤剂
77	桑杏汤	《温病条辨》（清·吴瑭）秋感燥气，右脉数大，伤手太阴气分者，桑杏汤主之	桑叶一钱，杏仁一钱五分，沙参二钱，象贝一钱，香豉一钱，栀皮一钱，梨皮一钱	水二杯，煮取一杯，顿服之，重者再作服	汤剂
78	益胃汤	《温病条辨》（清·吴瑭）阳明温病，下后汗出，当复其阴，益胃汤主之	沙参三钱，麦冬五钱，冰糖一钱，细生地五钱，玉竹一钱五分（炒香）	水五杯，煮取二杯，分二次服，渣再煮一杯服	汤剂
79	蠲痹汤	《医学心悟》（清·程国彭）通治风、寒、湿三气，合而成痹	羌活、独活各一钱，桂心五分，秦艽一钱，当归三钱，川芎七分，甘草五分（炙），海风藤二钱，桑枝三钱，乳香、木香各八分	水煎服	汤剂
80	二冬汤	《医学心悟》（清·程国彭）治上消者，宜润其肺，兼清其胃，二冬汤主之	天冬二钱（去心），麦冬三钱（去心），花粉一钱，黄芩一钱，知母一钱，甘草五分，人参五分，荷叶一钱	水煎服	汤剂

编号	方名	原文			剂型
		出处	处方	制法及用法	
81	半夏白术天麻汤	《医学心悟》（清·程国彭）眩，谓眼黑；晕者，头旋也……有湿痰壅遏者，书云，头旋眼花，非天麻、半夏不除是也，半夏白术天麻汤主之	半夏一钱五分，天麻、茯苓、橘红各一钱，白术三钱，甘草五分	生姜一片，大枣二枚，水煎服	汤剂
82	藿朴夏苓汤	《医原》（清·石寿棠）湿之化气，为阴中之阳，氤氲浊腻，故兼证最多，变迁最幻，愈期最缓。其见证也，面色混浊如油腻，口气浊腻不知味，或生甜水，舌苔白腻，膜原邪重则舌苔满布，厚如积粉，板贴不松，脉息模糊不清，或沉细似伏，断续不匀，神多沉困嗜睡。斯时也，邪在气分，即当分别湿多热多	杜藿香二钱，真川朴一钱，姜半夏钱半，赤苓三钱，光杏仁三钱，生薏仁四钱，白蔻末六分，猪苓钱半，淡香豉三钱，建泽泻钱半	选用丝通草三钱，或五钱煎汤代水，煎上药服	汤剂
83	丁香柿蒂散	《伤寒瘟疫条辨》（清·杨栗山）治久病呃逆，因下寒者	丁香、柿蒂各二钱，人参一钱，生姜三钱	水煎温服	汤剂
84	一贯煎	《医方絜度》（清·钱敏捷）一贯煎（柳洲）主肝血衰少，脘痛，胁疼	北沙参、麦冬、当归各一钱五分，枸杞、生地各三钱，川楝子二钱	水煎服	汤剂
85	易黄汤	《傅青主女科》（清·傅山）妇人有带下而色黄者，宛如黄茶浓汁，其气腥秽，所谓黄带是也……法宜补任脉之虚，而清肾火之炎，则庶几矣。方用易黄汤	山药一两（炒），芡实一两（炒），黄柏二钱（盐水炒），车前子一钱（酒炒），白果十枚（碎）	水煎服	汤剂
86	宣郁通经汤	《傅青主女科》（清·傅山）妇人有经前腹疼数日，而后经水行者，其经来多是紫黑块，人以为寒极而然也，谁知是热极而火不化乎……治法似宜大泄肝中之火，然泄肝之火，而不解肝之郁，则热之标可去，而热之本未除也，其何能益！方用宣郁通经汤	白芍五钱（酒炒），当归五钱（酒洗），丹皮五钱，山栀子三钱（炒），白芥子二钱（炒研），柴胡一钱，香附一钱（酒炒），川郁金一钱（醋炒），黄芩一钱（酒炒），生甘草一钱	水煎服	汤剂

续表

编号	方名	原文			剂型
		出处	处方	制法及用法	
87	完带汤	《傅青主女科》（清·傅山）妇人有终年累月下流白物，如涕如唾，不能禁止，甚则臭秽者，所谓白带也……治法宜大补脾胃之气，稍佐以舒肝之品，使风木不闭塞于地中，则地气自升腾于天上，脾气健而湿气消，自无白带之患矣。方用完带汤	白术一两（土炒），山药一两（炒），人参二钱，白芍五钱（酒炒），车前子三钱（酒炒），苍术三钱（制），甘草一钱，陈皮五分，黑芥穗五分，柴胡六分	水煎服	汤剂
88	清经散	《傅青主女科》（清·傅山）妇人有先期经来者，其经甚多，人以为血热之极也，谁知是肾中水火太旺乎……治之法但少清其热，不必泄其水也。方用清经散	丹皮三钱，地骨皮五钱，白芍三钱（酒炒），大熟地三钱（九蒸），青蒿二钱，白茯苓一钱，黄柏五分（盐水浸，炒）	水煎服	汤剂
89	清肝止淋汤	《傅青主女科》（清·傅山）妇人有带下而色红者，似血非血，淋沥不断，所谓赤带也……治法须清肝火而扶脾气，则庶几可愈。方用清肝止淋汤	白芍一两（醋炒），当归一两（酒洗），生地五钱（酒炒），阿胶三钱（白面炒），粉丹皮三钱，黄柏二钱，牛膝二钱，香附一钱（酒炒），红枣十个，小黑豆一两	水煎服	汤剂
90	两地汤	《傅青主女科》（清·傅山）又有先期经来只一二点者，人以为血热之极也，谁知肾中火旺而阴水亏乎……治之法不必泄火，只专补水，水既足而火自消矣，亦既济之道也。方用两地汤	大生地一两（酒炒），元参一两，白芍药五钱（酒炒），麦冬肉五钱，地骨皮三钱，阿胶三钱	水煎服	汤剂
91	四妙勇安汤	《验方新编》（清·鲍相璈）此症生手、足各指，或生指头，或生指节、指缝。初生或白色痛极，或如粟米起一黄泡。其皮或如煮熟红枣，黑色不退，久则溃烂，节节脱落，延至手足背腐烂黑陷，痛不可忍……宜用顶大甘草，研极细末，用香麻油调敷……再用金银花、元参各三两，当归二两，甘草一两，水煎服	金银花、元参各三两，当归二两，甘草一两	水煎服	汤剂

编号	方名	原文			剂型
		出处	处方	制法及用法	
92	身痛逐瘀汤	《医林改错》（清·王清任）凡肩痛、臂痛、腰痛、腿痛，或周身疼痛，总名曰痹症。明知受风寒，用温热发散药不愈；明知有湿热，用利湿降火药无功。久而肌肉消瘦，议论阴亏，随用滋阴药又不效。至此便云：病在皮脉，易为力；病在筋骨，实难见效。因不思风寒湿热入皮肤，何处作痛。入于气管，痛必流走；入于血管，痛不移处。如论虚弱，是因病而致虚，非因虚而致病……古方颇多，如古方治之不效，用身痛逐瘀汤	秦艽一钱，川芎二钱，桃仁三钱，红花三钱，甘草二钱，羌活一钱，没药二钱，当归三钱，灵脂二钱（炒），香附一钱，牛膝三钱，地龙二钱（去土）	水煎服	汤剂
93	除湿胃苓汤	《医宗金鉴》（清·吴谦）此证俗名蛇串疮，有干湿不同，红黄之异，皆如累累珠形……湿者色黄白，水疱大小不等，作烂流水，较干者多疼，此属脾肺二经湿热，治宜除湿胃苓汤	苍术（炒）、厚朴（姜炒）、陈皮、猪苓、泽泻、赤茯苓、白术（土炒）、滑石、防风、山栀子（生，研）、木通各一钱，肉桂、甘草（生）各三分	水二盅，灯心五十寸，煎八分，食前服	汤剂
94	枇杷清肺饮	《医宗金鉴》（清·吴谦）此证由肺经血热而成。每发于面鼻，起碎疙瘩，形如黍屑，色赤肿痛，破出白粉汁，日久皆成白屑，形如黍米白屑。宜内服枇杷清肺饮	人参三分，枇杷叶二钱（刷去毛，蜜炙），甘草三分（生），黄连一钱，桑白皮二钱（鲜者佳），黄柏一钱	水一盅半，煎七分，食远服	汤剂
95	黄连膏	《医宗金鉴》（清·吴谦）此证生于鼻窍内，初觉干燥疼痛，状如粟粒，甚则鼻外色红微肿，痛似火炙。由肺经壅热，上攻鼻窍，聚而不散，致成此疮。内宜黄芩汤清之，外用油纸捻粘辰砂定痛散，送入鼻孔内。若干燥者，黄连膏抹之立效	黄连三钱，当归尾五钱，生地一两，黄柏三钱，姜黄三钱	香油十二两，将药炸枯，捞去渣；下黄蜡四两溶化尽，用夏布将油滤净，倾入磁碗内，以柳枝不时搅之，候凝为度	膏剂

续表

编号	方名	原文			剂型
		出处	处方	制法及用法	
96	五味消毒饮	《医宗金鉴》（清·吴谦）夫疔疮者，乃火证也……初起俱宜服蟾酥丸汗之；毒势不尽，憎寒壮热仍作者，宜服五味消毒饮汗之	金银花三钱，野菊花、蒲公英、紫花地丁、紫背天葵子各一钱二分	水二盅，煎八分，加无灰酒半盅，再滚二三沸时热服。渣如法再煎服，被盖出汗为度	汤剂
97	桃红四物汤	《妇科冰鉴》（清·柴得华）血多有块，色紫稠黏者，有瘀停也，桃红四物汤随其流以逐之	生地三钱（酒洗），当归四钱（酒洗），白芍钱五分（酒炒），川芎一钱，桃仁十四粒（去皮尖研泥），红花一钱（酒洗）	水煎温服	汤剂
98	散偏汤	《辨证录》（清·陈士铎）人有患半边头风者，或痛在右，或痛在左，大约痛于左者为多，百药治之罔效，人不知其故。此病得之郁气不宣，又加风邪袭于少阳之经，遂致半边头痛也。其病有时重有时轻，大约遇顺境则痛轻，遇逆境则痛重，遇拂抑之事而更加之风寒之天，则大痛而不能出户。痛至岁久，则眼必缩小，十年之后，必至坏目，而不可救药矣。治法急宜解其肝胆之郁气。虽风入于少阳之胆，似乎解郁宜解其胆，然而胆与肝为表里，治胆者必须治肝。况郁气先伤肝而后伤胆，肝舒而胆亦舒也。方用散偏汤	白芍五钱，川芎一两，郁李仁一钱，柴胡一钱，白芥子三钱，香附二钱，甘草一钱，白芷五分	水煎服	汤剂
99	清燥救肺汤	《医门法律》（清·喻嘉言）治诸气膹郁，诸痿喘呕	桑叶三钱（去枝梗），石膏二钱五分（煅），甘草一钱，人参七分，胡麻仁一钱（炒，研），真阿胶八分，麦门冬一钱二分（去心），杏仁七分（炮，去皮尖，炒黄），枇杷叶一片（刷去毛，蜜涂炙黄）	水一碗，煎六分，频频二三次滚热服	汤剂

编号	方名	原文			剂型
		出处	处方	制法及用法	
100	凉血地黄汤	《外科大成》（清·祁坤）治痔肿痛出血	归尾一钱五分，生地二钱，赤芍一钱，黄连（炒）二钱，枳壳一钱，黄芩一钱（炒黑），槐角三钱（炒黑），地榆二钱（炒黑），荆芥一钱（炒黑），升麻五分，天花粉八分，甘草五分	右一剂。加生侧柏二钱，用水二大盅，煎一盅，空心服三四剂，则痛止肿消，更外兼熏洗	汤剂

《古代经典名方目录（第二批）》

编号	方名	原文			剂型
		出处	处方	制法及用法	
1	茵陈蒿汤	《伤寒论》（汉·张仲景）阳明病，发热汗出者，此为热越，不能发黄也。但头汗出，身无汗，剂颈而还，小便不利，渴引水浆者，此为瘀热在里，身必发黄，茵陈蒿汤主之	茵陈蒿六两，栀子十四枚（擘），大黄二两（去皮）	右三味，以水一斗二升，先煮茵陈，减六升，内二味，煮取三升，去滓，分三服	汤剂
2	桂枝甘草汤	《伤寒论》（汉·张仲景）发汗过多，其人叉手自冒心，心下悸，欲得按者，桂枝甘草汤主之	桂枝四两（去皮），甘草二两（炙）	右二味，以水三升，煮取一升，去滓，顿服	汤剂
3	麻黄细辛附子汤	《伤寒论》（汉·张仲景）少阴病，始得之，反发热脉沉者，麻黄细辛附子汤主之	麻黄二两（去节），细辛二两，附子一枚（炮，去皮，破八片）	右三味，以水一斗，先煮麻黄，减二升，去上沫，内诸药，煮取三升，去滓，温服一升，日三服	汤剂
4	栀子柏皮汤	《伤寒论》（汉·张仲景）伤寒身黄发热，栀子柏皮汤主之	肥栀子十五个（擘），甘草一两（炙），黄柏二两	右三味，以水四升，煮取一升半，去滓，分温再服	汤剂
5	黄芩汤	《伤寒论》（汉·张仲景）太阳与少阳合病，自下利者，与黄芩汤	黄芩三两，芍药二两，甘草二两（炙），大枣十二枚（擘）	右四味，以水一斗，煮取三升，去滓，温服一升，日再夜一服	汤剂
6	茯苓桂枝甘草大枣汤	《伤寒论》（汉·张仲景）发汗后，其人脐下悸者，欲作奔豚，茯苓桂枝甘草大枣汤主之	茯苓半斤，桂枝四两（去皮），甘草二两（炙），大枣十五枚（擘）	右四味，以甘烂水一斗，先煮茯苓，减二升，内诸药，煮取三升，去滓，温服一升，日三服	汤剂

编号	方名	原文			剂型
		出处	处方	制法及用法	
7	附子泻心汤	《伤寒论》（汉·张仲景）心下痞，而复恶寒汗出者，附子泻心汤主之	大黄二两，黄连一两，黄芩一两，附子一枚（炮，去皮，破，别煮取汁）	右四味，切三味，以麻沸汤二升渍之，须臾绞去滓，内附子汁，分温再服	汤剂
8	柴胡桂枝汤	《伤寒论》（汉·张仲景）伤寒六七日，发热，微恶寒，支节烦疼，微呕，心下支结，外证未去者，柴胡桂枝汤主之	桂枝（去皮）、黄芩一两半，人参一两半，甘草一两（炙），半夏二合半（洗），芍药一两半，大枣六枚（擘），生姜一两半（切），柴胡四两	右九味，以水七升，煮取三升，去滓，温服一升	汤剂
9	通脉四逆汤	《伤寒论》（汉·张仲景）少阴病，下利清谷，里寒外热，手足厥逆，脉微欲绝，身反不恶寒，其人面色赤，或腹痛，或干呕，或咽痛，或利止脉不出者，通脉四逆汤主之	甘草二两（炙），附子大者一枚（生用，去皮，破八片），干姜三两	右三味，以水三升，煮取一升二合，去滓，分温再服	汤剂
10	桂枝加厚朴杏子汤	《伤寒论》（汉·张仲景）太阳病，下之微喘者，表未解故也，桂枝加厚朴杏子汤主之	桂枝三两（去皮），甘草二两（炙），生姜三两（切），芍药三两，大枣十二枚（擘），厚朴二两（炙，去皮），杏仁五十枚（去皮尖）	右七味，以水七升，微火煮取三升，去滓，温服一升，覆取微似汗	汤剂
11	桂枝麻黄各半汤	《伤寒论》（汉·张仲景）太阳病，得之八九日，如疟状，发热恶寒，热多寒少，其人不呕，清便欲自可，一日二三度发……面色反有热色者，未欲解也，以其不能得小汗出，身必痒，宜桂枝麻黄各半汤	桂枝一两十六铢（去皮），芍药、生姜（切）、甘草（炙）、麻黄（去节）各一两，大枣四枚（擘），杏仁二十四枚（汤浸，去皮尖及两仁者）	右七味，以水五升，先煮麻黄一二沸，去上沫，内诸药，煮取一升八合，去滓，温服六合	汤剂
12	小陷胸汤	《伤寒论》（汉·张仲景）小结胸病，正在心下，按之则痛，脉浮滑者，小陷胸汤主之	黄连一两，半夏半升（洗），瓜蒌实大者一枚	右三味，以水六升，先煮瓜蒌，取三升，去滓，内诸药，煮取二升，去滓，分温三服	汤剂

续表

编号	方名	原文			剂型
		出处	处方	制法及用法	
13	柴胡桂枝干姜汤	《伤寒论》（汉·张仲景）伤寒五六日，已发汗而复下之，胸胁满微结，小便不利，渴而不呕，但头汗出，往来寒热心烦者，此为未解也，柴胡桂枝干姜汤主之	柴胡半斤，桂枝三两（去皮），干姜二两，栝楼根四两，黄芩三两，牡蛎二两（熬），甘草二两（炙）	右七味，以水一斗二升，煮取六升，去滓，再煎取三升，温服一升，日三服	汤剂
14	桂枝人参汤	《伤寒论》（汉·张仲景）太阳病，外证未除，而数下之，遂协热而利，利下不止，心下痞鞭，表里不解者，桂枝人参汤主之	桂枝四两（别切），甘草四两（炙），白术三两，人参三两，干姜三两	右五味，以水九升，先煮四味，取五升，内桂，更煮取三升，去滓，温服一升，日再，夜一服	汤剂
15	生姜泻心汤	《伤寒论》（汉·张仲景）伤寒，汗出解之后，胃中不和，心下痞鞭，干噫食臭，胁下有水气，腹中雷鸣下利者，生姜泻心汤主之	生姜四两（切），甘草三两（炙），人参三两，干姜一两，黄芩三两，半夏半升（洗），黄连一两，大枣十二枚（擘）	右八味，以水一斗，煮取六升，去滓，再煎取三升，温服一升，日三服	汤剂
16	栀子豉汤	《伤寒论》（汉·张仲景）发汗后，水药不得入口为逆，若更发汗，必吐下不止。发汗吐下后，虚烦不得眠，若剧者，必反覆颠倒，心中懊恼，栀子豉汤主之	栀子十四个（擘），香豉四合（绵裹）	右二味，以水四升，先煮栀子，得二升半，内豉，煮取一升半，去滓，分为二服，温进一服，得吐者，止后服	汤剂
17	白虎加人参汤	《伤寒论》（汉·张仲景）伤寒若吐下后，七八日不解，热结在里，表里俱热，时时恶风，大渴，舌上干燥而烦，欲饮水数升者，属白虎加人参汤	知母六两，石膏一斤（碎），甘草二两（炙），粳米六合，人参三两	右五味，以水一斗，煮米熟，汤成去滓，温服一升，日三服	汤剂
18	调胃承气汤	《伤寒论》（汉·张仲景）阳明病，不吐不下，心烦者，可与调胃承气汤	甘草二两（炙），芒硝半升，大黄四两（清酒洗）	右三味，切，以水三升，煮二物至一升，去滓，内芒硝，更上微火一二沸，温顿服之	汤剂

编号	方名	原文			剂型
		出处	处方	制法及用法	
19	大黄黄连泻心汤	《伤寒论》（汉·张仲景）心下痞，按之濡，其脉关上浮者，大黄黄连泻心汤主之	大黄二两，黄连一两	右二味，以麻沸汤二升渍之，须臾绞去滓，分温再服	汤剂
20	桔梗汤	《金匮要略》（汉·张仲景）咳而胸满，振寒脉数，咽干不渴，时出浊唾腥臭，久久吐脓如米粥者，为肺痈，桔梗汤主之。桔梗汤方亦治血痹	桔梗一两，甘草二两	右二味，以水三升，煮取一升，分温再服	汤剂
21	大黄附子汤	《金匮要略》（汉·张仲景）胁下偏痛，发热，其脉紧弦，此寒也，以温药下之，宜大黄附子汤	大黄三两，附子三枚（炮），细辛二两	右三味，以水五升，煮取二升，分温三服	汤剂
22	当归散	《金匮要略》（汉·张仲景）妇人妊娠，宜常服当归散主之……产后百病悉主之	当归、黄芩、芍药、川芎各一斤，白术半斤	右五味，杵为散，酒饮服方寸匕，日再服	散剂
23	防己黄芪汤	《金匮要略》（汉·张仲景）风湿，脉浮、身重，汗出，恶风者，防己黄芪汤主之	防己一两，甘草半两（炒），白术七钱半，黄芪一两一分（去芦）	右锉麻豆大，每抄五钱匕，生姜四片，大枣一枚，水盏半，煎八分，去滓，温服，良久再服	煮散
24	薏苡附子败酱散	《金匮要略》（汉·张仲景）肠痈之为病，其身甲错，腹皮急，按之濡，如肿状，腹无积聚，身无热，脉数，此为腹内有痈脓，薏苡附子败酱散主之	薏苡仁十分，附子二分，败酱五分	右三味，杵为末，取方寸匕，以水二升，煎减半，顿服	煮散
25	射干麻黄汤	《金匮要略》（汉·张仲景）咳而上气，喉中水鸡声，射干麻黄汤主之	射干十三枚（一云三两），麻黄四两，生姜四两，细辛三两，紫菀三两，款冬花三两，五味子半升，大枣七枚，半夏大者八枚（洗，一法半升	右九味，以水一斗二升，先煮麻黄两沸，去上沫，内诸药，煮取三升，分温三服	汤剂

续表

编号	方名	原文			剂型
		出处	处方	制法及用法	
26	厚朴三物汤	《金匮要略》（汉·张仲景）痛而闭者，厚朴三物汤主之	厚朴八两，大黄四两，枳实五枚	右三味，以水一斗二升，先煮二味，取五升，内大黄，煮取三升，温服一升	汤剂
27	葶苈大枣泻肺汤	《金匮要略》（汉·张仲景）肺痈，喘不得卧，葶苈大枣泻肺汤主之	葶苈（熬令黄色，捣丸如弹丸大），大枣十二枚	右先以水三升，煮枣取二升，去枣，内葶苈，煮取一升，顿服	汤剂
28	小半夏加茯苓汤	《金匮要略》（汉·张仲景）卒呕吐，心下痞，膈间有水，眩悸者，半夏加茯苓汤主之	半夏一升，生姜半斤，茯苓三两、一法四两	右三味，以水七升，煮取一升五合，分温再服	汤剂
29	泻心汤	《金匮要略》（汉·张仲景）心气不足，吐血、衄血，泻心汤主之。泻心汤方亦治霍乱	大黄二两，黄连一两，黄芩一两	右三味，以水三升，煮取一升，顿服之	汤剂
30	苓甘五味姜辛汤	《金匮要略》（汉·张仲景）冲气即低，而反更咳、胸满者，用桂苓五味甘草汤，去桂加干姜、细辛，以治其咳满	茯苓四两，甘草三两，干姜三两，细辛三两，五味半升	右五味，以水八升，煮取三升，去滓，温服半升，日三服	汤剂
31	防己茯苓汤	《金匮要略》（汉·张仲景）皮水为病，四肢肿，水气在皮肤中，四肢聂聂动者，防己茯苓汤主之	防己三两，黄芪三两，桂枝三两，茯苓六两，甘草二两	右五味，以水六升，煮取二升，分温三服	汤剂
32	越婢汤	《金匮要略》（汉·张仲景）风水，恶风，一身悉肿，脉浮不渴，续自汗出，无大热，越婢汤主之	麻黄六两，石膏半斤，生姜三两，大枣十五枚，甘草二两	右五味，以水六升，先煮麻黄，去上沫，内诸药，煮取三升，分温三服	汤剂
33	栀子大黄汤	《金匮要略》（汉·张仲景）酒黄疸，心中懊恼，或热痛，栀子大黄汤主之	栀子十四枚，大黄一两，枳实五枚，豉一升	右四味，以水六升，煮取二升，分温三服	汤剂
34	枳实芍药散	《金匮要略》（汉·张仲景）产后腹痛，烦满不得卧，枳实芍药散主之	枳实（烧令黑，勿太过）、芍药等分	右二味，杵为散，服方寸匕，日三服	散剂

编号	方名	原文			剂型
		出处	处方	制法及用法	
35	麻黄杏仁薏苡甘草汤	《金匮要略》（汉·张仲景）病者一身尽疼，发热，日晡所剧者，名风湿。此病伤于汗出当风，或久伤取冷所致也，可与麻黄杏仁薏苡甘草汤	麻黄半两（去节，汤泡），甘草一两（炙），薏苡仁半两，杏仁十个（去皮尖，炒）	右锉麻豆大，每服四钱匕，水盏半，煮八分，去滓，温服	煮散
36	栝楼桂枝汤	《金匮要略》（汉·张仲景）太阳病，其证备，身体强，几几然，脉反沉迟，此为痉，栝楼桂枝汤主之	栝楼根二两，桂枝三两，芍药三两，甘草二两，生姜三两，大枣十二枚	右六味，以水九升，煮取三升，分温三服	汤剂
37	温脾丸	《备急千金要方》（唐·孙思邈）治久病虚羸，脾气弱，食不消，喜噫方	黄柏、大麦芽、吴茱萸、桂心、干姜、细辛、附子、当归、大黄、曲、黄连各一两	右十一味，末之，蜜丸如梧子。每服十五丸，空腹酒服，日三	丸剂
38	生姜甘草汤	《备急千金要方》（唐·孙思邈）治肺痿，咳唾涎沫不止，咽燥而渴，生姜甘草汤方	生姜五两，甘草四两，人参三两，大枣十二枚	右四味，㕮咀，以水七升，煮取三升，去滓，分三服	汤剂
39	延年薯蓣酒	《外台秘要》（唐·王焘）延年薯蓣酒，主头风眩不能食，补益气力方	薯蓣、白术、五味子（碎）、丹参各八两，防风十两，山茱萸二升（碎），人参二两，生姜六两（屑）	右八味切，以绢袋盛，酒二斗五升浸五日，温服七合，日二，稍加	酒剂
40	驻景丸	《太平圣惠方》（宋·王怀隐）治肝肾俱虚，眼常昏暗，宜服驻景丸方	菟丝子五两（酒浸三日，曝干，别捣为末），车前子三两，熟干地黄三两	右件药，捣罗为末，炼蜜和捣，丸如梧桐子大，每于空心，以温酒下三十丸，晚食前再服	丸剂
41	苏子降气汤	《太平惠民和剂局方》（宋·太平惠民和剂局）治男、女虚阳上攻，气不升降，上盛下虚，膈壅痰多，咽喉不利，咳嗽，虚烦引饮，头目昏眩，腰疼脚弱，肢体倦怠，腹肚疠刺，冷热气泻，大便风秘，涩滞不通，肢体浮肿，有妨饮食	紫苏子、半夏（汤洗七次）各二两半，川当归两半（去芦），甘草二两（爁），前胡（去芦）、厚朴（去粗皮，姜汁拌炒）各一两，肉桂一两（去皮）	右为细末，每服二大钱，水一盏半，入生姜二片，枣子一个，苏五叶，同煎至八分，去渣，热服，不拘时候	煮散

续表

编号	方名	原文			剂型
		出处	处方	制法及用法	
42	香苏散	《太平惠民和剂局方》（宋·太平惠民和剂局）治四时瘟疫、伤寒	香附子（炒香，去毛）、紫苏叶各四两，甘草一两（炙）、陈皮二两（不去白）	右为粗末，每服三钱，水一盏，煎七分，去滓，热服，不拘时候，日三服。若作细末，只服二钱，入盐点服	煮散/散剂
43	升麻葛根汤	《太平惠民和剂局方》（宋·太平惠民和剂局）治大人、小儿时气温疫，头痛发热，肢体烦疼及疮疹已发及未发，疑贰之间，并宜服之	升麻、白芍药、甘草（炙）各十两，葛根十五两	右为粗末，每服三钱，用水一盏半，煎取一盏，去滓，稍热服，不计时候，日二三服，以病气去，身清凉为度。小儿量力服之	煮散
44	平胃散	《太平惠民和剂局方》（宋·太平惠民和剂局）治脾胃不和，不思饮食，心腹胁肋胀满刺痛，口苦无味，胸满短气，呕哕恶心，噫气吞酸，面色萎黄，肌体瘦弱，怠惰嗜卧，体重节痛，常多自利，或发霍乱，及五噎八痞，膈气翻胃，并宜服之	苍术五斤（去粗皮，米泔浸二日）、厚朴（去粗皮，姜汁制，炒香）、陈皮（去白）各二斤二两，甘草三十两（炒）	右为细末，每服二钱，以水一盏，入生姜二片，干枣两枚，同煎至七分，去姜、枣，带热服，空心、食前。入盐一捻，沸汤点服亦得	煮散
45	牡蛎散	《太平惠民和剂局方》（宋·太平惠民和剂局）治诸虚不足，及新病暴虚，津液不固，体常自汗，夜卧即甚，久而不止，羸瘠枯瘦，心忪惊惕，短气烦倦	黄芪（去苗、土）、麻黄根（洗）、牡蛎（米泔浸，刷去土，火烧通赤）各一两	右三味，为粗散，每服三钱，水一盏半，小麦百余粒，同煎至八分，去渣，热服，日二服，不拘时候	煮散
46	六和汤	《太平惠民和剂局方》（宋·太平惠民和剂局）治心脾不调，气不升降，霍乱转筋，呕吐泄泻，寒热交作，痰喘咳嗽，胸膈痞满，头目昏痛，肢体浮肿，嗜卧倦怠，小便赤涩，并伤寒阴阳不分，冒暑伏热烦闷，或成痢疾，中酒烦渴畏食。妇人胎前、产后，并宜服之	缩砂仁、半夏（汤洗七次）、杏仁（去皮尖）、人参、甘草（炙）各一两，赤茯苓（去皮）、藿香叶（拂去尘）、白扁豆（姜汁略炒）、木瓜各二两，香薷、厚朴（姜汁制）各四两	右锉，每服四钱，水一盏半，生姜三片，枣子一枚，煎至八分，去滓，不拘时候服	煮散

编号	方名	原文			剂型
		出处	处方	制法及用法	
47	牵正散	《杨氏家藏方》（宋·杨倓）治口眼㖞斜	白附子、白僵蚕、全蝎（去毒）各等分，并生用	右为细末，每服一钱，热酒调下，不拘时候	散剂
48	导痰汤	《传信适用方》（宋·吴彦夔）治痰厥，头昏晕	半夏四两（汤洗七次），天南星一两（细切，姜汁浸），枳实一两（去瓤），橘红一两，赤茯苓一两	右为粗末，每服三大钱，水两盏，姜十片，煎至一盏，去滓，温服，食后	煮散
49	佛手散	《妇人大全良方》（宋·陈自明）治产后血虚劳倦，盗汗，多困少力，咳嗽有痰	当归、川芎、黄芪各一两，北柴胡、前胡各一分	右㕮咀，每服三钱，水一大盏，桃、柳枝各三寸，枣子、乌梅各一枚，姜三片，煎至六分，去滓，温服	煮散
50	小蓟饮子	《济生方》（宋·严用和）治下焦结热血淋	生地黄四两（洗），小蓟根、滑石、通草、蒲黄（炒）、淡竹叶、藕节、当归（去芦，酒浸）、山栀子仁、甘草（炙）各半两	右㕮咀，每服四钱，水一盏半，煎至八分，去滓，温服，空心食前	煮散
51	五虎汤	《仁斋直指》（宋·杨士瀛）治喘急痰气	麻黄七分，杏仁一钱（去皮尖），甘草四分，细茶八分（炒），白石膏一钱五分	右作一服，白水煎	汤剂
52	芍药汤	《素问病机气宜保命集》（金·刘完素）下血调气，经曰：溲而便脓血，气行而血止，行血则便自愈，调气则后重除	芍药一两，当归、黄连各半两，槟榔二钱，木香二钱，甘草二钱（炙），大黄三钱，黄芩半两，官桂一钱半	右㕮咀，每服半两，水二盏，煎至一盏，食后温清服	煮散
53	金铃子散	《素问病机气宜保命集》（金·刘完素）治热厥心痛，或发或止，久不愈者，当用金铃子散	金铃子、玄胡各一两	右为细末，每服三钱，酒调下	散剂

续表

编号	方名	原文			剂型
		出处	处方	制法及用法	
54	门冬清肺饮	《内外伤辨惑论》（金·李杲）治脾胃虚弱，气促气弱，精神短少，衄血吐血	紫菀茸一钱五分，黄芪、白芍药、甘草已上各一钱，人参（去芦）、麦门冬（以上各五分），当归身三分，五味子三个	右㕮咀，分作二服，每服水二盏，煎至一盏，去渣，温服，食后	煮散
55	普济消毒饮子	《东垣试效方》（金·李杲）初觉憎寒体重，次传头面肿盛，目不能开，上喘，咽喉不利，舌干口燥，俗云大头天行	黄芩、黄连各半两，人参三钱，橘红（去白）、玄参、生甘草各二钱，连翘、鼠黏子、板蓝根、马勃各一钱，白僵蚕七分（炒），升麻七分，柴胡二钱，桔梗二钱	右件为细末……㕮咀，如麻豆大，每服秤五钱，水二盏，煎至一盏，去滓，稍热，时时服之	煮散
56	羌活胜风汤	《原机启微》（元·倪维德）治眵多眵瞙，紧涩羞明，赤脉贯睛，头痛鼻塞，肿胀涕泪，脑巅沉重，眉骨酸疼，外翳如云雾、丝缕、秤星、螺盖	白术五分，枳壳、羌活、川芎、白芷、独活、防风、前胡、桔梗、薄荷叶各四分，荆芥、甘草各三分，柴胡七分，黄芩五分	作一服，水二盏，煎至一盏，去滓，热服	汤剂
57	六磨汤	《证治准绳》（明·王肯堂）治气滞腹急，大便秘涩	沉香、木香、槟榔、乌药、枳壳、大黄各等分	上各件，热汤磨服	散剂
58	牛蒡甘桔汤	《外科正宗》（明·陈实功）治颐毒表邪已尽，耳项结肿，微热不红疼痛者	牛蒡子、桔梗、陈皮、天花粉、黄连、川芎、赤芍、甘草、苏木各一钱	水二盅，煎八分，食后服	汤剂
59	大补元煎	《景岳全书》（明·张介宾）治男妇气血大坏，精神失守危剧等证	人参少则用一二钱，多则用一二两，山药二钱（炒），熟地少则用二三钱，多则用二三两，杜仲二钱，当归二三钱，山茱萸一钱，枸杞二三钱，炙甘草一二钱	水二盅，煎七分，食远温服	汤剂

编号	方名	原文			剂型
		出处	处方	制法及用法	
60	左归饮	《景岳全书》(明·张介宾)此壮水之剂也。凡命门之阴衰阳胜者,宜此方加减主之	熟地二三钱,或加至一二两,山药二钱,枸杞二钱,炙甘草一钱,茯苓一钱半,山茱萸一二钱	水二盅,煎七分,食远服	汤剂
61	举元煎	《景岳全书》(明·张介宾)治气虚下陷,血崩血脱,亡阳垂危等证,有不利于归、熟等剂,而但宜补气者,以此主之	人参、黄芪(炙)各三五钱,炙甘草一二钱,升麻五七分(炒用),白术一二钱(炒)	水一盅半,煎七八分,温服	汤剂
62	茜根散	《景岳全书》(明·张介宾)治衄血不止,心神烦闷	茜根、黄芩、阿胶(炒珠)、侧柏叶、生地黄各二钱,甘草一钱(炙)	水一盏半,姜三片,煎七分,食远服	汤剂
63	泰山磐石散	《景岳全书》(明·张介宾)治妇人血气两虚,或肥而不实,或瘦而血热,或脾肝素虚,倦怠少食,屡有堕胎之患。此方平和,兼养脾胃气血	人参、黄芪、当归、川续断、黄芩各一钱,川芎、白芍药、熟地各八分,白术二钱,炙甘草、砂仁各五分,糯米一撮	水一盅半,煎七分,食远服	汤剂
64	滋阴降火汤	《审视瑶函》(明·傅仁宇)满目萤星乱散,六阳贼火上炎,要救神光不坠,清心滋肾为先……治阴虚火动,起于九泉,此补阴之剂也	当归一钱,川芎五分,生地黄(姜汁,炒)、熟地黄、黄柏(蜜水,炒)、知母(同上)、麦冬肉各八分,白芍药(薄荷汁,炒)、黄芩、柴胡各七分,甘草梢四分	石锉剂,白水二盅,煎至八分,去滓,热服	煮散
65	清胃汤	《审视瑶函》(明·傅仁宇)治眼胞红硬。此阳明经积热,平昔饮酒过多,而好食辛辣炙煿之味所致也	山栀仁(炒黑)、枳壳、苏子各六分,石膏(煅)、川黄连(炒)、陈皮、连翘、归尾、荆芥穗、黄芩、防风各八分,甘草三分(生)	石锉剂,白水二盅,煎至一盅,去滓,热服	煮散

续表

编号	方名	原文			剂型
		出处	处方	制法及用法	
66	解郁汤	《傅青主女科》（清·傅山）两胁闷而疼痛，如弓上弦……治法宜开肝气之郁结，补肝血之燥干	人参一钱，白术五钱（土炒），白茯苓三钱，当归一两（酒洗），白芍一两（酒炒），枳壳五分（炒），砂仁三粒（炒，研），山栀子三钱（炒），薄荷二钱	水煎服	汤剂
67	固本止崩汤	《傅青主女科》（清·傅山）妇人有一时血崩……必须于补阴之中行止崩之法，方用固本止崩汤	大熟地一两（九蒸），白术一两（土炒焦），黄芪三钱（生用），当归五钱（酒洗），黑姜二钱，人参三钱	水煎服	汤剂
68	养精种玉汤	《傅青主女科》（清·傅山）妇人有瘦怯身躯，久不孕育……方用养精种玉汤	大熟地一两（九蒸），当归五钱（酒洗），白芍五钱（酒炒），山萸肉五钱（蒸熟）	水煎服	汤剂
69	定经汤	《傅青主女科》（清·傅山）妇人有经来断续，或前或后无定期……方用定经汤	菟丝子一两（酒炒），白芍一两（酒炒），当归一两（酒洗），大熟地五钱（九蒸），山药五钱（炒），白茯苓三钱，芥穗二钱（炒黑），柴胡五分	水煎服	汤剂
70	调肝汤	《傅青主女科》（清·傅山）妇人有少腹疼于行经之后者……方用调肝汤	山药五钱（炒），阿胶三钱（白面炒），当归三钱（酒洗），白芍三钱（酒炒），山萸肉三钱（蒸熟），巴戟一钱（盐水浸），甘草一钱	水煎服	汤剂
71	柴葛解肌汤	《医学心悟》（清·程国彭）治春温夏热之病，其症发热头痛，与正伤寒同，但不恶寒而口渴，与正伤寒异耳，本方主之	柴胡一钱二分，葛根一钱五分，赤芍一钱，甘草五分，黄芩一钱五分，知母一钱，贝母一钱，生地二钱，丹皮一钱五分	水煎服	汤剂

编号	方名	原文			剂型
		出处	处方	制法及用法	
72	茵陈术附汤	《医学心悟》（清·程国彭）阴黄之证，身冷，脉沉细，乃太阴经中寒湿，身如熏黄，不若阳黄之明如橘子色也……小便自利，茵陈术附汤主之	茵陈一钱，白术二钱，附子五分，干姜五分，甘草一钱（炙），肉桂三分（去皮）	水煎服	汤剂
73	消瘰丸	《医学心悟》（清·程国彭）瘰疬者，肝病也。肝主筋，肝经血燥有火，则筋急而生瘰。瘰多生于耳前后者，肝之部位也。其初起即宜消瘰丸消散之	元参（蒸）、牡蛎（煅，醋研）、贝母（去心，蒸）各四两	共为末，炼蜜为丸，每服三钱，开水下，日二服	丸剂
74	阳和汤	《外科证治全生集》（清·王维德）此方主治骨槽风、流注、阴疽、脱骨疽、鹤膝风、乳岩、结核、石疽、贴骨疽及漫肿无头，平塌白陷，一切阴凝等证	熟地黄一两，麻黄五分，鹿角胶三钱，白芥子二钱（炒，研），肉桂一钱，生甘草一钱，炮姜炭五分	水煎服	汤剂
75	柴胡清肝汤	《医宗金鉴》（清·吴谦）柴胡清肝治怒证，宣血疏通解毒良，四物生用柴翘蒡，黄芩栀粉草节防	柴胡、生地各一钱五分，当归二钱，赤芍一钱五分，川芎一钱，连翘二钱（去心）牛蒡子一钱五分（炒，研），黄芩一钱，生栀子（研）、天花粉、甘草节、防风各一钱	水二盅，煎八分，食远服	汤剂
76	四物消风饮	《医宗金鉴》（清·吴谦）四物消风饮调荣，血滋风减赤色平，荆防鲜蝉兼独活，柴薄红枣水煎浓	生地三钱，当归二钱，荆芥、防风各一钱五分，赤芍、川芎、白鲜皮、蝉蜕、薄荷各一钱，独活、柴胡各七分	红枣肉二枚，水二盅，煎八分，去渣服	汤剂
77	地黄饮	《医宗金鉴》（清·吴谦）地黄饮治血风疮，痒盛不眠血燥伤，首乌丹皮生熟地，黑参归蒺草红僵	生地、熟地、何首乌（生）各三钱，当归二钱，丹皮、黑参、白蒺藜（炒，去刺）、僵蚕（炒）各一钱五分，红花、甘草（生）各五分	水煎，早晚服	汤剂

编号	方名	原文			剂型
		出处	处方	制法及用法	
78	凉血四物汤	《医宗金鉴》（清·吴谦）凉血四物渣鼻红，散瘀化滞又调荣，芩苓四物陈红草，姜煎加酒入五灵	当归、生地、川芎、赤芍、黄芩（酒炒）、赤茯苓、陈皮、红花（酒洗）、甘草（生）各一钱	水二盅，姜三片，煎八分，加酒一杯，调五灵脂末二钱，热服	汤剂
79	滋水清肝饮	《寿世新编》（清·万潜斋）治胃脘燥痛，气逆左胁而上，呕吐酸水，忽热忽寒，或心腹发烧，或小便赤热	熟地四五钱，或七八钱或两余，当归、白芍各一二钱，枣仁三钱，山萸肉一钱五分或二钱，云苓三五钱，山药四五钱，柴胡数分或一钱余，山栀一二钱，丹皮一钱或二钱，泽泻二钱	水煎服	汤剂
80	黄芪汤	《金匮翼》（清·尤怡）治老人虚闭	绵黄芪、陈皮（去白）各半两	右为末，每服三钱，用大麻仁一合研烂，以水投取浆水一盏，滤去滓，于银石器内煎，后有乳起，即入白蜜一大匙，再煎令沸，调药末，空心食前服	煮散
81	蒿芩清胆汤	《通俗伤寒论》（清·俞根初）和解胆经法	青蒿脑钱半至二钱，淡竹茹三钱，仙半夏钱半，赤茯苓三钱，青子芩钱半至三钱，生枳壳钱半，陈广皮钱半，碧玉散三钱（包煎）	水煎服	汤剂
82	柴胡陷胸汤	《通俗伤寒论》（清·俞根初）和解兼开降法	柴胡一钱，姜半夏三钱，小川连八分，苦桔梗一钱，黄芩钱半，瓜蒌仁五钱（杵），小枳实钱半，生姜汁四滴（分冲）	水煎服	汤剂

编号	方名	原文			剂型
		出处	处方	制法及用法	
83	升降散	《伤寒瘟疫条辨》(清·杨栗山) 温病亦杂气中之一也,表里三焦大热,其证不可名状者,此方主之	白僵蚕二钱(酒炒),全蝉蜕一钱(去土),广姜黄三分(去皮),川大黄四钱(生)	右为细末,合研匀。病轻者,分四次服,每服重一钱八分二厘五毫,用黄酒一盅,蜂蜜五钱,调匀冷服,中病即止。病重者,分三次服,每服重二钱四分三厘三毫,黄酒盅半,蜜七钱五分,调匀冷服。最重者,分二次服,每服重三钱六分五厘,黄酒二盅,蜜一两,调匀冷服	散剂
84	宣痹汤	《温病条辨》(清·吴瑭) 湿聚热蒸,蕴于经络,寒战热炽,骨骱烦疼,舌色灰滞,面目萎黄,病名湿痹,宣痹汤主之	防己五钱,杏仁五钱,滑石五钱,连翘三钱,山栀三钱,薏苡五钱,半夏三钱(醋炒),晚蚕沙三钱,赤小豆皮三钱	水八杯,煮取三杯,分温三服	汤剂
85	增液承气汤	《温病条辨》(清·吴瑭) 阳明温病,下之不通……津液不足,无水舟停者,间服增液,再不下者,增液承气汤主之	元参一两,麦冬八钱(连心),细生地八钱,大黄三钱,芒硝一钱五分	水八杯,煮取三杯,先服一杯,不知再服	汤剂
86	通窍活血汤	《医林改错》(清·王清任) 通窍活血汤所治之病,开列于后……头发脱落、眼疼白珠红、糟鼻子、耳聋年久、白癜风、紫癜风、紫印脸、青记脸如墨、牙疳、出气臭、妇女干劳、男子劳病、交节病作、小儿疳证……通窍全凭好麝香,桃红大枣老葱姜,川芎黄酒赤芍药,表里通经第一方	赤芍一钱,川芎一钱,桃仁三钱(研泥),红花三钱,老葱三根(切碎),鲜姜三钱(切碎),红枣七个(去核),麝香五厘(绢包)	用黄酒半斤,将前七味煎一盅,去渣,将麝香入酒内,再煎二沸,临卧服	汤剂

编号	方名	原文			剂型
		出处	处方	制法及用法	
87	膈下逐瘀汤	《医林改错》（清·王清任）膈下逐瘀汤所治之症，开列于后……积块、小儿痞块、痛不移处、卧则腹坠、肾泻、久泻……膈下逐瘀桃牡丹，赤芍乌药元胡甘，归芎灵脂红花壳，香附开郁血亦安	灵脂二钱（炒），当归三钱、川芎二钱、桃仁三钱（研泥），丹皮二钱、赤芍二钱、乌药二钱、元胡一钱、甘草三钱、香附钱半、红花三钱、枳壳钱半	水煎服	汤剂
88	会厌逐瘀汤	《医林改错》（清·王清任）会厌逐瘀是病源，桃红甘桔地归玄，柴胡枳壳赤芍药，水呛血凝立可痊	桃仁五钱（砂），红花五钱、甘草三钱、桔梗三钱、生地四钱、当归二钱、玄参一钱、柴胡一钱、枳壳二钱、赤芍二钱	水煎服	汤剂
89	连朴饮	《霍乱论》（清·王士雄）治湿热蕴伏而成霍乱，兼能行食涤痰	制厚朴二钱、川连（姜汁炒）、石菖蒲、制半夏各一钱、香豉（炒）、焦栀各三钱、芦根二两	水煎温服	汤剂
90	补肾活血汤	《伤科大成》（清·赵濂）伤肾者，两耳立聋……次以补肾活血汤……伤气眼者，气喘痛极……次以酒煎补肾活血汤	熟地三钱、杜仲一钱、杞子一钱、破故纸三钱、菟丝子三钱、归尾一钱、没药一钱、黄肉一钱、红花五分、独活一钱、淡苁蓉一钱	水煎服	汤剂
91	寿胎丸	《医学衷中参西录》（清·张锡纯）治滑胎	菟丝子四两（炒熟），桑寄生二两、川续断二两、真阿胶二两	右药将前三味轧细，水化阿胶和为丸，一分重（干足一分）。每服二十丸，开水送下，日再服	丸剂
92	活络效灵丹	《医学衷中参西录》（清·张锡纯）治气血凝滞、疬癖癥瘕、心腹疼痛，腿疼臂疼，内外疮疡，一切脏腑积聚，经络湮淤	当归五钱、丹参五钱、生明乳香五钱、生明没药五钱	右药四味作汤服。若为散，一剂分作四次服，温酒送下	汤剂/散剂

续表

编号	方名	原文			剂型
		出处	处方	制法及用法	
93	理冲汤	《医学衷中参西录》(清·张锡纯) 治妇女经闭不行，或产后恶露不尽结为癥瘕，以致阴虚作热，阳虚作冷，食少劳嗽，虚证沓来……亦治室女月闭血枯。并治男子劳瘵，一切脏腑癥瘕、积聚、气郁、脾弱、满闷、痞胀、不能饮食	生黄芪三钱，党参二钱，于术二钱，生山药五钱，天花粉四钱，知母四钱，三棱三钱，莪术三钱，生鸡内金（黄者）三钱	用水三盅，煎至将成，加好醋少许，滚数沸服	汤剂

《古代经典名方目录（第二批儿科部分）》

序号	方名	原文			剂型
		出处	处方	制法及用法	
1	泻黄散	《小儿药证直诀》（宋·钱乙）治脾热弄舌	藿香叶七钱，山栀子仁一钱，石膏五钱，甘草三两，防风四两（去芦，切焙）	右锉，同蜜酒微炒香，为细末，每服一钱至二钱，水一盏，煎至五分，温服清汁，无时	煮散
2	白术散	《小儿药证直诀》（宋·钱乙）治脾胃久虚，呕吐泄泻，频作不止，精液苦竭，烦渴躁，但欲饮水，乳食不进，羸瘦困劣，因而失治，变成惊痫，不论阴阳虚实，并宜服	人参二钱五分，白茯苓五钱，白术五钱（炒），藿香叶五钱，木香二钱，甘草一钱，葛根五钱	右㕮咀，每服三钱，水煎	煮散
3	异功散	《小儿药证直诀》（宋·钱乙）温中和气。治吐泻，不思乳食。凡小儿虚冷病，先与数服，以助其气	人参（切去顶）、茯苓（去皮）、白术、陈皮（锉）、甘草各等分	右为细末，每服二钱，水一盏，生姜五片，枣两个，同煎至七分，食前，温服，量多少与之	煮散
4	消乳丸	《婴童百问》（明·鲁伯嗣）治温中快膈止呕吐，消乳食，脉沉者，乃伤食不化故也	香附一两（炒），甘草（炙）、陈皮各半两，缩砂仁、神曲（炒）、麦芽（炒）各一两	右为末，泡雪糕丸如黍米大，七岁以上绿豆大三十丸，食后姜汤下	丸剂

序号	方名	原文			剂型
		出处	处方	制法及用法	
5	苏葶丸	《医宗金鉴》（清·吴谦）小儿……若停饮喘急不得卧者，又当泻饮降逆，苏葶丸主之	南苏子（炒）、苦葶苈子（微炒）各等分	右为细末，蒸枣肉为丸，如麻子大。每服五丸至七丸，淡姜汤下	丸剂
6	人参五味子汤	《幼幼集成》（清·陈复正）治久嗽脾虚，中气怯弱，面白唇白	官拣参一钱，漂白术一钱五分，白云苓一钱，北五味五分，杭麦冬一钱，炙甘草八分	生姜三片，大枣三枚，水煎，温服	汤剂
7	清宁散	《幼幼集成》（清·陈复正）治心肺有热而令咳嗽，宜从小便利出	桑白皮（蜜炒），甜葶苈（微炒），赤茯苓（酒炒），车前子（炒），炙甘草减半	右为细末，每服五分，生姜、大枣煎汤调服	散剂

古代经典名方关键信息表（"旋覆代赭汤"等 43 首方剂）

（一）旋覆代赭汤

基本信息		现代对应情况					
出处	处方、制法及用法	药味名称	基原及用药部位	炮制规格	折算剂量	用法用量	功能主治
《伤寒论》（汉·张仲景）	旋覆花三两、人参二两，生姜五两，代赭一两，甘草三两（炙），半夏半升（洗），大枣十二枚（擘）。上七味，以水一斗，煮取六升，去滓，再煎取三升，温服一升，日三服	旋覆花	菊科植物旋覆花 Inula japonica Thunb. 或欧亚旋覆花 Inula britannica L. 的干燥头状花序	生品	41.40g	上七味，以水 2000mL，煮取 1200mL，去药渣，再煎煮至 600mL。每次温服 200mL，日三服	[功效]降逆化痰，益气和胃。[主治]胃气虚逆证。症见痰阻气逆证。症见胃脘痞闷或胀满，按之不痛，频频嗳气；或见纳差，恶心，甚或呕吐，舌淡，苔白滑或腻，脉弦滑或缓
		人参	五加科植物人参 Panax ginseng C. A. Mey. 的干燥根和根茎	生品	27.60g		
		生姜	姜科植物姜 Zingiber officinale Rosc. 的新鲜根茎	生品	69.00g		
		赭石	氧化物类矿物刚玉族赤铁矿，主含三氧化二铁（Fe_2O_3）	生品	13.80g		

出处	基本信息		现代对应情况					
	处方、制法及用法	药味名称	基原及药用部位	炮制规格	折算剂量	用法用量	功能主治	
		甘草	豆科植物甘草 Glycyrrhiza uralensis Fisch. 的干燥根和根茎	炒甘草	41.40g			
		半夏	天南星科植物半夏 Pinellia ternata (Thunb.) Breit. 的干燥块茎	清半夏	34.50g			
		大枣	鼠李科植物枣 Ziziphus jujuba Mill. 的干燥成熟果实	生品	36.00g			
备注	1. 据原方中煎煮法"煮取三升""温服一升""日三服"，可知本方每次服量为煎出总量的 1/3。故本方剂每次的服药量为：旋覆花 13.80g，人参 9.20g，生姜 23.00g，楮石 4.60g，炒甘草 13.80g，清半夏 11.50g，大枣 12.00g。根据张仲景服药法中"不必尽剂"，随证变化，灵活施用的特点，日服用次数建议 1～3 次，根据临床实际遵医嘱使用。上述折算剂量系依文献量衡直接折算，若与当今主流用量严重不符，在固定原方比例和每服量的基础上，结合安全性评价结果及临床用药实际确定日服用总量。 2. 炒甘草：参考 2020 年版《中华人民共和国药典》中清炒法，建议将甘草原药材除去杂质、洗净、润透、切厚片、趁湿清炒、炒至微黄、干燥。							

（二）吴茱萸汤

基本信息			现代对应情况				
出处	处方、制法及用法	药味名称	基原及用药部位	炮制规格	折算剂量	用法用量	功能主治
《伤寒论》（汉·张仲景）	吴茱萸一升（洗），人参三两，生姜六两（切），大枣十二枚（擘）。上四味，以水七升，煮取二升，去滓，温服七合，日三服。	吴茱萸	芸香科植物吴茱萸 *Euodia rutaecarpa* (Juss.) Benth.、石虎 *Euodia rutaecarpa* (Juss.) Benth. var. *officinalis* (Dode) Huang 或疏毛吴茱萸 *Euodia rutaecarpa* (Juss.) Benth. var. *bodinieri* (Dode) Huang 的干燥近成熟果实	汤洗吴茱萸	69.00g	上四味，以水 1400mL，煮取 400mL，去药渣，温服 140mL，日三服	[功效] 温中补虚，降逆止呕。[主治] 肝胃虚寒，浊阴上逆证。症见食后泛泛欲呕，或干呕，或吐酸水，或巅顶头痛，干呕吐涎沫，胸满脘痛，畏寒肢冷，甚则手足逆冷，烦躁不宁，舌淡苔白或白腻，脉沉细弦紧或迟而缓弱
		人参	五加科植物人参 *Panax ginseng* C. A. Mey. 的干燥根和根茎	生品	41.40g		
		生姜	姜科植物姜 *Zingiber officinale* Rosc. 的新鲜根茎	生品	82.80g		
		大枣	鼠李科植物枣 *Ziziphus jujuba* Mill. 的干燥成熟果实	生品	36.00g		
备注	1. 据原方中煎煮法"煮取二升，温服七合"，可知本方每次的服药量约为煎出总量的 1/3。故本方每次服药量约为总出量的 1/3。汤洗吴茱萸 23.00g，人参 13.80g，生姜 27.60g，大枣 12.00g。根据张仲景服药法中"不必尽剂"，随证变化，灵活施用的特点，日服用次数建议 1～3 次。上述折算剂量系依汉代度量衡直接折算。若与当今主流用量严重不符，在固定原方比例和每服量的基础上，结合安全性评价结果及临床用药实际确定日服总量。 2. 汤洗吴茱萸：建议参考 2007 年版《广西壮族自治区中药饮片炮制规范》收载的"生吴茱萸"相关炮制方法，即"除去杂质，投入沸水中浸二分钟，捞出，晒干"。						

（三）猪苓汤

基本信息		现代对应情况					
出处	处方、制法及用法	药味名称	基原及用药部位	炮制规格	折算剂量	用法用量	功能主治
《伤寒论》（汉·张仲景）	猪苓（去皮）、茯苓、泽泻、阿胶、滑石（碎）各一两。上五味，以水四升，先煮四味，取二升，去滓，内阿胶烊消，温服七合，日三服	猪苓	多孔菌科真菌猪苓 *Polyporus umbellatus* (Pers.) Fries 的干燥菌核	生品	13.80g	上五味，以水800mL，先煮猪苓、茯苓、泽泻、滑石四味，去400mL，去药渣，内阿胶13.80g烊尽，每次温服140mL，日三服	[功效] 利水渗湿，清热养阴。[主治] 水热互结阴伤证。症见小便不利，发热，口渴欲饮，或心烦不寐，或咳嗽，或呕恶，或下利，舌红苔白或微黄，脉浮或细数。亦治热淋，血淋
		茯苓	多孔菌科真菌茯苓 *Poria cocos* (Schw.) Wolf 的干燥菌核	生品	13.80g		
		泽泻	泽泻科植物东方泽泻 *Alisma orientale* (Sam.) Juzep. 或泽泻 *Alisma plantago-aquatica* Linm. 的干燥块茎	生品	13.80g		
		阿胶	马科动物驴 *Equus asinus* L. 的干燥皮或鲜皮经煎煮、浓缩制成的固体胶	生品	13.80g		
		滑石	硅酸盐类矿物滑石族滑石，主含含水硅酸镁 [$Mg_3(Si_4O_{10})(OH)_2$]	生品	13.80g		
备注	据原方中煎煮法"取二升""温服七合"，可知本方每服量约为煎出总量的1/3。故本方每次的服药量为：猪苓 4.60g，泽泻 4.60g，滑石 4.60g					茯苓 4.60g，阿胶 4.60g，日服 3 次	

（四）甘草泻心汤

基本信息				现代对应情况			
出处	处方、制法及用法	药味名称	基原及用药部位	炮制规格	折算剂量	用法用量	功能主治
《伤寒论》（汉·张仲景）	甘草四两（炙）、黄芩三两、干姜三两、大枣十二枚（擘）、半夏半升（洗）、黄连一两。上六味，以水一斗，煮取六升，去滓，再煎取三升，温服一升，日三服	甘草	豆科植物甘草 Glycyrrhiza uralensis Fisch. 的干燥根和根茎	炒甘草	55.20g	上六味，以水2000mL，煮取1200mL，去滓，再浓缩至600mL，温服200mL，日三服	[功效] 益气和胃，消痞止利。[主治] 胃气虚弱之痞证：症见心下痞硬而满，下利日数十行，水谷不化，腹中雷鸣，干呕，心烦不得安，舌质浓红，苔黄，薄白或成薄黄，脉沉细或弦滑。亦治狐惑病
		黄芩	唇形科植物黄芩 Scutellaria baicalensis Georgi 的干燥根	生品	41.40g		
		干姜	姜科植物姜 Zingiber officinale Rosc. 的干燥根茎	生品	41.40g		
		大枣	鼠李科植物枣 Ziziphus jujuba Mill. 的干燥成熟果实	生品	36.00g		
		半夏	天南星科植物半夏 Pinellia ternata (Thunb.) Breit. 的干燥块茎	清半夏	34.50g		
		黄连	毛茛科植物黄连 Coptis chinensis Franch.、三角叶黄连 Coptis deltoidea C. Y. Cheng et Hsiao、云连 Coptis teeta Wall. 的干燥根茎	生品	13.80g		
备注	1. 据原方中煎法"煎取三升"，可知本方每服量为煎出总量的1/3。故本方炙甘草13.80g，黄芩13.80g，干姜13.80g，大枣12.00g，清半夏4.60g，黄连4.60g。根据临床实际酌量使用。上述折算剂量系依汉代度量衡直接折算，若与当今主流用量不符，在固定原方比例使每服量的1/3。故本方每次的服药量为：炒甘草18.40g，黄芩13.80g，黄连4.60g。根据张仲景服药方剂服法中"不必尽剂"，灵活施用的特点，随证变化，日服用次数建议1～3次，结合安全性评价结果及临床，在固定原方比例除每服量的基础上，洗净、润透、切厚片，捻湿清炒，炒至微用药实际换算定日服总量。 2. 炒甘草：参考2020年版《中华人民共和国药典》中清炒法，建议将甘草原药材除去杂质，黄、干燥。						

（五）黄连汤

基本信息		现代对应情况					
出处	处方、制法及用法	药味名称	基原及药用部位	炮制规格	折算剂量	用法用量	功能主治
《伤寒论》（汉·张仲景）	黄连三两、甘草三两（炙）、干姜三两、桂枝三两（去皮）、人参二两、半夏半升（洗）、大枣十二枚（擘）。上七味，以水一斗，煮取六升，去滓，温服，昼三服夜二服。	黄连	毛茛科植物黄连 Coptis chinensis Franch.、三角叶黄连 Coptis deltoidea C. Y. Cheng et Hsiao、云连 Coptis teeta Wall. 的干燥根茎	生品	41.40g	上七味，以水2000mL，煮取1200mL，去药渣，日三服，温服。日三服，夜二服。	[功效] 清上温下，和胃降逆。[主治] 上热下寒证。症见胸中烦闷、腹痛、恶心，或呕吐、或肠鸣泄利，舌苔白滑，脉弦者
		甘草	豆科植物甘草 Glycyrrhiza uralensis Fisch. 的干燥根和根茎	炒甘草	41.40g		
		干姜	姜科植物姜 Zingiber officinale Rosc. 的干燥根茎	生品	41.40g		
		桂枝	樟科植物肉桂 Cinnamomum cassia Presl 的干燥嫩枝	生品	41.40g		
		人参	五加科植物人参 Panax ginseng C. A. Mey. 的干燥根和根茎	生品	27.60g		
		半夏	天南星科植物半夏 Pinellia ternata (Thunb.) Breit. 的干燥块茎	清半夏	34.50g		
		大枣	鼠李科植物枣 Ziziphus jujuba Mill. 的干燥成熟果实	生品	36.00g		
备注	1. 据原方中煎煮法"煮取六升""昼三夜二"，可知本方每服量为煎出总量的1/5。故本方每次的服药量为：黄连8.28g，炙甘草8.28g，干姜8.28g，桂枝8.28g，人参5.52g，清半夏6.90g，大枣7.20g。根据张仲景方制服药法中"不必尽剂"，随证变化，灵活施用的特点，日服用次数建议1～5次，根据临床实际量衡直接换算，若与当今主流现代每服量严重不符，在固定原方比例和每服量的基础上，结合安全性评价结果及临床用药实际确定日服量总量。 2. 炒甘草：参考2020年版《中华人民共和国药典》中清炒法，建议将甘草原药材除去杂质、洗净、润透、切厚片、捻湿清炒、炒至微黄，干燥使用。						

（六）附子汤

基本信息		现代对应情况					
出处	处方、制法及用法	药味名称	基原及药用部位	炮制规格	折算剂量	用法用量	功能主治
《伤寒论》（汉·张仲景）	附子二枚（炮，去皮，破八片），茯苓三两，人参二两，白术四两，芍药三两。上五味，以水八升，煮取三升，去滓，温服一升，日三服	附子	毛茛科植物乌头 Aconitum carmichaelii Debx. 子根的加工品	黑顺片	30.00g	上五味，以水 1600mL 煎煮，取 600mL，去药渣，温服 200mL，日三服	[功效] 温经助阳，散寒祛湿。[主治] 阳虚寒湿内停证。症见身体骨节疼痛，手足不温，背恶寒，口中和，大便稀溏，神疲乏力，舌淡苔白滑，脉沉微或细
		茯苓	多孔菌科真菌茯苓 Poria cocos (Schw.) Wolf 的干燥菌核	生品	41.40g		
		人参	五加科植物人参 Panax ginseng C. A. Mey. 的干燥根和根茎	生品	27.60g		
		白术	菊科植物白术 Atractylodes macrocephala Koidz. 的干燥根茎	生品	55.20g		
		白芍	毛茛科植物芍药 Paeonia lactiflora Pall. 的干燥根	生品	41.40g		
备注	据原方中煎煮法"煮取三升""温服一升""日三服"，可知本方每服量为煎出总量的 1/3。故本方每次的服药量为：黑顺片 10.00g，茯苓 13.80g，人参 9.20g，白术 18.40g，白芍 13.80g。根据张仲景方剂服药法中"不必尽剂"，随证变化，灵活施用的特点，日服用次数建议 1～3 次，根据临床实际量衡直接折算使用。 上述折算剂量系依汉代度量衡直接折算，若与当今主流用量严重不符，在固定原方比例和服量的基础上，结合安全性评价结果及临床用药实际确定日服总量						

（七）泽泻汤

基本信息			现代对应情况				
出处	处方、制法及用法	药味名称	基原及用药部位	炮制规格	折算剂量	用法用量	功能主治
《金匮要略》（汉·张仲景）	泽泻五两，白术二两。上二味，以水二升，煮取一升，分温再服。	泽泻	泽泻科植物东方泽泻 Alisma orientate (Sam.) Juzep. 或泽泻 Alisma plantago-aquatica Linn. 的干燥块茎	生品	69.00g	上两味，用水400mL，煮取约200mL，分两次温服。	【功效】利水健脾除饮。【主治】水饮上犯之眩晕。症见头目眩晕，胸中痞满，咳逆倚息，舌质淡胖，苔白滑，脉沉弦
		白术	菊科植物白术 Atractylodes macrocephala Koidz. 的干燥根茎	生品	27.60g		
备注	据原方中煎煮法"煮取一升""分温再服"，可知本方每次服量为煎出总量的1/2。故本方每次的服药量为：泽泻34.50g，白术13.80g，根据张仲景方剂服药法中"不必尽剂"，随证变化，灵活施用的特点，日服用次数建议1～2次，根据临床实际遵医嘱使用。上述折算剂量系依汉代度量衡直接折算，若与当今主流用量严重不符，在固定原方比例原方比例的服药量的基础上，结合安全性评价结果及临床用药实际确定日服总量						

（八）橘皮竹茹汤

基本信息		现代对应情况					
出处	处方、制法及用法	药味名称	基原及药用部位	炮制规格	折算剂量	用法用量	功能主治
《金匮要略》（汉·张仲景）	橘皮二升，竹茹二升，大枣三十枚，甘草五两，人参一两，生姜半斤。上六味，以水一斗，煮取三升，温服一升，日三服	陈皮	芸香科植物橘 Citrus reticulata Blanco 及其栽培变种的干燥成熟果皮	生品	100.00g	上六味，以水 2000mL，煮取 600mL，温服 200mL，日三服	【功效】补虚清热，和胃降逆。【主治】胃气上逆证。症见呃逆，或干呕，或嗳气，虚烦不安，少气，口干，手足心热，舌淡红或薄白，苔少或薄细，脉虚细
		竹茹	禾本科植物淡竹 Phyllostachys nigra (Lodd.) Munro var. henonis (Mitf.) Stapf ex Rendle 的茎秆的干燥中间层	生品	30.00g		
		大枣	鼠李科植物枣 Ziziphus jujuba Mill. 的干燥成熟果实	生品	90.00g		
		生姜	姜科植物姜 Zingiber officinale Rosc. 的新鲜根茎	生品	110.00g		
		甘草	豆科植物甘草 Glycyrrhiza uralensis Fisch. 的干燥根和根茎	生品	69.00g		
		人参	五加科植物人参 Panax ginseng C. A. Mey. 的干燥根和根茎	生品	13.80g		
备注	据原方中煎煮法"煮取三升""温服一升，日三服"，可知本方每服量为煎出总量的1/3。故本方每服次的服药量为：陈皮33.33g，竹茹10.00g，大枣30.00g，生姜36.67g，甘草23.00g，人参4.60g。根据临床实际折算，日服用次数建议1～3次，根据临床实际确定日服总量。上述折算剂量系依汉代度量衡直接折算，若与当今主流量严重不符，根据临床实际用药实际确定日服总量		根据张仲景服用煎剂服药方法中"不必尽剂"，随证变化，灵活施用的特点，结合安全性评价结果，在固定原方比例和每服量的基础上，结合安全性评价结果及果皮临床用药实际确定日服总量				

（九）甘姜苓术汤

基本信息				现代对应情况			功能主治
出处	处方、制法及用法	药味名称	基原及用药部位	炮制规格	折算剂量	用法用量	
《金匮要略》（汉·张仲景）	甘草、白术各二两，干姜、茯苓各四两。上四味，以水五升，煮取三升，分温三服	甘草	豆科植物甘草 Glycyrrhiza uralensis Fisch. 的干燥根和根茎	生品	27.60g	上四味，先以水1000mL煎煮四味，煮取约600mL，温服约200mL，日三服	[功效] 散寒除湿。 [主治] 寒湿下侵之肾着。症见腰部冷痛沉重，饮食如故，小便自利，舌淡苔白，脉沉迟或沉缓
		白术	菊科植物白术 Atractylodes macrocephala Koidz. 的干燥根茎	生品	27.60g		
		干姜	姜科植物姜 Zingiber officinale Rosc. 的干燥根茎	生品	55.20g		
		茯苓	多孔菌科真菌茯苓 Poria cocos (Schw.) Wolf 的干燥菌核	生品	55.20g		
备注	据原方中煎煮法"煮取三升"，可知本方每服量为煎出总量的1/3。故本方每次的服药量为：甘草9.20g，干姜18.40g，白术18.40g，茯苓18.40g，根据张仲景方剂服药法中"不必尽剂"，随证变化，灵活施用的特点，日服用次数建议1～3次，根据临床实际遵医嘱使用。 上述折算剂量系依汉代度量衡直接折算，若与当今主流用量严重不符，在固定原方比例和服量的基础上，结合安全性评价结果及临床用药实际确定日服总量。						

（十）厚朴七物汤

基本信息			现代对应情况				
出处	处方、制法及用法	药味名称	基原及用药部位	炮制规格	折算剂量	用法用量	功能主治
《金匮要略》（汉·张仲景）	厚朴半斤，甘草、大黄各三两，大枣十枚，枳实五枚，桂枝二两，生姜五两。上七味，以水一斗，煮取四升，温服八合，日三服	厚朴	木兰科植物厚朴 *Magnolia officinalis* Rehd. et Wils. 或凹叶厚朴 *Magnolia officinalis* Rehd. et Wils. var. *biloba* Rehd. et Wils. 的干燥干皮、根皮及枝皮	生品	110.00g	上七味，以水2000mL煎煮，煮取800mL，温服160mL，日三服	【功效】解肌发表，行气通便。【主治】症见腹满，便秘，发热恶寒，汗出，舌红苔薄黄，脉浮数或浮滑
		甘草	豆科植物甘草 *Glycyrrhiza uralensis* Fisch. 的干燥根和根茎	生品	41.40g		
		大黄	蓼科植物掌叶大黄 *Rheum palmatum* L.、唐古特大黄 *Rheum tanguticum* Maxim.ex Balf. 或药用大黄 *Rheum officinale* Baill. 的干燥根及根茎	生品	41.40g		
		大枣	鼠李科植物枣 *Ziziphus jujuba* Mill. 的干燥成熟果实	生品	30.00g		
		枳实	芸香科植物酸橙 *Citrus aurantium* L. 及其栽培变种的干燥幼果	生品	69.00g		
		桂枝	樟科植物肉桂 *Cinnamomum cassia* Presl 的干燥嫩枝	生品	27.60g		
		生姜	姜科植物姜 *Zingiber officinale* Rosc. 的新鲜根茎	生品	69.00g		
备注	据原方中煎法"煮取四升""日三服""温服八合"，可知本方每服量为煎出量总量的1/5。故本方每次的服药量为：厚朴22.00g，甘草8.28g，大黄8.28g，大枣8.28g，枳实6.00g，桂枝5.52g，生姜13.80g。根据张仲景服药方剂服法中"不必尽剂"，随证变化，灵活施用的特点，日服用次数建议1～3次，根据临床实际服遵医嘱使用。上述折算剂量系依次度量衡直接折算，若与当今主流用量严重不符，在固定原方比例和每服量的基础上，结合安全性评价结果及临床用药实际确定服日服总量						

（十一）温脾汤

基本信息				现代对应情况				
出处	处方、制法及用法	药味名称	基原及药用部位	炮制规格	折算剂量	用法用量	功能主治
《备急千金要方》（唐·孙思邈）	大黄四两，人参、甘草、干姜各二两，附子一枚（大者）。右五味，㕮咀，以水八升煮取二升半，临熟下大黄，分三服。	大黄	蓼科植物掌叶大黄 Rheum palmatum L.、唐古特大黄 Rheum tanguticum Maxim. ex Balf. 或药用大黄 Rheum officinale Baill. 的干燥根及根茎	生品	55.20g	上五味，以水1600mL，煮取500mL，临熟下大黄，日三服	[功效]温补脾阳，攻下冷积。 [主治]脾阳不足，阴寒内积证。症见久利赤白，或霍乱，脐腹冷痛，大便不通，喜温不喜按，肢冷，舌淡苔白，脉沉弦或迟或弱
		人参	五加科植物人参 Panax ginseng C. A. Mey. 的干燥根和根茎	生品	27.60g		
		甘草	豆科植物甘草 Glycyrrhiza uralensis Fisch. 的干燥根和根茎	生品	27.60g		
		干姜	姜科植物姜 Zingiber officinale Rosc. 的干燥根茎	生品	27.60g		
		附子	毛茛科植物乌头 Aconitum carmichaelii Debx. 子根的加工品	黑顺片	15.00g		
备注	唐代方药计量传承了汉代的度量衡制度。服法亦参考汉代方剂处理。据原方中煎服法"煮取二升半，分三服"，可知本方每服剂量为煎出总量的1/3，故本方每次的服药剂量为：大黄18.40g，人参9.20g，甘草9.20g，干姜9.20g，黑顺片5.00g。日服用次数建议1~3次，根据临床实际辨证遵医嘱使用。 上述折算剂量系依汉代度量衡直接折算，若与当今主流流量不符，在固定原方比例和每服剂量的基础上，结合安全性评价结果及临床用药实际确定日服总量。						

（十二）竹茹汤

基本信息				现代对应情况				备注
出处	处方、制法及用法	药味名称	基原及用药部位	炮制规格	折算剂量	用法用量	功能主治	
《普济本事方》（宋·许叔微）	干葛三两，甘草三分（炙），半夏三分（姜汁半盏，浆水一升煮耗半），右粗末，每服五钱，水二盏，生姜三片，竹茹一弹大，枣一个，同煎至一盏，去滓温服	葛根	豆科植物野葛 Pueraria lobata (Willd.) Ohwi 或甘葛藤 Pueraria thomsonii Benth. 的干燥根	生品	123.90g	上药粉碎为粗粒，每服20.65g，以水600mL，生姜3.00g，竹茹1.00g，大枣3.00g，煮取300mL，去药渣温服	[功效]清热和胃止呕。[主治]胃中积热，失于和降之呕吐。症见食入即呕，吐物酸腐，口有秽气，嘈杂心烦，渴喜冷饮，舌红苔黄腻，脉洪大	1.本方直接折算剂量并非每日服量，结合方剂组成及每服量，按日服三次计算，则本方的日服总量约为61.95g，各药的日服量折算如下：葛根41.30g，炒甘草10.33g，姜半夏10.33g，竹茹3.00g，另加生姜9.00g，大枣9.00g。 2.炒甘草：参考2020年版《中华人民共和国药典》中清炒法，建议将甘草原药材除去杂质，洗净，润透，切厚片，捞湿清炒，炒至微黄，干燥。
		甘草	豆科植物甘草 Glycyrrhiza uralensis Fisch. 的干燥根和根茎	炒甘草	30.98g			
		半夏	天南星科植物半夏 Pinellia ternata (Thunb.) Breit. 的干燥块茎	姜半夏	30.98g			
		生姜	姜科植物姜 Zingiber officinale Rosc. 的新鲜根茎	生品	3.00g			
		竹茹	禾本科植物淡竹 Phyllostachys nigra (Lodd.) Munro var. henonis (Mitf.) Stapf ex Rendle 的茎秆的干燥中间层	生品	1.00g			
		大枣	鼠李科植物枣 Ziziphus jujuba Mill. 的干燥成熟果实	生品	3.00g			

（十三）辛夷散

出处	基本信息		现代对应情况				
	处方、制法及用法	药味名称	基原及用药部位	炮制规格	折算剂量	用法用量	功能主治
《严氏济生方》（宋·严用和）	辛夷仁、细辛（洗去土、叶）、藁本（去芦）、升麻、川芎、木通（去芦）、防风（去芦）、羌活（去芦）、甘草（炙）、白芷各等分。右为细末，每服二钱。食后茶清调服	辛夷	木兰科植物望春花 *Magnolia biondii* Pamp. 或玉兰 *Magnolia denudata* Desr. 除去苞片的干燥花蕾	辛夷仁	0.83g	上药粉碎为细末，每服8.26g，食后茶清调服	[功效] 疏散风寒，祛湿通窍。[主治] 感受风寒湿邪，清窍不利证，症见鼻内壅塞，涕出不已，或气息不通，不闻香臭，舌苔白，脉浮
		细辛	马兜铃科植物北细辛 *Asarum heterotropoides* Fr. Schmidt var. *mandshuricum* (Maxim.) Kitag.、汉城细辛 *Asarum sieboldii* Miq. var. *seoulense* Nakai 或华细辛 *Asarum sieboldii* Miq. 的干燥根和根茎	生品	0.83g		
		藁本	伞形科植物藁本 *Ligusticum sinense* Oliv. 或辽藁本 *Ligusticum jeholense* Nakai et Kitag. 的干燥根	生品	0.83g		
		升麻	毛茛科升麻属植物大三叶升麻 *Cimicifuga heracleifolia* Kom.、兴安升麻 *Cimicifuga dahurica* (Turcz.) Maxim. 或升麻 *Cimicifuga foetida* L. 的干燥根茎	生品	0.83g		
		川芎	伞形科植物川芎 *Ligusticum chuanxiong* Hort. 的干燥根茎	生品	0.83g		
		木通	木通科植物木通 *Akebia quinata* (Thunb.) Decne.、三叶木通 *Akebia trifoliate* (Thunb.) Koidz. 或白木通 *Akebia trifoliate* (Thunb.) Koidz. var. *australis* (Diels) Rehd. 的干燥藤茎	生品	0.83g		
		防风	伞形科植物防风 *Saposhnikovia divaricata* (Turcz.) Schischk. 的干燥根	生品	0.83g		
		羌活	伞形科植物羌活 *Notopterygium incisum* Ting ex H. T. Chang 的干燥根茎和根	生品	0.83g		

续表

基本信息			现代对应情况				
出处	处方、制法及用法	药味名称	基原及用药部位	炮制规格	折算剂量	用法用量	功能主治
		甘草	豆科植物甘草 *Glycyrrhiza uralensis* Fisch. 的干燥根和根茎	炒甘草	0.83g		
		白芷	伞形科植物白芷 *Angelica dahurica* (Fisch. ex Hoffm.) Benth. et Hook. f. 或杭白芷 *Angelica dahurica* (Fisch. ex Hoffm.) Benth. et Hook. f. var. *formosana* (Boiss.) Shan et Yuan 的干燥根	生品	0.83g		

备注：
1. 本方组成中并未明确说明用量，结合方剂组成及每服量，按日服三次计算，则本方折算的日服总量为 24.78g。各药的日服量可折算如下：辛夷仁 2.49g，细辛 2.49g，藁本 2.49g，川芎 2.49g，升麻 2.49g，木通 2.49g，防风 2.49g，羌活 2.49g，炒甘草 2.49g，白芷 2.49g。
2. 辛夷仁：除去外层带毛苞片。
3. 炒甘草：参考 2020 年版《中华人民共和国药典》中清炒法，洗净、润透、切厚片，趁湿清炒，炒至微黄，干燥。
4. 鉴于古代长期推崇四川等地所产升麻 *Cimicifuga foetida* L.，建议人工栽培优先选择该基原。
5. 取紫叶用沸水第一次冲泡澄清数分钟后的清汁调服

467

（十四）实脾散

基本信息		现代对应情况					
出处	处方、制法及用法	药味名称	基原及药用部位	炮制规格	折算剂量	用法用量	功能主治
《严氏济生方》（宋·严用和）	厚朴（去皮，姜制，炒）、白术、木瓜（去瓤）、木香（不见火）、草果仁、大腹子、附子（炮，去皮脐）、白茯苓（去皮）、干姜（炮）各一两，甘草（炙）半两。右㕮咀，每服四钱，水一盏半，生姜五片，枣子一枚，煎至七分，去滓温服，不拘时候。	厚朴	木兰科植物厚朴 *Magnolia officinalis* Rehd. et Wils. 或凹叶厚朴 *Magnolia officinalis* Rehd. et Wils. var. *biloba* Rehd. et Wils. 的干燥干皮、根皮及枝皮	姜厚朴	41.30g	上药粉碎成粗粒，每服16.52g，以水450mL，加入生姜5.00g，大枣3.00g，煮取210mL，去药渣温服，不拘时候	[功效]温阳健脾，行气利水。[主治]脾肾阳虚，水气内停之阴水证。症见体浮肿，下半身肿甚，手足不温，口中不渴，胸腹胀满，大便溏薄，小便少而清，舌苔白腻，脉沉弦而迟。
		白术	菊科植物白术 *Atractylodes macrocephala* Koidz. 的干燥根茎	生品	41.30g		
		木瓜	蔷薇科植物贴梗海棠 *Chaenomeles speciosa* (Sweet) Nakai 的干燥近成熟果实	生品	41.30g		
		木香	菊科植物木香 *Aucklandia lappa* Decne. 的干燥根	生品	41.30g		
		草果	姜科植物草果 *Amomum tsao-ko* Crevost et Lemaire 的干燥成熟果实	草果仁	41.30g		
		槟榔	棕榈科植物槟榔 *Areca catechu* L. 的干燥成熟种子	生品	41.30g		
		附子	毛茛科植物乌头 *Aconitum carmichaelii* Debx. 子根的加工品	黑顺片	41.30g		
		茯苓	多孔菌科真菌茯苓 *Poria cocos* (Schw.) Wolf 的干燥菌核	生品	41.30g		

续表

基本信息			现代对应情况				功能主治
出处	处方、制法及用法	药味名称	基原及药用部位	炮制规格	折算剂量	用法用量	
		炮姜	姜科植物姜 Zingiber officinale Rosc. 干燥根茎的炮制加工品	炮姜	41.30g		
		甘草	豆科植物甘草 Glycyrrhiza uralensis Fisch. 的干燥根和根茎	炒甘草	20.65g		
		生姜	姜科植物姜 Zingiber officinale Rosc. 的新鲜根茎	生品	5.00g		
		大枣	鼠李科植物枣 Ziziphus jujuba Mill. 的干燥成熟果实	生品	3.00g		
备注	1. 本方直接折算剂量并非每日服量，按日服三次计算，则本方的日服量总量约为 49.56g，各药的日服量折算如下：姜厚朴 5.22g，白术 5.22g，木瓜 5.22g，木香 5.22g，草果仁 5.22g，槟榔 5.22g，黑顺片 5.22g，茯苓 5.22g，干姜 5.22g，炒甘草 2.61g，另加生姜 15.00g，大枣 9.00g。2. 炒甘草：参考 2020 年版《中华人民共和国药典》中清炒法，建议将甘草原药材除去杂质，洗净、润透、切厚片，趁湿清炒、炒至微黄，干燥。						

（十五）甘露饮

基本信息		现代对应情况					
出处	处方、制法及用法	药味名称	基原及用药部位	炮制规格	折算剂量	用法用量	功能主治
《太平惠民和剂局方》（宋·太平惠民和剂局）	枇杷叶（刷去毛）、干熟地黄（去土）、天门冬（去心，焙）、枳壳（去瓤，麸炒）、山茵陈（去梗）、生干地黄、麦门冬（去心，焙）、石斛（去芦）、甘草（炙）、黄芩、石等分，为末。每服二钱，水一盏，煎至七分，去滓温服，食后，临卧。小儿临卧，仍分两服，食后，临卧，小儿一服分两服，仍量岁数加减与之	枇杷叶	蔷薇科植物枇杷 Eriobotrya japonica (Thunb.) Lindl. 的干燥叶	生品	0.83g	上药粉碎为末，每服 8.26g，以水 300mL，煮取 210mL，去药渣，饭前温服。小儿用量减半，睡前温服	【功效】滋阴清热，利湿降气。【主治】胃热湿热熏蒸，脾胃湿热证，症见牙宣口臭，口舌生疮，齿龈肿烂，或齿龈出血，咽喉肿痛，面肿，或目睑垂重，或身面皆黄，肢体微肿，胸满气短，大便不调，小便黄涩；舌红或绛，苔黄腻或有裂纹，脉濡数或细数
		熟地黄	玄参科植物地黄 Rehmannia glutinosa Libosch. 的干燥块根的炮制加工品	熟地黄（蒸法）	0.83g		
		天冬	百合科植物天冬 Asparagus cochinchinensis (Lour.) Merr. 的干燥块根	天冬（焙）	0.83g		
		枳壳	芸香科植物酸橙 Citrus aurantium L. 及其栽培变种的干燥未成熟果实	麸炒枳壳	0.83g		
		茵陈	菊科植物滨蒿 Artemisia scoparia Waldst. et Kit. 或茵陈蒿 Artemisia capillaris Thunb. 的干燥地上部分	生品	0.83g		
		地黄	玄参科植物地黄 Rehmannia glutinosa Libosch. 的干燥块根	生品	0.83g		
		麦冬	百合科植物麦冬 Ophiopogon japonicus (L.f) Ker-Gawl. 的干燥块根	麦冬（焙）	0.83g		
		石斛	兰科植物铁皮石斛 Dendrobium officinale Kimura et Migo 或霍山石斛 Dendrobium huoshanense C. Z. Tang et S. J. Cheng 的干燥茎	生品	0.83g		

续表

基本信息		现代对应情况					
出处	处方、制法及用法	药味名称	基原及用药部位	炮制规格	折算剂量	用法用量	功能主治
		甘草	豆科植物甘草 Glycyrrhiza uralensis Fisch. 的干燥根和根茎	炒甘草	0.83g		
		黄芩	唇形科植物黄芩 Scutellaria baicalensis Georgi 的干燥根	生品	0.83g		

备注	1. 本方直接折算剂量非每日服量，结合方剂组成及每服量，按日服三次计算，则本方的日服总量约为 24.78g，各药的日服量折算如下：枇杷叶 2.49g，熟地黄 2.49g，天冬 2.49g，茵陈 2.49g，地黄 2.49g，麦冬 2.49g，石斛 2.49g，炒甘草 2.49g，黄芩 2.49g。儿童用量减半。 2. 炒甘草：参考 2020 年版《中华人民共和国药典》中清炒法，建议将甘草原药材除去杂质，洗净，润透，切厚片，趁湿清炒，炒至微黄，干燥。 3. 麦冬传统去心，为历代所沿用，延续至今。如 1963 年版《中华人民共和国药典》麦冬炮制项内明确"润透后抽去心"，自 1977 年版《中华人民共和国药典》起不再要求去心。当前麦冬不同产地生产方式有较大区别，不同栽培年限所致性状、气味及内在成分含量均有差异，品质差异较大。栽培年限过短者中柱细小，有鉴于此，建议参考 2015 年版《浙江省中药炮制规范》所规定的浙麦冬饮片规格入药。 4. 本方中天冬、麦冬注明焙时操作，其目的为使药材质地酥脆，便于后续粉碎，因此建议尊重原方炮制方法，可参考 2005 年版《安徽省中药炮制规范》中的焙法进行炮制

（十六）华盖散

基本信息		现代对应情况					
出处	处方、制法及用法	药味名称	基原及用药部位	炮制规格	折算剂量	用法用量	功能主治
《太平惠民和剂局方》（宋·太平惠民和剂局）	紫苏子（炒）、赤茯苓（去皮）、桑白皮（炙）、陈皮（去皮）、杏仁（去皮、尖、炒）、麻黄（去根、节）各一两、甘草（炙）半两。右七味为末。每服二钱，水一盏，煎至七分，去滓，食后温服	紫苏子	唇形科植物紫苏 Perilla frutescens (L.) Britt. 的干燥成熟果实	炒紫苏子	41.30g	上药粉碎为末。每服8.26g，以水300mL，煮取210mL，去药渣，饭后温服	【功效】宣肺解表，祛痰止咳。【主治】素体痰多，风寒袭肺证。症见咳嗽气急，甚则喘促，喉中痰鸣，胸膈满闷，项背拘急，头昏目眩，鼻塞声重，舌苔薄白，脉浮或紧
		赤茯苓	多孔菌科真菌茯苓 Poria cocos (Schw.) Wolf 淡棕色、淡红色的干燥菌核	生品	41.30g		
		桑白皮	桑科植物桑 Morus alba L. 的干燥根皮	炙桑白皮	41.30g		
		橘红	芸香科植物橘 Citrus reticulata Blanco 及其栽培变种的干燥外层果皮	生品	41.30g		
		苦杏仁	蔷薇科植物杏 Prunus armeniaca L. 的干燥成熟种子	炒苦杏仁	41.30g		
		麻黄	麻黄科植物草麻黄 Ephedra sinica Stapf 的干燥草质茎	生品	41.30g		
		甘草	豆科植物甘草 Glycyrrhiza uralensis Fisch. 的干燥根和根茎	炒甘草	20.65g		

备注

1. 本方直接折算剂量并非每日服量，结合方剂组成及每服量，按日服三次计算，则本方的日服总量约为 24.78g，各药的日服折算如下：炒紫苏子 3.81g，赤茯苓 3.81g，炙桑白皮 3.81g，橘红 3.81g，炒苦杏仁 3.81g，麻黄 3.81g，炒甘草 1.91g。

2. 炒甘草：参考 2020 年版《中华人民共和国药典》中清炒法，润透，切厚片，捻湿炒，炒至微黄，干燥。

3. 炙桑白皮：《太平惠民和剂局方》中桑白皮炮制备注有炒、微炒、蜜炙、醋、酒、蜜水、姜水、盐水、炙等多种表述，其中不注明具体何种辅料的则多为清水，后续发展成为液体辅料的则多为清水，姜汁、竹沥等处理后拌炒，可见炒与炙不同，古代"炙"早期多指火上烤之意，明确代炙甘草即中清炒法，如明代以炙甘草原药材除去杂质，洗净，润透，切丝，捻湿炒黄，炒至微黄，干燥。建议将桑白皮原药材除去粗皮即中清炒法

（十七）三痹汤

基本信息		现代对应情况					
出处	处方、制法及用法	药味名称	基原及用药部位	炮制规格	折算剂量	用法用量	功能主治
《妇人大全良方》（宋·陈自明）	川续断，杜仲（去皮、切，姜汁炒），防风、桂心、细辛、人参、茯苓、当归、白芍药、甘草各一两，秦艽、生地黄、川芎、川独活各半两，黄芪、川牛膝各一两，右㕮咀为末。每服五钱。水二盏，姜三片，枣一枚，煎至一盏，去滓，无时候，但腹稍空服	续断	川续断科植物川续断 Dipsacus asper Wall. ex Henry 的干燥根	生品	41.30g	上药粉碎为粗粒，每粒 20.65g，以水 600mL，生姜 3.00g，大枣 3.00g，煮取 300mL，去药渣热服，无时候，但腹稍空服	【功效】益气活血，祛风除湿。【主治】痹症日久耗伤气血证，见手足拘挛，或肢节屈伸不利，或麻木不仁，舌淡苔白，脉细或脉涩
		杜仲	杜仲科植物杜仲 Eucommia ulmoides Oliv. 的干燥树皮	姜杜仲	41.30g		
		防风	伞形科植物防风 Saposhnikovia divaricata (Turcz.) Schischk. 的干燥根	生品	41.30g		
		肉桂	樟科植物肉桂 Cinnamomum cassia Presl 的干燥树皮	生品	41.30g		
		细辛	马兜铃科植物北细辛 Asarum heterotropoides Fr. Schmidt var. mandshuricum (Maxim.)Kitag.、汉城细辛 Asarum sieboldii Miq. var. seoulense Nakai 或华细辛 Asarum sieboldii Miq. 的干燥根和根茎	生品	41.30g		
		人参	五加科植物人参 Panax ginseng C. A. Mey. 的干燥根和根茎	生品	41.30g		
		茯苓	多孔菌科真菌茯苓 Poria cocos (Schw.) Wolf 的干燥菌核	生品	41.30g		
		当归	伞形科植物当归 Angelica sinensis (Oliv.) Diels 的干燥根	酒当归	41.30g		
		白芍	毛茛科植物芍药 Paeonia lactiflora Pall. 的干燥根	生品	41.30g		

基本信息		现代对应情况					
出处	处方、制法及用法	药味名称	基原及药用部位	炮制规格	折算剂量	用法用量	功能主治
		甘草	豆科植物甘草 Glycyrrhiza uralensis Fisch. 的干燥根和根茎	炒甘草	41.30g		
		秦艽	龙胆科植物秦艽 Gentiana macrophylla Pall. 的干燥根	生品	20.65g		
		地黄	玄参科植物地黄 Rehmannia glutinosa Libosch. 的干燥块根	生品	20.65g		
		川芎	伞形科植物川芎 Ligusticum chuanxiong Hort. 的干燥根茎	生品	20.65g		
		独活	伞形科植物重齿毛当归 Angelica pubescens Maxim. f. biserrata Shan et Yuan 的干燥根	生品	20.65g		
		黄芪	豆科植物蒙古黄芪 Astragalus membranaceus (Fisch.) Bge. var. mongholicus (Bge.) Hsiao 或膜荚黄芪 Astragalus membranaceus (Fisch.) Bge. 的干燥根	蜜炙黄芪	41.30g		
		牛膝	苋科植物牛膝 Achyranthes bidentata Bl. 的干燥根	酒牛膝	41.30g		
		生姜	姜科植物姜 Zingiber officinale Rosc. 的新鲜根茎	生品	3.00g		
		大枣	鼠李科植物枣 Ziziphus jujuba Mill. 的干燥成熟果实	生品	3.00g		
备注	1. 本方直接折算剂量并非每日服量，结合方剂组成及每日服量，按日服三次计算，则本方的日服总量约为61.95g，各药的日服量折算如下：续断4.43g，姜杜仲4.43g，防风4.43g，肉桂4.43g，细辛4.43g，人参4.43g，茯苓4.43g，酒当归4.43g，白芍4.43g，炒甘草4.43g，秦艽2.21g，地黄2.21g，川芎2.21g，独活2.21g，蜜炙黄芪4.43g，酒牛膝4.43g，另加生姜9.00g，大枣9.00g。 2. 鉴于《妇人大全良方》卷首之"辨识修制药物法度"总论生草节中提及诸多药物的炮制，涉及本方中当归：建议参考2020年版《中华人民共和国药典》酒当归炮制规格；牛膝：建议参考2020年版《中华人民共和国药典》酒牛膝炮制规格；甘草：参考2020年版《中华人民共和国药典》中清炒、麸炒、炒至微黄、炒至焦黄、干燥：建议采用2020年版《中华人民共和国药典》炙黄芪（即蜜炙黄芪）规格；杜仲：建议参考2020年版《中华人民共和国药典》炙法中的姜炙法进行炮制。						

（十八）清胃散

基本信息		现代对应情况					
出处	处方、制法及用法	药味名称	基原及药用部位	炮制规格	折算剂量	用法用量	功能主治
《兰室秘藏》（金·李东垣）	当归身、择细黄连、生地黄、牡丹皮（酒制）各三分，升麻一钱。上为细末，都作一服，水一盏半，煎至一盏，去滓，带冷服之	当归	伞形科植物当归 Angelica sinensis (Oliv.) Diels 的干燥根	生品	1.24g	上药粉碎为细末，每服9.92g，以水450mL，煮取300mL，去药渣，冷服	[功效]清胃凉血。[主治]胃火炽盛之牙痛。症见牙痛牵引头痛，面颊发热，牙齿喜冷恶热，或牙宣出血，牙龈红肿溃烂，或唇舌颊腮肿痛，或口干舌燥、口疮、口臭，舌红苔黄，脉滑数
		黄连	毛茛科植物黄连 Coptis chinensis Franch、三角叶黄连 Coptis deltoidea C. Y. Cheng et Hsiao、云连 Coptis teeta Wall. 的干燥根茎	生品	1.24g		
		地黄	玄参科植物地黄 Rehmannia glutinosa Libosch. 的干燥块根	酒生地	1.24g		
		牡丹皮	毛茛科植物牡丹 Paeonia suffruticosa Andr. 的干燥根皮	生品	2.07g		
		升麻	毛茛科升麻属植物大三叶升麻 Cimicifuga heracleifolia Kom.、兴安升麻 Cimicifuga dahurica (Turcz.) Maxim. 或升麻 Cimicifuga foetida L. 的干燥根茎	生品	4.13g		
备注	1. 本方直接折算剂量并非每日服用量，结合方剂组成及每服量，按日服三次计算，则本方的日服总量约为29.76g，各药的日服量折算如下：当归3.72g，黄连3.72g，酒生地3.72g，牡丹皮6.21g，升麻12.39g。 2. 酒生地：建议参考2020年版《中华人民共和国药典》酒炙法进行炮制。 3. 鉴于古代长期推崇四川等地所产升麻 Cimicifuga foetida L.，建议人工栽培优先选择该基原。						

（十九）圣愈汤

基本信息 | 现代对应情况

出处	处方、制法及用法	药味名称	基原及应用药部位	炮制规格	折算剂量	用法用量	功能主治
《兰室秘藏》（金·李东垣）	生地黄、熟地黄、川芎、人参各三分，当归身、黄芪各五分，如麻豆大，都作一服。水二盏，煎至一盏，去滓，稍热无时服	地黄	玄参科植物地黄 Rehmannia glutinosa Libosch. 的干燥块根	生品	1.24g	上药粉碎成粗粒，每服9.10g，以水1200mL，煮取300mL，去药渣，稍热时服	[功效] 补气养血。[主治] 气血亏虚证。症见心烦、睡卧不宁，或妇女月经先期而至、量多色淡，神疲乏力，面色无华、舌淡，苔薄白，脉细弱
		熟地黄	玄参科植物地黄 Rehmannia glutinosa Libosch. 的干燥块根的炮制加工品	熟地黄（蒸法）	1.24g		
		川芎	伞形科植物川芎 Ligusticum chuanxiong Hort. 的干燥根茎	生品	1.24g		
		人参	五加科植物人参 Panax ginseng C. A. Mey. 的干燥根和根茎	生品	1.24g		
		当归	伞形科植物当归 Angelica sinensis (Oliv.)Diels 的干燥主根	生品	2.07g		
		黄芪	豆科植物蒙古黄芪 Astragalus membranaceus (Fisch.) Bge. var. mongholicus (Bge.) Hsiao 或膜荚黄芪 Astragalus membranaceus (Fisch.) Bge. 的干燥根	生品	2.07g		
备注	本方直接折算剂量并非每日服量，结合方剂组成及每服量，按日服三次计算，则本方的日服总量约为27.30g，各药的日服量折算如下：地黄3.72g，熟地黄3.72g，人参3.72g，川芎3.72g，当归6.21g，黄芪6.21g						

（二十）乌药汤

基本信息			现代对应情况				
出处	处方、制法及用法	药味名称	基原及药用部位	炮制规格	折算剂量	用法用量	功能主治
《兰室秘藏》（金·李东垣）	当归、甘草、木香、乌药各五钱，香附子二两（炒）。上㕮咀，每服五钱，水二大盏，去滓，温服，食前	当归	伞形科植物当归 *Angelica sinensis* (Oliv.) Diels 的干燥根	生品	20.65g	上药粉碎为粗粒，每服20.65g，以水1200mL，煮取300mL，去药渣，饭前温服	[功效] 行气疏肝，调经止痛。[主治] 肝郁气滞之痛经，症见经前及经行时小腹胀痛，胀甚于痛，或连及胸胁、乳房胀痛；或经期延后，经色淡红，苔薄白，脉弦
		甘草	豆科植物甘草 *Glycyrrhiza uralensis* Fisch. 的干燥根和根茎	生品	20.65g		
		木香	菊科植物木香 *Aucklandia lappa* Decne. 的干燥根	生品	20.65g		
		乌药	樟科植物乌药 *Lindera aggregata* (Sims) Kosterm. 的干燥块根	生品	41.30g		
		香附	莎草科植物莎草 *Cyperus rotundus* L. 的干燥根茎	炒香附	82.60g		
备注	1. 本方直接折算剂量并非每日服量，结合方剂组成及每日服量，按日服三次计算，则本方的日服总量约为 61.95g，各药的日服量折算如下：当归 6.88g，甘草 6.88g，木香 6.88g，乌药 13.77g，炒香附 27.54g。2. 炒香附：参考 2020 年版《中华人民共和国药典》清炒法进行炮制。3. 本方未注明煎煮剩余水量，参考圣愈汤将剩余水量定为一盏，即 300mL						

（二十一）大秦艽汤

基本信息		现代对应情况				
出处	处方、制法及用法	药味名称	基原及药用部位	炮制规格	折算剂量	用法用量	功能主治
《素问病机气宜保命集》（金·刘完素）	秦艽三两、甘草二两、川芎二两、当归二两、白芍药二两、细辛半两、川羌活、防风、黄芩各一两、石膏二两、白芷一两、白术一两、生地黄一两、熟地黄一两、白茯苓一两、川独活二两。右十六味，剉，每服一两，水煎，去渣，温服，无时。	秦艽	龙胆科植物秦艽 Gentiana macrophylla Pall. 的干燥根	生品	123.90g	上药粉碎成粗粒，每服41.30g，水煎，去渣，温服，无时	[功效] 祛风清热，养血活血。[主治] 风邪初中经络证。症见口眼㖞斜，舌强不能言语，手足不能运动，或半身不遂，肢体麻木，苔白或黄，脉浮数或弦细
		甘草	豆科植物甘草 Glycyrrhiza uralensis Fisch. 的干燥根和根茎	生品	82.60g		
		川芎	伞形科植物川芎 Ligusticum chuanxiong Hort. 的干燥根茎	生品	82.60g		
		当归	伞形科植物当归 Angelica sinensis (Oliv.) Diels 的干燥根	生品	82.60g		
		白芍	毛茛科植物芍药 Paeonia lactiflora Pall. 的干燥根	生品	82.60g		
		细辛	马兜铃科植物北细辛 Asarum heterotropoides Fr. Schmidt var. mandshuricum (Maxim.) Kitag.、汉城细辛 Asarum sieboldii Miq. var. seoulense Nakai 或华细辛 Asarum sieboldii Miq. 的干燥根和根茎	生品	20.65g		
		羌活	伞形科植物羌活 Notopterygium incisum Ting ex H. T. Chang 的干燥根茎和根	生品	41.30g		
		防风	伞形科植物防风 Saposhnikovia divaricata (Turcz.) Schischk. 的干燥根	生品	41.30g		
		黄芩	唇形科植物黄芩 Scutellaria baicalensis Georgi 的干燥根	生品	41.30g		

续表

基本信息			现代对应情况				功能主治
出处	处方、制法及用法	药味名称	基原及药用部位	炮制规格	折算剂量	用法用量	
		石膏	硫酸盐类矿物石膏族石膏，主含含水硫酸钙（CaSO₄·2H₂O）	生品	82.60g		
		白芷	伞形科植物杭白芷 Angelica dahurica (Fisch. ex Hoffm.) Benth. et Hook. f. var. formosana (Boiss.) Shan et Yuan 的干燥根	生品	41.30g		
		白术	菊科植物白术 Atractylodes macrocephala Koidz. 的干燥根茎	生品	41.30g		
		地黄	玄参科植物地黄 Rehmannia glutinosa Libosch. 的干燥块根	生品	41.30g		
		熟地黄	玄参科植物地黄 Rehmannia glutinosa Libosch. 的干燥块根的炮制加工品	熟地黄（蒸法）	41.30g		
		茯苓	多孔菌科真菌茯苓 Poria cocos (Schw.) Wolf 的干燥菌核	生品	41.30g		
		独活	伞形科植物重齿毛当归 Angelica pubescens Maxim.f. biserrata Shan et Yuan 的干燥根	生品	82.60g		
备注	本方直接折算剂量拆半每日服量，结合方剂组成及每服量，按日服三次计算，则本方的日服总量约为 123.90g，各药的日服量折算如下：秦艽 15.82g，甘草 10.54g，川芎 10.54g，当归 10.54g，白芍 10.54g，细辛 2.64g，羌活 2.64g，防风 5.27g，黄芩 5.27g，石膏 10.54g，白芷 5.27g，白术 5.27g，地黄 5.27g，熟地黄 5.27g，茯苓 5.27g，独活 10.54g						

（二十二）三化汤

基本信息				现代对应情况				
出处	处方、制法及用法	药味名称	基原及用药部位	炮制规格	折算剂量	用法用量	功能主治
《素问病机气宜保命集》（金·刘完素）	厚朴、大黄、枳实、羌活各等分。右㕮咀如麻豆大，每服三两，水三升，煎至一升半，终日服之。以微利为度，无时	厚朴	木兰科植物厚朴 *Magnolia officinalis* Rehd. et Wils. 或凹叶厚朴 *Magnolia officinalis* Rehd. et Wils. var. *biloba* Rehd. et Wils. 的干燥干皮、根皮及枝皮	生品	30.98g	上药粉碎成粗粒123.90g，以水1800mL，煮取900mL，多次频服，以微利为度	[功效]通腑通络热，祛风通络。[主治]中风之便秘。症见二便不通，猝然昏仆、半身不遂、四肢不举、口噤不语、舌质暗红，苔黄腻，脉滑数
		大黄	蓼科植物掌叶大黄 *Rheum palmatum* L.、唐古特大黄 *Rheum tanguticum* Maxim. ex Balf. 或药用大黄 *Rheum officinale* Baill. 的干燥根及根茎	生品	30.98g		
		枳实	芸香科植物酸橙 *Citrus aurantium* L. 及其栽培变种的干燥幼果	生品	30.98g		
		羌活	伞形科植物羌活 *Notopterygium incisum* Ting ex H. T. Chang 的干燥根茎和根	生品	30.98g		
备注	据原方中用法"终日服之"，则本方的日服总量为123.90g，各药的日服量折算如下：厚朴30.98g，大黄30.98g，枳实30.98g，羌活30.98g							

（二十三）桑白皮汤

基本信息			现代对应情况				
出处	处方、制法及用法	药味名称	基原及用药部位	炮制规格	折算剂量	用法用量	功能主治
《景岳全书》（明·张景岳）	桑白皮、半夏、苏子、杏仁、贝母、山栀、黄芩、黄连各八分。水二盅，姜三片，煎八分，温服	桑白皮	桑科植物桑 Morus alba L. 的干燥根皮	生品	2.98g	用水 400mL，加生姜 3.00g，煎 至 160mL 温服	【功效】清热化痰，降气平喘。【主治】痰热郁肺之喘证。症见喘咳气涌，胸部胀痛，痰多质黏色黄或痰夹血色，伴胸中烦闷，身热有汗，口渴而喜冷饮；面赤咽干，尿赤，便秘；舌质红，苔黄腻，脉滑数
		半夏	天南星科植物半夏 Pinellia ternata (Thunb.) Breit. 的干燥块茎	清半夏	2.98g		
		紫苏子	唇形科植物紫苏 Perilla frutescens (L.) Britt. 的干燥成熟果实	生品	2.98g		
		苦杏仁	蔷薇科植物杏 Prunus armeniaca L. 的干燥成熟种子	燁苦杏仁	2.98g		
		浙贝母	百合科植物浙贝母 Fritillaria thunbergii Miq. 的干燥鳞茎	生品	2.98g		
		栀子	茜草科植物栀子 Gardenia jasminoides Ellis 的干燥成熟果实	生品	2.98g		
		黄芩	唇形科植物黄芩 Scutellaria baicalensis Georgi 的干燥根	生品	2.98g		
		黄连	毛茛科植物黄连 Coptis chinensis Franch、三角叶黄连 Coptis deltoidea C. Y. Cheng et Hsiao、云连 Coptis teeta Wall. 的干燥根茎	生品	2.98g		
		生姜	姜科植物姜 Zingiber officinale Rosc. 的新鲜根茎	生品	3.00g		
备注	1. 本方未明确日服量还是单次服用量，建议将原方剂量作为每次服用量，日服 3 次。 2. 燁苦杏仁：即燁苦杏仁							

（二十四）暖肝煎

基本信息			现代对应情况				
出处	处方、制法及用法	药味名称	基原及用药部位	炮制规格	折算剂量	用法用量	功能主治
《景岳全书》（明·张景岳）	当归二、三钱，枸杞三钱，茯苓二钱，小茴香二钱，肉桂一、二钱，乌药二钱，沉香一钱，或木香亦可。水一盅半，加生姜三、五片，煎七分，食远温服。	当归	伞形科植物当归 Angelica sinensis (Oliv.) Diels 的干燥根	生品	9.33g		
		枸杞子	茄科植物宁夏枸杞 Lycium barbarum L. 的干燥成熟果实	生品	11.19g		[功效]暖肝温肾，行气止痛。[主治]肝肾不足，寒凝肝脉证。症见小腹疼痛，或见睾丸收缩，疝气疼痛，畏寒喜暖，舌淡苔白，脉沉迟
		茯苓	多孔菌科真菌茯苓 Poria cocos (Schw.) Wolf 的干燥菌核	生品	7.46g		
		小茴香	伞形科植物茴香 Foeniculum vulgare Mill. 的干燥成熟果实	生品	7.46g	以水 300mL，煮取 140mL，食远温服	
		肉桂	樟科植物肉桂 Cinnamomum cassia Presl 的干燥树皮	生品	5.60g		
		乌药	樟科植物乌药 Lindera aggregata (Sims) Kosterm. 的干燥块根	生品	7.46g		
		沉香	瑞香科植物白木香 Aquilaria sinensis (Lour.) Gilg 含有树脂的木材	生品	3.73g		
		生姜	姜科植物姜 Zingiber officinale Rosc. 的新鲜根茎	生品	4.00g		
备注	本方未明确是日服量还是单次服量，建议结合临床实际，日 1~3 剂遵医嘱使用						

（二十五）托里消毒散

基本信息			现代对应情况				
出处	处方、制法及用法	药味名称	基原及药用部位	炮制规格	折算剂量	用法用量	功能主治
《外科正宗》（明·陈实功）	人参、川芎、白芍、黄芪、当归、白术、茯苓、金银花各一钱、白芷、甘草、皂角针、桔梗各五分。水二盏，煎八分，食远服	人参	五加科植物人参 *Panax ginseng* C. A. Mey. 的干燥根和根茎	生品	3.73g	以水 400mL，煮取 160mL，食远服	[功效] 益气养血，托毒生肌。[主治] 气血两虚之痈疽，症见脓水稀薄，疮面新肉不生，色泽暗红，或伴面色无华，神疲乏力，舌质淡胖，苔少，脉沉细无力
		川芎	伞形科植物川芎 *Ligusticum chuanxiong* Hort. 的干燥根茎	生品	3.73g		
		白芍	毛茛科植物芍药 *Paeonia lactiflora* Pall. 的干燥根	生品	3.73g		
		黄芪	豆科植物蒙古黄芪 *Astragalus membranaceus* (Fisch.) Bge. var. *mongholicus* (Bge.) Hsiao 或膜荚黄芪 *Astragalus membranaceus* (Fisch.) Bge. 的干燥根	生品	3.73g		
		当归	伞形科植物当归 *Angelica sinensis* (Oliv.) Diels 的干燥根	生品	3.73g		
		白术	菊科植物白术 *Atractylodes macrocephala* Koidz. 的干燥根茎	生品	3.73g		
		茯苓	多孔菌科真菌茯苓 *Poria cocos* (Schw.) Wolf 的干燥菌核	生品	3.73g		
		金银花	忍冬科植物忍冬 *Lonicera japonica* Thunb. 的干燥花蕾或带初开的花	生品	3.73g		
		白芷	伞形科植物白芷 *Angelica dahurica* (Fisch. ex Hoffm.) Benth. et Hook. f. 或杭白芷 *Angelica dahurica* (Fisch. ex Hoffm.) Benth. et Hook. f. var. *formosana* (Boiss.) Shan et Yuan 的干燥根	生品	1.87g		

基本信息		现代对应情况				用法用量	功能主治
出处	处方、制法及用法	药味名称	基原及用药部位	炮制规格	折算剂量		
		甘草	豆科植物甘草 Glycyrrhiza uralensis Fisch. 的干燥根和根茎	生品	1.87g		
		皂角刺	豆科植物皂荚 Gleditsia sinensis Lam. 的干燥棘刺	生品	1.87g		
		桔梗	桔梗科植物桔梗 Platycodon grandiflorum (Jacq.) A. DC. 的干燥根	生品	1.87g		
备注	本方未明确是日服量还是单次服量，建议将原方剂量作为每次服用量，日服 3 次						

（二十六）清上蠲痛汤

基本信息		现代对应情况					
出处	处方、制法及用法	药味名称	基原及用药部位	炮制规格	折算剂量	用法用量	功能主治
《寿世保元》（明·龚廷贤）	当归一钱（酒洗），小川芎一钱，白芷一钱，细辛三分，羌活一钱，独活一钱，菊花五分，防风五分，苍术一钱（米泔浸），片芩一钱五分（酒炒），麦门冬一钱，甘草三分（生）。上锉一剂，生姜煎服	当归	伞形科植物当归 Angelica sinensis (Oliv.) Diels 的干燥根	酒当归	3.73g		
		川芎	伞形科植物川芎 Ligusticum chuanxiong Hort. 的干燥根茎	生品	3.73g		
		白芷	伞形科植物白芷 Angelica dahurica (Fisch. ex Hoffm.) Benth. et Hook. f. 或杭白芷 Angelica dahurica (Fisch. ex Hoffm.) Benth. et Hook. f. var.formosana (Boiss.) Shan et Yuan 的干燥根	生品	3.73g	加生姜3.00g，水煎服	【功效】疏风散邪、清热止痛。【主治】风邪上扰之头痛。症见头痛、发热、恶风，舌苔薄黄，脉浮数
		细辛	马兜铃科植物北细辛 Asarum heterotropoides Fr. Schmidt var. mandshuricum (Maxim.) Kitag.、汉城细辛 Asarum sieboldii Miq. var. seoulense Nakai 或华细辛 Asarum sieboldii Miq. 的干燥根和根茎	生品	1.12g		
		羌活	伞形科植物羌活 Notopterygium incisum Ting ex H. T. Chang 的干燥根茎和根	生品	3.73g		
		独活	伞形科植物重齿毛当归 Angelica pubescens Maxim.f. biserrata Shan et Yuan 的干燥根	生品	3.73g		
		防风	伞形科植物防风 Saposhnikovia divaricata (Turcz.) Schischk. 的干燥根	生品	3.73g		
		菊花	菊科植物菊 Chrysanthemum morifolium Ramat. 的干燥头状花序	生品	1.87g		

485

基本信息				现代对应情况			
出处	处方、制法及用法	药味名称	基原及用药部位	炮制规格	折算剂量	用法用量	功能主治
		蔓荆子	马鞭草科植物单叶蔓荆 *Vitex trifolia* L. var. *simplicifolia* Cham. 或蔓荆 *Vitex trifolia* L. 的干燥成熟果实	生品	1.87g		
		苍术	菊科植物茅苍术 *Atractylodes lancea* (Thunb.) DC. 或北苍术 *Atractylodes chinensis* (DC.) Koidz. 的干燥根茎	米泔水制苍术	3.73g		
		黄芩	唇形科植物黄芩 *Scutellaria baicalensis* Georgi 的干燥根	酒黄芩	5.60g		
		麦冬	百合科植物麦冬 *Ophiopogon japonicus* (L.f) Ker-Gawl. 的干燥块根	生品	3.73g		
		甘草	豆科植物甘草 *Glycyrrhiza uralensis* Fisch. 的干燥根和根茎	生品	1.12g		
		生姜	姜科植物姜 *Zingiber oficinale* Rosc. 的新鲜根茎	生品	3.00g		
备注	1. 原文未注明生姜用量，结合原方剂量，建议生姜用量为 3.00g。 2. 本方未明确是日服量还是单次服量，建议将原方剂量作为每次服用量，日服 3 次。 3. 米泔水制苍术：参考 2020 年版《吉林省中药饮片炮制规范》中 "米泔水制苍术" 炮制方法进行炮制，以大米作为米泔水制作的原料						

（二十七）养胃汤

基本信息		药味名称	现代对应情况			用法用量	功能主治
出处	处方、制法及用法		基原及用药部位	炮制规格	折算剂量		
《证治准绳》（明·王肯堂）	半夏（汤洗七次）、厚朴（去粗皮，姜汁炒）、苍术（米泔浸一宿，洗切，炒）各一两、橘红七钱半、藿香叶（洗去土）、草果（去皮膜）、茯苓（去黑皮）、人参（去芦）各半两，炙甘草二钱半。右㕮咀，每服四钱，水一盏半，姜七片，乌梅一个，煎六分，热服。	半夏	天南星科植物半夏 Pinellia ternata (Thunb.) Breit. 的干燥块茎	清半夏	37.30g	上药粉碎为粗粒，每服14.92g，加水450mL，与生姜、乌梅共煎至180mL。热服	【功效】温中解表，调气养胃。【主治】外感风寒，内伤生冷。症见憎寒壮热，头目昏疼，肢体拘急，或胸满痞闷，不思饮食，舌淡苔白或腻，脉弦迟
		厚朴	木兰科植物厚朴 Magnolia officinalis Rehd. et Wils. 或凹叶厚朴 Magnolia officinalis Rehd. et Wils. var. biloba Rehd. et Wils. 的干燥干皮、根皮及枝皮	姜厚朴	37.30g		
		苍术	菊科植物茅苍术 Atractylodes lancea (Thunb.) DC. 或北苍术 Atractylodes chinensis (DC.) Koidz. 的干燥根茎	米泔水制苍术	37.30g		
		橘红	芸香科植物橘 Citrus reticulata Blanco 及其栽培变种的干燥外层果皮	生品	27.98g		
		广藿香	唇形科植物广藿香 Pogostemon cablin (Blanco) Benth. 的干燥叶片	生品	18.65g		
		草果	姜科植物草果 Amomum tsao-ko Crevost et Lemaire 的干燥成熟果实	草果仁	18.65g		
		茯苓	多孔菌科真菌茯苓 Poria cocos (Schw.) Wolf 的干燥菌核	生品	18.65g		
		人参	五加科植物人参 Panax ginseng C. A. Mey. 的干燥根和根茎	生品	18.65g		
		甘草	豆科植物甘草 Glycyrrhiza uralensis Fisch. 的干燥根和根茎	炒甘草	9.33g		
		生姜	姜科植物姜 Zingiber officinale Rosc. 的新鲜根茎	生品	7.00g		

基本信息		现代对应情况					
出处	处方、制法及用法	药味名称	基原及用药部位	炮制规格	折算剂量	用法用量	功能主治
		乌梅	蔷薇科植物梅 Prunus mume (Sieb.)Sieb. et Zucc. 的干燥近成熟果实	生品	2.65g		
备注	1. 本方直接折算剂量并非非每日服量，结合方剂组成及每日服量，按日服三次计算，则本方的日服总量约为44.76g，各药的日服量折算如下：米泔水苍术7.46g，姜厚朴7.46g，清半夏7.46g，橘红5.60g，藿香3.73g，草果仁3.73g，人参3.73g，茯苓3.73g，炒甘草1.87g，另加生姜21.00g，乌梅7.95g。 2. 炒甘草：参考2020年版《中华人民共和国药典》中清炒法，建议将甘草原药材除去杂质，洗净，润透，切厚片，闷润清炒，炒至微黄，干燥。 3. 米泔水制苍术：参考2020年版《吉林省中药饮片炮制规范》中"米泔水制苍术"炮制方法进行炮制，以大米淘米水作为制作的原料						

（二十八）石决明散

基本信息		现代对应情况						备注
出处	处方、制法及用法	药味名称	基原及用药部位	炮制规格	折算剂量	用法用量	功能主治	
《普济方》（明·朱橚）	石决明、羌活（去芦头）、草决明、菊花、甘草各一两。右（炙、剉）半两。右为散，每服二钱，以水一盏半，煎六分，和滓，食后、临卧温服	石决明	杂色鲍 Haliotis diversicolor Reeve 或皱纹盘鲍 Haliotis discus hannaiIno 的贝壳	生品	37.30g	上药捣碎为散，每服7.46g，加水300mL，煎至180mL，饭后、睡前温服	【功效】疏散风热，清肝明目。【主治】肝经风热。症见视物不清、头目不利，或伴有口苦咽干，急躁易怒，便结溲黄，舌红，苔黄，脉弦	1. 本方直接折算剂量并非每日服量，结合方剂组成及每服量，按日服三次计算，则本方的日服总量约为22.38g，各药的日服量折算如下：石决明4.97g，羌活4.97g，决明子4.97g，菊花4.97g，炒甘草2.49g。2. 炒甘草：参考2020年版《中华人民共和国药典》中清炒法，建议将甘草原药材除去杂质，洗净，润透，切厚片，趁湿清炒，炒至微黄，干燥
		羌活	伞形科植物羌活 Notopterygium incisum Ting ex H. T. Chang 的干燥根茎和根	生品	37.30g			
		决明子	豆科植物钝叶决明 Cassia obtusifolia L. 或决明（小决明） Cassia tora L. 的干燥成熟种子	生品	37.30g			
		菊花	菊科植物菊 Chrysanthemum morifolium Ramat. 的干燥头状花序	生品	37.30g			
		甘草	豆科植物甘草 Glycyrrhiza uralensis Fisch. 的干燥根和根茎	炒甘草	18.65g			

（二十九）三甲复脉汤

基本信息		现代对应情况					
出处	处方、制法及用法	药味名称	基原及用药部位	炮制规格	折算剂量	用法用量	功能主治
《温病条辨》（清·吴瑭）	炙甘草六钱，干地黄六钱，生白芍六钱，麦冬五钱（不去心），麻仁三钱，阿胶三钱，生牡蛎五钱，生鳖甲八钱，生龟板一两。水八杯，煮取三杯，分三次服	甘草	豆科植物甘草 Glycyrrhiza uralensis Fisch. 的干燥根和根茎	炒甘草	22.38g	加水1600mL，煎至480mL，日三服	[功效]滋阴复脉，潜阳息风。[主治]肝肾阴虚，阴虚动风证。症见心悸心痛，甚或心痛，手足蠕动，抽搐，或见昼凉夜热，干咳或不咳，甚则痉厥，口干舌燥，舌红少苔，脉细数
		地黄	玄参科植物地黄 Rehmannia glutinosa Libosch. 的干燥块根	生品	22.38g		
		白芍	毛茛科植物芍药 Paeonia lactiflora Pall. 的干燥根	生品	22.38g		
		麦冬	百合科植物麦冬 Ophiopogon japonicus (L.f) Ker-Gawl. 的干燥块根	生品	18.65g		
		阿胶	马科动物驴 Equus asinus L. 的干燥皮或鲜皮经煎煮、浓缩制成的固体胶	生品	11.19g		
		火麻仁	桑科植物大麻 Cannabis sativa L. 的干燥成熟种子	生品	11.19g		
		牡蛎	牡蛎科动物长牡蛎 Ostrea gigas Thunberg、大连湾牡蛎 Ostrea talienwhanensis Crosse 或近江牡蛎 Ostrea rivularis Gould 的贝壳	生品	18.65g		
		鳖甲	鳖科动物鳖 Trionyx sinensis Wiegmann 的背甲	生品	29.84g		
		龟板	龟科动物乌龟 Chinemys reevesii (Gray) 的背甲及腹甲	生品	37.30g		
备注	炒甘草：参考2020年版《中华人民共和国药典》中清炒法，建议将甘草原药材除去杂质、洗净、润透、切厚片、逸湿精炒、炒至微黄，干燥						

（三十）新加香薷饮

基本信息			现代对应情况				
出处	处方、制法及用法	药味名称	基原及用药部位	炮制规格	折算剂量	用法用量	功能主治
《温病条辨》（清·吴瑭）	香薷二钱、银花三钱、鲜扁豆花三钱，厚朴二钱，连翘二钱。水五杯，煮取二杯，先服一杯，得汗止后服，不汗再服，服尽不汗，再作服。	香薷	唇形科植物石香薷 Mosla chinensis Maxim. 或江香薷 Mosla chinensis 'Jiangxiangru' 的干燥地上部分	生品	7.46g	加 水 1000mL，煎煮至 400mL，先服用 200mL，汗出后停服，未汗出再服，以汗出为度	【功效】祛暑解表，清热化湿。【主治】暑温夹湿，复见于寒湿证。症见发热头痛，恶寒面赤，口渴面赤，胸闷不舒，舌苔白腻，脉浮而数
		金银花	忍冬科植物忍冬 Lonicera japonica Thunb. 的干燥花蕾或带初开的花	生品	11.19g		
		扁豆花	豆科植物扁豆 Dolichos lablab L. 的新鲜花	鲜品	11.19g		
		厚朴	木兰科植物厚朴 Magnolia officinalis Rehd. et Wils. 或凹叶厚朴 Magnolia officinalis Rehd. et Wils. var. biloba Rehd. et Wils. 的干燥干皮、根皮及枝皮	生品	7.46g		
		连翘	木犀科植物连翘 Forsythia suspensa (Thunb.) Vahl 的干燥果实	生品	7.46g		
备注							

（三十一）桑杏汤

基本信息			现代对应情况				
出处	处方、制法及用法	药味名称	基原及药用部位	炮制规格	折算剂量	用法用量	功能主治
《温病条辨》（清·吴瑭）	桑叶一钱、杏仁一钱五分、沙参二钱、象贝一钱、香豉一钱、栀子皮一钱、梨皮一钱。水二杯，煮取一杯，顿服之，重者再作服	桑叶	桑科植物桑 Morus alba L. 的干燥叶	生品	3.73g	以水 400mL，煮取 200mL，顿服	【功效】清宣温燥，润肺止咳。【主治】外感温燥证。症见头痛，身热不甚，口渴，咽干鼻燥，干咳无痰或痰少而黏，舌红，苔薄白而干，脉浮数而右脉大
		苦杏仁	蔷薇科植物杏 Prunus armeniaca L. 的干燥成熟种子	燀苦杏仁	5.60g		
		南沙参	桔梗科植物轮叶沙参 Adenophora tetraphylla (Thunb.) Fisch. 或沙参 Adenophora stricta Miq. 的干燥根	生品	7.46g		
		浙贝母	百合科植物浙贝母 Fritillaria thunbergii Miq. 的干燥鳞茎	生品	3.73g		
		淡豆豉	豆科植物大豆 Gzyczne max (L.) Merr. 的成熟种子（黑豆）的发酵加工品	生品	3.73g		
		栀子	茜草科植物栀子 Gardenia jasminoides Ellis 的干燥成熟果皮	生品	3.73g		
		梨皮	蔷薇科植物白梨 Pyrus bretschneideri Rehd.、沙梨 Pyrus pyrifolia (Burm. f.) Nakai 或秋子梨 Pyrus ussuriensis Maxim. 的干燥果皮	生品	3.73g		
备注	1. 梨皮基原系参考 2018 年版《湖北省中药材质量标准》中相关规定。2. 本方是单次服量，日服 1～2 次。3. 燀苦杏仁：即燀苦杏仁						

（三十二）益胃汤

《温病条辨》（清·吴瑭）

基本信息			现代对应情况					功能主治
出处	处方、制法及用法	药味名称	基原及用药部位	炮制规格	折算剂量	用法用量		功能主治
《温病条辨》（清·吴瑭）	沙参三钱，麦冬五钱，冰糖一钱，细生地五钱，玉竹一钱五分（炒香）。水五杯，煮取二杯，分二次服，渣再煮一杯服	南沙参	桔梗科植物轮叶沙参 Adenophora tetraphylla (Thunb.) Fisch. 或沙参 Adenophora stricta Miq. 的干燥根	生品	11.19g	以水 1000mL，煮取 400mL；余渣另加水 500mL，煮取 200mL		【功效】养阴益胃。 【主治】胃阴虚证。症见胃脘灼热隐痛，饥不欲食，口干咽燥，大便干结，或呕、呃逆，或舌红少津，脉细数
		麦冬	百合科植物麦冬 Ophiopogon japonicus (L.f) Ker-Gawl. 的干燥块根	生品	18.65g			
		冰糖	砂糖经再溶、清净处理和重结晶而制得大颗粒结晶糖	生品	3.73g			
		地黄	玄参科植物地黄 Rehmannia glutinosa Libosch. 的干燥块根	生品	18.65g			
		玉竹	百合科植物玉竹 Polygonatum odoratum (Mill.) Druce 的干燥根茎	炒玉竹	5.60g			
备注	1. 建议将两次煎取所得药液混合，分 3 次服。 2. 炒玉竹：参考 2020 年版《中华人民共和国药典》清炒法进行炮制							

（三十三）蠲痹汤

出处	基本信息		现代对应情况					
	处方、制法及用法	药味名称	基原及用药部位	炮制规格	折算剂量	用法用量	功能主治	
《医学心悟》（清·程国彭）	羌活、独活各一钱，桂心五分，秦艽、当归三钱，川芎七分，甘草五分，海风藤三钱（炙），桑枝三钱，乳香、木香各八分。水煎服。	羌活	伞形科植物羌活 Notopterygium incisum Ting ex H. T. Chang 的干燥根茎和根	生品	3.73g	水煎服	【功效】祛风除湿，散寒止痛。【主治】风寒湿痹证。症见肢体关节、肌肉疼痛，或游走不定，或肢体关节痛处加重，或肢体重着酸楚，重着，关节屈伸不利，或肌肤麻木不仁，舌淡苔薄白或腻，脉弦紧或濡缓	
		独活	伞形科植物重齿毛当归 Angelica pubescens Maxim. f. biserrata Shan et Yuan 的干燥根	生品	3.73g			
		肉桂	樟科植物肉桂 Cinnamomum cassia Presl 的干燥树皮	生品	1.87g			
		秦艽	龙胆科植物秦艽 Gentiana macrophylla Pall. 的干燥根	生品	3.73g			
		当归	伞形科植物当归 Angelica sinensis (Oliv.) Diels 的干燥根	生品	11.19g			
		川芎	伞形科植物川芎 Ligusticum chuanxiong Hort. 的干燥根茎	生品	2.61g			
		甘草	豆科植物甘草 Glycyrrhiza uralensis Fisch. 的干燥根和根茎	炒甘草	1.87g			
		海风藤	胡椒科植物风藤 Piper kadsura (Choisy) Ohwi 的干燥藤茎	生品	7.46g			
		桑枝	桑科植物桑 Morus alba L. 的干燥嫩枝	生品	11.19g			
		乳香	橄榄科植物乳香树 Boswellia carterii Birdw. 树皮渗出的树脂	生品	2.98g			
		木香	菊科植物木香 Aucklandia lappa Decne. 的干燥根	生品	2.98g			
备注	1. 本方未明确是日服量还是单次服量，建议将原方剂量作为每日服用量，分3次服。 2. 炒甘草：参考2020年版《中华人民共和国药典》中清炒法，建议将甘草原药材除去杂质，洗净，润透，切厚片，燀湿清炒，炒至微黄，干燥。							

（三十四）藿朴夏苓汤

基本信息		现代对应情况					
出处	处方、制法及用法	药味名称	基原及药用部位	炮制规格	折算剂量	用法用量	功能主治
《医原》（清·石寿棠）	杜藿香二钱，真川朴一钱、姜半夏钱半、赤苓三钱，光杏仁三钱，生薏仁四钱、白蔻末六分，猪苓钱半、淡豆豉三钱，建泽泻钱半。选用丝通草三钱，或五钱煎汤，代水，煎上药即服	土藿香	唇形科植物藿香 Agastache rugosa (Fisch. et Mey.) O.Ktze 的干燥地上部分	生品	7.46g	以通草汤代水，14.92g 煎，入余药煎服	【功效】宣通气机，解表化湿。【主治】湿温初起，湿重热轻证，症见身热恶寒，肢体倦怠，胸闷口腻，面垢，或嗜睡，苔白或腻，脉濡缓
		厚朴	木兰科植物厚朴 Magnolia officinalis Rehd. et Wils. 或凹叶厚朴 Magnolia officinalis Rehd. et Wils. var. biloba Rehd. et Wils. 的干燥干皮、根皮及枝皮	生品	3.73g		
		半夏	天南星科植物半夏 Pinellia ternata (Thunb.) Breit. 的干燥块茎	姜半夏	5.60g		
		赤茯苓	多孔菌科真菌茯苓 Poria cocos (Schw.) Wolf 呈淡棕色、淡红色的干燥菌核	生品	11.19g		
		苦杏仁	蔷薇科植物杏 Prunus armeniaca L. 的干燥成熟种子	燀苦杏仁	11.19g		
		薏苡仁	禾本科植物薏米 Coix lacryma-jobi L. var. ma-yuen (Roman.) Stapf 的干燥种仁	生品	14.92g		
		豆蔻	姜科植物白豆蔻 Amomum kravanh Pierre ex Gagnep. 或爪哇白豆蔻 Amomum compactum Soland ex Maton 的干燥成熟果实	生品	2.24g		
		猪苓	多孔菌科真菌猪苓 Polyporus umbellatus (Pers.) Fries 的干燥菌核	生品	5.60g		
		淡豆豉	豆科植物大豆 Glycine max (L.) Merr. 的干燥成熟种子（黑豆）的发酵加工品	生品	11.19g		
		泽泻	泽泻科植物东方泽泻 Alisma orientale (Sam.) Juzep. 的干燥块茎	生品	5.60g		
		通草	五加科植物通脱木 Tetrapanax papyrifer (Hook.) K. Koch 的干燥茎髓	生品	14.92g		
备注	1. 本方未明确是日服量还是单次服量，建议将原方剂量作为每日服用量，分 3 次服。 2. 土藿香：参考 2015 年版《浙江省中药炮制规范》收载的土藿香饮片规格。 3. 燀苦杏仁：即燀苦杏仁						

（三十五）丁香柿蒂散

基本信息			现代对应情况				
出处	处方、制法及用法	药味名称	基原及药用部位	炮制规格	折算剂量	用法用量	功能主治
《伤寒瘟疫条辨》（清·杨栗山）	丁香、柿蒂各二钱，人参一钱，生姜三钱。水煎温服。	丁香	桃金娘科植物丁香 *Eugenia caryophyllata* Thunb. 的干燥花蕾	生品	7.46g	水煎温服	[功效]温中益气，降逆止呃。[主治]胃气虚寒之呃逆。症见呃逆不止，胸脘痞闷，舌淡苔白，脉沉迟
		柿蒂	柿树科植物柿 *Diospyros kaki* Thunb. 的干燥宿萼	生品	7.46g		
		人参	五加科植物人参 *Panax ginseng* C. A. Mey. 的干燥根和根茎	生品	3.73g		
		生姜	姜科植物姜 *Zingiber officinale* Rosc. 的新鲜根茎	生品	11.19g		
备注	本方未明确是日服量还是单次服量，建议将原方剂量作为每日服用量，分 3 次服。						

（三十六）清经散

基本信息			现代对应情况				
出处	处方、制法及用法	药味名称	基原及药用部位	炮制规格	折算剂量	用法用量	功能主治
《傅青主女科》（清·傅山）	丹皮三钱，地骨皮五钱，白芍三钱（酒炒），大熟地三钱（九蒸），青蒿二钱，白茯苓一钱，黄柏五分（盐水浸，炒）。水煎服	牡丹皮	毛茛科植物牡丹 *Paeonia suffruticosa* Andr. 的干燥根皮	生品	11.19g	水煎服	[功效] 清热养阴，凉血调经。[主治] 阴虚火旺之月经先期。症见月经先期量多，色深红或紫，质黏稠，或伴心烦，面红口干，大便燥结，小便短黄，舌红，苔黄，脉弦细数
		地骨皮	茄科植物枸杞 *Lycium chinense* Mill. 的干燥根皮	生品	18.65g		
		白芍	毛茛科植物芍药 *Paeonia lactiflora* Pall. 的干燥根	酒白芍	11.19g		
		熟地黄	玄参科植物地黄 *Rehmannia glutinosa* Libosch. 根茎的炮制加工品	熟地黄（蒸法）	11.19g		
		青蒿	菊科植物黄花蒿 *Artemisia annua* L. 的干燥地上部分	生品	7.46g		
		茯苓	多孔菌科真菌茯苓 *Poria cocos* (Schw.) Wolf 的干燥菌核	生品	3.73g		
		黄柏	芸香科植物黄皮树 *Phellodendron chinense* Schneid. 的干燥树皮	盐黄柏	1.87g		
备注	本方未明确是日服量还是单次服量，建议将原方剂量作为每日服用量，分 3 次服						

（三十七）清肝止淋汤

基本信息		现代对应情况					
出处	处方、制法及用法	药味名称	基原及用药部位	炮制规格	折算剂量	用法用量	功能主治
《傅青主女科》（清·傅山）	白芍一两（醋炒）、当归一两（酒洗）、生地五钱（酒炒）、阿胶三钱（白面炒）、粉丹皮三钱、黄柏二钱、牛膝二钱、香附一钱（酒炒）、红枣十个、小黑豆一两。水煎服	白芍	毛茛科植物芍药 Paeonia lactiflora Pall. 的干燥根	醋白芍	37.30g	水煎服	【功效】养血柔肝，清热化湿。【主治】肝旺脾虚，湿热下注证，症见带下色红、淋沥不断，或见经色深红质稠、舌红苔黄腻，脉精数
		当归	伞形科植物当归 Angelica sinensis (Oliv.) Diels 的干燥根	酒当归	37.30g		
		地黄	玄参科植物地黄 Rehmannia glutinosa Libosch. 的干燥块根	酒生地	18.65g		
		阿胶	马科动物驴 Equus asinus L. 的皮经煎煮、浓缩制成的固体胶	白面炒阿胶	11.19g		
		牡丹皮	毛茛科植物牡丹 Paeonia suffruticosa Andr. 的干燥根皮	生品	11.19g		
		黄柏	芸香科植物黄皮树 Phellodendron chinense Schneid. 的干燥树皮	生品	7.46g		
		牛膝	苋科植物牛膝 Achyranthes bidentata Bl. 的干燥根	生品	7.46g		
		香附	莎草科植物莎草 Cyperus rotundus L. 的干燥根茎	酒香附	3.73g		
		大枣	鼠李科植物枣 Ziziphus jujuba Mill. 的干燥成熟果实	生品	30.00g		
		小黑豆	豆科植物野大豆 Glycine soja Sieb. et Zucc 的干燥成熟果实熟种子	生品	37.30g		

备注：

1. 鉴于古代"酒洗""酒炒"炮制方法演变到现代，与"酒炙"法内涵基本一致，建议采用酒炙法。酒生地、酒香附：建议采用酒炙法进行炮制。
2. 醋白芍：建议参考 2020 年版《中华人民共和国药典》醋炙法进行炮制。
3. 白面炒阿胶：建议参考 2020 年版《中华人民共和国药典》炒法，以面粉为辅料进行炮制。
4. 小黑豆：建议参考 1986 年版《浙江省中药炮制规范》收载的"野大豆"规格。
5. 本方原文未明确日服量还是单次服量，建议将原方剂量作为每日服用量，分 3 次服

(三十八)两地汤

基本信息			现代对应情况				
出处	处方、制法及用法	药味名称	基原及药用部位	炮制规格	折算剂量	用法用量	功能主治
《傅青主女科》(清·傅山)	大生地一两(酒炒),元参一两,白芍药五钱(酒炒),麦冬五钱,地骨皮三钱,阿胶三钱。水煎服	地黄	玄参科植物地黄 Rehmannia glutinosa Libosch. 的干燥块根	酒生地	37.30g	水煎服	【功效】养阴清热,凉血调经。【主治】阴虚血热之月经先期,症见经来先期,量少或量多,色红质稠,或见两颧潮红,手足心热,咽干口燥,舌红少苔,脉细数
		玄参	玄参科植物玄参 Scrophularia ningpoensis Hemsl. 的干燥根	生品	37.30g		
		白芍	毛茛科植物芍药 Paeonia lactiflora Pall. 的干燥根	酒白芍	18.65g		
		麦冬	百合科植物麦冬 Ophiopogon japonicus (L.f) Ker-Gawl. 的干燥块根	生品	18.65g		
		地骨皮	茄科植物枸杞 Lycium chinense Mill. 的干燥根皮	生品	11.19g		
		阿胶	马科动物驴 Equus asinus L. 的干燥皮或鲜皮经煎煮、浓缩制成的固体胶	生品	11.19g		
备注	1. 酒生地:建议参考 2020 年版《中华人民共和国药典》酒炙法进行炮制。 2. 本方原文未明确是单次日服量还是单日服量,建议将原方剂量作为每日服用量,分 3 次服						

（三十九）四妙勇安汤

基本信息			现代对应情况				
出处	处方、制法及用法	药味名称	基原及用药部位	炮制规格	折算剂量	用法用量	功能主治
《验方新编》（清·鲍相璈）	金银花、元参各三两，当归二两，甘草一两。水煎服	金银花	忍冬科植物忍冬 *Lonicera japonica* Thunb. 的干燥花蕾或带初开的花	生品	111.90g	水煎服	【功效】清热解毒，活血止痛。【主治】热毒炽盛之脱疽。症见肢体暗红微肿，患处灼热疼痛，久则溃烂，甚则脚趾节节脱落，延及足背，发热口渴，舌红脉数
		玄参	玄参科植物玄参 *Scrophularia ningpoensis* Hemsl. 的干燥根	生品	111.90g		
		当归	伞形科植物当归 *Angelica sinensis* (Oliv.) Diels 的干燥根	生品	74.60g		
		甘草	豆科植物甘草 *Glycyrrhiza uralensis* Fisch. 的干燥根和根茎	生品	37.30g		
备注	本方原文未明确是日服量还是单次服量，建议将原方剂量作为每日服用量，分3次服						

（四十）除湿胃苓汤

基本信息		现代对应情况					
出处	处方、制法及用法	药味名称	基原及药用部位	炮制规格	折算剂量	用法用量	功能主治
《医宗金鉴》（清·吴谦）	苍术（炒）、厚朴（姜炒）、陈皮、猪苓、泽泻、赤茯苓、白术（土炒）、滑石、防风、山栀子（生、研）、木通各一钱，肉桂、甘草（生）各三分。水二盏，灯心五十寸，煎前服	苍术	菊科植物茅苍术 *Atractylodes lancea* (Thunb.)DC. 或北苍术 *Atractylodes chinensis* (DC.)Koidz. 的干燥根茎	麸炒苍术	3.73g	以水 400mL，加灯心草 0.15g，煎至 160mL，饭前服用	【功效】健脾利湿，清热止泻。【主治】脾肺湿热之蛇串疮。症见集簇集性水疱，色黄白，大小不等，糜烂疼痛流水，舌红苔黄腻，脉滑数
		厚朴	木兰科植物厚朴 *Magnolia officinalis* Rehd. et Wils. 或凹叶厚朴 *Magnolia officinalis* Rehd. et Wils. var. *biloba* Rehd. et Wils. 的干燥干皮、根皮及枝皮	姜厚朴	3.73g		
		陈皮	芸香科植物橘 *Citrus reticulata* Blanco 及其栽培变种的干燥成熟果皮	生品	3.73g		
		猪苓	多孔菌科真菌猪苓 *Polyporus umbellatus* (Pers.)Fries 的干燥菌核	生品	3.73g		
		泽泻	泽泻科植物东方泽泻 *Alisma orientale* (Sam.) Juzep. 或泽泻 *Alisma plantago-aquatica* Linn. 的干燥块茎	生品	3.73g		
		赤茯苓	多孔菌科真菌茯苓 *Poria cocos* (Schw.) Wolf 呈淡棕色、淡红色的干燥菌核	生品	3.73g		
		白术	菊科植物白术 *Atractylodes macrocephala* Koidz. 的干燥根茎	土炒白术	3.73g		
		滑石	硅酸盐类矿物滑石族滑石，主含含水硅酸镁 $[Mg_3(Si_4O_{10})(OH)_2]$	生品	3.73g		

基本信息				现代对应情况				
出处	处方、制法及用法	药味名称	基原植物及用药部位	炮制规格	折算剂量	用法用量	功能主治	

		防风	伞形科植物防风 *Saposhnikovia divaricata* (Turcz.) Schischk. 的干燥根	生品	3.73g			
		栀子	茜草科植物栀子 *Gardenia jasminoides* Ellis 的干燥成熟果实	生品	3.73g			
		木通	木通科植物木通 *Akebia quinata* (Thunb.) Decne.、三叶木通 *Akebia trifoliate* (Thunb.) Koidz.、白木通 *Akebia trifoliate* (Thunb.) Koidz. var. *australis* (Diels) Rehd. 的干燥藤茎	生品	3.73g			
		肉桂	樟科植物肉桂 *Cinnamomum cassia* Presl 的干燥树皮	生品	1.12g			
		甘草	豆科植物甘草 *Glycyrrhiza uralensis* Fisch. 的干燥根和根茎	生品	1.12g			
		灯心草	灯心草科植物灯心草 *Juncus effusus* L. 的干燥茎髓	生品	0.15g			

备注　1. 本方未明确是日服量还是单次服量，建议将原方剂量作为每次服用量，日服 3 次。
　　　2. 土炒白术：建议参考 1988 年版《全国中药饮片炮制规范》土炒白术方法进行炮制

（四十一）黄连膏

基本信息			现代对应情况				
出处	处方、制法及用法	药味名称	基原及用药部位	炮制规格	折算剂量	用法用量	功能主治
《医宗金鉴》（清·吴谦）	黄连三钱、当归尾五钱，生地一两，黄柏三钱，姜黄三钱，将药煠油十二两。香油十二两，将药煠枯，捞去渣；下黄蜡四两溶化尽，将油滤净，倾入磁碗内，以柳枝不时搅之，候凝为度	黄连	毛茛科植物黄连 Coptis chinensis Franch、三角叶黄连 Coptis deltoidea C. Y. Cheng et Hsiao、云连 Coptis teeta Wall. 的干燥根茎	生品	11.19g	用麻油 447.6g 炸诸药至枯，捞去药渣；黄蜡 149.2g 溶化尽，倾入油中滤净，搅至凝器内，将膏匀涂于结。患处	[功效] 清热润燥，解毒止痛。[主治] 热症雍痈疔疮，见痈疽疔疖、局部红肿热痛、干燥燥痒、舌红苔黄、脉数
		当归尾	伞形科植物当归 Angelica sinensis (Oliv.) Diels 的干燥支根	生品	18.65g		
		地黄	玄参科植物地黄 Rehmannia glutinosa Libosch. 的干燥块根	生品	37.30g		
		黄柏	芸香科植物黄皮树 Phellodendron chinense Schneid. 的干燥树皮	生品	11.19g		
		姜黄	姜科植物姜黄 Curcuma longa L. 的干燥根茎	生品	11.19g		
		麻油	脂麻科植物脂麻 Sesamum indicum L. 的成熟种子用压榨法得到的脂肪油	—	447.60g		
		蜂蜡	蜜蜂科昆虫中华蜜蜂 Apis cerana Fadricius 分泌的蜡质精制而成	—	149.20g		
备注							

（四十二）清燥救肺汤

基本信息			现代对应情况				
出处	处方、制法及用法	药味名称	基原及用药部位	炮制规格	折算剂量	用法用量	功能主治
《医门法律》(清·喻嘉言)	桑叶三钱（去枝梗），石膏二钱五分（煅），甘草一钱，人参七分，胡麻仁一钱（炒，研），真阿胶八分，麦门冬一钱二分（去心），杏仁七分（炮，去皮尖，炒黄），枇杷叶一片（刷去毛，蜜涂炙黄）。水一碗，煎六分，频频二、三次滚热服	桑叶	桑科植物桑 Morus alba L. 的干燥叶	生品	11.19g	以水300mL，煎至180mL，热服	【功效】清燥润肺，益气养阴。【主治】温燥伤肺，气阴两伤证。身热头痛，干咳无痰，气逆而喘，咽喉干燥，鼻燥，胸满口渴，舌干少苔，脉虚大而数
		石膏	硫酸盐类矿物石膏，主含水硫酸钙（CaSO₄·2H₂O）	煅石膏	9.33g		
		甘草	豆科植物甘草 Glycyrrhiza uralensis Fisch. 的干燥根和根茎	生品	3.73g		
		人参	五加科植物人参 Panax ginseng C. A. Mey. 的干燥根和根茎	生品	2.61g		
		黑芝麻	脂麻科植物脂麻 Sesamum indicum L. 的干燥成熟种子	炒黑芝麻	3.73g		
		阿胶	马科动物驴 Equus asinus L. 的干燥皮或鲜皮经煎煮、浓缩制成的固体胶	生品	2.98g		
		麦冬	百合科植物麦冬 Ophiopogon japonicus (L.f) Ker-Gawl. 的干燥块根	生品	4.48g		
		苦杏仁	蔷薇科植物杏 Prunus armeniaca L. 的干燥成熟种子	炒苦杏仁	2.61g		
		枇杷叶	蔷薇科植物枇杷 Eriobotrya japonica (Thunb.) Lindl. 的干燥叶	蜜枇杷叶	3.73g		
备注	1. 本方未明确是日服量还是单次服量，建议将原方剂量作为每次服用量，日服3次。 2. 麦冬传统去心，为历代所沿用，延续至今。如1963年版《中华人民共和国药典》起不再要求去心。当前麦冬不同产地生产方式有较大区别，不同栽培年限所致性状、气味及内在成分含量均有差异，品质差异明显。有鉴于此，建议参考2015年版《浙江省中药炮制规范》所规定的浙麦冬饮片规格入药。《中华人民共和国药典》麦冬炮制项内明确"润透后抽去心"，自1977年栽培年限过短者内柱细小						

（四十三）凉血地黄汤

出处	基本信息			现代对应情况				功能主治
	处方、制法及用法	药味名称	基原及药用部位	炮制规格	折算剂量	用法用量		功能主治
《外科大成》（清·祁坤）	归尾一钱五分、生地二钱、赤芍一钱、黄连（炒）二钱、黄芩一钱、枳壳（炒黑）、槐角二钱（炒黑）、地榆二钱（炒黑）、荆芥一钱、天花粉五分、升麻八分、甘草五分。加生地二钱，用水二大盏，煎至一盏，空心服三、四剂，则痛止肿消，更外兼熏洗	当归尾	伞形科植物当归 Angelica sinensis (Oliv.) Diels 的干燥支根	生品	5.60g			【功效】清热凉血止血。 【主治】血热肠燥证。症见肛周皮肤肿痛、或见血、瘙痒、心烦，便口渴、舌红苔黄，差、眠脉数
		地黄	玄参科植物地黄 Rehmannia glutinosa Libosch. 的干燥块根	生品	7.46g			
		赤芍	毛茛科植物芍药 Paeonia lactiflora Pall. 的干燥根	生品	3.73g			
		黄连	毛茛科植物黄连 Coptis chinensis Franch、三角叶黄连 Coptis deltoidea C. Y. Cheng et Hsiao、云连 Coptis teeta Wall. 的干燥根茎	炒黄连	7.46g	以水 400mL，煎至 200mL。空腹服用，每日三剂		
		枳壳	芸香科植物酸橙 Citrus aurantium L. 及其栽培变种的干燥未成熟果实	生品	3.73g			
		黄芩	唇形科植物黄芩 Scutellaria baicalensis Georgi 的干燥根	黄芩炭	3.73g			
		槐角	豆科植物槐 Sophora japonica L. 的干燥成熟果实	槐角炭	11.19g			
		地榆	蔷薇科植物地榆 Sanguisorba officinalis L. 或长叶地榆 Sanguisorba officinalis L. var. longifolia (Bert.) Yü et Li 的干燥根	地榆炭	7.46g			

续表

基本信息				现代对应情况			
出处	处方、制法及用法	药味名称	基原及药用部位	炮制规格	折算剂量	用法用量	功能主治
		荆芥炭	唇形科植物荆芥 *Schizonepeta tenuisfolia* Briq. 干燥地上部分的炮制加工品	荆芥炭	3.73g		
		升麻	毛茛科升麻属植物大三叶升麻 *Cimicifuga heracleifolia* Kom.、兴安升麻 *Cimicifuga dahurica* (Turcz.) Maxim. 或升麻 *Cimicifuga foetida* L. 的干燥根茎	生品	1.87g		
		天花粉	葫芦科植物栝楼 *Trichosanthes kirilowii* Maxim. 或双边栝楼 *Trichosanthes rosthornii* Harms 的干燥根	生品	2.98g		
		甘草	豆科植物甘草 *Glycyrrhiza uralensis* Fisch. 的干燥根和根茎	生品	1.87g		
		侧柏叶	柏科植物侧柏 *Platycladus orientalis*(L.)Franco 的枝梢和叶	生品	7.46g		
备注	炒黄连：建议参考 2020 年版《中华人民共和国药典》中清炒黄连法进行炮制						

注：由于剂型和煎煮法不同，表中各药折算剂量与备注中的日服量可能存在差异（由小数点进位导致），建议备注中各药的日服量折算结果进行研发。

《国家药监局关于促进中药传承
创新发展的实施意见》

各省、自治区、直辖市药品监督管理局，新疆生产建设兵团药品监督管理局，局机关各司局，各直属单位：

中药是中华民族的瑰宝，为造福人民健康作出巨大贡献，特别是新冠肺炎疫情爆发以来，中药彰显特色优势，为打赢疫情防控阻击战发挥了重要作用。党中央国务院高度重视中医药工作，特别是党的十八大以来，习近平总书记多次作出重要指示批示，要求改革完善中药审评审批机制，为新时代中药传承创新发展指明了方向、提供了遵循。为进一步贯彻习近平总书记系列重要指示批示精神，深入落实中共中央、国务院《关于促进中医药传承创新发展的意见》决策部署，结合药品监管工作实际，提出以下意见。

一、指导思想

以习近平新时代中国特色社会主义思想为指导，全面贯彻党的十九大和十九届二中、三中、四中、五中全会精神，坚持以人民为中心的发展思想，全面落实"四个最严"的要求，促进中药传承创新发展。深化改革，健全符合中药特点的审评审批体系。传承精华，注重整体观和中医药原创思维，促进中药守正创新。坚守底线，强化中药质量安全监管。创新发展，推进中药监管体系和监管能力现代化。

二、促进中药守正创新

（一）坚持以临床价值为导向。重视根据中医药临床治疗特点和实际评估临床价值，注重满足尚未满足的临床需求，制定中药新药临床价值评估技术指导原则。建立与中药临床定位相适应、体现其作用特点和优势的疗效评价标准。鼓励开展以患者为中心的疗效评价。探索引入真实世界证据用于支持中药新药注册上市。

（二）推动古代经典名方中药复方制剂研制。明确古代经典名方中药复方制剂研制有关技术要求，促进古代经典名方中药复方制剂研发，推进古代经典名方向新药转化。会同国务院中医药主管部门，建立沟通协调机制，组织研究、制定古代经典名方关键信息考证意见。建立与古代经典名方中药复方制剂特点相适应的审评模式，成立古代经典名方中药复方制剂专家审评委员会，实施简化审批。

（三）促进中药创新发展。探索引入新工具、新方法、新技术、新标准用于中药疗效评价。推动开展多区域临床试验规范性研究能力与体系建设，促进中药临床研究质量整体提升。发挥医疗机构中药制剂传承创新发展"孵化器"作用，鼓励医疗机构制剂向中药新药转化。支持以病证结合、专病专药或证候类中药等多种方式开展中药新药研制。

（四）鼓励二次开发。制定中药改良型新药研究相关技术要求，支持运用符合产品特点的新技术、新工艺以及体现临床应用优势和特点的新剂型改进已上市中药品种。支持同名同方药的研制，促进已上市中药同品种的质量竞争。优化已上市中药变更相关技术要求。

（五）加强中药安全性研究。引导药品上市许可持有人主动开展中药上市后研究和上市后评价。建立符合中药特点的安全性评价方法和标准体系，建立以中医临床为导向的中药安全性分类分级评价策略。加大对来源于古代经典名方、名老中医验方、医疗机构制剂等具有人用经验的中药新药安全性评价技术标准的研究。根据药物组方、人用经验、制备工艺、用法用量、功能主治特点等，在临床试验期间或上市后，开展各阶段相应的非临床和临床安全性研究。

三、健全符合中药特点的审评审批体系

（六）改革中药注册分类。尊重中医药特点，遵循中药研制规律，将"安全、有效、质量可控"的药品基本要求与中医药传承创新发展独特的理论体系和实践特点有机结合。根据中药注册产品特性、创新程度和研制实践情况，改革中药注册分类，不再仅以物质基础作为划分注册类别的依据，开辟具有中医药特色的注册申报路径。

（七）构建"三结合"审评证据体系。进一步重视人用经验对中药安全性、有效性的支持作用，按照中药特点、研发规律和实际，构建中医药理论、人用经验和临床试验相结合的审评证据体系。加强对人用经验的规范收集整理，规范申报资料要求。

（八）改革完善中药审评审批制度。对临床定位清晰且具有明显临床价值，

用于重大疾病、罕见病防治、临床急需而市场短缺、或属于儿童用药的中药新药申请实行优先审评审批。对治疗严重危及生命且尚无有效治疗手段的疾病以及国务院卫生健康或中医药主管部门认定为急需的中药，药物临床试验已有数据或高质量中药人用经验证据显示疗效并能预测其临床价值的，可以附条件批准。对突发重大公共卫生事件中应急所需的已上市中药增加功能主治实施特别审批。

四、强化中药质量安全监管

（九）加强中药质量源头管理。修订中药材生产质量管理规范（GAP），制定中药材生产质量管理规范实施指南，引导促进中药材规范化种植养殖，推动中药材产地加工，鼓励中药饮片企业将质量保障体系向种植加工环节延伸，从源头加强中药材、中药饮片质量控制。加强和规范中药新药用中药材、中药饮片的质量管理，明确质量控制研究相关技术要求。保护野生药材资源，严格限定使用濒危野生动、植物药材。加强开展中药新药资源评估，保障中药材来源稳定和资源可持续利用。

（十）加强生产全过程的质量控制。加大飞行检查力度，严格执行药品生产质量管理规范（GMP）。在传承中药饮片传统炮制方法和经验基础上，修订药品生产质量管理规范中药饮片附录。持续修订完善包括中药材、中药饮片、中间产品和制剂等在内的完整的内控质量标准体系，保持药品批间质量稳定可控。推动中药制药技术升级，鼓励生产企业逐步实现智能制造。

（十一）加强上市后监管。组织中药专项检查，持续加大中成药和中药饮片抽检力度，持续排查化解风险隐患，依法处置违法违规企业。聚焦掺杂使假、染色增重、非法添加、非法渠道购入中药饮片等问题，开展中药饮片质量集中整治，严厉打击违法违规行为。推动地方政府落实地方监管责任，加强对中药材交易市场的监管，严厉打击无证销售中药饮片行为，持续净化市场秩序。基于中医药发展实际，研究完善按照省级饮片炮制规范生产中药饮片的流通政策。强化中药不良反应监测，对监测中发现的风险信号及时组织评估并采取风险控制措施。加强中药说明书和标签管理，推进对已上市中药说明书中【禁忌】【不良反应】【注意事项】等相关内容的修改完善。

（十二）加大保护中药品种力度。修订《中药品种保护条例》，将中药品种保护制度与专利保护制度有机衔接，并纳入中药全生命周期注册管理之中，发挥其对中药创新药、中药改良型新药以及古代经典名方中药复方制剂等中药品种的保护作用。支持药品上市许可持有人或申请人按有关规定进行相关专利信息的登记、声明。

五、注重多方协调联动

（十三）加强横向联系。积极按照国务院中医药工作部际联席会议部署，加强与科技、卫生健康、中医药、医保等部门的沟通协调，形成部门工作合力，推进国家重大科技项目的成果转化，满足临床需求，积极服务中药产业高质量发展。

（十四）督促落实各方责任。压实企业主体责任，督促企业牢固树立质量安全第一责任人意识，履行药品全生命周期管理责任，推进中药企业诚信体系建设。全面落实"四个最严"的要求，切实承担起药品监管责任，牢牢守住药品安全底线。推动地方党委政府扛起药品安全政治责任，强化属地管理责任。

（十五）营造良好社会氛围。加大中药审评审批改革宣传力度，加强重要政策、重大措施解读，及时回应社会关切，合理引导各方预期，推动形成全社会共同参与中药传承创新的新格局。

六、推进中药监管体系和监管能力现代化

（十六）完善中药法规标准体系。加快《药品管理法》《中医药法》相关配套规章制度建设，健全完善中药全生命周期监管制度体系。加强中药标准管理，优化国家药品标准形成机制，持续完善以《中国药典》为核心的国家药品标准体系。建立和完善以临床为导向、符合中医药特点的中药质量标准、技术规范和评价体系，全面客观反映中药质量。研究完善中药材中农药残留、重金属与有害元素、真菌毒素等有害物质限量要求和检测方法。制定实施全国中药饮片炮制规范。加强地方药材标准和省级饮片炮制规范的监督实施。

（十七）强化技术支撑体系建设。以编制"十四五"药品安全及高质量发展规划为契机，开展重点课题研究，加强检验检测、审评审批、审核查验、监测评价等重点技术支撑机构建设。加强"智慧监管"建设，创新利用大数据、互联网、云计算等现代信息技术，推进药品追溯信息互通互享。推动相关部门共同开展中药材信息化追溯体系建设，进一步提高中药材质量安全保障水平。稳步推进中药生产企业建立药品追溯体系，对中药产品赋码、扫码，逐步在药品生产流通全过程实现可追溯。

（十八）加强中药监管科学研究。鼓励运用现代科学技术和传统中医药研究方法，深入开展中药监管科学研究，积极推动中药监管理念、制度、机制创新，强化成果转化应用，推出一批中药监管新工具、新方法和新标准。深化与国内一流大学、科研机构之间合作，建立中药监管科学合作研究基地和国家药监局重点实验室，强化中药监管基础性、战略性问题研究。

（十九）加强监管队伍建设。加快职业化、专业化的中药审评员、检查员队伍建设，完善分级分类管理制度，明确岗位准入和任职条件。科学合理开展中药专业人员的考核评价和职级升降，扩宽职业发展空间，完善薪酬待遇保障机制，确保高层次人才"招得来、留得住"。

（二十）积极推动国际传统药监管合作。深化与世界卫生组织（WHO）合作，积极开展与国际草药监管合作组织（IRCH）、西太区草药监管协调论坛（FHH）等传统药监管国际组织以及有关国家或地区药品监管、药典机构的交流，深入参与国际传统药相关政策规则制定、标准协调，推动中药标准国际化。持续提升我国中药监管在国际监管组织中的话语权，推动中医药更好地为全世界人民服务。

《关于加快古代经典名方中药复方制剂沟通交流和申报的有关措施》

为促进中药传承和高质量发展，加快按古代经典名方目录管理的中药复方制剂（以下简称中药 3.1 类）的研发和申报，根据中药 3.1 类的特点、沟通交流制度和中药注册分类和申报资料要求的相关规定，国家药品监督管理局药品审评中心（以下简称药审中心）提出以下意见：

一、加强研发关键节点的沟通交流

1. 药审中心对于中药 3.1 类采取早期介入、研审联动等措施，加快相关品种的研发和申报进度。

2. 建议申请人在基准样品研究基本完成后、制备工艺确定后 / 开展毒理研究前、申请上市许可前等研发关键节点与药审中心进行沟通交流。

3. 申请人提出沟通交流申请时，应当根据其研发节点，提交已完成的所有研究资料及后续研究计划，具体如下：

（1）基准样品研究基本完成后

药学：提交《按古代经典名方目录管理的中药复方制剂沟通交流药学资料要求》（见附件）中的第 1 ～ 4 项。

临床：说明书临床部分和起草说明（也可在制备工艺确定后 / 开展毒理研究前提交）：提供产品说明书中临床相关项草拟的内容、起草说明及其依据，起草依据包括《古代经典名方关键信息表》的有关内容、方解撰写的参考内容、历代医评考证的总结资料、安全性信息的总结和相关原文信息、已上市同品种的说明书复印件（如适用）以及已发布《古代经典名方关键信息表》中日服饮片量和用法用量未明确者的相关性撰写依据等，说明书【用法用量】【功能主治的理论依据】中方解和历代医评、【不良反应】【禁忌】【注意事项】等相关项内容应有充分依据，符合中医药理论的认识和中医临床实际。如已有同品种批准上市，可参考其说明书。

（2）制备工艺确定后 / 开展毒理研究前

药学：提交《按古代经典名方目录管理的中药复方制剂沟通交流药学资料要求》中的第 1 ～ 4 项，以及第 5 ～ 7 项中已完成的资料。

毒理：提供毒理学研究方案和时间计划。

（3）申请上市许可前

确认资料完整性，除了稳定性和毒理学研究资料外，其他研究资料应当符合上市许可的要求。

药学：提交《按古代经典名方目录管理的中药复方制剂沟通交流药学资料要求》中的第 1 ～ 6 项，以及第 7 项中已完成的资料。

毒理：毒理学研究初步报告。

二、实行申报资料阶段性递交，加快技术审评

1. 药学研究资料阶段性递交：申请上市许可时，可递交生产规模样品的 6 个月加速稳定性试验和长期稳定性试验数据，以及继续进行稳定性研究的计划和承诺。审评过程中可阶段性滚动提交稳定性研究资料。批准上市前，根据提交的全部稳定性研究资料确定有效期。在与生产规模样品质量基本一致的情况下，中试生产样品的长期稳定性试验数据可作为确定制剂有效期的支持数据。

2. 毒理研究资料阶段性递交：对于给药时间超过 3 个月的重复给药毒性试验，在上市许可申报时可先递交毒理学研究初步报告，并同时提供研究方案和时间计划。在审评过程中、批准上市前，应递交完整的重复给药毒性试验报告。

附

按古代经典名方目录管理的中药复方制剂沟通交流药学资料要求

1. 品种概况

简述药品名称和注册分类，关键研究阶段 / 申请阶段。简述申报品种的处方、辅料、制成总量、规格、申请的功能主治、拟定用法用量，日用量（需明确制剂量、饮片量）；简述国家发布的收载于目录中的古代经典名方的处方组成、药材基原、药用部位、炮制方法、剂量、用法用量、功能主治等关键信息，说明基准样品和制剂的相关信息与国家发布信息的一致性。如涉及国家发布的关键信息中未明确的内容（如日服用量、炮制），应说明研究情况。

简要介绍与国家药品监督管理局药品审评中心的沟通交流情况。

2. 药材研究

简述多批药材的质量研究分析结果，一般针对不少于 3 个产地（包含道地药材产地、主产区）的不少于 15 批次药材的质量进行分析。简述研究确定的药材基原（如使用多基原的应提供充分依据）、药用部位、产地、采收期、产地加工、质量要求等，明确药材为人工种（植）、养（殖）或野生，并以表格形式提供每一个药材的研究结果。如为人工种（植）、养（殖），建议说明生产和管理情况。如为野生，建议说明药材的采集、产地加工和质量控制的方法和措施。

列表说明药材研究确定的质量标准项目和限度要求。无国家药品标准或需完善的，应研究建立或完善药材标准。如根据相关性研究结果需要修订标准的，应另外说明。

3. 饮片研究

说明饮片的炮制工艺和依据，包括净制、切制、炮制等的工艺方法及参数，并说明对应药材批号、药材产地、药材检验结果是否符合药材研究确定的质量标准。加辅料炮制的，应明确辅料的名称、用量、来源、质量标准等，无质量标准的，应提供依据并建立质量标准。

提供采用符合标准规定的药材经炮制所得多批饮片的质量分析结果，列表说明饮片研究确定的质量标准项目和限度要求。无国家药品标准、地方炮制规范或需完善的，应研究建立或完善饮片标准。如根据相关性研究结果需要修订标准的，应另外说明。

4. 基准样品研究

4.1 基准样品工艺研究

描述确定的基准样品的制备方法及参数、设备等。简述工艺参数确定的依据。提供基准样品工艺流程图，应涵盖所有的工艺步骤，标明主要工艺参数和所用溶媒等。明确基准样品的基本形态、包装和贮存条件。

以水煎液/水煎干燥品为例，重点关注的工艺步骤和参数包括，前处理（破碎、粉碎等）（如适用）、加水量、煎煮（饮片批次、器皿及参数、加热次数、时间、温度/火力等）、滤材、浓缩（如适用）、干燥（如适用）等。需要进行破碎、去壳等前处理的，应提供前处理的依据并明确方法和参数。

4.2 基准样品质量研究

基准样品应采用符合质量要求的药材及饮片进行制备研究。明确基准样品质量研究用样品的批次（一般不少于15批）、所用饮片的批次及投料规格、每煎饮片量、煎液得量和干膏率范围等。

列表提供多批次基准样品的质量研究结果。针对质量离散程度较大的，应结合药材、饮片、基准样品的相关性研究结果分析原因。根据质量分析研究结果，合理确定关键质量属性量值的波动范围。说明基准样品在研究期间质量的稳定性。

简述多批次的药材、饮片与基准样品间质量相关性的研究结果，说明药材、饮片与基准样品的相关性。

5. 制剂工艺研究

5.1 制剂生产工艺研究

明确每1000个制剂单位的处方组成（包括辅料名称和用量）、剂型、规格（单位剂量制剂所含饮片量）。描述制剂生产的工艺步骤和关键工艺参数，包括前处理、饮片规格、投料量、加水量、提取时间、加热温度、滤材目数、浓缩参数（减压、温度、清膏相对密度范围）、干燥方式、辅料（名称、加入方式、加入量）、制粒方式、包装规格、贮藏条件等。如保留挥发性成份，明确提取、包合及加入方式等，并说明与基准样品的一致性。提供工艺流程图，应涵盖所有的工艺步骤（包括包装步骤），标明主要工艺参数和所用溶媒等。

汇总研发过程中代表性批次样品（包括但不限于中试放大批、工艺验证批、稳定性试验批等）的主要生产数据，包括：批号、生产时间、生产地点、批量、收率、干膏率、质量分析结果等。当不同批次间得率或质量数据存在较大差异时，应分析差异的原因。说明所用饮片的药材基原、产地、药用部位、炮制、来源和检验结果等。分析说明和基准样品质量的一致性、生产工艺的稳定性及大生产可行性。

明确辅料（包括生产过程所用材料）的来源及质量标准，说明登记和关联审评情况。

建议制定中间体的质量控制标准。考察并计算出分步工艺环节的出膏率、含量转移率并制定各分步工艺的关键参数控制范围。

5.2 相关性研究

提供干膏率、指纹/特征图谱、含量等质量分析数据，说明从药材、饮片到中间体、制剂的量质传递情况，说明与基准样品的质量对比情况。

6. 制剂质量和质量标准研究

列表提供多批次制剂的质量研究结果。针对质量离散程度较大的批次，应结合相关性研究结果分析原因。明确关键质量属性量值的波动范围。说明对照品来源。

7. 稳定性研究

提供加速稳定性试验和长期稳定性试验研究数据，分析样品的稳定性情况，拟定贮存条件和有效期，说明制定依据。提交稳定性研究计划，明确批号、试验方法、稳定性试验开始日期、预估提交日期等。

明确直接接触药品的包装材料的来源及质量标准，说明选择依据、登记和关联审评情况。